Charlotte Dellmann

Ärzte am Sterbebett?

ARS MORIENDI NOVA

GESCHICHTE
PHILOSOPHIE
PRAXIS

Herausgegeben von
Andreas Frewer
Christof Müller-Busch
Daniel Schäfer

Band 4

Charlotte Dellmann

Ärzte am Sterbebett?

Palliativmedizinische Bezüge in

Leichenpredigten der Frühen Neuzeit

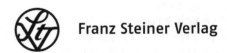
Franz Steiner Verlag

Umschlagabbildung   © Plummer, John (1966): The Hours of Catherine of Cleves. Introduction and Commentaries. The Pierpont Morgan Library. George Braziller, New York

Der Arzt mit seinem Uroskop (Harnschau) in zweiter Reihe am Sterbebett (um 1440). Miniatur aus dem Stundenbuch der Katharina von Kleve (1417–1476). Siehe John Plummer (1966): The Hours of Catherine of Cleves. Introduction and Commentaries. The Pierpont Morgan Library. George Braziller, New York, No. 41.

Reihenherausgeber   Prof. Dr. med. Andreas Frewer, M.A.
Institut für Geschichte und Ethik der Medizin
Friedrich-Alexander-Universität Erlangen–Nürnberg
Glückstraße 10
91054 Erlangen

Prof. Dr. med. Christof Müller-Busch
Rüsternallee 45
14050 Berlin

Prof. Dr. med. Dr. phil. Daniel Schäfer
Institut für Geschichte und Ethik der Medizin
Universität Köln
Joseph-Stelzmann-Str. 20, Geb. 42
50931 Köln

Zugleich Promotion an der medizinischen Fakultät der Universität zu Köln, 2021

Gedruckt mir freundlicher Unterstützung des Instituts für Geschichte und Ethik der Medizin der Universität zu Köln und der Professur für Ethik in der Medizin der Universität Erlangen-Nürnberg

Bibliographische Information der Deutschen Bibliothek:
Die Deutsche Bibliothek verzeichnet diese Publikation in der Deutschen Nationalbibliographie; detaillierte bibliographische Daten sind im Internet über <http://dnb.ddb.de> abrufbar.

© Franz Steiner Verlag, Stuttgart 2022
Satz: DTP + TEXT Eva Burri, Stuttgart
Druck: Beltz Grafische Betriebe, Bad Langensalza
Gedruckt auf säurefreiem, alterungsbeständigem Papier.
Printed in Germany.
ISBN 978-3-515-13346-3 (Print)
ISBN 978-3-515-13347-0 (E-Book)

Danksagung

Hiermit möchte ich zunächst Professor Dr. Dr. Daniel Schäfer für die Überlassung des spannenden Themas und die hervorragende Betreuung dieser Arbeit danken. Mein herzlicher Dank gilt außerdem Dr. Eva-Maria Dickhaut für die großzügige Überlassung des digitalisierten Breslauer Katalogs und Beantwortung zahlreicher Fragen. Zudem möchte ich Professor Dr. Frewer und dem Franz Steiner Verlag für die Möglichkeit der Veröffentlichung in der Reihe Ars moriendi nova danken.

Mein aufrichtiger Dank gilt meinen Eltern, die mich ermutigt und bei der Arbeit „an meinen Leichen" unterstützt haben. Vielen Dank auch Dir, Moritz, für Deine Hilfe, konstruktive Kritik und Geduld – danke, dass Du immer für mich da und an meiner Seite bist!

Inhaltsverzeichnis

Abkürzungsverzeichnis

Anm. d. A.	Anmerkung der Autorin
bzw.	beziehungsweise
D./Dr.	Doctor
etc.	et cetera
gen.	genannt
ges.	gesamt
gest.	gestorben
i. e. S.	im engeren Sinne
i. S.	im Sinne
Lp	Leichenpredigt
M.	Magister
n. Chr.	nach Christus
o. Ä.	oder Ähnliches
Pag.	Paginierung
Pers.	Personalia
rel.	relativ
S.	Seite
s.	siehe
SB	Sterbebericht
Sig.	Signatur
titul.	tituliert
UBW	Universitätsbibliothek Wrocław
unb.	unbekannt
usw.	und so weiter
vgl.	vergleiche
vmtl.	vermutlich
vs.	versus
WHO	World Health Organization

„Wie gar elend / nichtig und vergenglich das Menschliche Leben sey / werden wir / neben der täglichen Erfahrung / auch aus Gottes Wort offt und viel erinnert / sonderlich aber in LeichPredigten / welche fürnehmlich dahin gerichtet seyn / daß wir lernen der Welt absterben / und uns zu einem Christlichen und seligen Abschied aus diesem Leben / zum ewigen / himlischen / gelobten Vaterlande / bereiten und schicken"[1]

1   UBW Wrocław Lp Sig. 523537: Paul Klein auf Hans außm Winkel, Leipzig 1615, S. 4.

1
Einleitung

Palliativmedizin und die ärztliche Betreuung Sterbender werden oft als Phänomene der jüngeren Geschichte betrachtet,[1] begründet durch die Pionierarbeit Cicely Saunders' in den 1960er Jahren und die daraufhin schrittweise erfolgte Implementierung palliativmedizinischer Versorgung in die Behandlung schwer erkrankter Menschen. Dass die Ursprünge der Palliativmedizin jedoch sehr viel weiter zurück liegen, hat beispielsweise Michael Stolberg mit seiner wegweisenden Arbeit *Die Geschichte der Palliativmedizin* eindrucksvoll gezeigt. Hinweise auf palliativmedizinische Behandlungen ließen sich Stolberg zufolge bereits ab der Frühen Neuzeit (etwa 1500–1800) finden, und es zeigte sich, dass die zeitgenössischen Ärzte sich keineswegs vom Krankenbett zurückzogen, wenn keine Hoffnung auf Heilung für ihre Patientinnen und Patienten mehr bestand, sondern Mittel und Wege suchten, deren Leiden zu mindern.[2]

Im Rahmen dieser Arbeit wurden 505 sogenannte Leichenpredigten auf palliativmedizinische Bezüge und Hinweise bezüglich ärztlicher Sterbebegleitung untersucht. Leichenpredigten sind gedruckte Predigten auf Verstorbene und waren in der Zeit von 1550 bis 1800, der Frühen Neuzeit, vor allem im protestantischen Raum verbreitet; sie sollten zur Erbauung und Bestärkung des Glaubens der Gemeinde und der Leserschaft dienen und hatten daneben eine ausgesprochen repräsentative Funktion. Da sie teilweise ausführliche Lebensläufe der verstorbenen Personen enthalten, stellen sie eine wertvolle Quelle für die Sozialforschung, Familienforschung und auch für die Medizingeschichte dar. Unter medizinhistorischen Gesichtspunkten sind Leichenpredigten bisher vor allem auf die darin erwähnten Todesursachen untersucht worden.[3]

Auf Stolbergs Forschungsergebnissen aufbauend versucht diese Arbeit nun zu zeigen, auf welche Weise sich frühneuzeitliche Ärzte um ihre Patientinnen und Patienten bemühten und insbesondere, wie sie diese im Angesicht ihres nahenden Todes behandelt haben. Welche Medikamente kamen zur Anwendung? Finden sich Bestrebungen, die Symptome der Sterbenden zu lindern? Wurden Behandlungen fortgeführt,

---

1   Vissers/van den Brand/Jacobs/Groot/Veldhoven/Verhagen/Hasselaar/Engels (2013), S. 576.
2   Stolberg (2013).
3   S. Kapitel Forschungsstand.

obwohl keine Aussicht auf Heilung bestand? Oder wurden, andersherum, Therapie-versuche beendet, wenn die Möglichkeit eines Erfolges schwand?

Zunächst soll der medizinhistorische Forschungsstand zu Leichenpredigten und zur frühneuzeitlichen Geschichte der Palliativmedizin dargelegt werden. Im Anschluss folgt eine Einführung in den medizinhistorischen Kontext.

Im Ergebnisteil wird zunächst die untersuchte Stichprobe in Hinblick auf zeitliche und örtliche Kriterien sowie auf ihre Geschlechterverteilung und das erreichte Alter der Verstorbenen analysiert. Darüber hinaus liegt der Fokus auf der Erwähnung von Arztkonsultationen, Medikamenteneinsatz und Hausmitteln. Daran anschließend erfolgt eine qualitative Auswertung der Leichenpredigten mit dem Schwerpunkt auf der Darstellung des Sterbens in den Sterbeberichten, den dargelegten Therapien und Therapiezielen, Therapiebegrenzung und dem Verhalten der Ärzte am Sterbebett.

Im Diskussionsteil werden die erhobenen Ergebnisse kritisch in Hinblick auf ihren palliativmedizinischen Gehalt diskutiert. Zum Schluss erfolgt der Versuch eines Vergleichs der damaligen „Palliativmedizin in Kinderschuhen" mit unserer heutigen Zeit.

2
Material und Methoden,
Stand und Fragen der Forschung

2.1 Material und Methoden

2.1.1 Quellengattung Leichenpredigt

In der Zeit von etwa 1550 bis 1800 war im protestantischen deutschsprachigen Raum die „Modeerscheinung"[1] verbreitet, Leichenpredigten auf Verstorbene zu halten und diese für eine weite Leserschaft zu drucken. Die Auflage lag durchschnittlich bei etwa 100–300 Exemplaren.[2] Leichenpredigten gehören zur Gattung der Erbauungsliteratur und wurden meist auf wohlhabende Bürgerinnen und Bürger sowie Adelige verfasst. Frauen sind hierbei gegenüber den Männern unterrepräsentiert, ebenso Kinder, besonders in Hinblick auf die hohe Säuglings- und Kindersterblichkeit im betrachteten Zeitraum.[3]

Der Aufbau einer Leichenpredigt war ab dem Anfang des 17. Jahrhunderts recht einheitlich: Der Druck beginnt mit einem häufig aufwändig gestalteten Titelblatt, auf dem sich der Name der oder des Toten sowie des Verfassers der Predigt finden; hierauf folgt eine Vorrede oder Widmung an die Auftraggeber des Druckes. Den nächsten Teil bildet die eigentliche Predigt, an welche sich – ab der zweiten Hälfte des 17. Jahrhunderts meist separat – die Personalia (Lebenslauf, Memoria defuncti, Encomium defuncti) anschließen. Als Abschluss finden sich die Abdankung und die Epicedien (Trauergedichte).[4]

Für die hier vorliegende Untersuchung sind die Personalia von besonderem Interesse: In unterschiedlicher Ausführlichkeit werden dort die Abstammung und Familie, der Lebenswandel und das Sterben der gefeierten Person beschrieben. Zu Beginn der

---

1   Lenz (1990), S. 14.
2   Ebd., S. 17.
3   Ebd., S. 17–20.
4   Ebd., S. 12.

Entwicklung der Quellengattung konnte dieser Teil oft noch sehr kurz oder in den Fließtext integriert sein, sodass sich in diesen Leichenpredigten häufig nur wenige Informationen über die Verstorbenen finden lassen. Manchmal wurde der Lebenslauf noch zu Lebzeiten von der gefeierten Person selbst verfasst (eine der hier untersuchten Leichenpredigten wurde gar vollständig vom Verstorbenen selbst angefertigt[5]), oder es wurden ärztliche Krankenberichte angefügt (siehe Kapitel 4.3.1).

Die Forschungsstelle für Personalschriften in Marburg unter Leitung von Rudolf Lenz und nachfolgend Eva-Maria Dickhaut hat maßgeblich dazu beigetragen, die Quellengattung Leichenpredigt für Forschungszwecke zu erschließen. Seit der Gründung des Instituts im Jahre 1976 wurden große Teile des noch vorhandenen Leichenpredigtbestandes katalogisiert und damit für die Forschung zugänglich gemacht. Es fanden zudem in den Jahren 1974,[6] 1977,[7] 1983,[8] 2002[9] und 2012[10] insgesamt fünf Symposien zu dieser Quellengattung statt, deren Ergebnisse in ebenso vielen Sammelbänden veröffentlicht wurden. Darüber hinaus existieren aktuell 60 Bände der Reihe „Marburger Personalschriften-Forschungen".[11]

Die Quellengattung Leichenpredigt ist in mehrerlei Hinsicht für die medizinhistorische Forschung interessant. Zum einen wird in ihnen häufig, und oftmals ausführlich, die gesamte Krankheitsgeschichte der Verstorbenen erzählt. Dies eröffnet einen Blick auf chronische Erkrankungen und Therapien, die im Verlauf der Krankheit ergriffen oder vermieden wurden.[12]

Da Leichenpredigten zur Ehrung einer Person (oder, seltener, zweier Personen) geschrieben wurden, bieten sie gleichzeitig Einblicke in eine ganz individuelle und persönliche Krankheitsgeschichte. Auf diese Weise erhält der oder die medizinhistorisch Forschende Zugriff zur Laienperspektive auf Krankheit und Tod, welchen beispielsweise zeitgenössische medizinische Abhandlungen und Fachartikel nicht ermöglichen können. Gleichzeitig existieren auch einzelne Leichenpredigten, die medizinische Gutachten wie beispielsweise Sektionsberichte enthalten und damit auch die Ärzteperspektive beleuchten. Das Studium der Leichenpredigten gewährt zudem einen Überblick über die zeitgenössische medizinische Terminologie, die sich deutlich in den Leichenpredigten niederschlägt.[13]

---

5   UBW Wrocław Lp Sig. 546443: Christianus Guilielmus Huhnius (autobiographisch), Breslau 1718.
6   Lenz (1975).
7   Lenz (1979).
8   Lenz (1984).
9   Lenz (2004).
10   Dickhaut (2014).
11   Forschungsstelle für Personalschriften: http://www.personalschriften.de/forschungsstelle/aufgaben. html, zuletzt abgerufen am 26.05.2021.
12   Sturm (2014), S. 112–113.
13   Ebd., S. 113–114.

Aufgrund ihres weitgehend einheitlichen Aufbaus über einen Zeitraum von weit über 100 Jahren hinweg gelten Leichenpredigten zudem als früheste serielle Quellen und ermöglichen dadurch Forschenden, Entwicklungen über einen längeren Zeitraum festzustellen.[14]

2.1.2 Leichenpredigten des Breslauer Katalogs und Auswahl der Stichprobe

Der Breslauer Katalog, veröffentlicht als Band 8 der Reihe *Marburger Personalschriften-Forschungen*, entstand im Jahre 1981 als Projekt der Forschungsstelle für Personalschriften unter der Leitung von Rudolf Lenz. Die untersuchten Leichenpredigten sind eine zufällige Stichprobe aus den circa 4.000 vorhandenen Leichenpredigten der ehemaligen Stadtbibliothek Breslau (1946 in die Universitätsbibliothek Wrocław integriert) und von der Marburger Forschungsstelle für Personalschriften ausgewertet und digitalisiert wurden,[15] sodass sie der Autorin in digitaler Form zur Verfügung standen. Die Stichprobengröße, die in dem zum Projekt gehörigen Band *Katalog ausgewählter Leichenpredigten der ehemaligen Stadtbibliothek Breslau* enthalten ist, beträgt 504 Leichenpredigten mit insgesamt 514[16] darin geehrten Verstorbenen.[17] Digital lag noch eine weitere Leichenpredigt auf Daniel Zeibig (Sig.: 421583) vor, die nach Rücksprache mit Dr. Dickhaut ebenfalls zum Katalog gehört, obwohl sie im schriftlichen Katalog nicht erwähnt wird. So ergibt sich für diese Untersuchung eine Stichprobe von 505 Leichenpredigten und 515 darin gewürdigten Personen. Diese Stichprobe bildete die Grundlage für diese Arbeit.

Die vorliegende Stichprobe wurde aus mehreren Gründen für diese Untersuchung ausgewählt. Zum einen ist es bei schätzungsweise weit über 200.000 erhaltenen Leichenpredigten[18] unumgänglich, eine Einschränkung des Untersuchungsmaterials vorzunehmen, nach Möglichkeit in Form einer zufälligen Stichprobe. Diese Stichprobe lag in diesem Fall aufgrund der Arbeit der Marburger Forschungsstelle für Personalschriften bereits vor. Ein offenkundiger Vorteil liegt in ihrer guten Zugänglichkeit, da die Originalquellen digitalisiert vorliegen. Zudem enthält die Stichprobe eine für

---

14   Ebd., S. 113.

15   Witzel (2014), S. 303.

16   Die Leichenpredigten mit den Signaturen 508426 (Susanna und Melchior Horst(ius)), 523543 (Johan Christophorus und Anna Schlaher), 523762 (Burckard und Hartmann von Erlach), 523764 (Margaretha von Polsnitz und Liebenthal und ihr ungetauftes Geschwisterkind), 524271 (Jost und Margaretha Schade), 524584 (Anna Maria von Nostitz und Sebastianus von Seidlitz und Fürstenau), 544008 (Carl Christoph und Caspar Heinrich Freiherr Beess von Cölln und Kätzendorf), 544907 (Maria und Barbara Falkenhayn und Gloschkau), 567514 (Christoph Siegmund und Ernst Friedrich von Pogrell und Kutzschborwitz) und 2 O 621–40_41 (Friedrich Ernst und Susanna Elisabeth Scholtze) enthalten jeweils Ehrungen für zwei Verstorbene.

17   Lenz (1986), S. VII–X.

18   Lenz (1990), S. 21.

das Forschungsvorhaben angemessen große Menge an Sterbeberichten unter der Hypothese, dass sich palliativmedizinische Bezüge nur in einem sehr kleinen Teil der Predigten finden lassen. Darüber hinaus besitzt die Stichprobe eine bezogen auf das Kollektiv der Leichenpredigten relativ große Repräsentativität bezüglich Alters- und Geschlechterstruktur (s. Kapitel 4.1, 4.2). Trotz des Schwerpunkts auf die Breslauer Region und Schlesien enthält das Leichenpredigten-Sample auch Predigten aus großen Teilen des übrigen deutschsprachigen Gebietes.

Die vorliegenden Originalquellen wurden für diese Arbeit von der Autorin transkribiert. Ausführliche Auszüge finden sich im Anhang.

2.1.3 Vorgehen, Methode und Forschungsfragen

Im Rahmen dieser Arbeit wurden die genannten 505 Leichenpredigten mit insgesamt 515 darin vorgestellten Verstorbenen einer qualitativen Textanalyse zugeführt und außerdem nach quantitativen Parametern, wie der Erwähnung von Arztkonsultationen und Arzneimitteln, untersucht. Bei der Auswertung lag ein besonderes Augenmerk auf den Personalia (Lebensläufen) und hierbei insbesondere auf den Sterbeberichten, die in unterschiedlicher Ausführlichkeit in nahezu allen Leichenpredigten, vor allem ab dem 17. Jahrhundert, vorkamen. Diesen Personalia ließen sich im überwiegenden Teil der Leichenpredigten Informationen über die Behandlung und das Sterben der Personen entnehmen. Angesichts dieses reichen Quellenmaterials besteht nun ein grundsätzliches Forschungsinteresse, es in Beziehung zur zeitgenössischen Palliativmedizin zu stellen und mögliche Bezüge zur aktuellen Palliativmedizin zu überprüfen.

Gemäß der WHO-Definition wird Palliativmedizin oder *palliative care* heute als ein ganzheitliches Konzept verstanden, in dem die Lebensqualität von unheilbar und fortschreitend erkrankten Patientinnen und Patienten sowie die ihrer Familien durch ein multidisziplinäres Team verbessert und Leiden gemindert werden sollen. Dies geschieht zum einen durch eine medikamentöse (weitgehende) Schmerz- und Symptomkontrolle unter Einbezug psychologischer und spiritueller Bedürfnisse der Patientin oder des Patienten sowie der Angehörigen.[19] Diese moderne Definition lässt sich nur bedingt auf die Frühe Neuzeit übertragen. Eine spirituelle Begleitung war in dieser Epoche und insbesondere in der untersuchten, christlich geprägten Quellengattung nahezu immer vorhanden und lag im Aufgabenbereich der Kirche. Die meisten Menschen starben im eigenen Haus und im Kreise ihrer Familie, was in starkem Kontrast zu der im späten 19. Jahrhundert beginnenden Auslagerung des Sterbens in Krankenhäuser und später auch Hospize steht.[20] Auf der anderen Seite waren die Mittel zur

---

19　World Health Organization: https://www.who.int/health-topics/palliative-care, zuletzt abgerufen am 26.05.2021.
20　Schäfer (2015), S. 165–168.

Leidenslinderung sehr begrenzt und beschränkten sich auf die in Kapitel 3.2.3 dargelegten Maßnahmen zur Bekämpfung von Schmerzen, Wassersucht etc. Deswegen soll
der Fokus dieser Arbeit auf der Rolle des Arztes im Sterbeprozess seiner Patientinnen
und Patienten liegen. Es finden sich in den Leichenpredigten zahlreiche Beispiele für
allgemeine und spezielle Maßnahmen, die frühneuzeitliche Mediziner ergriffen haben, um den Erkrankungen entgegenzuwirken, aber auch um Leiden zu lindern. Diese
Maßnahmen werden analysiert und ausgewertet. Dabei wird zwischen Hausmitteln
und explizit so bezeichneten „Medicamenten" oder „Artzneymitteln" unterschieden
(s. Kapitel 4.3).

Im Lichte dieses Forschungsinteresses lauten die Forschungsfragen der Untersuchung also folgendermaßen:

1) Finden sich in den untersuchten Leichenpredigten Beispiele für ärztliches Wirken am Sterbebett der Patientinnen und Patienten?
2) Falls ja, *welche* Therapien und Medikamente sind in diesen Fällen zum Einsatz
   gekommen? Wurden diese mit der Intention einer Symptom-/Leidenslinderung
   eingesetzt? Hierbei soll auch, soweit möglich, nach den verschiedenen Beschwerden unterschieden werden.
3) Wurden einzelne Maßnahmen, und wenn ja, mit welcher Begründung *unterlassen*? Wie begründeten die Ärzte dies vor ihren Patientinnen und Patienten und
   deren Angehörigen?
4) Finden sich Beispiele für Therapiebegrenzung, ärztlich assistierten Suizid oder
   Tötung auf Verlangen?[21]
5) Welche Parallelen und Unterschiede zur aktuellen Palliativmedizin lassen sich he-
   rausarbeiten?

Diese Fragen werden unter der Maßgabe untersucht, dass die normativ geprägten Leichenpredigten womöglich nur in seltenen Fällen Informationen über palliativmedizinische Behandlungen enthalten. Entsprechend wurde für diese Arbeit eine verhältnismäßig große Stichprobe gewählt, um einerseits eine in Hinblick auf quantitative
Parameter wie Arztkonsultationen, Medikamenteneinsätze etc. möglichst große Repräsentativität zu gewähren, und andererseits mehr Beispiele von womöglich palliativmedizinischen Behandlungen untersuchen zu können.

---

21   Diese Frage wird im Wissen, dass die normativ geprägten Leichenpredigten höchstwahrscheinlich
     nur Andeutungen auf diese Bereiche beinhalten können, gestellt.

2.2 Forschungsstand

Im Zuge der durchgeführten Literaturrecherche fanden sich verschiedene Veröffentlichungen zum Thema Medizin und Leichenpredigten sowie zur Geschichte der Palliativmedizin, allerdings keine Arbeit, die beide Themen verbindet.

Die vorhandenen Arbeiten sollen im Folgenden vorgestellt werden. Hierbei lag das Augenmerk auf den Themen Tod und Sterben in Leichenpredigten sowie den eingesetzten Maßnahmen.

2.2.1 Forschungsstand zum Thema Leichenpredigten und Medizin

Es wurden bisher sieben medizinische Dissertationen verfasst, die sich mit Leichenpredigten auseinandersetzen. Fünf dieser Promotionsarbeiten befassen sich mit der quantitativen Auswertung der mutmaßlichen Todesursachen in der jeweilig untersuchten Stichprobe, eine weitere wertet Krankheiten von Kirchenmusikern in Leichenpredigten aus. Döhner hingegen analysierte anhand von Leichenpredigten *Krankheitsbegriff, Gesundheitsverhalten und Einstellung zum Tod im 16. bis 18. Jahrhundert.* Zunächst werden an dieser Stelle die Arbeiten zum Thema Todesursachen, geordnet nach ihrem Erscheinen, vorgestellt, im Anschluss dann die Arbeiten von Döhner und Reuber.

Sturm betonte in einem Beitrag zu *Tote Objekte. Lebendige Geschichten* 2014 das Potenzial der Quellengattung Leichenpredigt für die medizinhistorische Forschung.[22] Darüber hinaus existiert eine Magisterarbeit von Specht zum Thema Steinleiden in Leichenpredigten (*Die Marterpein des Grueß und Stein – Steinleidende in Leichenpredigten*) aus dem Jahr 2000.[23] Keil verfasste zudem im ersten Sammelband der Marburger Leichenpredigten-Symposien einen Beitrag zum Thema Fachterminologie in Leichenpredigten;[24] ein anderer Beitrag in selbigem Werk beschäftigt sich mit dem pharmaziehistorischen Potenzial der Quellengattung.[25]

M. Thiel: *Todesursachen in brandenburgischen Leichenpredigten des 17. und 18. Jahrhunderts* (1963)

Bereits 1963 promovierte Thiel als erste Medizinerin über Todesursachen in Leichenpredigten. Sie zog hierbei 130 Leichenpredigten der damaligen Berliner Stadtbibliothek am Marx-Engels-Platz heran, welche auf nicht-adlige Verstorbene aus der Mark Brandenburg verfasst wurden. Die Arbeit gliedert sich thematisch in Kapitel über die verschiedenen Todesursachen, die bei den untersuchten Sterbeberichten festzustellen

---

22   Sturm (2014), S. 108–116.
23   Specht (2000).
24   Keil (1975).
25   Müller-Jahncke (1984).

waren. Eine quantitativ-statistische Auswertung der Todesursachen und des erreichten Durchschnittsalters fand nicht statt. An einem „hitzigen Fieber" sind nach Thiels Analyse 13 Personen gestorben. Zählt man die 25 an der Lungenschwindsucht Verstorbenen hinzu, ergibt dies einen Anteil von ca. 29 % der Gefeierten, deren Todesursache eine Infektionskrankheit war. 17 weitere Personen (13 %) starben an einem „Schlagfluss" und vier Frauen im Kindbett (Puerperalfieber). Darüber hinaus nennt Thiel in einigen Leichenpredigten die Wassersucht (n = 7), das Malum hypochondriacum (n = 4), Bauchkoliken (n = 5), Steinleiden (n = 3) und Kachexie/Leibesbeschwerung (n = 19) als Todesursache.[26] Obwohl eine tabellarische Auswertung des Todesalters der verschiedenen Berufsgruppen erfolgt, wird kein durchschnittlich erreichtes Alter genannt und lässt sich aus den gegebenen Daten auch nicht errechnen. Medikamente und Ärzte finden in 34 von 130 Leichenpredigten Erwähnung.[27]

S. C. Seidel: *Todesursachen in Ulmer Leichenpredigten des 17. Jahrhunderts* (2006)

Seidel untersucht in ihrer Dissertationsschrift die Todesursachen der in den Leichenpredigten gefeierten Personen, die im Stadtarchiv Ulm archiviert sind und in der Stadt gedruckt wurden. Die Stichprobe enthält insgesamt 138 Leichenpredigten auf 141 Verstorbene.[28] Die Untersuchung der Predigten ergab hierbei ein durchschnittliches Sterbealter von 55 ± 18 Jahren der Männer und 50 ± 21 Jahren der Frauen; lässt man die Todesursache Kindbett außer Acht, war das mittlere Todesalter beider Geschlechter gleich.[29] Bei der Auswertung der Todesursachen selbst fand sich ein Anteil an Infektionskrankheiten von knapp 30 %; etwa 18 % nimmt die Todesursache Apoplex ein, gefolgt von der Herzinsuffizienz (16,3 %) und Kindbett (7,1 %). An einer äußeren Ursache sind gemäß der Auswertung sechs der 141 Personen gestorben (5,7 %). Insgesamt erschloss sich bei 94 % der Leichenpredigten eine Todesursache.[30] In den von Seidel untersuchten Leichenpredigten wird in 20 von 141 Fällen (14,2 %) die Einnahme von Medikamenten beschrieben und in elf Fällen ein Arzt konsultiert (7,8 %); diese prozentual geringe Therapiedichte führt die Autorin darauf zurück, dass die ärztlich-medikamentöse Behandlung ein Privileg der Wohlhabenden gewesen sei und diese obendrein oftmals der Genesung der Behandelten auch nicht förderlich gewesen sei.[31]

---

26 Thiel (1963), S. 15–49.
27 Ebd., S. 50.
28 Seidel (2006), S. 6.
29 Ebd., S. 181–182.
30 Ebd., S. 184.
31 Seidel (2006), S. 194.

E.-M. Moll: *Todesursachen in Ulmer Leichenpredigten des 16. und des 18. Jahrhunderts* (2008)

Moll führt in ihrer Dissertation die Arbeit von Seidel fort und untersucht die verbliebenen Leichenpredigten des Ulmer Stadtarchives aus dem 16. und 18. Jahrhundert. Die Stichprobe umfasst insgesamt 88 Leichenpredigten, davon 17 Leichenpredigten aus dem 16. Jahrhundert und 71 aus dem 18. Jahrhundert bis einschließlich 1810.[32]

In den Predigten des 16. Jahrhundert lag das mittlere Sterbealter bei 62 und 44 Jahren für Männer respektive Frauen; allerdings enthielt die Stichprobe nur drei Leichenpredigten auf weibliche Personen. Im 18. Jahrhundert erreichten Männer im Mittel ein Alter von 52 Jahren, während die in den Leichenpredigten gefeierten Frauen durchschnittlich 42 Jahre alt wurden. Die Todesursache „Kindbett" außer Acht lassend, erhöhte sich das Sterbealter der Frauen auf durchschnittlich 52 Jahre.[33]

Auch bei Moll überwiegen bei den Todesursachen klar die Infektionskrankheiten mit einem Anteil von 35,2 % (n = 31 von 88). Am zweithäufigsten starben die in den Leichenpredigten geehrten Personen an einem Apoplex (15,9 %, n = 14), gefolgt von der Altersschwäche (10,2 %, n = 9) und dem Kindbett der Frauen (5,7 %, n = 5). In 16 von 88 Fällen war keine Todesursachenbestimmung möglich; dies gilt überwiegend für die Leichenpredigten des 16. Jahrhunderts (n = 12).[34]

Eine Arztkonsultation wurde in den von Moll untersuchten Leichenpredigten nur in sechs Fällen (6,8 %) beschrieben. Dies erklärt Moll damit, dass Ärzte in der Behandlung der „breiten Bevölkerung" nur eine „marginale Bedeutung" gehabt hätten und außerdem eine soziale Distanz zu den akademisch ausgebildeten Medizinern bestanden hätte, wodurch bevorzugt die volksnäheren Wundärzte hinzugerufen worden wären.[35] Dies ist zumindest zweifelhaft, da die in den Leichenpredigten abgebildete Bevölkerungsschicht durchaus nicht die „breite Bevölkerung" darstellte und die Ärzte ihren Patienten gesellschaftlich keineswegs immer übergeordnet waren.

A. Spickereit: *Todesursachen in Leichenpredigten vom 16. bis 18. Jahrhundert in ausgewählten oberdeutschen Reichsstädten sowie in den Memminger Verzeichnissen der Verstorbenen von 1740–1809* (2013)

In ihrer Dissertationsschrift untersucht Spickereit ebenfalls die Todesursachen in einer 90 Leichenpredigten umfassenden Stichprobe, die sich aus den Leichenpredigten der Stadtarchive Memmingen und Isny sowie der Kirchenarchive von Isny und St. Mang in Kempten und dem Archiv Waldburg-Zeil zusammensetzt. Die Stichprobe enthält Schriften von 1580 bis 1796.[36] Darüber hinaus vergleicht Spickereit diese Ergebnisse

---

32   Ebd., S. 12.
33   Moll (2008), S. 136.
34   Ebd., S. 139.
35   Ebd., S. 151–152.
36   Spickereit (2013), S. 9–17.

mit den „Memminger Verzeichnisse[n] der Getauften, Copulierten und Verstorbenen", dem Kirchenbuch der Stadt Memmingen. Aus den 74 Leichenpredigten, die eine
Altersangabe enthielten, ergab sich ein durchschnittliches Sterbealter von 63,1 Jahren
für Männer und 55,1 Jahren für Frauen. Unter Nichtberücksichtigung der Todesursache Kindbett ergibt sich auch hier eine Steigerung des durchschnittlich erreichten
Alters der Frauen auf 63,6 Jahre.[37] Die häufigsten Todesursachen sind auch in dieser
Untersuchung die Infektionskrankheiten (27,8 %). Darauf folgen zerebrovaskuläre Erkrankungen (25,6 %) und Krebserkrankungen (14,4 %).[38] Darüber hinaus starben sechs
in den Leichenpredigten gefeierte Frauen im Kindbett, was einen Anteil von 27,2 % an
den Todesfällen der Frauen ausmacht.[39]

Im Gegensatz zu den beiden Vorgängerarbeiten fanden sich in dieser Untersuchung
mehr Arztkonsultationen und es wurden auch mehr Medikamente eingesetzt. In insgesamt 21 von 90 Leichenpredigten (23,3 %) wurde ein Arzt hinzugerufen und in 13
hiervon zusätzlich ein Medikament appliziert (14,4 %). Insgesamt wird die Anwendung von Medikamenten in 32 Leichenpredigten genannt, was einen Anteil von über
einem Drittel ergibt. Die Abweichung zu Moll und Seidel erklärt Spickereit mit dem
höheren Anteil an Verstorbenen in ihrem Sample, die einer höheren Gesellschaftsschicht entstammten und daher einen leichteren Zugang zu akademischen Ärzten gehabt hätten.[40]

Spickereit stellt fest, dass sich die Ergebnisse ihrer Arbeit mit den Resultaten Molls
und Seidels nur eingeschränkt vergleichen ließen, da sich die Basis, auf der die Todesursachen bestimmt wurden, und die Fallzahlen sowie die standesbezogene Zusammensetzung der jeweiligen Stichproben stark unterschieden.[41]

L. M. Teichmann: *Leichenpredigten als Quelle der Medizingeschichte im thüringischen Rudolstadt des 17. Jahrhunderts* (2020)

Teichmann wertet in ihrer Arbeit 87 Leichenpredigten aus, welche zu Ehren Rudol-
städter Verstorbener im Zeitraum von 1600 bis 1719 angefertigt wurden.[42] Ähnlich den
Vorgängerarbeiten liegt der Fokus hierbei auf den Todesursachen und dem erreichten
Sterbealter der geehrten Personen. Ungewöhnlicherweise sind 51,7 % (n = 45) der 87
Leichenpredigten weiblichen Verstorbenen gewidmet.[43]

Von 87 Leichenpredigten erhielten 85 auswertbare Informationen zum Krankheitsverlauf der Verstorbenen, eine (vermutliche) Todesursache konnte bei insgesamt 81
Leichenpredigten eruiert werden. Mit rund 41,2 % stellte auch in den ausgewerteten

37 Ebd., S. 190–191.
38 Ebd., S. 197.
39 Ebd., S. 197.
40 Ebd., S. 204.
41 Spickereit (2013), S. 197–198.
42 Teichmann (2020), S. 10.
43 Ebd., S. 208.

Rudolstädter Leichenpredigten eine Infektionserkrankung die häufigste mutmaßliche Todesursache dar, gefolgt von neurologischen Krankheiten (Schlaganfall o. Ä.) mit circa 17,6 %. Ebenfalls spielten postpartale Komplikationen eine wichtige Rolle, insgesamt starben acht Frauen (9,4 % der auswertbaren Leichenpredigten, 22,2 % der weiblichen Verstorbenen) im Kindbett.[44]

Teichmann stellt außerdem einen Vergleich zwischen Todesursachen der jeweiligen Geschlechter an und stellt fest, dass tödliche Infektionserkrankungen Männer und Frauen etwa im gleichen Maße betroffen hätten (38 % respektive 39 %). Neurologische Erkrankungen wären im Sample häufiger bei männlichen Verstorbenen vertreten (27 % der Männer, 14 % der Frauen). Bei den 14 jugendlichen Verstorbenen der untersuchten Kohorte fanden sich ebenfalls hauptsächlich infektiologische mutmaßliche Todesursachen.[45]

Das durchschnittlich erreichte Sterbealter betrug in der gesamten untersuchten Stichprobe 43,6 Jahre (bei n = 84, in vier Fällen konnte kein Sterbealter eruiert werden); Frauen erreichten wiederum ein niedrigeres Alter als Männer mit gemittelt 46,2 Jahren, während Männer im Schnitt mit 55,9 Jahren verstarben.[46]

Auffällig ist die Häufung von Konsultationen auch namentlich erwähnter Ärzte in den von Teichmann behandelten Leichenpredigten; insgesamt werden 19 verschiedene Ärzte dezidiert genannt, in zehn Leichenpredigten finden Medici ohne explizite Nennung ihres Namens Erwähnung. In nur 28 der 87 Leichenpredigten finden sich *keine* Hinweise auf eine ärztliche Behandlung, die Konsultation eines professionellen Heilers erfolgte also in etwa 68 % der Fälle.[47] In 83,9 % der Leichenpredigten werden medizinische Maßnahmen beschrieben, welche meist verschiedene „Artzneyen", in selteneren Fällen aber auch konkrete Behandlungen wie Aderlässe oder Bezoartica umfassen.[48] Teichmann diskutiert zudem die Konsequenz einer ärztlichen Behandlung: In dem von ihr untersuchten Sample schienen Menschen, die eine Therapie erhalten hatten, insgesamt ein höheres Alter erreicht zu haben.[49]

Zusammenfassend betrachtet zeigt sich in den vier neueren Arbeiten eine deutliche Dominanz der Todesursache Infektionskrankheit und eine ähnliche Lebensdauer der untersuchten Bevölkerungsgruppe. Infektionskrankheiten scheinen auch bei Thiel die meisten Todesfälle bedingt zu haben.

---

44   Ebd., S. 162–163.
45   Ebd., S. 164–166.
46   Ebd., S. 168.
47   Teichmann (2020), S. 180–182.
48   Ebd., S. 183–184.
49   Ebd., S. 203–204.

O. Döhner: *Krankheitsbegriff, Gesundheitsverhalten und Einstellung zum Tod im 16. bis 18. Jahrhundert* (1986)

Döhner untersucht in seiner Dissertationsschrift qualitativ und nach soziologischen Kriterien eine große Anzahl (circa 750) von Leichenpredigten, die im Vorfeld von F. Roth (*Restlose Auswertungen von Leichenpredigten und Personalschriften für genealogische Zwecke*, zehn Bände, Boppard am Rhein 1959–1980) ausgewertet worden waren. Dies ist also die einzige Arbeit, die, ähnlich dem hier vorliegenden Projekt, eine große Stichprobe untersucht.

Döhner weist zunächst darauf hin, dass die Quellengattung Leichenpredigt und die darin getroffenen Aussagen über die Verstorbenen unter Vorbehalt zu interpretieren seien, da die Hinterbliebenen die Auftraggeber der Predigt waren und daher ein Interesse daran bestanden habe, bestimmte Teile des Lebenslaufes zu beschönigen oder auszulassen, auch im Hinblick auf das erhoffte selige jenseitige Leben des Verstorbenen.[50] Darüber hinaus macht der Autor Einschränkungen bezüglich der gesellschaftlichen Repräsentativität der Stichprobe, da Leichenpredigten hauptsächlich auf Protestanten und Protestantinnen in Mitteldeutschland und den oberdeutschen Reichsstädten, die adligen oder akademisch-wohlhabenden Gesellschaftsschichten entstammten, gehalten wurden. Hieraus ergebe sich also eine regionale, standesspezifische, konfessionelle und zeitliche Begrenztheit.[51]

Der Autor stellt fest, dass sich im Krankheitsfall häufig eine scheinbar kausale Verknüpfung zwischen einem Ereignis und einer Erkrankung finden ließe und auch Ärzte diesem „naive[n] Kausalitätsbedürfnis" folgen würden.[52] Krankheitsauslöser konnten physische oder psychische Überlastung der erkrankten Person oder eine ungesunde Ernährungsweise sein. Eine starke oder schwache „Leibeskonstitution" der oder des Verstorbenen wurde ebenfalls zur ätiologischen Begründung des Todes hinzugezogen.[53] Wurde dann ein Arzt ans Krankenbett gerufen und eine Therapie eingeleitet, so hätte man die gegebenenfalls eingetretenen Veränderungen (diese konnten beispielsweise austretende Körpersäfte, ein geöffneter Abszess oder die Abnahme von Schmerzen sein) bereitwillig den verabreichten Medikamenten oder Therapiemaßnahmen zugeschrieben. Tatsächlich erfolgte Remissionen führt Döhner mangels tatsächlich wirksamer Arzneimittel auf den Placebo-Effekt zurück.[54]

Das „Krankheitsverhalten" in Leichenpredigten teilt Döhner in sieben Stadien von Beginn der Krankheitswahrnehmung und -anerkennung über die Zuhilfenahme von Laien bis zur Konsultation eines Arztes und der Auswahl entsprechender Maßnahmen ein. Laienbehandlung spiele eine wichtige Rolle, ebenso die Selbstbehandlung mit

---

50   Döhner (1986), S. 10.
51   Ebd., S. 11.
52   Ebd., S. 35.
53   Ebd., S. 38.
54   Ebd., S. 39.

den im eigenen Haushalt vorhandenen Mitteln (Hausapotheke). Evakuationstherapien wie das Purgieren ordnet der Autor ebenfalls in den Bereich der Selbstbehandlung ein.[55]

Professionelle medizinische Heiler wie akademisch gebildete Ärzte und die handwerklich ausgebildeten Chirurgen und Barbiere wurden in den von Döhner untersuchten Leichenpredigten oftmals gleichzeitig und zu mehreren zu ihren Patientinnen und Patienten gerufen. Offenbar sei es sogar ein Zeichen von Wohlstand und Gottgefälligkeit gewesen, möglichst zahlreiche und kostspielige Behandlungsoptionen auszuschöpfen. Die Therapien selbst waren symptomatisch ausgerichtet, sie galten also als erfolgreich, wenn ein Symptom verschwand oder nachließ. War die Therapie allerdings nicht erfolgreich, sei dies in den meisten Fällen keineswegs den Ärzten zur Last gelegt worden; im Gegenteil sei in vielen Fällen ihr Fleiß und die Wirkkraft der von ihnen gewählten Mittel betont worden.[56]

Den Tod insbesondere junger Menschen hätten die Verfasser der Leichenpredigten als eine Erlösung von dem „weltlichen" Leiden interpretiert, während man den Tod im hohen Alter als „natürlich" und die mit dem Alter einhergehenden Gebrechen nicht als Krankheiten betrachtet hätte. Visionen und Omina kündigten in der Darstellung der Leichenpredigten häufig den Tod an, sodass die verstorbene Person vom Tod selten überrascht, sondern auf diesen vorbereitet gewesen sei und ihn sogar ersehnt habe. Der Wunsch nach Erlösung sei in vielen Predigten zu finden. Eine Sterbebegleitung durch Geistliche und gelegentlich auch durch Ärzte, wenn auch nicht mehr in ihrer professionellen Funktion, finde sich regelhaft bei nahezu allen Sterbeberichten.[57] Döhner zufolge sei das Sterben seiner Patientinnen und Patienten nur dann in den Aufgabenbereich des Arztes gefallen, wenn es darum ging, einen vorzeitigen, „unnatürlichen" Tod zu verhindern – ansonsten sei er einfach als trauernder Mitmensch anwesend gewesen. Zusammenfassend konstatiert der Autor: „Angesichts der Natürlichkeit und damit Unausweichlichkeit des Todes haben Medizin und Arzt keine Funktion mehr."[58]

M. Reuber: *Krankheiten und Krankheitserfahrungen bei Kirchenmusikern im Spiegel von Leichenpredigten des 17. und 18. Jahrhunderts* (2005)

Einen anderen Ansatz bietet die Arbeit von Reuber, welcher Musikerkrankheiten in Leichenpredigten auf 40 verschiedene Musiker (davon 23 mit ausführlichen Lebensläufen) untersucht hat. Sein Ziel war dabei, berufsspezifische Erkrankungen herauszuarbeiten und die Art, wie diese Krankheiten in den Predigten geschildert und be-

55   Ebd., S. 49–57.
56   Ebd., S. 57–64.
57   Ebd., S. 74–83.
58   Ebd., S. 89.

handelt wurden, darzustellen. Auch das ärztliche Handeln wurde untersucht.[59] Dabei fanden sich weniger berufsspezifische Erkrankungen als Beobachtungen zum Arzt-Patienten-Verhältnis und zum Krankheits- und Sterbeverhalten. Reuber kommt zu dem Schluss, dass der subjektiven Wahrnehmung der Krankheit und der Beschreibung der Symptome in Leichenpredigten viel Raum gelassen werde und die Ärzte ihre Patientinnen und Patienten nach der traditionellen Vier-Säfte-Lehre behandelt hätten. Den Krankheiten hätten sie aber letztendlich hilflos gegenübergestanden.[60]

2.2.2 Forschungsstand zum Thema Geschichte der Palliativmedizin

Das umfassendste Werk zur Geschichte der Palliativmedizin stammt von Stolberg[61] und bietet einen detaillierten Überblick zur Entwicklung dieser nur scheinbar jungen medizinischen Fachrichtung seit der Frühen Neuzeit, also etwa seit 1500 n. Chr. Für die wesentlichen Inhalte von Stolbergs *Geschichte der Palliativmedizin* sei hier auf das Kapitel 3 verwiesen.

Eine von Stolberg betreute medizinhistorische Dissertation zum Thema Palliativpflege stammt von Feldle (2013); sie enthält eine Übersetzung der in lateinischer Sprache verfassten Promotionsschrift des Arztes Ignatius Zach, *De cura, quam moribundis debent, qui aegrotis sunt a ministerio.*

P. Feldle: *Palliativpflege im 18. Jahrhundert: Ignatius Zachs „De cura, quam moribundis debent, qui aegrotis sunt a ministerio" (1792)* (2013)
Feldle übersetzte im Rahmen seiner Promotionsschrift die historische Dissertation Ignatius Zachs, *De cura*, aus dem Lateinischen und analysierte diese auf ihre Aussagen bezüglich der Pflege und Behandlung Sterbenskranker. Zach betonte in seiner Schrift die Wichtigkeit der ärztlichen und pflegerischen Betreuung Sterbender und setzte diese sogar als selbstverständlich voraus.[62] Objekte einer palliativen Pflege seien für Zach alle Patientinnen und Patienten, die an altersbedingten oder eher langsam verlaufenden Krankheiten stürben. Das Ziel dieser Behandlung sei ein „sanfter Tod" mit „möglichst wenig Anstrengung und Schmerzen".[63] Die wichtigsten Arzneimittel hierfür seien Wein und Opium.[64]

Konkret betonte Zach unter Anderem, dass es unverantwortlich sei, schwer Erkrankten aus gutem Willen „herzstärkende Mittel" (*cardiacae*) und Wein – also Mittel,

---

59   Reuber (2005), S. 2–3.
60   Ebd., S. 118.
61   Stolberg (2013).
62   Feldle (2013), S. 85.
63   Ebd., S. 79–80.
64   Ebd., S. 89.

die ihrer Stärkung förderlich sein könnten – vorzuenthalten. Ohne diese würde die sterbende Person unnötige Angst erleiden und damit das Leiden zusätzlich vergrößert („krankheitsmodulierende Wirkung der Affekte"[65]). Von pflegerischer Seite sollten im Gegenteil „angenehme Herzmittel" gegeben werden und die Kissen des Krankenbettes so angeordnet werden, dass die Atemnot möglichst gelindert werde.

Scharf kritisierte Zach außerdem die damals vorkommende Methode des Kissenentzugs (s. Kapitel 3.2.4).[66] Eine Beschleunigung des Todes, beispielsweise durch übermäßigen Einsatz von Opium, sei für den frühneuzeitlichen Arzt ebenfalls „inhuman", da diese der Patientin oder dem Patienten „massivste neue Schmerzen und Qualen" zufügen würde.[67] Eine Tötung der sterbenden Person durch den Arzt, um sie zu „erlösen", sei in jedem Fall verwerflich und unter keinen Umständen legitim.[68] Dagegen sei es wichtig, dass den Patientinnen und Patienten nie die Hoffnung genommen werde und der Arzt auch in verzweifelten Situationen Zuversicht und Hoffnung ausstrahle. Das Verschweigen von Informationen geschehe zum Wohle der Patientin oder des Patienten, weil andernfalls ihr oder sein Widerstand gegen die Krankheit schwinden und damit das Ende besiegelt sei.[69]

2.2.3 Forschungsliteratur zu Leichenpredigten und dem Breslauer Katalog

Zu Leichenpredigten im Allgemeinen liegen diverse Werke aus unterschiedlichsten Fachrichtungen wie der Soziologie, Theologie und Kunstgeschichte vor. Der Breslauer Katalog im Speziellen wurde ebenfalls von Forschenden verschiedenster Gebiete untersucht. In *De mortuis nil nisi bene?* liefert Lenz einen Überblick über Leichenpredigten im Allgemeinen mit Schwerpunkten auf den zum Untersuchungszeitpunkt bereits eingehend bearbeiteten Breslauer Katalog.[70] Dabei liefert er unter anderem Daten zum durchschnittlich erreichten Lebensalter der schlesischen Bevölkerung anhand der Leichenpredigten (zum Vergleich mit dem hiesigen Sample s. Diskussion) und widmet ein Kapitel der im Breslauer Katalog enthaltenen Leichenpredigt von Daniel Zeibig (Sig. 421583), einem dreijährigen Kind, das von seinem Vater getötet wurde.[71]

Pack erläutert in seinem Beitrag zum fünften Personalschriften-Symposion die Überführung von 334 Leichenschriften des Breslauer Katalogs in die Online-Datenbank AEDit Frühe Neuzeit („Archiv-, Editions- und Distributionsplattform für die

---

65   Ebd., S. 86.
66   Ebd., S. 23.
67   Ebd., S. 22.
68   Ebd., S. 83–85.
69   Ebd., S. 77.
70   Lenz (1990).
71   Ebd., S. 64–66.

Werke der Frühen Neuzeit") im Rahmen eines DFG-Projekts.[72] Witzel beschreibt diese Teilgruppe des Breslauer Katalogs in Trauerschriften im Korpus von AEDit Frühe Neuzeit noch genauer und nimmt auch eine örtliche und zeitliche Einordnung vor.[73]

2.2.4 Zusammenfassung

Zusammenfassend betrachtet wurden Leichenpredigten bereits zuvor aus medizinhistorischer Sicht untersucht; hierbei lag der Fokus auf statistischen Aspekten wie dem erreichten Alter und den mutmaßlichen Erkrankungen und Todesursachen der in den Leichenpredigten Geehrten. Döhner beschrieb zudem das Krankheitsverhalten der frühneuzeitlichen Menschen. Weiterhin existieren Untersuchungen zum Thema Pharmaziegeschichte, Fachterminologie in Leichenpredigten sowie speziellen Erkrankungen wie der Pest oder Steinleiden.

Darüber hinaus beginnt sich die Forschung zunehmend für die Geschichte der Palliativmedizin auch vor dem 19. und 20. Jahrhundert zu interessieren; federführend muss hier Stolbergs Geschichte der Palliativmedizin hervorgehoben werden. Ein interessanter Aspekt ist darüber hinaus der Beginn der Palliativpflege, den Feldle mit seiner Übersetzung von Ignatius Zachs *De cura* beleuchtet, worin ganz konkrete lindernde Maßnahmen geschildert werden.

Leichenpredigten selbst sind auf den Aspekt einer frühneuzeitlichen palliativmedizinischen Entwicklung bisher nicht untersucht worden. In den bisherigen Arbeiten lag der Fokus auch nicht auf den genauen Maßnahmen, welche die Behandler im Krankheitsfall ihrer Patientinnen und Patienten ergriffen. Diese Forschungslücke soll in der vorliegenden Arbeit anhand des Breslauer Katalogs geschlossen werden.

---

72   Pack (2014).
73   Witzel (2014), S. 304–306.

3
Einführung in den medizinhistorischen Kontext

3.1 Überblick zur Geschichte der Palliativmedizin
und ärztlichen Sterbebegleitung der Frühen Neuzeit

In den antiken medizinischen Schriften, allen voran in denen des berühmten Arztes Hippokrates, findet sich zu großen Teilen die Auffassung, dass sich Ärzte von todkranken und sterbenden Patienten eher fernzuhalten hätten, da sie ohnehin nichts bewirken könnten.[1] Obwohl diese Werke bis in die Frühe Neuzeit hinein großen Einfluss hatten, zweifelten schon einige frühneuzeitliche Ärzte die gängige Interpretation der altgriechischen und -römischen Werke an und schlussfolgerten im Gegenteil, dass auch die antiken Ärzte bereits gefordert hatten, unheilbar Kranke zu behandeln, und sei es nur zum Zwecke einer Lebensverlängerung statt -rettung. Mit dem Einzug des Christentums fand sich darüber hinaus ein geeignetes Motiv zur Pflege Schwerstkranker, nämlich das der christlichen Nächstenliebe.[2]

Die erste bekannte Erwähnung des Begriffs „palliativ" (von lat. pallium = Mantel, palliare = bemänteln) beziehungsweise einer *cura palliativa* findet sich in der *Chirurgia* Guys de Chauliac (etwa 1363). Der Chirurg schildert hierin, wann es angebracht sei, eine „cura larga, praeservativa, et palliativa" anzuwenden: Dies gelte in Fällen, wenn
1) es sich um eine Erkrankung handele, die per se nicht heilbar sei,
2) die Patientin oder der Patient eine Therapie, die zu einer Heilung führen könnte, ablehne oder
3) der Versuch einer kurativen Therapie potenziell einen größeren Schaden als Nutzen anrichte.[3]

Die *Chirurgia*, in lateinischer Sprache verfasst, wurde in zahlreiche weitere Sprachen übersetzt. Dadurch verbreitete sich der Begriff „palliativ" auch in nicht-lateinischen

---

1   Stolberg (2013), S. 22.
2   Ebd., S. 22–23.
3   Chauliac (1559), foll. a2(v)–a3(v)., zitiert nach Stolberg (2013), S. 29.

Schriften, so beispielsweise in einer englischen Übersetzung der *Chirurgia* von 1425.[4] Es ist davon auszugehen, dass der Begriff „palliativ" spätestens mit dem späten 16. Jahrhundert in die medizinische Fachsprache Einzug gehalten hat, vermutlich angetrieben durch die populären Veröffentlichungen des niederländischen Arztes Pieter de Foreest (1522–1597), welcher explizit von palliativen Behandlungen schrieb, so zum Beispiel von der rein symptomatischen Therapie einer Brustkrebspatientin, von der diese gegenüber einer radikalen Operation sehr profitiert habe. In nachfolgenden Veröffentlichungen ist dann immer häufiger von palliativen Behandlungen die Rede.[5] In der ersten medizinischen Dissertation zum Thema, Elias Küchlers *De cura palliativa* aus dem Jahr 1692,[6] wird die Palliativbehandlung explizit im Kontrast zu einer radikalen Therapie genannt. Es gebe Krankheiten, die chronisch und so schwerwiegend verliefen, insbesondere wenn sie bei älteren Menschen aufträten, dass sie einer „radikalen", kurativ intendierten Behandlung nicht zugänglich seien. Es sei in diesem Falle sinn- und verdienstvoll, einen palliativen Ansatz zu wählen. Küchler unterscheidet folgende drei Arten von palliativen Behandlungen:

1) eine „Bemäntelung" (Palliation i. e. S.) von äußerlich sichtbaren körperlichen Defekten, zum Beispiel mithilfe von Kosmetik oder Prothesen;

2) eine Linderung (Mitigation) vor allem von Schmerzen mit Mitteln wie Opium, aber auch Schierling und Bilsenkraut;

3) eine an der Krankheitsursache ansetzende Behandlung, die nicht das Ziel habe, die Krankheit zu besiegen, aber das Fortschreiten der Krankheit verlangsamen und eine Beschwerdelinderung erreichen könne.[7]

Auch in zeitgenössischen Lexika findet sich bereits der Begriff der „Palliativkur",[8] so beispielsweise in Zedlers *Großes vollständiges Universallexikon aller Wissenschaften und Künste* (1733): „Cura palliatiua wird eine solche Cur genennet, da man zwar die Krankheit nicht heben, indessen aber nur die Schmerzen und Zufaelle zum Trotz des Patienten, lindern und mindern kann."[9]

Auch in einigen praktisch orientierten Berichten zeitgenössischer Mediziner finden sich Belege für Versuche, das Leiden Todkranker zu lindern, beispielsweise bei Franciscus Sylvius, der einem unheilbar erkrankten Patienten „kräftigende Mittel" und einer anderen Patientin mit starker Luftnot auch Opiate verabreicht habe. Sylvius unterrichtete auch seine Studenten bereits in palliativen Behandlungen.[10]

4   Stolberg (2013), S. 29.
5   Stolberg (2013), S. 31–33.
6   Küchler (1692).
7   Stolberg (2013), S. 34–35.
8   Kraska/Müller-Busch (2017), S. 19.
9   Zedler (1733), S. 1858, zitiert nach Kraska/Müller-Busch (2017).
10   Stolberg (2013), S. 37–38.

In der Frühen Neuzeit wurde also, wie sich bei Küchler andeutet, unter dem Begriff *Cura palliativa* nicht nur – wie größtenteils auch heute[11] – die Behandlung unheilbar und schwerst Erkrankter mit dem Ziel einer Symptomlinderung verstanden, sondern auch die Verschleierung entstellender äußerer Krankheitszeichen. Die ärztliche Sterbebegleitung, für die der Name *Euthanasia medicinalis* oder *Euthanasia medica* geprägt wurde, galt nur als eine Unterform der *Cura palliativa*.[12] Der Begriff Euthanasia (griechisch: guter, schöner Tod) bezog sich bis in die Frühe Neuzeit hauptsächlich auf den spirituell-religiösen Aspekt des „guten Sterbens" und stand damit in der Tradition der Ars moriendi, der Sterbekunst. Das christliche „gute Sterben" machte einen großen Teil des gottgefälligen Lebens aus, und insbesondere im Protestantismus kam ihm eine große Bedeutung zu.[13] (Im Gegensatz zur spätmittelalterlichen Ars moriendi hatten die Leichenpredigten vorrangig nicht das Seelenheil der Verstorbenen, sondern die Hinterbliebenen im Blick; sie sollten getröstet und in ihrem christlichen Glauben bestärkt werden.[14])

Der englische Philosoph (und medizinische Laie) Francis Bacon verstand unter *Euthanasia medicinalis* zunächst einmal die Linderung von Beschwerden, vor allem Schmerzen, um einen „sanften Übergang" ins Jenseits (den „guten Tod", den die Euthanasia impliziert) zu ermöglichen. Mit dem ausgehenden 17. Jahrhundert begann dann die zunehmende Diskussion der *Euthanasia medicinalis* als dezidiert ärztliche Aufgabe; lebensverkürzende Maßnahmen wurden jedoch weiterhin einhellig abgelehnt.[15] Im beginnenden 18. Jahrhundert fanden sich zunehmend Forderungen, die an den heutigen Begriff der Therapiebegrenzung erinnern, wie das Unterlassen sinnloser und quälender medizinischer Maßnahmen in aussichtslosen Situationen.[16]

---

11   In den letzten Jahren hat sich immer mehr gezeigt, dass eine frühzeitige Integration palliativmedizinischer Angebote auch bei Patientinnen und Patienten mit infauster Prognose sinnvoll ist, die noch Therapien erhalten und deren Lebensende nicht unmittelbar bevorsteht. Dennoch wird Palliativmedizin auch heute noch von vielen Menschen, und nicht nur medizinischen Laien, oft als Therapie am Lebensende verstanden. Vgl. Deutsche Gesellschaft für Palliativmedizin, Deutsche Gesellschaft für Hämatologie und medizinische Onkologie: https://www.dgho.de/publikationen/stellungnahmen/gute-aerztliche-praxis/palliativmedizinische_versorgung/Stellungnahme_DGP_DGHO.pdf, zuletzt abgerufen am 26.05.2021.

12   Stolberg (2013), S. 43.

13   Ebd., S. 94.

14   Kunze (2020), S. 324.

15   Stolberg (2013), S. 44–45.

16   Ebd., S. 48–49.

3.2 Praxis der Palliativmedizin in der Frühen Neuzeit

3.2.1 Krankheit in der Frühen Neuzeit

Obwohl die frühneuzeitlichen Krankheitstheorien und Medikamente aus heutiger Sicht überholt und, was letztere angeht, eher schädlich als hilfreich erscheinen mögen, waren die Ärzte ebenso wie ihre Patientinnen und Patienten in der Regel von der Heilkraft der Arzneimittel überzeugt und schritten teilweise zu drastischen Maßnahmen, um die Krankheiten zu behandeln. Die frühneuzeitliche Medizin selbst war keineswegs homogen, es existierten verschiedenste Lehrmeinungen nebeneinander:[17] Neben der bereits Jahrhunderte bestehenden hippokratisch-galenischen sowie der paracelsischen Medizin waren seit dem 17. und 18. Jahrhundert beispielsweise auch iatrochemische und mechanistische Krankheitstheorien verbreitet.[18] Gemein war jedoch den meisten dieser Auffassungen, dass die Ursache von Krankheiten in verdorbenen Säften oder von außen zugeführten krankhaften Substanzen lagen. Entsprechend hatten die meisten Therapien das Ziel, die eine oder andere Körperflüssigkeit zu „entleeren". Hierfür standen verschiedene Optionen zur Verfügung (s. Kapitel 3.2.3).[19] „Verstopften" die Gänge im Körper durch krankhafte Flüssigkeiten, konnte es zum Beispiel zu „Schlagflüssen" kommen.[20] Ebenso wie die Schlagflüsse werden auch Steckflüsse in den Leichenpredigten häufig erwähnt.

Es wurden einige Faktoren angenommen, die Krankheiten auslösen oder verstärken konnten. Dazu gehörten heftige Gefühle und Affekte: Häufig wird (auch in den Leichenpredigten) geschildert, dass eine erkrankte Person beispielsweise stark erschrak und in Folge dessen erkrankte.[21] Hieraus erklärt sich die verbreitete Auffassung der frühneuzeitlichen Ärzte, sie dürften ihren Patientinnen und Patienten das volle Ausmaß ihrer Erkrankung nicht mitteilen, da dies die Situation noch verschlimmern und dadurch möglicherweise den Todeseintritt beschleunigen würde. Kranke mussten um jeden Preis vor Verzweiflung bewahrt werden.[22]

Krankheit im Allgemeinen und auch das Sterben fand viel mehr als heutzutage in der Öffentlichkeit statt.[23] Zahlreiche Leichenpredigten zeugen von den vielfältigen Besuchen während des Krankenlagers; es war selbstverständlich, dass Geistliche, Ärzte, Priester, Familienmitglieder und Nachbarn dem oder der Kranken ihre Aufwartung machten.[24]

---

17 Jütte (2013), S. 14.
18 Stolberg (2003b), S. 103.
19 Stolberg (2013), 25-26.
20 Stolberg (2003b), S. 125–126.
21 Ebd., S. 62.
22 Stolberg (2013), S. 86–87.
23 Ebd., S. 100–101.
24 So zum Beispiel in UBW Lp Sig. 510581, in der, als sich der Tod von Jonas Sachs ankündigt, „etliche Benachbarte erfodert" werden, um für den Sterbenden zu beten (S. 34).

3.2.2 Situation der frühneuzeitlichen Ärzte

Wie oben beschrieben, gab es in den medizinischen Fachschriften der Frühen Neuzeit bereits weitreichende Zustimmung zu symptomatischer Therapie und ärztlicher Sterbebegleitung. Damit ist jedoch nicht gesichert, dass zeitgenössische Ärzte auch entsprechend gehandelt haben. Zudem scheint unter den frühneuzeitlichen Ärzten durchaus Konsens gewesen zu sein, dass ihren Patientinnen und Patienten eine Therapie an ihrem Lebensende zustand und dass es ein vordringliches Ziel sein musste, ihnen Leid zu ersparen. Dies wurde ihnen allerdings durch verschiedene Faktoren erschwert.

In der Frühen Neuzeit fand medizinische Behandlung hauptsächlich im Rahmen von Hausbesuchen statt; diese Praxis bildet einen Kontrast zur heutigen institutionalisierten Medizin. Die Pflege oblag in erster Linie der Familie. Ärzte wurden in der Frühen Neuzeit direkt von ihren Patientinnen und Patienten sowie von deren Familien entlohnt, und ihr Verdienst und auch ihr Ruf hingen damit direkt von ihren Behandlungserfolgen ab. Wenn Stolberg also von einem „professionspolitischen Dilemma"[25] der Ärzte spricht, sah dieses etwa wie folgt aus: Die frühneuzeitlichen Medici beabsichtigten primär, ihre Klienten zu heilen, strebten also eine kurative Therapie an, wofür ihnen verschiedene mehr oder weniger drastische Mittel zur Verfügung standen. Zum anderen mussten sie allerdings feststellen, dass die erstrebte Heilung nicht immer zu erreichen war und sahen sich dann mit einer Erwartungshaltung der Todkranken und ihrer Angehörigen konfrontiert, der sie nicht entsprechen konnten. Sie konnten davon ausgehen, dass sie, falls ihr Behandlungskonzept den Klienten nicht zusagte, schlicht gegen einen anderen der verschiedenen Heiler, Balbierer oder Chirurgen ausgetauscht würden.[26] Wer sich also nicht nach den Wünschen und Befindlichkeiten seiner Patientinnen und Patienten richtete, gefährdete kurz- und langfristig seine berufliche Zukunft.

Darüber hinaus war eine sichere Diagnose und damit auch eine Prognose zu früheren Zeiten in der Frühen Neuzeit noch schwieriger zu stellen als heute. Eine Vielzahl an medizinischen Publikationen drehte sich um die Kunst und Herausforderungen der korrekten Prognose.[27] Man stelle sich eine Situation vor, in der ein Arzt eine Patientin oder einen Patienten als unheilbar erkrankt diagnostizierte und entsprechend eine symptomlindernde, palliative Therapie begann. Stellte sich heraus, dass der Arzt eine Therapie unterlassen hatte oder im Nachhinein als falsch erachtete Mittel verabreichte, konnte dies eine tiefgreifende Rufschädigung bedeuten.[28] Ein neues oder alternatives Behandlungskonzept auszuprobieren, stellte also für die Ärzte ein existenzielles Risiko dar. Andererseits sicherten sie sich ein möglicherweise lukratives Patientenklientel,

25   Stolberg (2013), S. 57.
26   Ebd., S. 59–60.
27   Ebd., S. 65–67.
28   Ebd., S. 41.

wenn sie die Todkranken nicht abwiesen und, im Gegenteil, Anteilnahme und Einsatz zeigten.[29] In jedem Fall gehörte zur erfolgreichen Therapie eines Kranken einiges an zwischenmenschlichem Feingefühl auf Seiten der Ärzte:

> „Für ihren beruflichen Erfolg war die Fähigkeit und Bereitschaft, sich auf die Patientinnen einzustellen, insofern vermutlich ebenso wichtig wie die Rede von glücklichen Krankheitsverläufen unter der Behandlung. Die Ärzte, so jedenfalls Levis mit leisem Sarkasmus, mußten ‚ein empfindsames Herz haben oder vorgaukeln'. Geduld war auch nötig."[30]

3.2.3 Palliativmedizinische Mittel und Therapiebegrenzung

Wie bereits gezeigt, beschränkten sich palliativmedizinische Maßnahmen in der Frühen Neuzeit nicht nur auf den Einsatz von Medikamenten am Lebensende, sondern konnten auch an der Krankheit selbst ansetzen oder einer reinen Verhüllung der Symptome und entstellenden Krankheitsstigmata dienen. Zur Krankheitsbekämpfung und -abmilderung wurden hauptsächlich evakuierende Mittel eingesetzt; bei manchen Krebsarten kamen auch palliative Operationen zum Einsatz.[31]

Eines der bedeutendsten Ziele der Palliativmedizin früher und heute war und ist die Bekämpfung von Schmerzen. Führend war schon in der Frühen Neuzeit die Verwendung von Opium(präparaten), das häufig in Form von flüssigem Laudanum verabreicht wurde. Darüber hinaus wurden auch Wasserschierling, Mandragorawurzeln, Solanum und Bilsenkraut verwendet.[32] Ähnliche Medikamente zeigten auch bei Atemnot Erfolg.[33] Es gab auch Mittel, die keiner konkreten Beschwerde abhelfen, sondern vielmehr im Allgemeinen kräftigen und beleben sollten.[34]

Ein häufiges Krankheitsbild war die Bauchwassersucht (Aszites). Bei einer „Überwässerung" des Körpers wurden folgerichtig entwässernde Medikamente (Diuretika) eingesetzt. Halfen diese nicht, gab es die Möglichkeit, über einen Einstich Bauchwasser abzulassen. Die Parazentese gestaltete sich jedoch nach der Erfahrung der zeitgenössischen Ärzte mitunter komplikationsreich. Den frühneuzeitlichen Ärzten war die Problematik bewusst und sie wurde mit unterschiedlichen Ergebnissen durchgeführt: Manche Patientinnen und Patienten profitierten längerfristig von der Entlastung, während andere rasch nach der Punktion verstarben. Entsprechend galt es, die Indikation für eine Parazentese vorsichtig zu stellen.[35]

29 Ebd., S. 65.
30 Ebd., S. 95.
31 Ebd., S. 54.
32 Ebd., S. 52–53.
33 Ebd., S. 53.
34 Ebd., S. 112–113.
35 Ebd., S. 55–56.

Neben symptomlindernden und kräftigenden Mitteln wurde auch diskutiert, was für Maßnahmen Ärzte und Angehörige zu *unterlassen* hätten, um die Todkranken keinen unnötigen Qualen auszusetzen. Eine lebensverlängernde Therapie wurde von einigen zeitgenössischen Ärzten kritisch betrachtet, wenn sie nur die Leiden der Kranken unnötig in die Länge zog. Unter solch quälende Maßnahmen fiel für Baptista Codronchi zum Beispiel die offenbar verbreitete Gewohnheit, appetitlose Kranke noch zum Essen und Trinken zu drängen.[36]

3.2.4 Lebensverkürzung

Wie bereits gesagt, waren sich die frühneuzeitlichen Ärzte einig, dass eine Verkürzung des Lebens, und sei es aus dem Wunsch heraus, Leiden zu lindern, in jedem Fall verwerflich und verboten sei. Doch schien es Praktiken in der Bevölkerung zu geben, die Anlass zur Kritik gaben – dazu gehörten die Eigenart, Kranke kaum oder nicht bekleidet auf den Boden zu legen, und der Kissenentzug. Indem man den Erkrankten das Kissen unter dem Kopf wegzog, so glaubte manche, beschleunigte man deren Sterben und erlöste sie so von ihrem Leid.[37] Ignatius Zach kritisierte den Kissenentzug in seiner Dissertation *De cura*[38] scharf als eine Maßnahme, die „der Vernachlässigung noch die Missetat" hinzufüge:

> „Kaum ist ihnen zu Ohren gekommen, dass es um den Kranken geschehen ist, da glauben sie dem Sterbenden am besten dadurch ihren Glauben zu beweisen, das sie ihm nicht einmal mit einem Schluck Wein oder einer anderen herzstärkenden Medizin stärken. Sie sehen lieber gleichmütig und unbekümmert die Leiden des Sterbenden mit an und haben nur den Wunsch, dass er möglichst rasch eines natürlichen Todes stirbt. Fehlgeleitet von diesem verderblichen Glauben, fügen diese Gottlosen der Vernachlässigung noch die Missetat hinzu und ziehen das Kissen unter dem Genick des Sterbenden weg, damit er schneller ersticke. [...] Sie sollen ihr Pflichtbewusstsein gegenüber dem Sterbenden besser dadurch unter Beweis stellen, dass sie sie mit angenehmen Herzmitteln laben und ihm selbige, wenn er schon nicht mehr selbständig schlucken kann, tropfenweise in den Mund geben."[39]

In Zachs Augen handelten die wohlmeinenden Pflegenden gleich in doppelter Hinsicht verwerflich, indem sie zum einen durch den Kissenentzug zum Ersticken der sterbenden Person beitrugen und ihr zudem lindernde Mittel wie Herzstärkungen und Labungen vorenthielten.

---

36   Codronchi (1591), S. 25–26, zit. nach Stolberg (2013), S. 49.
37   Stolberg (2013), S. 69–70.
38   Zach (1792).
39   Ignatius Zach: De cura, quam moribundis debent, qui aegrotis sunt a ministerio, Frankfurt an der Oder 1792, in Übersetzung von Feldle (2013), S. 23.

4
Ergebnisse

Insgesamt werden in dieser Arbeit 505 Leichenpredigten, die auf 515 Verstorbene gehalten wurden, qualitativ und quantitativ untersucht. Zunächst soll hier ein Überblick über die zeitliche und räumliche Verteilung der untersuchten Quellen gegeben werden, zudem eine Aufschlüsselung nach Geschlecht und Sterbealter.

Im Anschluss erfolgt die quantitative Analyse der Leichenpredigten anhand von themenzentrierten Kriterien wie Arztkonsultationen und Einsatz von Medikamenten sowie Hausmitteln und sonstigen Maßnahmen. In der qualitativen Analyse werden insbesondere das Verhalten von Ärzten am Krankenbett ihrer Patientinnen und Patienten und die von ihnen veranlassten Therapien untersucht.

Detaillierte Angaben zu und Auszüge aus den Leichenpredigten finden sich im Anhang. Bei den Auszügen werden, zur besseren Lesbarkeit, Umlaute mit superskribiertem E in der heute üblichen Schreibweise wiedergegeben (z. B. ů → ü) und doppelte Bindestriche durch einfache ersetzt (= → -), ansonsten wurde die frühneuzeitliche Schreibweise beibehalten. Die Leichenpredigten stammen aus der ehemaligen Stadtbibliothek Breslau, heute Universitätsbibliothek Wrocław (hier als UBW abgekürzt). Teilweise sind die Leichenpredigten in ihrer Gesamtheit oder die Sterbeberichte an sich mit einer eigenen Paginierung versehen, die nicht mit der Seitenzahl der gesamten Predigt übereinstimmt;[1] in diesen Fällen werden beide Seitenzahlen genannt. Ein nur vermutetes Druckjahr wird in Klammern angegeben. Besteht eine Leichenpredigt aus mehreren Teilen mit unterschiedlichen Signaturen, wird die Signatur verwendet, die den Sterbebericht enthält. Die Signaturen der gesamten Predigt sind dem Anhang zu entnehmen.

---

[1]   Zum Beispiel wurde häufig das Titelblatt und die zweite Seite nicht in der Leichenpredigt-Paginierung erfasst, sodass sich eine Differenz der Gesamtseitenzahl zu der in den Leichenpredigten angegebenen Seitenzahl ergibt.

4.1 Zeitliche und örtliche Verteilung

Von den insgesamt 505 Leichenpredigten des Breslauer Kataloges wurden 28 im 16. Jahrhundert gedruckt, der früheste Druck stammt aus dem Jahr 1562. Die mit Abstand meisten Drucke (258) wurden in der ersten Hälfte des 17. Jahrhunderts angefertigt. Die Drucke der zweiten Hälfte des Jahrhunderts belaufen sich auf insgesamt 92 Exemplare. Der Breslauer Katalog enthält weiterhin 126 Drucke von 1700 bis 1749 und eine Leichenpredigt aus der zweiten Hälfte des 18. Jahrhunderts; das angenommene Druckjahr ist in dem Fall 1753. Der untersuchte Zeitraum umspannt also knapp 200 Jahre mit einem deutlichen Schwerpunkt auf den Jahren 1600 bis 1649 (vgl. Abbildung 1).

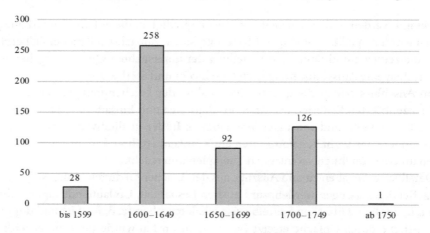

Abb. 1 Gedruckte Leichenpredigten des Breslauer Katalogs, n = 505

Für die Druckorte liegen Angaben aus dem Band 8 der Personalschriften-Forschungen vor.[2] In zwei Fällen existieren zu einer Leichenpredigt mehrere Druckorte (es werden in diesen Fällen zwei respektive drei genannt); diese wurden separat gezählt, sodass sich hier n = 508 ergibt.

Bezüglich der Druckorte zeigte sich eine deutliche Tendenz hin zu schlesischen, großpolnischen oder ostdeutschen Städten wie Breslau, Lissa, Oels oder Leipzig. Es liegt nahe, dass die ehemalige Breslauer Stadtbibliothek eher Exemplare aus der eigenen Region sammelte, es finden sich jedoch auch Predigten aus weiter entfernten Orten wie Straßburg, Basel oder Heidelberg. Insgesamt zeigt sich eine große Streuung an Druckorten, wie in Abbildung 2 zu sehen ist. Die meisten Drucke stammten (in dieser Reihenfolge) aus Breslau, Oels, Leipzig und Brieg, gefolgt von Liegnitz, Frankfurt an der Oder, Lissa, Görlitz und Schlichtingsheim.

2   Lenz (1986).

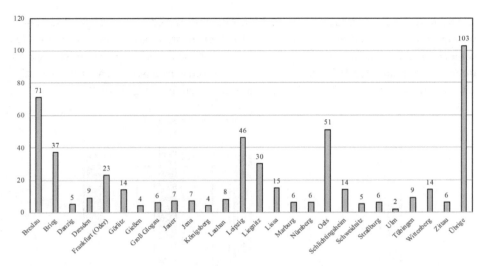

Abb. 2 Ortsverteilung der Drucke der Leichenpredigten des Breslauer Katalogs
(alphabetisch), n = 508

4.2 Geschlechterverteilung und Sterbealter

Eine deutliche Mehrheit der hier untersuchten Leichenpredigten beschreibt das Leben und Sterben von Männern: Von 515 in den Leichenpredigten geehrten Personen
waren 199 Frauen und 316 Männer. Der Anteil der Frauen beträgt damit rund 38,6 %.
Bei insgesamt 465 der 515 Verstorbenen wurde ein Alter angegeben oder ergab sich aus
den Daten in den Predigten. Bei weiteren 23 Personen konnte ein ungefähres Alter ermittelt werden, sodass insgesamt in nur 27 Fällen kein Hinweis auf das erreichte Alter
vorhanden war. Für die folgende Analyse wurden die 465 Verstorbenen herangezogen,
deren Alter eindeutig zu bestimmen war.

Die erwähnten Männer erreichten insgesamt ein höheres Alter als die Frauen: Während die in den Leichenpredigten geehrten Frauen im Schnitt bereits mit 39,4 Jahren
verstarben, lebten die Männer durchschnittlich 46,8 Jahre. Insgesamt enthält der Breslauer Katalog lediglich 40 Leichenpredigten, die besonders junge Verstorbene von
höchstens 16 Jahren ehren. Der Anteil von Leichenpredigten auf Kinder beträgt damit
etwa 7,8 %. Die Stichprobe beinhaltet darüber hinaus 13 Leichenpredigten auf Verstorbene, die eines nicht-natürlichen Todes starben.[3]

---

3   Dies sind die Leichenpredigten der Universitätsbibliothek Wrocław mit den Signaturen 392439,
    421583, 509926, 522392, 523588, 523652, 523762, 546875, 547251, 547254, 548678, 561884, 568965.

Die zeitliche Entwicklung des erreichten Alters ist in Abbildung 3 abgebildet. Hierin zeigt sich eine Zunahme des durchschnittlich erreichten Lebensalters für beide Geschlechter über den untersuchten Zeitraum mit Ausnahme der Jahre 1600–1649, in denen die Männer deutlich kürzer lebten. Der Durchschnittswert von > 1750 ist statistisch nicht zu werten, da dieser Bereich nur eine Leichenpredigt enthält.

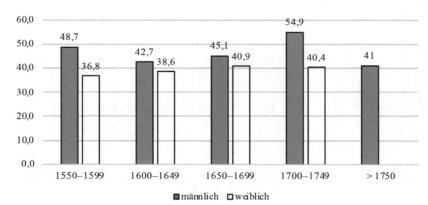

Abb. 3 Durchschnittlich erreichtes Alter

4.3 Arztkonsultationen, Einsatz von Medikamenten und anderen Maßnahmen

Untersuchungsgegenstand dieser Arbeit sind die Sterbeberichte, die in den Lebensläufen der Verstorbenen enthalten sind. In einem großen Teil der Leichenpredigten finden sich oftmals klar abgegrenzte und als solche titulierte Sterbeberichte, die an Ausführlichkeit im Laufe der Zeit zunehmen: Die 28 Leichenpredigten aus dem 16. Jahrhundert sind im Verhältnis zu denen aus dem 18. Jahrhundert noch relativ knapp gehalten und liefern verhältnismäßig wenige Aussagen zu den geehrten Personen im Allgemeinen und ihrem Sterben im Speziellen. Einige der Leichenpredigten aus dem 18. Jahrhundert beinhalten hingegen Sterbeberichte, die sich über viele Seiten erstrecken. Interessanterweise enthalten drei Predigten ärztliche Quellen; dies sind einmal der Obduktionsbericht des ermordeten Bürgermeisters Marx Christoph Besserer von Thalfingen, zum zweiten eine Art Arztbrief, der die Krankheit und das Sterben von Ludewig Wentzel von Hund und Altengrottkau schildert, und zuletzt eine kurze Bemerkung zur Erkrankung Thomas Cheswrights (s. Kapitel 4.3.1).

In vielen Sterbeberichten werden Arztkonsultationen und medizinische Maßnahmen beschrieben, die Detailliertheit variiert hierbei stark. In Tabelle 1 wird zunächst der Einsatz von Medikamenten, Hausmitteln und sonstigen Maßnahmen und das Hinzurufen von Ärzten quantifiziert. Aufgelöst nach den in Kapitel 4.1 angewandten

Tab. 1 Medizinische Maßnahmen

n = 515	Arztkonsultationen	Medikamente	Hausmittel oder sonstige Maßnahmen
1550–1599 (n = 28)	4 (14,3 %)	2 (7,1 %)	8 (28,6 %)
1600–1649 (n = 266)	92 (34,6 %)	63 (23,7 %)	90 (33,8 %)
1650–1699 (n = 95)	58 (61,1 %)	58 (61,1 %)	42 (44,2 %)
1700–1749 (n = 125)	68 (54,4 %)	46 (36,8 %)	37 (29,6 %)
> 1750 (n = 1)	1 (100 %)	0 (0 %)	0 (0 %)
Σ (rel. %)	223 (43,2 %)	169 (32,8 %)	177 (34,3 %)
♀ ♂	41,7 % 44,3 %	33,7 % 32,3 %	41,7 % 29,7 %

Zeiträumen, zeigen sich deutliche Unterschiede in den jeweiligen Zeitintervallen bezüglich der gewählten Kriterien.

Es gibt unterschiedlich stark ausgeprägte Unterschiede zwischen den Geschlechtern, was die Erwähnung unterschiedlicher Maßnahmen in den Leichenpredigten betrifft. Arztkonsultationen werden etwas häufiger in Leichenpredigten auf Männer erwähnt (44,3 % gegenüber 41,7 % der Predigten auf Frauen), während bei Arzneimitteln eine leichte und bei Hausmitteln oder sonstigen Maßnahmen eine deutliche Tendenz hin zu den Leichenpredigten auf die weiblichen Verstorbenen geht.

4.3.1 Arztkonsultationen

Als Arztkonsultationen wurden alle Fälle gewertet, in denen Ärzte im Rahmen der letzten Krankheit der Verstorbenen hinzugezogen wurden. In der hier untersuchten Stichprobe werden Ärzte in 223 Leichenpredigten (43,2 %) erwähnt. Es fällt auf, dass in vielen Berichten nicht nur der Rat *eines* Arztes, sondern mehrerer *medicorum* eingeholt wird, so zum Beispiel im Falle von Ursula Magdalena Freifrau von Dyhrn und Schönau, die „ohngeachtet [...] allerhand nur ersinnlichen bewährten Mitteln und Artzneyen unterschiedlicher erfahrner und berühmter Herren Medicorum, Chirurgorum und anderer verständigen Personen" einem „Leibes-Zufall" erlag.[4] In einer anderen Leichenpredigt wird bedauert, dass „angestelte Menschliche mögliche Mittel vieler Ertzte und Medicorum" den Tod einer jungen Frau nicht verhindern konnten.[5]

Mit Abstand am häufigsten werden Ärzte (Medici) angefordert, es kommen aber auch andere professionelle Heiler in den Leichenpredigten vor: In einigen Leichen-

---

4 UBW Lp Sig. 358654: Johann Georg Kleiner auf Ursula Magdalena Freifrau von Dyhrn und Schönau, Brieg 1722, S. 54.

5 UBW Lp Sig. 524575: Paul Schubert auf Barbara von Rackel, Görlitz 1616, S. 57.

predigten finden Chirurgen Erwähnung, welche dann häufig in Zusammenhang mit Aderlässen[6] oder konkreten medizinischen Maßnahmen wie Steinschnitten genannt werden.[7] Auch Balbierer und Wundärzte werden ans Krankenbett gerufen,[8] in Einzelfällen kommen zudem Apotheker vor.[9]

In drei Fällen enthalten die Leichenpredigten ärztliche Zeugnisse aus erster Hand. In der Leichenpredigt auf den erst sechzehnjährigen Ludewig Wentzel von Hund und Altengrottkau enthält der Sterbebericht einen Arztbrief, in dem die beiden behandelnden Ärzte die Krankheit und das Sterben des Patienten schildern:

> „Des Wohlseeligen Herrn von Hunds Kranckheit und unvermutheten Tod anlangend, so dienet jedermann zuwissen, daß Derselbe an vergangenen 27. Sept. 1718. Jahres über grosses Haupt-Weh und Hitze, Schmertzen in Rückgrad und allen Gliedern geklaget und dahero verlanget, Ihm hiervor mit dienlichen Medicamenten zu assistiren. Weil nun unterschiedlicher seiner Herren Commilitonum an Fieber und darauff erfolgten Pocken gelegen und unser seeligst verstorbener confirmiret, daß Er dieselben noch nicht ausgestanden, ist Ihm etliche Tage vor seinen Lager eine Blut-Reinigung und gelinde Pillen gereichet worden. Den besagten 27. Septembr. aber, da wir die Blattern aus allen Umständen praesumiret und seine Constitution des Geblüths flüchtig und etwas scharff geschienen, ist alsobald mit temperirenden und gelinden Medicamenten tractiret worden. Weil auch die Natur selbst die Blattern eher und häuffiger ausgeworffen, als uns lieb gewesen, so haben wir dergleichen Medicamente bis auff den 5ten Tag continuiret und zwar in geringer Dosi. Hierauff aber, da das Fieber noch nicht völlig remittiren wollen und der Leib durch einer Diarrhaea oder Durchbruch sich erleichtern wollen, hat der Herr Hoff-Meister noch einen Medicum beruffen. Weil aber die Pocken wohl gestanden und der Durchbruch gleich nachgelassen; so sind dem Herrn Patienten nach gehaltener Conferenz ferner dergleichen Medicamenta, welche die Blattern in ihren Flor zu erhalten, das Fieber zu mitigiren und andere beschwerliche Symptomata abzuhalten, verordnet, auch andere Wartung, so Ihm nöthig gewesen, ordentlich gethan worden, so daß wir conjunctim uns über seinen Zustand erfreuen können, auch am 11ten Tage seines Lagers. Demselben nach allen befindlichen Umständen vor andern glücklich geschätzet und Mittags zwischen 11. und 12. Uhr mit Vergnügen verlassen, weil die Pocken in dem besten Stande befunden worden, die Brust und Halß erträglicher als derer anderer Herren Patienten gewesen. Nachmittags aber um 1. Uhr, da er eine Suppe von Hafer-Grützen genossen, hat Er zu seiner Warte-Frau gesaget, Er wolle ein wenig schlaffen. Im Schlaffe hat die Frau gemercket, daß Ihm die Brust sehr beschwert gewesen, worauff Er bald auffgewacht, und dieser Fluß wieder Vermuthen Denselben erstickt; Also

6   UBW Lp Sig. 569765: Caspar Sommer auf George Caspar von Tschammer, Schlichtingsheim (1720), S. 44 (Lp Pag. S. 12).
7   UBW Lp Sig. 566832: Johann Friedrich Burg auf George Neugebauer, Breslau (1726), S. 20–21.
8   So zum Beispiel in UBW Lp Sig. 523945: Abraham Kirsten auf Eva Leutthärdt, Leipzig 1620, S.74.
9   UBW Lp Sig. 523587: Jacob Wollenberg auf Thomas Wieger, Riga 1630, S. 30 (Lp Pag. S. 28).

daß Er nicht aus Schuld der Pocken, sondern wegen überfallenden Steckflusses sein Leben verlohren. Wie alles dieses mit Hand und Siegel vergewissern

(LS.) Christian Bierwürth Med. Doct. & Phys. Ordin.

(LS.) Christian Johann Scheffler Med. Doct."[10]

Im Falle des Bürgermeisters Marx Christoph Besserer von Thalfingen, der am 11. Februar 1738 in seinem Büro erschossen wurde, ist dem Sterbebericht ein Obduktionsbefund angefügt, der interessante Einsichten über die frühneuzeitlichen Obduktionspraktiken gewährt:

„[…] der tödtliche Pistolen-Schuß geschehen, wovon eine Kugel dem Theuresten Regenten durch den lincken Arm in die Brust, von dar durch ein zerschmetterte Rippe, Hertz-Kammer und Arteriam bis in den rechten Lungen-Flügel fuhr, […] darüber Er plötzlich erstarbe, ohne daß Ihme von den Umstehenden die geringste Hülffe und Rettung wiederfahren können. […] Ausser dieser Kugel und tödtlichen Verwundung hat man bey der Hoch-Obrigkeitl. verordneten Section nichts gefunden, weilen man sich auch nichts weiters vermuthete, folglich auch nicht ferner nachgesucht; Weilen aber hernach der Thäter in der Inquisition von selbsten angegeben, daß er die Pistole mit zwey Kugeln scharff geladen gehabt, so wird ohne Zweifel die andere in des Wolseel. Herrn Leibe verborgen geblieben, und mit zu Grabe gekommen seyn."[11]

Darüber hinaus wird am Ende des Sterbeberichts des englischen Kaufmannes Thomas Cheswright (gest. 14.08.1616) dessen Krankheit durch seinen behandelnden Arzt erklärt:

„Sein leiblicher morbus ist gewesen (wie der Hochgelahrte Herr Michaël Crusius Philos. & Med. Doctor, Ordinarius Physicus allhier berichtet:) palpitatio cordis, cum phthisi, & exulceratione pulmorū, das Hertz zittern / sampt der rechten natürlich[en] Lungen-und Schwindsucht / so ihm etliche Jahr zugehangen: Wie er denn auch gar abkommen / und verzehrt / das er als ein σκελετòν da gelegen / nur Haut und Bein an ihm gewesen / das er wol nicht viel Fleisch mit sich in die Erde genommen."[12]

Die konsultierten Ärzte werden häufig mit Namen genannt und bezüglich ihrer Heilkunst und Kompetenz lobend hervorgehoben, was insofern bemerkenswert ist, da doch ihre Behandlung mit dem Tod ihrer Patientinnen und Patienten endete. Zudem schien es von einigem Prestige zu sein, Ärzte aus anderen Städten herbeizurufen. So wird beispielsweise Dr. Ernst Gottlob Bergmann als „ein wohlerfahrner hiesiger Medicus" vor-

---

10 UBW Lp Sig. 366751a: Martin Isaac Petzold auf Ludewig Wentzel von Hund und Altgrottkau, Loebau (1718), S. 56–57 der ges. Lp (Lp Pag. S. 52–53).

11 UBW Lp Sig. 554849: Johann Frick auf Marx Christoph Besserer von Thalfingen, Ulm (1735), S. 28 (Lp Pag. S. 26).

12 UBW Lp Sig. 523650: Wolfgang Silber auf Thomas Cheswright, Görlitz 1616, S. 48–49.

gestellt;[13] in einer anderen Leichenpredigt wird ein „vornehmer Medicus in Pirna" konsultiert,[14] während in einem anderen Fall gleich zwei Ärzte namentlich erwähnt werden,
von denen einer zur Bewunderung des Verfassers bis zum Ende bei der Patientin blieb
und sie behandelte („welcher auch biß zu jhrer seeligen entbindung aufgewartet [und
seiner] berümbten geschicklichkeit nach an jhnen nichts erwinden lassen"[15]).

Das genaue Wirken der Ärzte am Sterbebett wird in Kapitel 4.4.4 dargestellt.

4.3.2 Medikamente

Unter Medikamenten werden in dieser Arbeit alle Arzneimittel und sonstigen „Mittel"
oder „Curae" zusammengefasst, die von Ärzten verordnet oder angewandt wurden. So
definierte *medicamenta* werden in 169 Fällen beschrieben. Diese Eingrenzung erfolgt
im Bewusstsein, dass die Unterscheidung von Hausmitteln und ärztlich angeordneten
Arzneimitteln in der Frühen Neuzeit vermutlich weniger streng vorgenommen wurde
als heutzutage, zumal es zu dieser Zeit keine Verschreibungspraxis gab.[16] Andererseits
wird in zahlreichen Leichenpredigten deutlich zwischen „medicamenta" oder „artzneyen" und „sonstigen wohltuenden Mitteln" oder auch explizit Hausmitteln differenziert (so zum Beispiel in der Leichenpredigt auf Adam Pantke, dem „durch allerhand
Haußtmittel, als auch durch bewährte Artzneyen"[17] geholfen werden sollte), weswegen
die Unterscheidung hier dennoch getroffen werden soll.

Nur in wenigen Fällen wird konkret beschrieben, welche Medikamente genau
verordnet und eingesetzt wurden. Häufig sind die Arzneimittel jedoch mit Attribu-
ten versehen, die Rückschluss auf ihren Zweck oder ihre Wirkkraft geben. So ist in
den Leichenpredigten von „annehmliche[n] Medicamenta",[18] „edle[n] medicamenta
u[nd] kräfftige[n] Sterckungen",[19] „kräfftigen Artzney-Mitteln",[20] „heilsamen Artzeney
Mitteln",[21] „temperirenden und gelinden Medicamenten"[22] oder „heilsamen und herr-

---

13   UBW Lp Sig. 386596: Christian Schöttgen auf Christoph Theodosius Walther, Halle 1742, S. 26.
14   UBW Lp Sig. 392438: Johann Georg Strobach auf Esther Wentzel, geb. Fischer, Pirna 1701, S. 48.
15   UBW Lp Sig. 395371: Christoph Treuer auf Anna von Oppen, geb. von Klitzing, Frankfurt (Oder)
      1606, S. 33–34.
16   Döhner (1986), S. 52.
17   UBW Lp Sig. 567271: Johann Christian Hildeband auf M. Adam Pantke, Leipzig (1732), S. 48.
18   UBW Lp Sig. 354516: Carol Friedrich Güssau auf Ursula Catharina von Uechtritz, geb. (von)
      Hund, verw. von Jeroßleben, Oels 1659, S. 64.
19   UBW Lp Sig. 509340: Christian Kuhn auf Philip Christoph Gans Edler von Puttlitz, Königsberg
      1645, S. 35.
20   UBW Lp Sig. 509978: Samuel Langer auf Eva Maria Knorr, geb. von Künemann, Görlitz 1696,
      S. 100.
21   UBW Lp Sig. 510775: Johann Hoepner auf George Herr, Leipzig 1630, S. 26.
22   UBW Lp Sig. 366751a: Martin Isaac Petzold auf Ludewig Wentzel von Hund und Altgrottkau, Loe-
      bau (1718), S. 56 der ges. Lp (Lp Pag. S. 52).

lichen Medicamentis"[23] die Rede. Es ist davon auszugehen, dass mit den Beschreibungen der erhoffte oder tatsächliche Effekt jener Arzneien gemeint ist, beispielsweise eine Kräftigung und Heilung.

Regelmäßig wird betont, dass die von den Angehörigen erworbenen Medikamente kostbar waren. Es war in den repräsentativen Leichenpredigten von einiger Bedeutung zu zeigen, dass man keine Kosten gescheut hatte, um seine Lieben zu retten: Arztkonsultationen und die Anwendung kostbarer Medikamente konnten ein Ausdruck luxuriösen Konsumverhaltens sein,[24] das es in den Drucken zur Schau zu stellen galt. Entsprechend häufig wird von „kostbaren Medicamenten"[25] und „kostbahren herrligsten Artzneyen"[26] gesprochen.

Die Leichenpredigten enthalten aber auch Informationen zu Zwecken, für die konkrete Medikamente verabreicht wurden. Als Therapieerfolg wurde beispielsweise die Absonderung von Körperflüssigkeiten wie Schweiß gewertet: So wird Christoph Theodosius Walther eine „Artzney an Tropfen und Pulvern" verabreicht, „um zu einem Schweiß zu gelangen",[27] in einem anderen Fall erfolgt die Verabreichung eines „Sudoriferum".[28] Bei einem anderen Patienten wird die „Abführung der widernatürlichen Feuchtigk[eit]"[29] erreicht, während in der Leichenpredigt auf die Herzogin Sibylla Maria von Württemberg-Oels-Bernstadt von „Abführung der Galle / und wiederholte[r] Evacuation des Geblüttes"[30] berichtet wird. Dies entspricht der historischen Kenntnislage, dass abführende, evakuierende Maßnahmen in der Frühen Neuzeit die bedeutendste Behandlungssäule darstellten („Trias aus Aderlaß, Abführmitteln und Brechmitteln"[31]).

Häufig werden Stärkungen aller Art erwähnt. So wird Christina Sophia Neander „Perlen- und Corallen-Pulver [...] in einem paar Löffel voll Suppe zur Stärckung"[32] verabreicht. Unter den Organsystemen, die es zu stärken galt, kam insbesondere der „Herzstärkung" Bedeutung zu; in mehreren Leichenpredigten finden „Herzstärkungen" (*cordialia*) Anwendung („allerhand Artzney Mittel und kräftige Hertzstärckun-

23　　UBW Lp Sig. 510974: Benjamin Heyden auf Andreas Siegel, St. Annaberg 1676, S. 47.
24　　Döhner (1986), S. 60.
25　　UBW Lp Sig. 354522: George Hübener auf Helena Sabina von Ziegler und Klipphauß, geb. von Hohberg, Tauchritz 1666, S. 56.
26　　UBW Lp Sig. 360001: Johann Hayn auf Friedrich Steinborn, Polnisch Lissa 1645, S. 59.
27　　UBW Lp Sig. 386596: Christian Schöttgen auf Christoph Theodosius Walther, Halle 1742, S. 26.
28　　UBW Lp Sig. 508445: Johann Letsch auf Fridericus Schmidt, Brieg 1647, S. 60.
29　　UBW Lp Sig. 539564: Johannes Kutschreiter auf Caspar Keseler, Liegnitz 1662, S. 51.
30　　UBW Lp Sig. 570955: Esaias Gosky auf Sibylla Maria Herzogin von Württemberg-Oels-Bernstadt, geb. Herzogin von Sachsen-Merseburg, Brieg (1694), S. 77 (Lp Pag. 75).
31　　Stolberg (2003a), S. 167–168.
32　　UBW Lp Sig. 547766: Christianus Schmid auf Christina Sophia Neander, geb. Rühl, Colberg (1676), S. 66.

gen",[33] „cordialis u[nd] bezoartica temperata",[34] „köstlichst[e] Hertzstärckungen",[35] „mit gebührenden Refrigerantibus, köstlichen Cordialibus",[36] „bequeme Artzeney Mittel und Cordialia"[37]). Die Herzstärkungen werden in den Kapiteln 4.4.3 und 5.2.3 ausführlicher diskutiert.

Andere Medikamente, die Erwähnung finden, sind „Bezoartic[a]"[38] oder, wie in der Leichenpredigt auf Abraham Klesel, „Nervina, Cephalica, antispasmodica und Bezoartica".[39] Berzoare galten als Universalheilmittel, die bei unterschiedlichsten Erkrankungen helfen konnten.[40]

In zwei Fällen wird auch die erfolgreiche Schmerzbehandlung eines Patienten geschildert: Johann Georg von Osterhausens „Leibes-Beschwerung" wird „mit kräfftigen Artzneyen begegnet [...] / [welche] die Schmertzen auch sich ziemlich stillete[n]".[41] Elisabeth von Filtz und Pudritsch erkrankte an einem „Fluss", „daran Sie dann grosse schmertzen erdulden und außstehen müssen / biß solche Fluß auff angewendete fleissige Chur und mühe waltung sich nachmals eröffnet / und dardurch ihr die grossen schmertzen gelindert worden".[42]

Den Rat der Ärzte und damit ihre Medikamente anzunehmen, galt als Zeichen von Gottgefälligkeit[43] und erfolgte daher in den meisten Fällen pflichtbewusst. Der 1611 verstorbene Daniel Preuss von Preussendorff nahm Medici und Arzneimittel zeitlebens derart ausgiebig in Anspruch, dass sein Verhalten in seiner Leichenpredigt vom Autor gegenüber eventuellen Skeptikern gerechtfertigt wird:

„Und ob er wol die letzten Jahre über etwas ansehnliches auff die Medicos und die Medicamenta gewendet / und das Ansehen gehabt / als wenn er sich etwa für dem Tode entsetzte / so waren doch diese seine Formalia: Weil der Mensch eine edle Creatur Gottes / und zu dessen Bilde erschaffen / So wolt Er auch nicht gerne an seiner Gesundheit was verseu-

33   UBW Lp Sig. 354532: Christian Adolph auf Barbara von Axleben gen. Magnus, Zittau 1664, S. 35 (ges. Lp S. 63).
34   UBW Lp Sig. 509379: Georgius Schrammius auf Maria Sabina Hayn, geb. Pirscher, Steinau (Oder) 1662, S. 71.
35   Lp Sig. 562301: Johann George am Ende auf Anna Catharina Braun, geb. von Bünau, verw. von Hagenest, Altenburg 1680, S. 35.
36   UBW Lp Sig. 570955: Esaias Gosky auf Sibylla Maria Herzogin von Württemberg-Oels-Bernstadt, geb. Herzogin von Sachsen-Merseburg, Brieg (1694), S. 77 (Lp Pag. 75).
37   UBW Lp Sig. 547454: Johannes Heinius auf Maria-Elisabeth Maukisch, geb. Weber, Danzig (1670), S. 52 (Lp Pag. S. 50).
38   UBW Lp Sig. 539562: Gottfried Richter auf Caspar Keseler, Liegnitz 1687, S. 46.
39   UBW Lp Sig. 565022: Christian Frimel auf Abraham Klesel, Jauer (1702), S. 32.
40   Gerabek/Haage/Keil/Wegner (2005), S. 173: Artikel „Bezoarstein" von Wolfgang Wegner.
41   UBW Lp Sig. 567208: Christoph Nichtewitz auf Johann Georg von Osterhausen, Dresden (1670), S. 56.
42   UBW Lp Sig. 545013: David Bohemus auf Elisabeth von Filtz und Pudritsch, geb. von Dombnig und Nippern, Oels 1642, S. 34.
43   Kümmel (1984), S. 218–219.

men / und wieder [sic!] das fünffte Gebot sündigen / sonst sey Er bereit zu sterben / wenn es GOttes wille."[44]

Es gibt allerdings auch einige Beispiele, in denen Patientinnen und Patienten die vorgeschlagene Therapie ihrer Ärzte ablehnten, was in Kapitel 4.4.5 näher thematisiert wird.

4.3.3 Hausmittel und Laienbehandlung

Unter Hausmitteln werden hier alle anderen Maßnahmen und Arzneien verstanden, die während des Krankheitsprozesses angewandt wurden, um die Krankheit zu heilen oder zu lindern. Hiervon wird in 177 (34,3 %) der Leichenpredigten berichtet.

Döhner zufolge erfolgte in Leichenpredigten häufig zunächst eine „Laienbehandlung", ehe professionelle Hilfe in Form eines Arztes, Barbiers oder Chirurgen angefordert wurde. Teilweise ersetzte die Laientherapie, insbesondere wenn Ärzte aufgrund einer ländlichen Lage oder Ähnlichem nicht ohne Weiteres verfügbar oder schlicht finanziell nicht erschwinglich waren, gänzlich die spezialisierte Behandlung.[45] Insgesamt zeigt sich an der hohen Zahl von Fällen, in denen explizit so genannte *medicamenta* ohne Erwähnung eines Arztes angewandt werden, dass die Behandlung mit Arzneimitteln keineswegs ausschließlich in der Hoheit der Ärzte lag und es vermutlich häufig zunächst zu einer Eigenbehandlung mit den Mitteln kam, die im Hause vorhanden waren. So wird in der Leichenpredigt auf Martin Vloth geschildert, dass „sein lieb Haußfraw wie ein sorgfeltige Mutter ihn mit Artzney unnd kräfftigen Säfften und Wassern (dessen er dann in seine HaußApotecken ein vorrath hatte) auffwartete".[46] Eine tabellarische Auflistung der Mittel, die von Laien angewandt wurden, findet sich in Tabelle 2 am Ende des Kapitels.

Es fällt auf, dass es offenbar für eine Vielzahl an Krankheitssituationen explizite „Wasser" gab. Insbesondere Schlagwasser schienen sich in vielen Hausapotheken zu finden. Obwohl die frühneuzeitlichen Therapiekonzepte mehrheitlich auf abführenden Maßnahmen beruhten, wird unter den Hausmitteln bzw. nicht-ärztlich verordneten Arzneimitteln nur die „purgir artzeney" erwähnt, die zur Behandlung einer Wassersucht eingesetzt wird.[47]

Oftmals wurde die Laienbehandlung nicht nur von den Angehörigen, sondern auch von Freunden und adeligen Nachbarn übernommen. Sie konnte in diätetischen Maßnahmen wie besonderen Speisen bestehen; beispielsweise nimmt der Pastor Friedrich Weber während seiner Krankheit die für „ihn absonderlich bereiteten delicaten Spei-

---

44   UBW Lp Sig. 527026: Caspar Stiller auf Daniel auf Preuss von Preussendorff, Leipzig 1612, S. 52.
45   Döhner (1986), S. 52.
46   UBW Lp Sig. 524109: Heinrich Leuchter auf Martin Vloth, Darmstadt 1617, S. 32.
47   UBW Lp Sig. 522325: Johann Neomenius auf Anna Lauban, geb. Hantschel, Brieg 1626, S. 41.

sen / die ihm aus sonderbarer Gnade von benachbarten Gn. Herrschafften zugeschicket worden"[48] zu sich. Die Laienbehandlung erschöpft sich aber nicht in hochwertigen Nahrungsmitteln. In einer Leichenpredigt wird die Therapie durch Ärzte und fürstliche medizinische Laien nebeneinandergestellt:

> „[N]icht allein [hat] wolermeldter Herr Medicus allerhand hierzu dienliche Medicamenta verschrieben / und verordnet; Sondern es haben auch Fürstl. Gräffische / Und andere gutthertzige Personen / mit köstlichen Medicamentis und Arcanis, welche zu derogleichen Kranckheiten dienlich Ihm aus Ihren Schätzen beygesprungen".[49]

Gelegentlich wird insbesondere in Leichenpredigten auf weibliche Verstorbene erwähnt, dass sie von benachbarten Frauen gepflegt wurden, wie beispielsweise Anna Lauban, welche von „etliche[n] trewe[n] Weibespersonen [...] auffs fleissigste mit Labung und Stärckung" versorgt wurde.[50] In der Leichenpredigt auf Anna von Dehn, genannt Rotfelser, wird zwischen adeligen und nicht-adeligen Besucherinnen differenziert und besonders hervorgehoben, dass sich auch „fürstliche Personen" um die Pflege der Kranken verdient gemacht hätten: „So sind auch Edele unnd Unedele vorstendige Weibspersonen bey ihr gewesen / ja es haben auch Fürstliche Personen durch ihre Frawen Hoffmeisterinnen allen möglichen fleiß anwenden lassen."[51]

Allgemein machen die Leichenpredigten deutlich, dass viele Menschen in den Krankheitsprozess ihrer Angehörigen und Nachbarn eingebunden waren, wie in der Leichenpredigt auf Maria Reimmann deutlich wird: Ihre Angehörigen waren

> „vmb trewen rath vnd bequeme Mittel / embsigstes fleisses bemühet / bey Wohl Adelichen Hoch verständigen Frawen vmb rath gebeten / So auch nach vermögen ertheilet / auch solche Mittel / so den lieben jhrigen in derogleichen Fällen sehr nützlich vnd ersprießlich gewesen / Eusserlich zugebrauchen / mit gegeben / vnd also allhier auch bescheidentlich mit Beywohnung / Verständiger Leute / ärtzte / vnd Freunde angewendet worden / hat sichs / doch nicht sonderlich zur besserung anlassen wollen."[52]

In mehreren Leichenpredigten finden sich Beispiele, wie die Sterbenden (ein-)gerieben wurden. Dafür war nicht immer ein spezielles Wasser nötig. Das Reiben diente meist dem Zweck des Aufwärmens (mit warmen Tüchern) oder des Abkühlens (mit kalten Tüchern). Es gab darüber hinaus Medikamente, die der Kühlung dienten, insbesondere bei Fieberkrankheiten. Obwohl man vermuten könnte, dass diese Maßnahmen mit einer symptomlindernden Absicht ergriffen wurden, wirkt es in den

---

48   UBW Lp Sig. 570260: Christian Siegemund Thomaß auf Friedrich Weber, Schlichtingsheim
       (1739), ges. Lp S. 42 (Lp Pag. S. 26).
49   UBW Lp Sig. 508445: Johann Letsch auf Fridericus Schmidt, Brieg 1647, S. 60.
50   UBW Lp Sig. 522325: Johann Neomenius auf Anna Lauban, geb. Hantschel, Brieg 1626, S. 42.
51   UBW Lp Sig. 523924: Paul Reich auf Anna von Dehn, genannt Rotfelser, Dresden 1615, S. 44.
52   UBW Lp Sig. 389840: Christoph Albinus auf Maria Reimmann, geb. Benk, Oels 1638, S. 32–33.

Leichenpredigten vielmehr so, als hätte das Reiben und Aufwärmen bzw. Abkühlen die Wirkung der Medikamente unterstützt („Weil sie aber gar erkalt ist / wärmen und reiben sie solche mit warmen Tüchern / unnd werden allerhand medicamenta adhibiret, die man in der Eyl hat haben können"[53]). In anderen Leichenpredigten schien das Reiben und Aufwärmen oder Abkühlen gegen eine drohende Ohnmacht zu helfen, zum Beispiel bei Helena Sabina von Ziegler und Klipphauß, die „nach Ihrer ausgestandener [sic!] GeburtsArbeit in grosse Mattigkeit und Ohnmacht fiel / also daß Sie für menschlichen Augen mehr todt als lebendig war / Dieweil denn aber durch Reiben und Kühlen der liebe Gott halff".[54] Fast die gleiche Situation findet sich bei dem erst wenige Monate alten Adam Gottfried von Stosch und Groß-Tschirne, der wohl einen epileptischen Anfall erlitt:

> „[S]o ist es in einem Augenblick von einer starcken Syncope Cardiacâ getroffen / und dadurch der Spiritus Vitalis gantz und gar suffociret werden [sic!]. Man vermeinte zwar anfänglich / es würde nur eine Ohnmacht seyn / und hilt derwegen mit reiben und bestreichen fleißig an: aber der Außgang bewehrete es / daß es [...] warhafftig todt wäre"[55].

Ähnlich wird die Situation bei Barbara Freifrau Braun von Wartenberg und Brälin geschildert, deren Schwäche warme Tücher abhelfen sollten:

> „Auff den 18. Decembris / befand sich I. G. sehr schwach. Denn sie umb die Brust mehr als zuvor beschweret / u[nd] also gestecket ward / das sie fast nichts außwerffen / unnd derwegen auch beschwerlich reden konte. [...] Es weret aber nicht wol ein viertel Stunde / da ruffet I. G. man solte zu hülffe kommen / sie würde abermal schwach / In dem nu jederman bemühet war / unnd eins mit warmen Tüchern / das ander mit Labsal / ihr zu springen wolte".[56]

Eine kurative Absicht ist der Wärmebehandlung des kranken Beines von Georg von Reibnitz auf Arnsdorf zu erkennen. Dieser

> „fing er an uber den lincken Schenckel zuklagen / [...] / darüber wir / weil er an farbe und gestalt dem andern nicht gleich noch ehnlich war / nicht wenig erschracken / denselben mit warmen Tüchern rieben / bis er etlichermassen dem andern wieder begunte ehnlich zu werden"[57].

---

53   UBW Lp Sig. 387513: Jacob Nerger auf Hedwig von auf Reichenbach, geb. von Zedlitz, Liegnitz 1621, S. 48.
54   UBW Lp Sig. 354522: George Hübener auf Helena Sabina von Ziegler und Klipphauß, geb. von Hohberg, Tauchritz 1666, S. 55.
55   UBW Lp Sig. 549738: Johann Georg Hänisch auf Adam Gottfried von Stosch und Groß-Tschirne, Steinau (Oder) (1663), S. 59–60.
56   UBW Lp Sig. 544141: Joannes Clodwig auf Barbara Freifrau Braun von Wartenberg und Brälin, Leipzig 1593, S. 57–58 (Lp Pag. 49–50).
57   UBW Lp Sig. 524370/523536: Melchior Freudenberg auf Georg von Reibnitz auf Arnsdorf, Liegnitz (1612), S. 54.

Neben den physikalischen Maßnahmen finden sich auffällig oft „Stärkungen", „Labsale" und „Erquickungen" unter den Laientherapien. Im Falle der Judith Pelargus, geborene Klose,

> „[h]at sich also die Kranckheit dem Hertzen zu / und folgends auff die Brust / hart angeleget / welche man mit allerley Mitteln nicht erweichen können: davon sie erstlich Blutt außgeworffen / und endlich also bedrenget worden / das sie wenig lufft gehabet. und solch bedrengnis immer gedüldig erlitten: derowegen auch gar wenig essen / und speise hinnunter bringen können / allein von Krafftwasser und tranck mit grosser mühe etwas eingenommen."[58]

Man versuchte also um jeden Preis, die Patientin, als sie schon nichts mehr zu sich nehmen konnte, zumindest mit „Krafftwasser und tranck" zu stärken. Dass diese Kräftigung von Seite der Patientinnen und Patienten nicht immer erwünscht gewesen sein muss, zeigt das Beispiel der Catharina von Mohl und Mühlrädlitz: Diese hat, „nachdem Sie wiederumb durch kräfftige Erquickungen [von ihrer Ohnmacht, Anm. d. A.] auffgerichtet worden / gebethen: Man solte Ihr doch den Schlaff vergönnen; Sie freuete sich auff die bevorstehende Nacht [...] und thäte Ihr auch nichts wehe."[59] Dies deutet an, dass die „kräfftigen Erquickungen" a) das Leben der Patientin potenziell verlängern konnten, b) womöglich auch gegen Schmerzen wirken sollten und c) von der Patientin als unangenehm oder unnötig empfunden wurden. Die Laienmaßnahmen müssen folglich nicht unbedingt sanfter oder weniger invasiv gewesen sein als die durch ausgebildete Heiler.

Es scheint, als wären Stärkungen und Labsale oft verabreicht worden, bis die Kranken verstarben. Der Sterbebericht des Peter von der Marwitz legt dar, dass kräftigende Hausmittel noch an dessen Todestag angewandt wurden:

> „Auff den 24. Julij ward nun der Juncker immer schwächer / kunte nichts zu sich nehmen / allein daß man ihm zur Sterckung von Zimmet und Cappaunenwasser einflössete. Gegen Abendt nahete es sich immer [mehr] zu seinem seligen Ende".[60]

Auch Anna Lauban erhielt Labsale und Stärckungen auf Geheiß ihres Ehemannes, nachdem dieser sie „sehr verändert zu seyn vermercket" und mit ihr ein Gespräch über das Sterben geführt hatte, woraufhin er „etliche trewe Weibespersonen sie auffs fleissigste mit Labung und Stärckung in acht zunehmen / verordnet." Kurz darauf verstarb Anna Lauban.[61]

---

58   UBW Lp Sig. 548056: Johannes Henricus auf Judith Pelargus, geb. Klose, Liegnitz (1617), S. 37.
59   UBW Lp Sig. 547587: Georgius Höfichen auf Catharina von Mohl und Mühlrädlitz, geb. von Nimptsch und Röversdorf, Breslau (1677), S. 36.
60   UBW Lp Sig. 527028: Lucas Janticovius auf Peter von der Marwitz, Frankfurt (Oder) 1612, S. 58.
61   UBW Lp Sig. 522325: Johann Neomenius auf Anna Lauban, geb. Hantschel, Brieg 1626, S. 42.

Außerdem gibt es, was besonders interessant ist, Beispiele, in denen Labsale und Erquickungen verabreicht wurden, *weil* die betroffene Person im Sterben lag. Jonas Sachs beispielsweise war von einem Schlagfluss derart angegriffen,

> „das er mit tragen hat mussen in die Stuben gebracht werden; die Sprach also verloh-ren / das man ihm zwar anfangs etwas / hernach aber nichts verstehen können / biß er gar stille geschwiegen / und es das ansehen mit ihm gewonnen / als ziehe er bald davon. Da-rumb dann hertzlich uber jm gebetet / etliche Benachbarte erfodert / und in eil mögliche mittel zu erquickung gebraucht worden."[62]

Dies ist also ein Beispiel, in dem den Anwesenden klar zu sein schien, dass der Kranke bald sterben würde. Es wurden folglich die Nachbarn hinzugezogen und „mögliche mittel zur erquickung gebraucht". Diese gehörten in jenem Fall also zur Versorgung ei-nes Sterbenden dazu – ob dies wiederum geschah, um ihn bis zum Tode bei Bewusst-sein zu halten oder ob es zu seinem Wohlbefinden beitragen sollte, ist nicht eindeutig zu bestimmen.

Tab. 2 Laienmaßnahmen

Maßnahmen	Beispiele
Mittel gegen Schlaganfälle	„reiben mit Pulß-Schlag- unnd Krafftwasser"[63] „Schlagwasser"[64] „Condit, und deß Wassers Lilii convallii in Wein gebrandt / so für den Schlag gebraucht wird"[65] „kräfftigen Wassern [...] Schlagwasser / Zitwerwasser"[66] „Schlag- und Carfunckel-Wasser", „blutstillende Pulver"[67] „mit Schlag-Wasser bestrichen"[68] „Anstreich- und Aufflabung"[69]

62 UBW Lp Sig. 510581: Balthasar Breuer auf Jonas Sachs, Liegnitz 1613, S. 34.

63 UBW Lp Sig. 360994: Johann Hayn auf Dorothea Lauterbach, geb. Winckler, Lissa 1649, S. 45.

64 UBW Lp Sig. 387513: Jacob Nerger auf Hedwig von auf Reichenbach, geb. von Zedlitz, Liegnitz 1621, S. 48.

65 UBW Lp Sig. 509393: Samuel Heinnitz auf Elisabetha Heumann, geb. Baum, verw. Henneman, Oels 1628, S. 35.

66 UBW Lp Sig. 549745: Matthaeus Arnoldus auf Balthasar von Stosch, Groß Glogau (1626), S. 95–96.

67 UBW Lp Sig. 562301: Johann George am Ende auf Anna Catharina Braun, geb. von Bünau, verw. von Hagenest, Altenburg 1680, S. 34.

68 UBW Lp Sig. 565698: Johannes Lehmann auf Rosina Lamprecht, geb. Winckler, Schlichtingsheim 1699, S. 41.

69 UBW Lp Sig. 567208: Christoph Nichtewitz auf Johann Georg von Osterhausen, Dresden (1670), S. 57.

Maßnahmen	Beispiele
Mittel zur Stärkung und Erquickung	„reiben mit Pulß-Schlag- unnd Krafftwasser"[70] „mit vielen Mitteln allerley stärckung des Hertzens / und anderen Labsaln stetigs angehalten worden"[71] „mittel zu erquickung"[72] „Conserven / Latwergen / und Krafftwassern"[73] „abhibirung starcker Wasser und krefftiger Artzneyen"[74] „Sterckung von Zimmet und Cappaunenwasser"[75] „Hertzsterckungen gereichet worden"[76] „kräfftige Erquickungen"[77] „reiben mit stärckenden Wassern"[78] „Krafftwasser und tranck"[79] „Conforrantien und andern Refrigeriis"[80] „kräftigsten Stärckungen"[81] „Labung und Stärckung"[82]
Diätetische Maßnahmen (Ernährung, Wärme- und Kälteapplikation)	„Milch-Cur"[83] „auff begehren / durststillende Wasser und säffte / (weil sie über unauffhörlichen durst stets geklagt) [...] gereichet worden"[84] „ein Süplein zu ihm nehmen / vielleicht würde ihm im Häupt ein wenig besser"[85] „mit leiblichen Labungen / und vor ihn absonderlich bereiteten delicaten Speisen"[86] „Reiben und Kühlen"[87]

70   UBW Lp Sig. 360994: Johann Hayn auf Dorothea Lauterbach, geb. Winckler, Lissa 1649, S. 45.
71   UBW Lp Sig. 509200: Georg Seidel auf Paul Friedland, Oels 1639, S. 42.
72   UBW Lp Sig. 510581: Balthasar Breuer auf Jonas Sachs, Liegnitz 1613, S. 34.
73   UBW Lp Sig. 511528: Andreas Wenzel auf Barbara Faber, geb. Weigand, verw. Hoffman, Frankfurt (Oder) 1591, S. 31.
74   UBW Lp Sig. 527026: Caspar Stiller auf Daniel auf Preuss von Preussendorff, Leipzig 1612, S. 53.
75   UBW Lp Sig. 527028: Lucas Janticovius auf Peter von der Marwitz, Frankfurt (Oder) 1612, S. 58.
76   UBW Lp Sig. 547463: Joachimus Mencelius auf Loysa Herzogin von Mecklenburg, Zerbst 1648, S. 76.
77   UBW Lp Sig. 547587: Georgius Höfichen auf Catharina von Mohl und Mühlrädlitz, geb. von Nimptsch und Röversdorf, Breslau (1677), S. 36.
78   UBW Lp Sig. 547766: Christianus Schmid auf Christina Sophia Neander, geb. Rühl, Colberg (1676), S. 68.
79   UBW Lp Sig. 548056: Johannes Henricus auf Judith Pelargus, geb. Klose, Liegnitz (1617), S. 37.
80   UBW Lp Sig. 548767: Michael Populus auf Eva von Rotenburg, geb. von Unruh, Polnisch Lissa 1642, S. 52.
81   UBW Lp Sig. 565675: Caspar Hornig auf Andreas Kuschmann, Oels (1716), S. 20 (Lp Pag. S. 12).
82   UBW Lp Sig. 522325: Johann Neomenius auf Anna Lauban, geb. Hantschel, Brieg 1626, S. 42.
83   UBW Lp Sig. 353337: Johann Kirsten auf Salomon Hensel, Liegnitz 1683, S. 58.
84   UBW Lp Sig. 547463: Joachimus Mencelius auf Loysa Herzogin von Mecklenburg, Zerbst 1648, S. 76.
85   UBW Lp Sig. 547860: Georgius Bavarus auf Christoph von Nimptsch und Röversdorf, Breslau (1649), S. 43.
86   UBW Lp Sig. 570260: Christian Siegemund Thomaß auf Friedrich Weber, Schlichtingsheim (1739), ges. Lp S. 42 (Lp Pag. S. 26).
87   UBW Lp Sig. 354522: George Hübener auf Helena Sabina von Ziegler und Klipphauß, geb. von Hohberg, Tauchritz 1666, S. 55.

Maßnahmen	Beispiele
(Forts.)	„wärmen und reiben sie solche mit warmen Tüchern"[88] „mit warmen Tüchern rieben"[89] „medicamenta und Artzney / so zur Kühlung unnd wegtreibung der grossen Hitze sind gebraucht worden"[90] „mit warmen Tüchern"[91] „reiben und kühlen"[92] „reiben und bestreichen"[93] „Anstreichung kräfftiger Wasser / Mit Reibung der Gliedmassen / durch warme Tücher"[94]
Sonstige Maßnahmen	„Giffipulver"[95] „mit köstlichen Medicamentis und Arcanis"[96] „purgir artzeney"[97] „Zitterwasser"[98] „güldene Hertzpülverlin"[99]

4.3.4 Sonstige Maßnahmen

In zwölf Leichenpredigten werden Aderlässe beschrieben.[100] So bittet die an einem Steckfluss erkrankte Marianna Rothkirch von Panthen darum,

> „einen verständigen Chirurgum zu holen [...] nach welchem sie auch eine Ader zu lassen groß verlangen getragen. Alß er aber gewünscht ankommen und der Fr. Patientin Zustand

---

88 UBW Lp Sig. 387513: Jacob Nerger auf Hedwig von Reichenbach, geb. von Zedlitz, Liegnitz 1621, S. 48.

89 UBW Lp Sig. 524370/523536: Melchior Freudenberg auf Georg von Reibnitz auf Arnsdorf, Liegnitz (1612), S. 54.

90 UBW Lp Sig. 523616: Johann Weißhäupt auf Wolffgangus von Pogwisch, Marburg 1618, S. 44.

91 UBW Lp Sig. 544141: Joannes Clodwig auf Barbara Freifrau Braun von Wartenberg und Brälin, Leipzig 1593, S. 58 (Lp Pag. S. 50).

92 UBW Lp Sig. 548767: Michael Populus auf Eva von Rotenburg, geb. von Unruh, Polnisch Lissa 1642, S. 52.

93 UBW Lp Sig. 549738: Johann Georg Hänisch auf Adam Gottfried von Stosch und Groß-Tschirne, Steinau (Oder) (1663), S. 59.

94 UBW Lp Sig. 549745: Matthaeus Arnoldus auf Balthasar von Stosch, Groß Glogau (1626), S. 97.

95 UBW Lp Sig. 508137: Leonhartus Millichius auf Friedrich von Dalibor und Jacobsdorf, Oels 1624, S. 67.

96 UBW Lp Sig. 508445: Johann Letsch auf Fridericus Schmidt, Brieg 1647, S. 60.

97 UBW Lp Sig. 522325: Johann Neomenius auf Anna Lauban, geb. Hantschel, Brieg 1626, S. 41.

98 UBW Lp Sig. 522424: Christoph Albinus auf Wenceslaus Rothkirch von Panthen, Brieg 1628, S. 71 (S. 106 der ges. Lp).

99 UBW Lp Sig. 546357: Benjamin Gerlach auf Samuel Holfeld, Steinau (Oder) (1662), S. 30.

100 In den Leichenpredigten der Signaturen 354521, 366751a, 386596, 508137, 508578, 547454, 548(3)87, 549745, 567278, 569765, 570955, 555045a, siehe Auszüge der Leichenpredigten im Anhang.

bey sich erwogen / nicht bald zur Ader bewilliget / sondern sich zuvor anderer Mittel gebraucht und darnach drauff eine Ader eröffnet / welche auch sehr wohl gegangen".[101]

In einer Leichenpredigt wird von einem Steinschnitt berichtet. Der erkrankte Ge-
org(e) Neugebauer hatte zum Zeitpunkt des Eingriffs schon seit Jahren an stärksten
Schmerzen gelitten, bevor er sich zu dem Eingriff entschied. Schließlich aber fasste er
den Entschluss,

> „durch einen schmertzhafften Schnitt Hülffe zu suchen, welcher aber damals, da er allem
> Anschein nach nicht würde glücklich geschehen seyn, durch GOttes gnädige Vorsorge
> verhindert wurde. Doch nöthigten die unabläßig zunehmenden Schmertzen unsern SE-
> LIGEN, daß Er einen durch werther Handlungs-Freunde Correspondenz Ihm bekandt
> wordenen sehr erfahrnen und verständigen Operateur, Herrn Jacob Stöcklin, zu seiner
> Noth Linderung von Hamburg hieher verschreiben, und da keine Möglichkeit war auf an-
> dere Weise Ihm zu helffen, der Hand desselben zu einem höchst-bedencklichen und emp-
> findlichen Schnitte eben am Char-Freytage den 6. April. des 1708. Jahres sich unterwerffen
> muste. [...] Massen die Gnade GOttes der gefährlichen Operation so beystand, daß ein
> Stein aus seinem Leibe gebracht wurde, der eilff Loth schwer ist, und den niemand gewiß
> kann ansehen, der dabey höret, daß noch nach demselben der SELIGE 18. Jahre in erträg-
> licher Gesundheit gelebet".[102]

Auch die Predigt des Geistlichen Johannes Saubertus handelt in weiten Teilen von
seinem schweren Steinleiden. In seinem Fall wurde ein großer, „20 Loth schwerer"
Blasenstein post mortem aus ihm herausgeschnitten, welcher in der Leichenpredigt
abgebildet ist (siehe Abbildung 4).[103]
    Darüber hinaus spielten Badekuren verschiedener Art eine wichtige Rolle. Sie wer-
den in insgesamt elf Leichenpredigten thematisiert (siehe Tabelle 3). In den meisten
Fällen wurden Badekuren von den Patientinnen und Patienten selbst angestrebt, um
ihre Krankheit auszukurieren. In einem Fall rieten die Ärzte ihrer Patientin explizit
von der als zu belastend bewerteten Badekur ab, um sie zu schonen (s. Kapitel 4.4.5).
Es werden „warme" Bäder, „Sauerbrunnen" und der bekannte Kurort „Carls-Bad" erwähnt.

---

101   UBW Lp Sig. 354521: Friedrich Albinus auf Marianna Rothkirch von Panthen, Brieg 1661, S. 54.
102   UBW Lp Sig. 566832: Johann Friedrich Burg auf George Neugebauer, Breslau (1726), S. 21.
103   Zu Steinleiden in Leichenpredigten siehe auch Specht (2000).

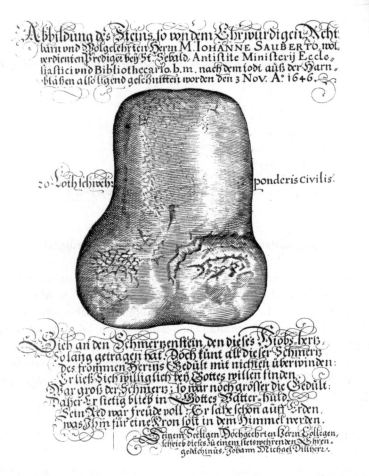

Abb. 4 „Abbildung des Steins so von dem Ehrwürdigen Achtbarn und Wolgelehrten Herrn M. Iohanne Sauberto wol verdienten Prediger bey St. Sebald [...] nach dem todt auß der Harnblaßen also ligend geschnitten worden"[104]

---

104   UBW Lp Sig. 346672: Michael Weberus auf Johannes Saubertus, Nürnberg 1647, Lp Pag. S. 39 (+ 1) (unpaginierte Seite nach S. 39).

Tab. 3 Badekuren

Lp (Sig.)	
359520	„warme Bad-Cur"[105]
353337	„weil GOtt den Gebrauch des Hirschbergischen warmen Bades segnete"[106]
508123	„warmen Bade"[107]
508451	„das Warme bad"[108]
523570	„Sawerbru[nn]en zu Spaa"[109]
523661	„warmen Bade"[110]
547889	„Warmenbade"[111]
548(3)87	„der Warmen-Bades Chur"[112]
562056	„Sauer-Brunnen"[113]
554850	„Carls-Bad"[114]
555042	„Sauer-Brunne[n] in Altwasser im Schweidnitzischen"[115]

4.3 Qualitative Auswertung der Leichenpredigten

Nachdem zunächst semiquantitativ die Leichenpredigten in Bezug auf hinzugezogene Ärzte, Medikamente und Laienbehandlung untersucht wurden, wird sich der nächste Abschnitt dem Sterben in Leichenpredigten und konkreten Therapien am Lebensende widmen. Ein besonderes Augenmerk soll darauf liegen, wie sich die Ärzte im Angesicht des Todes ihrer Patientinnen und Patienten verhielten und ob und – falls ja – welche Maßnahmen sie ergriffen, ihnen ihre Leiden zu erleichtern. Dafür soll zunächst eine kurze Analyse der Sterbedarstellungen in Leichenpredigten erfolgen und daraufhin das Handeln der Ärzte beleuchtet werden.

---

105 UBW Lp Sig. 359520: Samuel Langen auf Mariana von Glaubitz, geb. von Stosch, Schlichtingsheim 1693, S. 74.
106 UBW Lp Sig. 353337: Johann Kirsten auf Salomon Hensel, Liegnitz 1683, S. 57.
107 UBW Lp Sig. 508123: Christophorus Wölfflin auf Barbara von Rohr und Steine, geb. von Panwitz, Brieg 1610, S. 34.
108 UBW Lp Sig. 508451: Abraham Kirsten auf Matthaeus Stein, Oels 1624, S. 35.
109 UBW Lp Sig. 523570: Johann Daniel Wild auf Wilhelm Reinhard Graf von Hanau-Münzenberg, Hanau 1631, S. 30.
110 UBW Lp Sig. 523661: Lucas Walther auf Magdalena Artzadt, geb. Hessen vom Stein, verw. Musel, Breslau 1612, S. 38.
111 UBW Lp Sig. 547889: Andreas Garzerus auf Anna-Helena von Nostitz, unb. Druckort (1615), S. 52.
112 UBW Lp Sig. 548(3)87: Heinrich Schmettaw auf Anna Hedwig Freifrau von Reichenbach, geb. von Niebelschütz, Steinau (Oder) (1665), S. 51 (ges. Lp S. 74).
113 UBW Lp Sig. 562056: Melchior Gottlieb Minor auf Hanß Gottfried von Beuchell, Landshut (1727), S. 47 (S. 5 der Pers.).
114 UBW Lp Sig. 554850: Johann Friedrich Burg auf George Teubner, Breslau 1735, S. 37 (Lp Pag. S. 35).
115 UBW Lp Sig. 555042: George Friedrich Spaniel auf Gottfried Fiebig, Brieg (1734), S. 19.

4.4.1 Darstellung von Krankheit und Sterben in Leichenpredigten

Leichenpredigten sind ihrer Natur nach eine normative Quelle, in der das Leben und Sterben der darin geehrten Personen gemäß religiöser, meist protestantischer Maßgaben beschrieben wird. Eine prägnante Beschreibung des „idealtypischen Sterbens" in Leichenpredigten hat der Mainzer Medizinhistoriker Werner Friedrich Kümmel gefunden:

> „Wird jemand ernstlich krank, so sucht er zunächst Hilfe bei bewährten Hausmitteln, beim Arzt und bei den von ihm verordneten Medikamenten. Der Arzt scheut keine Mühe, der Kranke und seine Angehörigen keine Kosten. Verschlechtert sich dennoch der Zustand des Kranken, so fällt es ihm, gleich welchen Alters, nicht schwer, sich auf den Tod vorzubereiten, da er mit ihm schon lange vertraut ist. Er bestellt sein Haus, wendet sich von allen irdischen Dingen ab, wünscht das Abendmahl und läßt den Pfarrer zu sich rufen. Er beichtet seine Sünden, erhält die Absolution, bekennt seinen Glauben und empfängt das Abendmahl. Er vergibt allen, die ihm Schlechtes angetan haben, verabschiedet sich von Angehörigen und Freunden und tröstet die, die ihn zu trösten versuchen. Die meiste Zeit verbringt er mit Beten und Singen, mit geistlicher Lektüre und erbaulichem Gespräch. Alle Schmerzen und Beschwerden, so heftig und störend sie auch sein mögen, erträgt er mit größter Geduld und versichert wiederholt, daß er sich danach sehne, diese Welt zu verlassen und zu seinem Herrn Jesus Christus zu kommen, daß er unerschütterlich an seinem Glauben festhalte und nicht die geringste Furcht vor dem Tod habe, ja vielmehr sich von Herzen auf ihn freue, weil er durch ihn ins himmlische Leben eingehen werde. Solange er dazu noch imstande ist, betet und singt er mit dem Pfarrer und den meist zahlreich im Sterbezimmer versammelten Anwesenden, er läßt sich auch vorbeten, vorsingen und vorlesen und sucht sich mitunter selbst den Text für die Leichenpredigt aus. Tag und Nacht ist er von Bibelworten, Gebeten und Gesang umgeben, bis er schließlich stirbt, ohne eine Miene zu verziehen oder auch nur einen Finger zu bewegen und ohne daß die Anwesenden es recht bemerkt hätten."[116]

Hierin wird deutlich, dass das Sterben gewissen religiösen Vorgaben folgte. Das „gute Sterben" war von einiger Bedeutung, da es widerspiegelte, wie gottgefällig sich ein Mensch zu Lebzeiten verhalten hatte. So wird auch in der Leichenpredigt auf Barbara Eleonora von Haugwitz gesagt:

> „Denn da Sie durch Göttlichen Gnade Wohl und Christlich gelebet ; so war nun ihr höchstes Bemühen / auch Wohl und Seelig zu sterben. Sie wuste gar wohl: Sterben sey eben der

---

116 Kümmel (1984), S. 202.

Augenblick / woran die gantze Ewigkeit hange. Im letzten Augenblick bestehe des Menschen Glücke; drum rieff Sie vor allen Dingen GOTT aufs eifrigste in ihrem Gebethe an."[117]

Idealerweise trat das Sterben nicht plötzlich, sondern nach Tagen oder wenigen Wochen der Krankheit ein. Der plötzliche Tod stand im Widerspruch dazu, dass das „gute
Sterben" einer geistlich-religiösen Vorbereitung bedurfte.[118] Kam es dennoch zu einem
unerwarteten Versterben, wurde dies in den Leichenpredigten meist thematisiert und
gut begründet, wie Mohr in *Der unverhoffte Tod* analysiert.[119] Ein plötzlicher Tod, so
beschreibt es Kästner, hätte den Prediger vor Herausforderungen in der Beschreibung
des Sterbens gestellt,

> „denn nach einem jähen Tod stand nicht nur der vermutete Status des Seelenheils, son-
> dern nunmehr auch der Status des/der Verstorbenen innerhalb des Sozialverbands und
> damit schließlich die Reputation und Ehre der Hinterbliebenen auf dem Spiel. [...] Die
> Bedrohlichkeit erwuchs also aus der Unsicherheit darüber, ob der jähe böse Tod als ein
> Anzeichen dafür zu deuten sei, dass der/die Verstorbene unter Umständen gar kein guter
> Christ gewesen war."[120]

Auf der anderen Seite war ein langes Siechtum ebenfalls nicht wünschenswert. So berichtet der Autor der Leichenpredigt auf Gottfried Hoffmann mit einiger Erleichte-
rung, dass jener „nach einer zwey tägigen Niederlage / da man sich sonst eines langwierigen siechen Lebens / oder einer schmertzhafften langen Kranckheit besorgete / das
Ende seines Glaubens [...] erreicht".[121] Elisabeth von Sanitz dagegen hatte lange Jahre der Krankheit und Schmerzen auszustehen: Es war „allen bewust das sie nu etlich
jahr her gesiechet. [...] Die schmertzen und wehe waren / gros und wehrete [sic!]
eben lange."[122] Die Anwesenden am Sterbebett baten dann auch darum, Gott „wolte
sich über diese liebe Dienerin in gnaden erbarmen / ihre angst und pein / schmertzen unnd wehe verkürtzen / und mit genade ein geruhiges und seliges ende geben."[123]
Maria von Adelsdorf, so berichtet der Verfasser ihrer Leichenpredigt, habe „zu GOtt
geseuffzet / daß Er Sie nicht lange auf dem Siech-und Sterbe-Bette liegen lassen wolle / damit die Menschen nicht eine Abscheu von ihr haben möchten; Und wolle GOtt

117   UBW Lp Sig. 366528: Elias Koppe auf Barbara Eleonora von Haugwitz, geb. von Kottwitz, unb.
      Druckort 1719, S. 22 (ges. Lp S. 66).
118   Kümmel (1984), S. 213–214.
119   Mohr (1982).
120   Kästner (2014), S. 155.
121   UBW Lp Sig. 360149: August Posselt auf Gottfried Hoffmann, M., Bautzen 1712, S. 50 (Lp Pag. 48).
122   UBW Lp Sig. 548998: Sebastianus Lauban auf Elisabeth von Sanitz, geb. von der Marwitz, Frank-
      furt (Oder) 1592, S. 80–81.
123   Ebd., S. 85.

ihr auch Sprache und Verstand / bey einem seligen Ende verleihen: Welches ihr bey-
des gewehret worden.“[124]

Hier wird auch deutlich, was Kümmel schilderte, nämlich dass es von einiger Bedeutung war, bis zum Lebensende bei Bewusstsein und klarem Verstand zu bleiben. Nur
so konnte der Glaube bis zum Ende ausgedrückt werden.[125] Georgius Mollerus, den ein
„harter Fluß auff der rechten Seiten“ getroffen hatte, fiel infolgedessen das Sprechen
schwer; aber „wenn er auch von seinem lieben Weibe oder den seinigen ist gefraget
worden / ob er auch irgendt Schmertzen [oder] Angst empfinde? hat er gar deutlichen
gesagt: O Nein fürwar.“[126] Von Georg von Malaschke und Reudischen wird berichtet,
dass „ob er wol biß weilen in werender Kranckheit u[nd] Hertzens angst / wie in der
gleichen hitzig[en] Kranckheiten zu geschehen pfleget / auch weß ungereimbtes gere-
det“, er sich bald wieder erholt und dann mit dem Pfarrer zusammen gebetet habe.[127]
Der Verfasser seiner Leichenpredigt schrieb über Heinrich Christian zu Schoenberg,
dass „[e]r wuste daß das hitzige Fieber ihn so hart eingenommen / daß er bißweilen
anders redete / als sichs schickte“, was als Prüfung durch den Satan gewertet wird – der
Sterbende gewann den Kampf jedoch „mit der Krafft Gottes“.[128] Bekannten die Sterbenden ihren Glauben nicht von sich aus, hakten die Anwesenden und insbesondere
der jeweilige Pfarrer zuweilen auch nach. Das Geschehen konnte sich recht lautstark
abspielen, wie der Sterbebericht des Georgius Mollerus zeigt:

> „Ist sein liebes Weib sambt denen / so dabey gewesen / auff ihre Knie nider gefallen / und
> Hertzlichen gebetet / nachmals ihme zuschryen / ob ers auch verstanden hette / und weil
> sie sahe / das er schwach würde / gefraget / [...] ob er auch gar willig und mit Frewden
> auff des HErren Christi Zukunfft und sein letztes stündlein wartete / hat er gar deutlich
> u[nd] vernemlich gesaget: O Ja.“[129]

Die von Kümmel beobachteten floskelhaften Beschreibungen des Sterbens „ohne einiges Zucken und Rucken“ ließen sich ebenfalls in den hier untersuchten Leichenpredigten nachvollziehen. George Caspar von Tschammer beispielsweise sei „gar sanffte
ohne einige Ungeberde“[130] verstorben, Georgius Mollerus „in aller stille sanfft und selig
verschieden / Also das man an ihm kein Zucken noch ander ungeberde gespüret“.[131]

---

124   UBW Lp Sig. 561449: Casparus Rudolphi auf Maria von Adelsdorf, geb. von Rogosoffski, Steinau
       (Oder) 1685, S. 44.
125   Kümmel (1984), S. 209.
126   UBW Lp Sig. 547599: Andreas Güntherus auf Georgius Mollerus, Oels 1615, S. 31–33.
127   UBW Lp Sig. 547414: Joannes Feyerabend auf Georg von Malaschke und Reudischen, Oels 1613,
       S. 27.
128   UBW Lp Sig. 569271: Johann Volhardt auf Heinrich Christian von Schoenberg, Dresden 1669,
       S. 52–53.
129   UBW Lp Sig. 547599: Andreas Güntherus auf Georgius Mollerus, Oels 1615, S. 34.
130   UBW Lp Sig. 569765: Caspar Sommer auf George Caspar von Tschammer, Schlichtingsheim
       (1720), S. 44–45 (Lp Pag. S. 12–13).
131   UBW Lp Sig. 547599: Andreas Güntherus auf Georgius Mollerus, Oels 1615, S. 34.

Umso augenfälliger sind die Predigten, in denen das dort geschilderte Sterben merklich von der Norm abweicht.

Handelte es sich nicht um einen plötzlichen oder nicht-natürlichen Todesfall, starben die Personen, die in den Leichenpredigten geehrt wurden, im eigenen Hause und im Kreise ihrer Familie und Freunde.[132] Geistlicher Beistand war in jedem Fall von immenser Bedeutung, Kirchenvertreter nahmen in nahezu jeder Leichenpredigt einen unanfechtbaren Platz am Krankenbett ein. Es spielten jedoch auch (wie in den Kapiteln 4.3.1 und 4.3.2 gezeigt) Ärzte und ihre Therapien eine wichtige Rolle; die ärztliche Versorgung bestand in Hausbesuchen. Ärzte und Arzneimittel in Anspruch zu nehmen, war aus religiösen Gründen geradezu geboten.[133] Sollten Medikamente und ärztliche Maßnahmen wirken, war dafür Gottes Wohlwollen notwendig. Verbesserten sich die Beschwerden, geschah dies mit Gottes Willen; wurde der Zustand eines Patienten allerdings schlechter, entzog möglicherweise Gott den Arzneimitteln die Kraft, beispielsweise bei Paulus Cleselius, bei dessen Behandlung „keines von denen Mitteln / weil wider GOtt kein Rath / seine wirckung [hat] erreichen mögen".[134]

Selten werden in den Leichenpredigten negative Effekte einer Behandlung geschildert, so zum Beispiel in der Leichenpredigt auf Johann Caspar Freiherr von Abschatz:

> „Den Wunsch derer die ihn liebeten zu bestillen brauchte man alle kostbahre und ersinnliche Artzneyen vortrefflicher Medicorum, welche aber dieser ihre Gedancken umb so vielmehr unruhig machten; als sie weniger Erholung der erschöpfften Leibes-Kräffte gaben."[135]

Insgesamt sind die Leichenpredigten oft in – aus heutiger Sicht – elaborierter medizinischer Fachsprache unter Verwendung zahlreicher medizinischer Fachtermini geschrieben. Ein Beispiel dafür ist die Leichenpredigt auf Maria-Elisabeth Maukisch:

> „Weil man demnach allerdings gemuthmasset / daß diese Melancholische Imaginationes und Einbildungen ex causis Naturalibus, auß dem durch die vorgängige Betrübniß verderbtem Geblüte / wobey die Venae Mesaraicae verstopffet / und also die Spiritus Vitales, sambt dem Hertz und Gehirn als Sedes Vitae, verletzet worden / worauß denn nichts anders / als ungesunde Humores sich erregen und allerley seltzame / betrübte / und offt ungeheure Gedancken in dem Gemüthe formiret werden / hat man bald die Herren Medicos adhibiret / derer vernünfftige Consilia dahin gegangen / daß man der Patientin eine Ader möchte springen lassen / und ferner solche bequeme Artzeney Mittel und Cordialia verordnen / dadurch das Geblüte möchte gereiniget / der Melancholey gesteuret / und das Hertze erquicket werden. Es hat aber der Kummer und die Traurigkeit das Geblüte schon

---

132   Eine auffällige Ausnahme ist der englische Kaufmann Thomas Cheswright, der im Hospital der Stadt Greyffenberg starb.

133   Kümmel (1984), S. 218–219.

134   UBW Lp Sig. 544445: Gottfried Hempel auf Paulus Cleselius, Oels 1660, S. 60.

135   UBW Lp Sig. 366753a: J. G. Gottschalck auf Johann Caspar Freiherr von Abschatz, Breslau (1711), S. 25 (ges. Lp S. 36).

dermassen beschweret und verseeret / daß die Impressio Melancholica von Tage zu Tage hefftiger / und die Phantasia gantz zerstreuet worden."[136]

In einem anderen Sterbebericht werden sogar medizinische Koryphäen der Antike und Frühen Neuzeit zitiert:

„Es hat aber mehr besagter Herr Doctor Köhler so schon anwesend gewesen / und eben diesen 17. Tag Sept. des morgends erfordert worden bey der sich angemeldeten Semiterti-ana, welche wie Sie ex Sententia Hyppocratis nicht alleine gefährlich / sondern auch nach der Lehre des Adriani Spigelij in seinem eigenen hiervon außgegangenen Tractätlein / ple-rum[que] pravitatem aliquam conjunctam und vereiniget führet / keine Zeit mehr verab-säumen wollen".[137]

Dies entspricht Stolbergs These, dass sich die Laien- und Fachsprache in der Frühen Neuzeit weniger unterschieden, als dies heutzutage der Fall ist.[138] Darüber hinaus zeigt das oben genannte Beispiel gut, wie die zeitgenössischen Menschen über Krankheiten und ihre Ursprünge dachten und dass sie offenbar auch über medizinische Traktate informiert waren.

4.4.2 Therapien und Therapieziele bei schwerer Krankheit und in der Sterbephase

Es wurden, wie bereits dargelegt, in einem großen Teil der Leichenpredigten Ärzte konsultiert und Medikamente, Hausmittel sowie weitere Maßnahmen angewandt. In den meisten Predigten wird deutlich, dass das Therapieziel bei diesen Maßnahmen die Heilung war; sie war das übergeordnete Ziel und blieb es auch oft bis zum Ende.

Funktionserhalt

Es gibt allerdings auch Leichenpredigten, in denen den Ärzten, Patientinnen und Pati-enten und/oder deren Angehörigen klar zu sein scheint, dass eine Heilung nicht zu er-warten ist. In diesen Fällen wurden dennoch in einer Mehrzahl der Fälle verschiedene medizinische Maßnahmen angewandt. Es finden sich zahlreiche Leichenpredigten, in denen hervorgehoben wird, dass durch die Behandlung ein „Funktionserhalt" und die

---

136   UBW Lp Sig. 547454: Johannes Heinius auf Maria-Elisabeth Maukisch, geb. Weber, Danzig (1670), S. 51–52 (Lp Pag. S. 49–50).
137   UBW Lp Sig. 548(3)87: Heinrich Schmettaw auf Anna Hedwig Freifrau von Reichenbach, geb. von Niebelschütz, Steinau (Oder) (1665), S. 56 (ges. Lp S. 79).
138   Stolberg (2003b), S. 108.

Vermeidung eines langen Siechtums erreicht werden konnte, wenn auch die Krankheit selbst nicht völlig verschwand. Ein Therapieerfolg konnte beispielsweise sein, dass eine kranke Person ihrem Beruf weiter nachgehen oder die Kirche besuchen konnte. So erkrankt zum Beispiel der Pastor Matthaeus Hoffmannus, genannt Machaeropoeus, an einer „Haupt-beschwehr" [...], [w]elcher Zufall zwar zeitlich durch gute und treue vorsicht Tit. Herren Sigismundi Grassi, Med. Lic. der Stadt Schweidnitz [...] widerumb gelindert worden / das Er sein Amt / wiwohl nicht mehr so glückselig / verrichten können".[139] Hier wird explizit von einer ärztlichen Symptomlinderung gesprochen, wodurch dem Pastor ermöglicht wird, in seinem Beruf – wenn auch nicht mehr mit voller Kraft – zu arbeiten. Im Falle der nach der Geburt ihres Sohnes erkrankten Helena Sabina von Ziegler und Klipphauß wird beschrieben, dass sie „auch durch Hülff der Herrn Medicorum und kräfftige Stärckung / so weit kam / daß Sie an dem Tauff-Tage Ihres lieben Söhnleins konte gar eine muntere Zuhörerin bey dem Tauff-Sermon geben", nur leider „[h]atte es doch keinen Bestand".[140]

Therapiezielwechsel und Lebensverlängerung

War eine zumindest temporäre Verbesserung des Allgemeinzustands nicht erreichbar, zeigen sich in den Leichenpredigten auch weitere mögliche Therapieziele, die angestrebt wurden.

Ein dramatisches Beispiel ist das der Anna Hedwig Freifrau von Reichenbach, die im Jahre 1665 erst 28-jährig an einem „gefährlichen Fieber" verstarb. Der Pastor Heinrich Schmettaw schildert ihre letzte Erkrankung sehr detailliert, der Sterbebericht allein erstreckt sich über 13 Seiten. Die Freifrau habe über

„beharrliche Hauptschmertzen beweglichst geklaget / auch umb solchen zu remediren bey Titul Herren George Köhlern / Phil. & Med. doctore, [...] und ihrem gewöhnlichem Medico alles fleißes rath gesuchet / so auch hierzu dienliche Mittel verschiedene mahl vorgeschlagen; Darbey aber nicht mit weniger verwunderung befunden / daß Ihre Natur so gar von allen Medicamentis abhorriret / daß auch fast kein einiges simplex,[141] ob es auch manchmahl so gar ohne Geruch und Geschmack gewesen / hafften wollen [...] Welche insignem in medicamenta nauseam Sie mehrentheils / und zwar nicht ohne ursache Schuld gegeben / daß Sie in ihrer zartesten Kindheit fast ohne rast oder nachsehen darmit angestrenget worden; Solche abhorrescentia Naturae leyder / auch ursache gewesen / daß bey sothaner febri acuta maligna, als Sie nur eintzige geringe alteration verspüret / wei-

139 UBW Lp Sig. 360155: Johannes Rollius auf Matthaeus Hoffmannus, genannt Machaeropoeus, Liegnitz 1667, S. 84.
140 UBW Lp Sig. 354522: George Hübener auf Helena Sabina von Ziegler und Klipphauß, geb. von Hohberg, Tauchritz 1666, S. 55–56.
141 Simplicium: einfaches, ungemischtes Arzneimittel (Anm. d. A.)

ter kein einiges Medicament Ihr beyzubringen / sondern Sie lieber zulassen wollen / daß durch damahls geschehene doppele eröfnung der Adern der Morbus sufflaminiret / als radicitus exstirpiret würde / wordurch diesem fomiti malitioso[142] zeit und raum gelassen worden / dehnen ohne daß bey Ihr baufälligen Visceribus eine Cachexiam zu imprimiren [...]. [N]ach ein 3. Wochen zuvor gebrauchter Aderlaß / die Hauptschmertzen sich gelindert / aber statt derer ein Anlaufen beeder Schenckel / doch des lincken am meisten angemeldet / und weil zu Zeiten auch ein Asthma Periodicum sich darbey gewittert / dannenhero keine Zeit verabsäumen wollen / sondern alsobalden rath deßwegen gesuchet / auch so viel Gebrauch der Artzeney Mittel / in acht geno[mm]en / d[ass] gleichwol der in etwas geschwächeter appetit, sich nicht alleine wieder ereignet / sondern auch der Athemb ein klein wenig wieder besser worden. Die Geschwulst aber hat nichts desto wenig schleunig / mit einer grossen härte und röthe begleitet [...]. Gegen Abend [...] stellete sich Herr Libavius ein / und ließ an seinem Fleiß und Vorsichtigkeit nichts erwinden / wurden Ihr auch unterschiedene innerliche und euserliche Medicamenta verordnet / von dehnen man stets guten Effect verhoffete / und weiln man vermeynete / Sie würde ein wenig schlaffen können [...] daß das Röcheln immer stärcker sich fand / wurden die Herren Medici auffgewecket / welche re accuratissimè pro & contra deliberatam weiln der Athem sehr kurtz / das röcheln mit Gewalt zugenommen / daß Sie auch fast sitzende erstücken wollen / und also magno morbo magnum & citatum remedium zu opponiren man genothdränget war / conjunctis consiliis die revolsionem in cruribus, exigente isthae medendi methodo, [...] vor die Hand nahmen / in meynung Sie zum wenigsten / so lange auffzuhalten / biß dehro hochgeehrte Fraw Mutter [...] Sie noch lebendig antreffen möchte".[143]

In dieser Krankheitsbeschreibung werden im Verlauf unterschiedliche Therapieziele und Aspekte der Arzt-Patientin-Beziehung deutlich. Zum einen zeigt sich, dass die Patientin selbst Wünsche an ihren Arzt stellte, diesen jener dann Folge leistete, nämlich die Durchführung eines Aderlasses statt der Verordnung eines „radikal exstirpierenden" Medikamentes. Der Aderlass scheint in diesem Fall als die weniger invasive, „sufflamierende" Maßnahme empfunden worden zu sein als die Übelkeit erregenden Arzneimittel, die die Krankheit „an der Wurzel packen" sollten. Der Aderlass linderte erfolgreich die Kopfschmerzen, war also in diesem Falle eine symptomatische, nicht kurativ intendierte Maßnahme. Im Verlauf weiterhin angewandte Medikamente wiederum halfen gegen die Atemnot der Patientin. Als es im Verlauf zu einer „Geschwulst" kam, stellte sich leider heraus, dass die Krankheit nicht mehr einzudämmen war, woraufhin sich das Therapieziel hin zu einer Hinauszögerung des Versterbens verschob, damit sich die Mutter der Freifrau von Reichenbach noch von ihr verabschieden konnte.

142 Lat. „übler Zündstoff i. S. von Krankheitsmaterie (Anm. d. A.)
143 UBW Lp Sig. 548(3)87: Heinrich Schmettaw auf Anna Hedwig Freifrau von Reichenbach, geb. von Niebelschütz, Steinau (Oder) (1665), S. 52–59 (ges. Lp S. 75–82).

Die richtige Therapie wurde also a) den jeweiligen Umständen angepasst und b) zwischen der Patientin und ihrem behandelndem Arzt ausgehandelt. Die Patientin entschied sich zunächst für einen Therapieansatz, der ihre Beschwerden lindern sollte und der ausdrücklich nicht kurativ war. Als es dann zu einer solchen Verschlechterung des Zustands der Freifrau von Reichenbach kam, dass ihr Tod sicher erschien, wechselte das Therapieziel hin zu einer Lebensverlängerung.

„Gelinde" Medikamente

Neben diesem Beispiel scheint auch in einigen anderen Leichenpredigten die Linderung von Beschwerden bereits ein erstrebenswertes Ergebnis zu sein, so zum Beispiel in der Leichenpredigt auf Ludewig Wentzel von Hund und Altengrottkau, in dem seine Krankheit und sein Versterben durch seine behandelnden Ärzte geschildert wird. Ihm seien

> „etliche Tage vor seinen [sic!] Lager eine Blut-Reinigung und gelinde Pillen gereichet worden. Den besagten 27. Septembr. aber, da wir die Blattern aus allen Umständen praesumiret und seine Constitution des Geblüths flüchtig und etwas scharff geschienen, ist alsobald mit temperirenden und gelinden Medicamenten tractiret worden. Weil auch die Natur selbst die Blattern eher und häuffiger ausgeworffen, als uns lieb gewesen, so haben wir dergleichen Medicamente bis auff den 5ten Tag continuiret und zwar in geringer Dosi. Hierauff aber, da das Fieber noch nicht völlig remittiren wollen und der Leib durch einer Diarrhaea oder Durchbruch sich erleichtern wollen, hat der Herr Hoff-Meister noch einen Medicum beruffen. Weil aber die Pocken wohl gestanden und der Durchbruch gleich nachgelassen; so sind dem Herrn Patienten nach gehaltener Conferenz ferner dergleichen Medicamenta, welche die Blattern in ihren Flor zu erhalten, das Fieber zu mitigiren und andere beschwerliche Symptomata abzuhalten, verordnet [...]. Im Schlaffe hat die Frau gemercket, daß Ihm die Brust sehr beschwert gewesen, worauff Er bald auffgewacht, und dieser Fluß wieder Vermuthen Denselben erstickt; Also daß Er nicht aus Schuld der Pocken, sondern wegen überfallenden Steckflusses sein Leben verlohren."[144]

Auch an diesem Beispiel werden interessante Aspekte deutlich. Zum einen betonen die Ärzte gleich mehrfach, dass sie „temperirende" und „gelinde" Medikamente angewandt hätten, und dies in einer geringen Dosis. Das Ziel war, „das Fieber zu mitigiren und andere beschwerliche Symptomata abzuhalten". Die Bezeichnung *Mitigatoria* (mildernde Mittel) wird, wie Stolberg gezeigt hat, in der Frühen Neuzeit von manchen Autoren synonym zu lindernden, nicht kurativen Mitteln verwendet;[145] zudem wird in

---

144   UBW Lp Sig. 366751a: Martin Isaac Petzold auf Ludewig Wentzel von Hund und Altgrottkau, Loebau (1718), S. 56–57 der ges. Lp (Lp Pag. S. 52–53).
145   Stolberg (2013), S. 28–29.

dem zitierten Sterbebericht ausdrücklich von einer Symptomlinderung gesprochen. Dass die Ärzte in ihrem Bericht von „gelinden", also quasi sanften Therapiemaßnahmen sprechen, kann mehrere Gründe haben. Zum einen sollten die gelinden Medikamente möglicherweise, da im Kontrast zur „flüchtigen" (luftartigen) und „etwas scharffen" Beschaffenheit des Blutes des Patienten, ausgleichend wirken. Andererseits haben sich die Behandler in diesem Arztbrief zu rechtfertigen, dass ihr Patient trotz ihrer Behandlung verstorben ist, und wie bereits in Kapitel 3.2.2 deutlich wurde, konnte ein Behandlungsmisserfolg gravierende Konsequenzen für die verantwortlichen Ärzte haben. Es mag den Ärzten also in diesem Fall – in dem der Patient noch dazu ein adeliger junger Mann war – sinnvoll erschienen sein zu betonen, dass man keine gefährlichen, sondern nur sanfte Medikamente zur Steuerung des Krankheitsverlaufs eingesetzt und damit den Tod des Patienten wenigstens nicht selbst aktiv verschuldet hat. (Der Tod des Patienten trat dann folgerichtig auch gar nicht aufgrund der korrekt behandelten Pocken ein, sondern wegen eines plötzlich und unerwartet aufgetretenen Steckflusses.) Darüber hinaus ist davon auszugehen, dass Palliativmedizin in der Frühen Neuzeit auch lindernde Maßnahmen zum Zwecke einer Lebensverlängerung beinhalten konnte. Es ist zumindest nicht auszuschließen, dass die Ärzte eine solche Absicht bei der Behandlung ihres Patienten hatten, zumal auffällig ist, wie häufig der Begriff „gelinder" Medikamente fällt.

In einer anderen Leichenpredigt entschieden sich die Ärzte aufgrund der Gebrechlichkeit ihres Patienten für eine nur schwache, als ungefährlich gewertete Therapie. Der erkrankte Hans von Loos und Simbsen, immerhin schon 65 Jahre alt, war

> „neben dem Malo Hypochondriaco auch Lenta tabes also abgemattet / auch gantz und gar der kräffte entnommen / daß Er bey einem Jahre wenig auß seinem Adelichen Hause kommen können / darumben die Medici auch / Ihme ferner mit Ertzneyen beyzuwohnen / nicht unbillich ein vernünfftiges Bedencken trugen / denn sie sich so balde bedüncken liessen / weil die Kranckheit von Tag zu Tage stärcker würde / auch viel Jahr gewähret / darzu die Schwachheit groß / und keine Kräfften in der Natur verhanden / daß es zu solchem Außgange kommen würde. So viel aber Menschlich und möglich gewesen / ist Ihr Gestr: von Ihnen den Medicis mit eusserlich: und innerlichen vornehmen Labsalen wol versehen worden."[146]

Hier wurde in Anbetracht des schlechten Allgemeinzustands des adeligen Patienten von einer zu radikalen Therapie Abstand genommen und nur „[s]o viel aber Menschlich und möglich gewesen" an Arzneimitteln eingesetzt. Auch die Konstitution des bereits 69-jährigen Caspar Keseler war bereits so geschwächt, dass eine angestrebte evakuierende Therapie nicht erfolgversprechend durchgeführt werden konnte:

---

146 UBW Lp Sig. 547244: Christophorus Bergerus auf Hans von Loos und Simbsen, Polnisch Lissa (1636), S. 58–59.

„Nachdem aber (Titul) Herr Jonas Günther [...] Medicus und berühmbter Practicus / der alsobalden consuliret worden / theils Solstitium hybernum instans, theils / wie offte in vorigen Jahren / die / hohen Alters halben / geschwächte Natur / sich kaum / per humorum abundantium ad articulos expulsionem, liberiret, wohl beobachtet / hat Er diesen Rigorem, sine consuetâ excretione factum, als ein Zeichen Succumbentis Naturae, welche die Viscera nicht mehr / durch gewüntschte Abführung der widernatürlichen Feuchtig. zu Salviren vermochte [...] [, sodass diese] nach adhibirung tauglicher Mittel sich / vermittelst Göttl. Segens unschwer curiren lassen. Ubrigens hat Er / wie vor ehrmahls / durch Gottes Gnade / glücklich geschehen / der schwachen Natur die Hand fleißig gebothen / und Sie per varias revulsiones (so viel nur die Schwachheiten zulassen wollen) ad Exteriora zu leiten gewüntschet / hat aber / nach GOttes Willen / dießmahl nur vergeblich gearbeitet und seinen Zweck nicht erreichen können."[147]

Dem behandelnden Arzt war also klar, dass aufgrund des schlechten Zustands des Patienten und der Unmöglichkeit, „durch gewüntschte Abführung der widernatürlichen Feuchtig. zu Salviren", keine Heilung möglich war und führte daher „varias revulsiones (so viel nur die Schwachheiten zulassen wollen)" durch. Dies ist ein erneutes Beispiel für eine sanftere Therapie, die an die jeweiligen Umstände angepasst ist.

Symptomlinderung

Insgesamt werden in den Leichenpredigten unterschiedliche Symptome der Schwerstkranken erwähnt, bei denen eine Linderung angestrebt wurde. Im Falle der Elisabeth von Festenberg, genannt Packisch, war es ein „dürrer böser Husten [...] / so aber bey Gebrauch der Artzneyen erträglich gewesen / und dann und wann Lucida intervalla gehabt / daß Sie zur Kirchen fahren / und Ihrer gewöhnlichen Andacht abwarten können",[148] wobei auch wieder der Aspekt des Funktionserhalts deutlich wird. Es wird darüber hinaus lobend hervorgehoben, dass ihr die Arzneimittel ihres Arztes „einige Inducias und erträgliche Linderungs-Frist" gewährten.[149] Während der Krankheit der oben erwähnten Anna Hedwig von Reichenberg werden Arzneimittel eingesetzt, wodurch „der Athemb ein klein wenig wieder besser worden".[150] Auch Peter von der Marwitz leidet an einem „gewaltige[n] Husten / so ihme seinen gantzen Leib erschüttert / [...] hat er alsbaldt zu abwendung desselben / als er heimkommen / [...] Me-

---

147 UBW Lp Sig. 539564: Johannes Kutschreiter auf Caspar Keseler, Liegnitz 1662, S. 50–51.
148 UBW Lp Sig. 358833: Gottfried Böttner auf Elisabeth von Festenberg gen. Packisch, Zittau 1686, S. 87 (Lp Pag. S. 79).
149 Ebd., S. 87 (Lp Pag. S. 79).
150 UBW Lp Sig. 548(3)87: Heinrich Schmettaw auf Anna Hedwig Freifrau von Reichenbach, geb. von Niebelschütz, Steinau (Oder) (1665), S. 53 (ges. Lp S. 76).

dicum &c. seinen Rath hierin mit zu theilen erbeten / Welcher [...] durch Göttliche hülffe den Catharrum und Husten etlicher massen abgeführet und gestillet".[151]

Der englische Händler Thomas Cheswright hat ebenfalls Schwierigkeiten beim (Ab-)Husten und erhält dafür Medikamente:

> „Und weil sie vermercket / Das ihme die expectoration etwas schwehr würde: Haben sie gerathen / Er solte doch versuchen / ob es nicht durch Medicamenta zufödern. Darauff Er den H. Doct. Med. wieder zu sich fordern lassen / seines rahtes gepfleget / und gebrauchet / was ihm derselbe geordenet: Auch etwas linderung befunden / wie Er Sontages früe / vor der Predigt / selbst vernünfftiglich gegen dem H. Doct. zuverstehen gegeben."[152]

Johann Georg von Osterhausens Krankheit wird durch seinen „Leib-Medicum [...] mit kräfftigen Artzneyen begegnet [...] / die Schmertzen auch sich ziemlich stilleten",[153] hier wird also eine Schmerzbehandlung beschrieben. Ebenso kommt eine Schmerztherapie bei Elisabeth von Filtz und Pudritsch zur Anwendung, die „grosse schmertzen erdulden und außstehen müssen / biß solche Fluß auff angewendete fleissige Chur und mühe waltung sich nachmals eröffnet / und dardurch ihr die grossen schmertzen gelindert worden". In ihrem Falle wird aber auch deutlich, dass eine symptomatische Behandlung nicht nur den Zweck einer Leidenslinderung haben konnte, sondern eine Symptombesserung auch als Zeichen für eine mögliche Heilung betrachtet wurde: „wiewol man gäntzlichen verhoffet / sie würde hirauff wiederumb gäntzlichen genesen und zu rechte kommen".[154]

Eine weniger erfolgreiche Schmerzlinderung wird in der Leichenpredigt auf Georg von Reibnitz auf Arnsdorf geschildert:

> „Ob er nun wol zu minderung / als auch abwendung Solcher seiner grossen Leibsschmertzen ordentliche Mittel und Ertzney anfenglich zur Schweidnitz / Nachmals auch allhie daheime auff des Hirschbergischen Doctoris rath gebraucht / so ist doch schlechte linderung und besserung darauff erfolget".[155]

Es gibt auch Beispiele in den Leichenpredigten, in denen nicht ein spezifisches Symptom, sondern die ganze Krankheit „gedämpft" oder „gelindert" wird. Oft wird dies als Teilerfolg einer Therapie, die allerdings letztendlich scheiterte, gewertet. Der Arzt Johannes Laurentius Fabri zum Beispiel ist „zwar von Natur der Hecticae und Phtysi unterworffen gewesen / welcher er aber mit Medicamentis [...] fürsichtiglich begeg-

---

151 UBW Lp Sig. 527028: Lucas Janticovius auf Peter von der Marwitz, Frankfurt (Oder) 1612, S. 53.
152 UBW Lp Sig. 523650: Wolfgang Silber auf Thomas Cheswright, Görlitz 1616, S. 48.
153 UBW Lp Sig. 567208: Christoph Nichtewitz auf Johann Georg von Osterhausen, Dresden (1670), S. 56.
154 UBW Lp Sig. 545013: David Bohemus auf Elisabeth von Filtz und Pudritsch, geb. von Dombnig und Nippern, Oels 1642, S. 34.
155 UBW Lp Sig. 524370/523536: Melchior Freudenberg auf Georg von Reibnitz auf Arnsdorf, Liegnitz (1612), S. 52.

nen / und [...] dieselbe wo nicht gantz extirpiren / doch also hätte dämpffen können".[156]
Der Gerichtsassessor Gottlieb Ziegler litt über drei Jahre an einer Krankheit, „welche
mit Engbrüstigkeit, Doloribus Calculi, Schlafflosigkeit, Appetitu prostrato und andern
Symptomatibus malignis vereinbaret war". Er ließ sich von diversen Ärzten behandeln,
was leider keinen dauerhaften Effekt zeigte, „obgleich die Kranckheit bisweilen so miti-
giret wurde, daß man an völliger Restitutione sanitatis nicht zweifelte".[157]

Zusammenfassend lässt sich sagen, dass es nach dem primären Ziel der Heilung
auch andere Therapieziele gibt, die in den Leichenpredigten Erwähnung finden, unter
anderem die Lebensverlängerung, Symptomlinderung und Abmilderung der Erkrankung. Manche Behandler, aber auch Patientinnen und Patienten, wünschen sich eine
milde(re) Therapie und setzen diese auch durch. Eine Einordnung in den palliativmedizinischen Kontext erfolgt in den Kapiteln der Diskussion 5.2 und 5.2.2.

4.4.3 Herzstärkungen

Bei der Durchsicht der Leichenpredigten fiel auf, dass in insgesamt neun Leichenpredigten sogenannte Herzstärkungen oder *cordialia* eingesetzt wurden. Selbstverständlich gibt es auch heute Haus- und Arzneimittel, die unspezifisch der „Gesundheit
des Herzens" dienen sollen. Interessant ist der Einsatz von Herzstärkungen vor allem,
weil sie oftmals explizit am Lebensende zur Anwendung kamen – dies entspricht
Schäfers Feststellung, dass *cordialia* in der Therapie der Altersschwäche eines Rolle
spielten.[158] Auffällig ist zudem, dass in acht von neun Fällen die Herzstärkungen Frau-
en verabreicht wurden. Alle Predigten stammen aus dem 17. Jahrhundert, drei aus der
ersten Jahrhunderthälfte, sechs aus der zweiten. In zwei der Berichte scheint die Herzstärkung Teil der normalen Krankheitsbehandlung gewesen zu sein, zumindest wird
kein expliziter Bezug zum Sterben genannt. Barbara von Zedlitz (1576–22.11.1604) hat
in ihrer Erkrankung

> „[o]rdentliche Mittel der Ertzte und Artzney gebrauchet / unnd sich darauff dem aller-
> gnedigsten willen Gottes / zu leben und sterben gentzlich ergeben. Und ob sie wol mit
> krefftigen Confortatiuis, Labsal und Hertzsterckungen / nottürfftig versehen worden / so
> hat sie doch die allerkrefftigste SeelenArtzney / die wunderschönen Trostsprüchlein aus
> Gottes wort / [...] ihr einiges und allerliebstes Alexipharmacon und Hertzsterckung seyn
> lassen"[159].

---

156 UBW Lp Sig. 358773: Nicolaus Vogelhaupt auf Johannes Laurentius Fabri, Guben 1673, S. 79.
157 UBW Lp Sig. 554929: Gottfried Schultz(e) auf Gottlieb Ziegler, Königsberg (1742), S. 46 (Lp Pag.
     S. 44).
158 Schäfer (2004), S. 112–113.
159 UBW Lp Sig. 343014: Tobias Seiler auf Barbara von Zedlitz, geb. von Czettritz, Leipzig 1605, S. 47
     (Lp Pag. S. 17).

Die Herzstärkung fällt hier deutlich in die Kategorie „Artzney". Es erscheint so, als sei die Herzstärkung Teil der allgemeinen Behandlung gewesen, die letztlich nicht zu einer Heilung führte. Eine ebenfalls eher kurative Absicht ist im Sterbebericht von Maria-Elisabeth Maukisch (29.09.1632–02.01.1670) zu erkennen. Auch in diesem Sterbebericht wird dem vorgeschriebenen Vorgehen Folge geleistet, indem

> „man bald die Herren Medicos adhibiret / derer vernünfftige Consilia dahin gegangen / daß man der Patientin eine Ader möchte springen lassen / und ferner solche bequeme Artzeney Mittel und Cordialia verordnen / dadurch das Geblüte möchte gereiniget / der Melancholey gesteuret / und das Hertze erquicket werden."[160]

Wie im vorigen Beispiel wird hier die Herzstärkung als ein Teil der normalen, kurativ intendierten Behandlung genannt. Auch bei Barbara von Axleben gen. Magnus (20.08.1604–15.02.1664) wird eine Heilungsabsicht ihrer Ärzte deutlich; sie litt an einer Erkrankung,

> „[w]elche beyde Herren Medici in ihrem Consilio Medico gar einstimmig / und es für ein böse catarrhosischs Feber gehalten / auch allerhand Artzney Mittel und kräftige Hertzstärckungen überschickt / so aber bey der Armen Patientin fast wenig fruchten wollen."[161]

In anderen Fällen finden Herzstärkungen Erwähnung, wenn der Tod bereits nahe ist, dieser allerdings noch verhindert werden soll. Paul Friedland (02.04.1602–20.02.1639) wurde mit dem Ziel einer Heilung mit Herzstärkungen versorgt und dennoch kam es zu den ersten Todesvorzeichen:

> „Nach dem aber uber alle hoffnung / und ungeachtet / mit vielen Mitteln allerley stärckung des Hertzens / und anderen Labsaln stetigs angehalten worden / inn einer stunden sich alles zu letzten Sterbstündlein angelassen / Also / daß der kalte Todesschweiß angetreten / alle kräffte Sich verlohren / und eine stettige Ohnmacht gefolget".[162]

Anna Catharina Braun (17.05.1640–18.01.1680) erlitt in ihrer Schwangerschaft eine starke Blutung, welche durch Medikamente kaum zu stillen war. So „entgiengen Ihr endlich alle Kräffte / [...] also / daß auch die köstlichsten Hertzstärckungen nicht mehr anschlagen wollten / und schickte sich also aller Dinge zu einem seeligen Abschiede".[163] Die Herzstärkungen werden auch in dieser Situation noch kurz vor dem Tod der Patientin eingesetzt, können ihn aber nicht mehr verhindern. Hier wird deutlich, dass mit Herzstärkungen lebensspendende Universalmedikamente gemeint sind, die in dieser

---

160 UBW Lp Sig. 547454: Johannes Heinius auf Maria-Elisabeth Maukisch, geb. Weber, Danzig (1670), S. 52 (Lp Pag. S. 50).

161 UBW Lp Sig. 354532: Christian Adolph auf Barbara von Axleben gen. Magnus, Zittau 1664, S. 35 (ges. Lp S. 63).

162 UBW Lp Sig. 509200: Georg Seidel auf Paul Friedland, Oels 1639, S. 42.

163 UBW Lp Sig. 562301: Johann George am Ende auf Anna Catharina Braun, geb. von Bünau, verw. von Hagenest, Altenburg 1680, S. 35.

Situation leider nicht mehr wirken. Im Sterbebericht der Herzogin Sibylla Maria von Württemberg-Oels-Bernstadt (28.10.1667–19.10.1693) ist zu vermuten, dass ihr Leibarzt die Schwere ihrer Erkrankung bereits ahnt. So wird beschrieben, dass,

> „da denn Dero verordneter Leib-Medicus Herr D. Heydenreich / Ihnen die Malignität ietziger Fieber zu Gemütte geführt / und wie sonderlich das Ihre nicht das beste wäre / [...] dann folgenden 8. Sept. mit gebührenden Refrigerantibus, köstlichen Cordialibus und Bezoardicis fixioribus wol angefangen worden".[164]

Auch in der Predigt auf Maria Sabina Hayn (16.03.1631–1661) ist offenkundig, dass diese bereits schwer erkrankt war, als die Herzstärkungen eingesetzt wurden:

> „Ob zwar auch widerumb aller möglisgter Fleiß in Verordnung und Gebrauch dienlicher Mittel ist angewendet worden / selbste auch so viel effectuiret / daß dadurch die imminentia gravia symptomata, carus & catharrus suffocativus, DEo dante, sind avertiret worden. Nichts desto weniger hat der Lypothomiae und grossen Mattigkeit des Hertzens durch cordialis u[nd] bezoartica temperata adhibita nicht können gesteuret werden. Dahero die Fraw Patientin selbst vermercket / daß Sie GOTT wolle durch diese grosse Kranckheit von dieser Welt abfodern".[165]

Die „Cordialia und bezoartica temperata" schienen effektiv gegen „die imminentia gravia symptomata, carus & catharrus suffocativus" zu sein, aber konnten die Herzensmattigkeit nicht lindern. Die Patientin merkte daraufhin, dass sie vermutlich sterben würde.

In den bisherigen Beispielen werden Herzstärkungen entweder während eines noch nicht akut lebensbedrohlichen Krankheitsstadiums eingesetzt oder, da die Herzstärkungen in ihrer Wirkung versagten, kurz vor dem Versterben der Personen. Es gibt aber auch Leichenpredigten, in denen die Herzstärkungen offenbar Teil der medizinischen Versorgung Sterbender waren. Die Herzogin Loysa von Mecklenburg (20.05.1635–06.01.1648), die dreizehnjährig an einem „hitzige[n] Catharrus" erkrankte, ahnte dem Autor ihrer Leichenpredigt zufolge selbst,

> „es würde nunmehr nicht lange mit ihr wehren. [...] Hierauff ist mit gebeth und lesen fortgefahren / auch zu zeiten I. F. Gn. auff begehren / durststillende Wasser und säffte / (weil sie über unauffhörlichen durst stets geklagt) und andere Hertzsterckungen gereichet worden. Und haben I. F. Gn. in bemelter hertzlicher Andacht und seufftzen nach ihrem Heilande also gelegen biß umb 2. Uhr nach Mittage / da sich der Puls / das Gesicht / Ge-

---

164   UBW Lp Sig. 570955: Esaias Gosky auf Sibylla Maria Herzogin von Württemberg-Oels-Bernstadt, geb. Herzogin von Sachsen-Merseburg, Brieg (1694), S. 76–77 (Lp Pag. 74–75).
165   UBW Lp Sig. 509379: Georgius Schrammius auf Maria Sabina Hayn, geb. Pirscher, Steinau (Oder) 1662, S. 71.

hör / und die Sprache allmählig verlohren / biß sie endlich unter dem offentlichen Gebeth der anwesenden forth nach drey Uhr sanfft und Selig im HERREN entschlaffen."[166]

Hier wurden also Maßnahmen ergriffen, obwohl oder sogar *weil* das Sterben nahe war. Zum einen wurde der Durst der jungen Patientin gestillt, „weil sie über unauffhörlichen durst stets geklagt", und zum anderen Herzstärkungen dargereicht; kurz darauf verstarb die Patientin im Beisein von nicht näher erwähnten Personen, die für sie beteten. Diese Maßnahmen hatten eindeutig keine kurative Intention, sondern wurden ergriffen, weil die Patientin im Sterben lag. Ein Arzt wird in der Sterbesituation nicht erwähnt. Anders stellte sich die Situation bei Marianna Rothkirch von Panthen (09.12.1599–06.02.1661) dar, welche an einem Steckfluss erkrankt war und infolgedessen an einem „Rächeln" litt,

> „welches Freytags frü schon angefangen je stärcker worden / hat sie solches dem Artzte geklaget / welcher sie zwar folgender besserung getröstet / aber das ende herbey kommen verspüret / dannenhero nichts mehr alß Hertzstärckung eingegeben / ein Buch genommen und ihr vorgebetet".[167]

Der behandelnde Arzt erkannte die infauste Krankheitssituation seiner Patientin (obwohl er sie „folgender besserung getröstet") und hat ihr „dannenhero nichts mehr alß Hertzstärckung eingegeben". Die Herzstärkung wurde also in diesem Falle nicht in kurativer Funktion, sondern als Medikament für die Sterbephase verabreicht. (Durch die Nebeneinanderstellung des Betens und der Herzstärkung könnte man in diesem Falle auch vermuten, dass mit der Herzstärkung das Gebet gemeint ist. In den anderen Beispielen ist allerdings kein solcher Zusammenhang zu sehen.) Dieses Beispiel zeigt aber auch, dass sich die Funktion des Arztes im Verlauf von Marianna Rothkirch von Panthens Krankheit von einer medizinischen zu einer eher seelsorgerischen, spirituellen wandelte.

4.4.4 Ärztliches Wirken am Sterbebett

Wenn man sich die schwierige professionspolitische Situation der frühneuzeitlichen Ärzte vor Augen führt, erscheint es wenig wahrscheinlich, dass die Mediziner sich am Sterbebett ihrer Patientinnen und Patienten einfanden, geschweige denn eine aktive Rolle spielten. Döhner zufolge hätten sowohl Ärzte als auch Geistliche „mehr als Statisten am Rande [gestanden], waren als Träger beruflicher Rollen mehr Begleiter, Berater und Lehrer in der Kunst des ruhigen und seligen Sterbens und konnten in dieser

---

166   UBW Lp Sig. 547463: Joachimus Mencelius auf Loysa Herzogin von Mecklenburg, Zerbst 1648, S. 71–76.
167   UBW Lp Sig. 354521: Friedrich Albinus auf Marianna Rothkirch von Panthen, Brieg 1661, S. 57.

nicht nur für den Sterbenden, sondern für die ganze Gruppe bedeutsamen Funktion in die Familie hineingenommen werden.“[168] Weiter stellt er die These auf: „Im 16. bis 18. Jahrhundert fiel das Problem des Todes nur insofern in den Kompetenzbereich des Arztes, als er in einer lebensbegleitenden Betreuung und Behandlung des Gesunden und Kranken einen vorzeitigen, plötzlichen und oder gewaltsamen und damit ‚unnatürlichen‘ Tod zu verhindern suchte, um ein ‚natürliches‘ Ableben zu ermöglichen.“[169] Es gibt jedoch auch andere Autoren, die den zeitgenössischem Ärzten eine aktivere Funktion am Sterbebett ihrer Patientinnen und Patienten zuschreiben.[170]

Im Folgenden sollen in chronologischer Abfolge die verhältnismäßig wenigen Beispiele unter den hier untersuchten Leichenpredigten dargelegt werden, in denen Ärzte eine bedeutende Rolle im Sterbeprozess ihrer Patientinnen und Patienten einnahmen. Es gibt insgesamt 14 Leichenpredigten, bei denen es eindeutig oder zumindest sehr naheliegend ist, dass die Ärzte am Sterbebett anwesend waren. Sechs dieser Leichenpredigten stammen aus der ersten, sechs aus der zweiten Hälfte des 17. Jahrhunderts; aus dem Zeitraum 1700–1749 sind zwei Leichenpredigten vertreten. In drei weiteren Leichenpredigten besuchten die Ärzte ihre Patientin oder ihren Patienten noch kurz vor deren Versterben.

Anna von Oppen, geb. von Klitzing (14.05.1567–19.04.1606)

Anna von Oppen erkrankte etwa zwei Jahre vor ihrem Tod an einer nicht näher beschriebenen Erkrankung. Letztlich muss sie sich etwa drei Monate, bevor sie verstarb,

> „zu lager begeben / vnd solch jhr Lager durch versönung mit GOtt / vnd empfahung [sic!] des H. Abendmals angefangen / mit vermeldung das sie numehr einer grossen bürden ledig / gerne wo es GOtte also gefellig / diese Welt gesegnen wolle / Sind aber darneben allerley ordentliche mittel gebraucht / vnnd hat jhr lieber Juncker sich keiner unkosten tauren lassen / vnnd anfenglichen Herrn Iacobum Copium, […] Doctorem SAMUELEM SCHARLACHIUM gebraucht / welcher auch biß zu jhrer seeligen entbindung aufgewartet / vnnd haben beyde Medici jhrer berümbten geschickligkeit nach an jhnen nichts erwinden lassen.“[171]

Hier machte sich also insbesondere Samuel Scharlach(ius) bis zu ihrem Ende um die Patientin verdient und behandelte sie auch „biß zu jhrer seeligen entbindung“ mit seiner „berühmbten geschickligkeit“.

168 Döhner (1986), S. 33.
169 Ebd., S. 89.
170 Bergdolt (2004), S. 109–110.
171 UBW Lp Sig. 395371: Christoph Treuer auf Anna von Oppen, geb. von Klitzing, Frankfurt (Oder) 1606, S. 33–34.

Fridrich Schösser der Elter (1562–18.12.1609)

Fridrich Schösser der Elter, Gutsverwalter in Ober-Hertzogswalta, erkrankte neun Tage vor seinem Tod an „einem grossen Husten: Sonderlich hat ihn geplaget ein Catharrus".[172] Als dann das Versterben des Gutsverwalters nahte, wachten „der Ehrenveste und Hoch gelarte Herr Georgius Closius, der Artzney Doctor, und bestalter Medicus zur Freystadt / (welchen ich ehrenthaben nenne /) neben meiner wenigen Person / unnd andern bey ihme".[173] Auch hier werden keine medizinischen Maßnahmen genannt, der ehrerbietig titulierte Arzt scheint ebenfalls einen selbstverständlichen Platz neben dem Pastor am Sterbebett zu haben.

Peter von der Marwitz (22.11.1557–24.07.1612)

Die Leichenpredigt auf den adeligen Peter von der Marwitz enthält einen sehr ausführlichen Sterbebericht, der hier in Auszügen wiedergegeben werden soll.

> „Es hat sich aber seine Kranckheit angefangen den 23. Febr., so ihm ein harter Catharrus auff die Brust gefallen / jedoch hat er noch reisen können [...]. Dieweil aber der Catharrus nicht allein angehalten / sondern sich auch ein gewaltiger Husten / so ihme seinen gantzen Leib erschüttert / gefunden / hat er alsbaldt zu abwendung desselben / als er heimkommen / [...] Medicum &c. seinen Rath hierin mit zu theilen erbeten / Welcher zwar durch Göttliche hülffe den Catharrum und Husten etlicher massen abgeführet und gestillet / Aber es seind bald nach dem abreissen andere symptomata mehr darzu geschlagen / als der Schwulst an Schenckeln / unnd andern Gliedmassen / Darumb dann auch wolermelter Doctor folgig darauff den 16. Martij wieder bittlich anhero zu ko[mm]en / und ferner deßfalls auch Rath mit zu theilen angelanget worden / der auch baldt kommen / aber nicht allzu wol gegen mir getröstet / mit bericht / daß die Häuptglieder der viscerum sehr verletzet / und deßweg[en] gefahr deß Lebens dabey wer / hat aber an guter verordnung / was zu auffhaltung u[nd] sterckung derselben nötig / nichts mangeln lassen. [...] Auff den 24. Julij ward nun der Juncker immer schwächer / kunte nichts zu sich nehmen / allein daß man ihm zur Sterckung von Zimmet und Cappaunenwasser einflössete. Gegen Abendt nahete es sich immer zu seinem seligen Ende [...]. Das haben mit angehöret und gesehen [...] der Herr Doctor Wenceslaus Pannonius [und weitere Personen]"[174].

In dem Krankheits- und Sterbebericht wird eine sehr intensive medizinische Behandlung deutlich, in die mehrere Ärzte, aber vorrangig der auch beim Tode des Peter von Marwitz anwesende Wenceslaus Pannonius involviert waren. Vordringlich versuchen die Medici, den quälenden Husten und die angeschwollenen Beine zu therapieren. Auffällig und interessant ist hier die Bemerkung, dass Dr. Pannonius schon zuvor

---

172   UBW Lp Sig. 510973: Abraham Kremer auf Fridrich Schösser der Elter, Frankfurt (Oder) 1620, S. 30.
173   Ebd., S. 33.
174   UBW Lp Sig. 527028: Lucas Janticovius auf Peter von der Marwitz, Frankfurt (Oder) 1612, S. 53–61.

zu vermuten schien, dass sein Patient unheilbar erkrankt war: „nicht allzu wol gegen mir getröstet / mit bericht / daß die Häuptglieder der viscerum sehr verletzet / und deßweg[en] gefahr deß Lebens dabey wer". Dennoch behandelt er seinen Patienten pflichtschuldig bis zu seinem Tode: „hat aber an guter verordnung / was zu auffhaltung u[nd] sterckung derselben nötig / nichts mangeln lassen."[175] Noch am Todestag erhielt der Patient eine „Sterckung von Zimmet und Cappaunenwasser", als dieser schon zu schwach war, Nahrung zu sich zu nehmen. Dies entspricht der an späterer Stelle thematisierten Beobachtung, dass Sterbende noch im Sterbeprozess mit Stärkungen oder Labsalen verschiedener Art versorgt wurden.

Philipp Heilbrunner, Doctor der H. Schrifft (29.06.1546–17.04.1616)

Philipp Heilbrunner war ein hochrangiger Geistlicher und Superintendent der Kirche in Laugingen, der im fortgeschrittenen Alter von 69 Jahren verstarb. Zuletzt befiel ihn

> „eine Schwachheit [...]. Weil er aber grosse Schwachheit befunden / hat er seinem Beth zubegehret / und befohlen / man solle ihn fein auff die Seiten legen / damit ihme das Hertzblat nicht fürfalle / welches dann in GOttes Namen geschehen / unnd stracks darauff inn beysein Herrn Bartholomaei Mercklin / unnd Herrn Johann Widemann / der Artzney Doctorum, wie auch anderer Benachbarten / [...] in ihme sanfft unnd seeliglich entschlaffen: Da ihme widerfahren / was er lang vorher schon GOtt gebetten / Er wölle ihn nach seinem gnädiglichen Willen nur nicht langwiriger schmertzlicher Kranckheit heimbsüchen"[176].

Beim Tod des Superintendenten waren gleich zwei namentlich genannte Ärzte anwesend und es fällt auf, dass diese im Gegensatz zu „andere[n] Benachbarten" regelmäßig namentlich genannt werden. Auch bei Philipp Heilbrunner wurden keine Medikamente oder anderen Therapien vor dem Tode eingesetzt, es erfolgte nur eine Seitlagerung auf Wunsch des Sterbenden. Wie in vielen anderen Leichenpredigten äußert auch hier ein Sterbender den Wunsch, vor einem langwierigen, schmerzhaften Siechtum bewahrt zu werden.

Catharina von Boxdorf, geb. von Döbschütz (1555–01.04.1618)

Catharina von Boxdorf war seit längerer Zeit in eine „Melancholiam und Schwermuth gerahten / zuletzt auch gar in Oblivionem". Ihr Sterbebericht lautet dann wie folgt:

> „Gegen Abends ist ihr die Sprach entfallen. Nach Mitternacht gar tödtlich Kranck worden. [...] ist sie Hemiplexiâ / am halben Schlage / der ihr die lincke seitten berühret / sanffte

---

175   Ebd., S. 54.
176   UBW Lp Sig. 523907: Johannes Seitz auf Philipp Heilbrunner, Doctor der H. Schrifft, Ulm 1616, S. 35.

und selig eingeschlaffen / und ihren Geist auffgegeben: In gegenwart ihres lieben Junckern / [...] Herrn Doct. Mich. Crusii Medici / Und ihres Hauptgesindleins."[177]

In diesem Fall wird keine medikamentöse Behandlung beschrieben, die Anwesenheit ihres Arztes findet nur am Sterbebett Erwähnung. Es ist also wahrscheinlich, dass der Medicus rein in der Funktion des Nachbars oder Freundes anwesend war.

Johannes Saubertus (26.02.1592–02.11.1646)[178]

Johannes Saubertus war selbst Geistlicher in Nürnberg. Ein großer Teil seiner Leichenpredigt handelt von seinem schweren Steinleiden, es ist darin sogar ein Bild seines posthum herausgeschnittenen Blasensteins abgebildet (siehe Abbildung 4). Letztendlich wurde er aber

> „in solcher Sambstags Nacht / morgen 14. Tag / mit grosser Hertzensschwachheit neben seinen unsägliche[n] Steinschmertzen angegriffen / welche von Tag zu Tag hefftig zugenommen; Und obwol der Herr Medicus allen mügliche[n] Fleiß angewendet / unnd seinen lieben Herrn Sauberto [...] auß vielen tödlichen Kranckheiten gerissen [...] So hat doch der gerechte Gott [...] mit unserm Herrn Sauberto auß diesem Leben / vielleicht vor dem grossen Unglück / geeilet."[179]

An anderer Stelle schreibt der Autor Michael Weberus, Herr Saubertus starb „in Beyseyn deß Herrn Medici und seiner lieben angehörigen".[180] Da in der restlichen Predigt die Behandlung des Arztes und schließlich seine Anwesenheit, als sein Patient starb, beschrieben wird, liegt zumindest nahe, dass der Medicus auch bis zum Tod von Saubertus eine aktive Rolle gespielt hat. Welche Maßnahmen der Arzt im Sterbeprozess ergriffen hat, wird nicht erläutert.

Martinus Hyllerus (28.09.1575–14.08.1651)

Martinus Hyllerus, Probst in Oels, wurde am „dritten Julii in diesem 1651. Jahr / [durch] die Hand des Höchsten berühret auff der rechten Seiten / [...] daß er den rechten Arm und Schenckel nicht stille hat halten können".[181] Er wurde von einem Arzt behandelt, woraufhin sich die Beschwerden besserten. An seinem Todestag klagte er dann,

---

177 UBW Lp Sig. 509925: Wolffgang Silber auf Catharina von Boxdorf, geb. von Döbschütz, Görlitz 1618, S. 40–41.

178 Die Paginierung der sehr umfangreichen Leichenpredigt des Johannes Saubertus ist aufgrund doppelter und wiederholt eingeschobener unpaginierter Seiten unübersichtlich, im Folgenden wird daher die Leichenpredigt-eigene Paginierung verwendet.

179 UBW Lp Sig. 346672: Michael Weberus auf Johannes Saubertus, Nürnberg 1647, Lp Pag. S. 39–40.

180 Ebd., Lp Pag. S. 27.

181 UBW Lp Sig. 537789: Christoph Freitag auf Martinus Hyllerus, Oels 1652, S. 47.

„er habe vergangene Nacht nicht wol geruhet / und ihm sey gar ubel / hat sich auch ein
Schlucken und grosser Angst- und Todes-Schweiß am Gesichte funden / und ohn allen
zweifel der vorige Schlagfluß gewesen [...]. Darauff bald zum Herrn Medico und auch
Herrn Archidiacono geschicket worden / welche bald in eyl erschienen / und wol gesehen / das es sein letztes Stündlein sey. Ist derowegen ihm zugeschryen worden kurtze
Stoßgebetlein [...] Darauff der Seel. Herr Probst gantz stille biß umb 8. Uhr gelegen / und
also sanffte und seelig eingeschlaffen ohn alle Ungeberde".[182]

Hier beschränkte sich die berichtete Rolle des Arztes, nachdem er wahrnahm, dass
sein Patient im Sterben lag, darauf, ihm beizustehen und an den Gebeten teilzuneh-
men. Beim ersten Schlagfluss des Probst Hyllerus hatte er noch eine weitaus aktivere
Funktion, als er „ihm köstliche medicamenta zum brauchen verordnet / die auch ihren
effect erreicht haben / das nechst Göttlicher Hülffe unser Herr Hyllerus nach wenig
Wochen zimliche Besserung vermercket [...] hat er sein Ampt aufm Lande und in der
Stadt abermals verrichtet".[183] Er hat sich also, wenn der Schilderung des Autors zu glauben ist, in zwei ähnlichen Situationen (dem plötzlichen Auftreten von Schlagflüssen)
unterschiedlich verhalten – begründet wird dies mit der Auffassung, dass es bereits
des Patienten „letztes Stündlein sey".

Hanß Adam von Gruttschreiber und Zopfkendorf (10.12.1607–03.04.1655)

Der 47-jährige Hanß Adam von Gruttschreiber und Zopfkendorf, Herr auf Michelau
und Jacobin, erkrankte am 26. März 1655 an einem „harten Fluß auf der Brust", infolgedessen er „[l]agerhafft" wurde.

„Hierüber hat der Medicus Herr Wolff Friedrich sich den Leib wieder zu bringen auch
nach allen treuen versucht / Ihme allerhand kostbare medicamenta adhibirt, die ihren
effect auch wol gethan / aber dennoch den harten Fluß auf der Brust nicht erweichen
wollen. Weil denn sichs zu keiner besserung wollen anlassen / hat Er hertzlich gebätet / in
seiner Kranckheit / da Er in unmenschlicher Hitze lag / wie ein armer Wurm schmachte-
te / hat Er so grosse Gedult bewiesen".[184]

Letztlich, „da es mit Ihm ad agonem kommen / von Unß abgewand / bey sich selbst
innbrünstige Seuftzer gelassen / bis nach Block 7. der Herr Medicus mir insinuiret, der
retrogradus an der Hand wehre geschehen / daher sein Ende zu besorgen". Daraufhin
beteten der Pfarrer und der Sterbende noch einige Minuten miteinander, bis „Er sich
auf die Lincke Seite geworffen / seine Rechte Hand unter das Haupt gelegt und bald

---

182   Ebd., S. 48.
183   Ebd., S. 47.
184   UBW Lp Sig. 509342: Friedrich Albinus auf Hanß Adam von Gruttschreiber und Zopfkendorf,
      Brieg 1655, S. 53–54.

so stille davon zog / das Wirs bald nicht weren innen worden / auf halb der 8. Uhr zu Abend".[185]

Bei diesem Sterbebericht deutete der Arzt die Vorzeichen des Todes, in diesem Fall den „retrogradus an der Hand",[186] richtig und der Patient verstarb eine halbe Stunde später. Es werden keine medizinischen Maßnahmen erwähnt, die in dieser Zeit angewandt wurden. Es schien allerdings völlig selbstverständlich, dass der Arzt beim Patienten blieb, als er seinen Tod herannahen sah.

Heinrich Christian von Schoenberg (18.01.1623–13.06.1668)

Heinrich Christian von Schoenberg, Erbherr auf Glauschnitz, starb 1668 nach etwa zweiwöchiger Krankheit an einem „kalte[n] Fieber", was sich im Verlauf zu einem „hitzige[n] Fieber" wandelte.[187]

> „Wie nun alsobald Tit. Herr D. Muschovius, wohlbestalter Stadt-Medicus zu Camentz / umb Rath gefraget worden / hat er gar treulich den Herrn Patienten mit gebührenden Medicamenten versorget / daß sich auch das kalte Fieber zwar balde verlohren / aber weil es den seligen Juncker sehr matt gemachet hatte / so ist ein gewaltiges hitziges Fieber [...] darauff erfolget / welches den Herrn Patienten also darnieder geleget / daß er sich selbst seines Lebens verziehen. [...] Wohlgedachter Herr Medicus ist gantzer drey Tage erstmahls / hernach / als sich die Kranckheit vergrössert / wieder biß ans Ende des Lebens bey dem sel. Herrn Patienten gewesen / und alle dienliche Mittel verordnet / umb den sel. Juncker zu restituiren. [...] aber es hat nichts fruchten wollen / was man an ihm appliciret."[188]

Letztlich habe aber „keine Artzney [...] gefruchtet / wie herrlich sie auch gewesen / sondern die grosse Hitze hat überhand genommen / daß der sel. Juncker endlich umb nichts mehr gebethen / als seinen erhitzeten Leib abzukühlen."[189]

Hier zeigt sich eine Diskrepanz zwischen dem Wunsch des Arztes, seinen Patienten zu heilen („biß ans Ende des Lebens bey dem sel. Herrn Patienten gewesen / und alle dienliche Mittel verordnet / umb den sel. Juncker zu restituiren") und der Ablehnung des Patienten weiterer Maßnahmen, die nicht rein symptomlindernd sind („umb nichts mehr gebethen / als seinen erhitzeten Leib abzukühlen"). Der Patient setzte sich durch und es wurde seinen Wünschen Folge geleistet, der Arzt blieb dennoch bis zum Tode bei ihm.

---

185   Ebd., S. 55.
186   Möglicherweise ist hiermit eine Art „Rückfluss" von Blut oder Ähnlichem gemeint.
187   UBW Lp Sig. 569271: Johann Volhardt auf Heinrich Christian von Schoenberg, Dresden 1669, S. 50.
188   UBW Lp Sig. 569271: Johann Volhardt auf Heinrich Christian von Schoenberg, Dresden 1669, S. 50.
189   Ebd., S. 51.

Hanß Sigemund von Festenberg, genannt Packisch (23.05.1605–26.05.1672)

Hanß Siegemund von Festenberg, genannt Packisch, war ein oberschlesischer Adeliger. Bei ihm haben eine

> „grosse Hitze und Schlafflosigkeit / böser Husten und kurtzer Athem / gefährliche Streck-flüsse und böser Halß mit hitzigen Blätterlein und unsäglichen vielem zehen Schleim zugeschlagen […]. Und obwol der Seel. Herr damals von so schwerer Niederlage durch Göttlichen Seegen und treuen Fleiß des Herrn Medici (titul) Herrn Johann Erhardi, Medic. Pract. in Marglitz restituiret worden und eine Zeitlang sich besser befunden; So hats doch gar lang nicht bestand gehabt / massen die Antipraxia viscerum, Jecoris, Lienis, Ventriculi &c. sich hernach mehr und mehr an Tag geleget […]. Dagegen zwar bewährte Specifica und kostbare Artzneyen adhibiret worden / die auch oftmals durch GOttes Seegen augenscheinliche Hülffe geleistet. Allein die Contumacia Morbi, quà fontem & radicem hat nicht können gäntzlich extirpiret werden / so fleissig man auch daran gewesen.“[190]

Zuletzt schloss der Patient im Beisein seiner Familie, „so stets nebenst dem Herrn Marglitznischen Medico umb Ihn gewesen / seine Augen auf allersanfteste weise“.[191]

Auch in diesem Falle wurden zahlreiche medizinische Maßnahmen vor der Terminalphase ergriffen, der behandelnde Arzt war letztendlich auch beim Tod seines Patienten anwesend. Ob seine Funktion über die eines Mitbetenden und -trauernden hinausging, bleibt allerdings offen.

Tobias Opizius (09.12.1648–03.04.1678)

Tobias Opizius war Diakon zu Litzelstein. Laut dem Verfasser seines Sterbeberichts litt er an einer Schwindsucht, die immer mehr zunahm.

> „Unterdessen ward mit möglichsten Artzney-Mitteln / wie nichts weniger mit sorgfältigster Wartung fortgefahren / aber leider! alles vergebens und ümbsonst / sondern die Kräffte nahmen ab / daß Er seiner 3. Tage vor seinem Ende / nicht mehr mächtig war / und als Er vergangenen Sontag nach Mittage fast mit dem Tode umbging / auch Ihm der Fluß so hefftig auf die Brust fiel / der ihm große Quaal verursachte / und Er merckte / daß der gefallne Fluß nicht wieder nachlassen möchte / warff Er die rechte Hand von sich aufs Bette / […] Er alsobald auch darauff von der gegenwärtigen Jungfer Schwester und Herrn Medico Abschied genommen“.[192]

Nachweislich werden Medikamente in diesem Fall bis drei Tage vor dem Tod des Diakons eingesetzt, während sein Arzt bis zum Tode bei ihm verharrt. Im Gegensatz zu

---

190   UBW Lp Sig. 354492a: Kaspar Damian Böttner auf Hanß Sigemund von Festenberg gen. Packisch, Zittau 1673, S. 70–71.

191   UBW Lp Sig. 354492a: Kaspar Damian Böttner auf Hanß Sigemund von Festenberg gen. Packisch, Zittau 1673, S. 73.

192   UBW Lp Sig. 542013: Daniel Römer auf Tobias Opizius, Bautzen 1678, S. 61–62.

den anderen bisher untersuchten Sterbeberichten wird hier eine „Quaal" erwähnt, der durch Gebete beigekommen werden soll. Was der Arzt in dieser Situation tat, wird nicht beschrieben.

Rosina Lamprecht, geb. Winckler (13.03.1657–05.02.1699)

Rosina Lamprecht, Ehefrau des Bürgermeisters von Fraustadt, erkrankte etwa sechs Wochen vor ihrem Tod an einem Schlagfluss. Zunächst erholte sie sich recht gut, bis dann

„das alte Ubel wiederkam / sich mit schweren und gefährlichen Symptomatibus Febris continuae acutae, auch noch wohl vermehrte / und Ihr so hefftig zusetzte / daß Sie aber- mahls gantz darnieder geworffen / und sehr entkräfftet / matt und schwach worden. [...] [Sie machte] sich zu einem seeligen Sterbstündlein gar bereit und fertig. Bey solchem Zu- stande flohe man nun wohl zu förderst zu GOTT im Himmel / und befahlt die Frau Pati- entin in andächtigem Hauß- und Kirchen-Gebete demselben treulich: Doch suchte man darneben auch bey zweyen Edlen Herren Medicis Rath und Hülffe / und brauchte diesel- ben darzu biß ans Ende beständig. Ob nun wohl diese allen äusersten Fleiß Tag und Nacht anwendeten / wolte doch bey aller Ihrer Cur / adhibirten Mitteln und grosser Dexterität, die beschwerlichen Zufälle nicht weichen nachgeben / daß sich auch die Kranckheit / Hit- ze und Mattigkeit unter diesem allem mehrete [...]. Doch gab auch GOtt (der alles zu än- dern weiß) wieder seine Gnade / daß Sie auf applicirte Artzney / der Herren Medicorum folgende Nacht gar wohl ruhete / folgenden Tages drauff als am 4. Februar. sich gar fein erholete / gantz stille lag / Essen begehrte / und jederman gutte Hoffnung zu Ihrer Recon- valescenz und Genesung machete. [...] so fiele mit dem Abend diese Hoffnung wieder gäntzlich ein / als wo Sie wieder vorige Schwachheit befiele / Sie wieder gantz unruhig machte / und sehr entkräfftete / so de[nn] die gantze Nacht hiedurch / ungeachtet aller angewendeten Artzney / gewehret und continuiret bis an den andern Tag / da Sie immer schwächer",[193]

bis sie schließlich im Alter von 41 Jahren am 5. Februar 1699 verstarb. Es wird nicht explizit erwähnt, dass Ärzte an ihrem Sterbebett anwesend gewesen wären, aber sug- geriert, dass zumindest ihre Therapie bis zum Lebensende der Frau Lamprecht ange- wandt worden ist („suchte man darneben auch bey zweyen Edlen Herren Medicis Rath und Hülffe / und brauchte dieselben darzu biß ans Ende beständig"). Auch hier wird eine kurative Intention deutlich: „wolte doch bey aller Ihrer Cur / adhibirten Mitteln und grosser Dexterität, die beschwerlichen Zufälle nicht weichen nachgeben". Auch eine Symptomlinderung ist offenbar nicht eingetreten, vielmehr eine Verschlechte- rung der „Hitze und Mattigkeit". Immerhin folgt auf eine von den Ärzten „applicirte

---

193 UBW Lp Sig. 565698: Johannes Lehmann auf Rosina Lamprecht, geb. Winckler, Schlichtingsheim 1699, S. 41–42.

Artzney" ein Teilerfolg, nämlich dass sie Patientin „folgende Nacht gar wohl ruhete", was allerdings keine dauerhafte Verbesserung zur Folge hatte.

Barbara Eleonora von Haugwitz, geb. von Kottwitz (07.08.1675–18.04.1719)

Barbara Eleonora von Haugwitz gebar am 25. Februar 1719 ein Kind. In Folge dieser Geburt erfolgten „viele übele Zufälle": „Den Anfang machte ein gefährliches Apostema, welches doch nach vierdtehalb Wochen sich nach euserst ausgestandenen Schmertzen eröffnete".[194] Am

> „9. April / fand sich nach Mittage ein plötzlicher Frost / den Morgen darauf aber höchst-empfindliches Stechen in der lincken Seiten und Brust. [...] Nun ward wol nach hertzlichem Gebethe zu GOtt / auch bald die Wissenschafft des Artztes zu Rathe gezogen; und zwar Anfangs Herr D. Zacharias Whiel [...]; denn auch Tit. Herr Zenichen / Medicinae Doctor & Practicus in Lüben: darunter auch beyde ihr mögliches; sonderlich der letzte biß ans Ende gethan. Die Kranckheit / wie beyde einstimmen / war Febris pleuritica &c. Nun schien es auch dann und wann / sonderlich da das schmertz-volle Stechen sich verlohren / als wäre grosse Hoffnung zu freudiger Genesung. Allein endlich hieß es doch: Deseruisse juvat. GOTT hatte ein anders beschlossen / und so mussten auch die kräfftigsten Artzneyen ohne erwünschten Effect bleiben."[195]

Bei Barbara Eleonora von Haugwitz werden zwei Ärzte hinzugezogen, wobei insbesondere der eine lobend hervorgehoben wird dafür, dass er sein „mögliches [...] biß ans Ende gethan" habe. Auch wenn zur Behandlung nähere Informationen fehlen, scheint doch der Therapieansatz kurativ gewesen zu sein („grosse Hoffnung zu freudiger Genesung").

Blandina Pantke, geb. Gleinig (12.11.1671–08.01.1743)

Blandina Pantke, Ehefrau des Pfarrers von Klein-Kniegnitz und Schwentnig, erkrankte im Sommer 1742 an „höchstbeschwerliche[n] Brust-Krämpfungen",[196] wovon sie sich aber zunächst mithilfe ihres Arztes teilweise erholte.

> „Eben diese Art der Kranckheit, von deren erstem Anfall Sie sich gar nicht recht wieder erholen können, überfiel Sie an dem heiligen Weynacht-Abend von neuem [...] Nachdem aber in der darauf folgenden Nacht die erwehnten Brust-Krämpfungen ungleich hefftiger als iemahls ansetzten; so schien es, als ob man das Leben der höchst entkräffteten Patientin nicht mehr nach Tagen, sondern kaum nach Stunden würde abmessen können.

---

194 UBW Lp Sig. 366528: Elias Koppe auf Barbara Eleonora von Haugwitz, geb. von Kottwitz, unb. Druckort 1719, S. 20 (ges. Lp S. 64).

195 UBW Lp Sig. 366528: Elias Koppe auf Barbara Eleonora von Haugwitz, geb. von Kottwitz, unb. Druckort 1719, S. 21–22 (ges. Lp S. 65–66).

196 UBW Lp Sig. 555045a: Christian Kuchmann auf Blandina Pantke, geb. Gleinig, Brieg (1743), S. 11 (ges. Lp S. 35).

Man irrete aber doch mit diesem Urtheile, indem der abermahlige Nachlaß dieser Krämp-
fungen eine Verlängerung des Lebens und Leidens nach sich zog [...]. Zu den mehrge-
dachten Brust-Krämpfungen, mit denen sich Ihre Kranckheit eigentlich angefangen hatte,
verband sich in den ersten Tagen Ihrer Niederlage eine höchstschmertzliche Gicht, deren Schmertzen Sie zwar auch sonst, aber nie so hefftig als diesesmahl, empfunden hatte.
Sie [...] verursachte die allerempfindlichsten Schmertzen im Rücken, Haupte, und der
Schooß, und nachdem sie an dem zuletzternennten Orte, wie aus unbetrüglichen Kenn-
zeichen zu urtheilen war, einen innerlichen Brand verursacht hatte, so veranlasste dieses
alles eine sonst in allen Kranckheiten so geduldig und still gewesene Patientin [...] zu
einem ängstlichen Winseln und wehmüthigen Klagen. [...] Der darauf folgenden Mon-
tag ward von der Wohlseligen nichts destoweniger noch im Leben & aber unter äuserster
Schwachheit / hefftigen Schmertzen / und Erbarmungswürdigen Klagen zurück gelegt
[...]. Endlich brach der Morgen des Tages an / dessen Abend allen Leidens-Tagen Ihres
Lebens ein Ende machen sollte. [...] Mit dem sorgfältigen Besuche Ihres hochgeschätz-
ten Artztes / dessen sonst gesegneter Fleiß nunmehr vergeblich an der Gesundheit Ihres
Leibes arbeitete / ließ sich die Krafft des himmlischen Artztes zu einer wahren und ewigen
Genesung der Seele in Ihr Hertze nieder."[197]

In diesem Sterbebericht werden die schier unerträglichen Schmerzen der Patienten
emphatisch beschrieben und das schlussendliche Versterben als eine Erlösung dargestellt. Der behandelnde Arzt stattet der Patientin an ihrem Todestag einen „Besuch"
ab und scheint sie bis zum Ende medikamentös behandelt zu haben; sie stirbt dann in
seinem Beisein.

Obwohl in dieser Leichenpredigt die schmerzhaften Qualen der Patientin als so
stark charakterisiert werden, dass sie die „sonst in allen Kranckheiten so geduldig und
still gewesene Patientin [...] zu einem ängstlichen Winseln und wehmüthigen Klagen"
zwangen, wird an keiner Stelle eine medikamentöse Schmerzstillung beschrieben.

Im Folgenden sollen noch die Sterbeberichte der drei Personen geschildert werden,
die sich ebenfalls bis kurz vor ihrem Tode in ärztlicher Behandlung befanden.

Maria Sabina Hayn, geb. Pirscher (16.03.1631–1661)

Maria Sabina Hayn, Ehefrau eines Pastors, erkrankte im Alter von etwa 30 Jahren an
„einem Catharro, Dyspnaea & Dysorexia, also daß nach Anruffung Göttlicher Hülffe
auch der Medicus [...] vociret und consuliret worden; welcher idonea media Ihr
verordnet / die Sie auch gebrauchet / und durch GOttes Segen also gefruchtet haben / daß es mit Ihr damals besser worden." Dennoch erfolgte

„3. Wochen [vor ihrem Tod] in ipsius corpore cacochymico eine Recidiva [...] / dazu
ko[mm]en syncopalis humorosa, welches Ihr die Kräffte vollends benommen / also / d[ass]

---

197   Ebd., S. 11–12 (ges. Lp S. 35–36).

Sie Ihr liebes zartes Söhnlin mit ihrer Mutter Brust nit weiter hat kö[nn]en nehren [...].
Ob zwar auch widerumb aller mögligster Fleiß in Verordnung und Gebrauch dienlicher
Mittel ist angewendet worden / selbste auch so viel effectuiret / daß dadurch die imminentia gravia symptomata, carus & catharrus suffocativus, [...] sind avertiret worden. Nichts
desto weniger hat der Lypothomiae und grossen Mattigkeit des Hertzens durch cordialis
u[nd] bezoartica temperata adhibita nicht können gesteuret werden. Dahero die Fraw Patientin selbst vermercket / daß Sie GOTT wolle durch diese grosse Kranckheit von dieser
Welt abfodern [...]. Als der Herr Medicus etliche Stunden vor Ihrem sanfften und seligen
Abschiede sie besuchet / hat Sie [...] dem Medico für seine geleistete Trew hertzlichen
[gedanket] / und Ihm alles guts gewüntschet."[198]

In diesem Falle war der Arzt vermutlich nicht direkt in der Todesstunde, aber doch
kurz vorher noch anwesend. Auch wenn die Behandlung keine Heilung bewirken
konnte, konnten „dadurch die imminentia gravia symptomata, carus & catharrus suffocativus, [...] avertiret" werden. Der Arzt war also insofern erfolgreich, dass er die
belastenden Symptome der Patientin lindern konnte, wofür die Patientin sehr dankbar
gewesen zu sein scheint („hat Sie [...] dem Medico für seine geleistete Trew hertzlichen [Dank gesagt]").

Anna Hedwig Freifrau von Reichenbach, geb. von Niebelschütz (24.09.1636–20.09.1665)

Der Sterbebericht wurde an anderer Stelle (s. Kapitel 4.4.2) ausgewertet. Die Freifrau
von Reichenbach erkrankte so schwer und hatte solche Atemnot,

„daß Sie auch fast sitzende erstücken wollen / und also magno morbo magnum & citatum
remedium zu opponiren man genothdränget war / conjunctis consiliis die revolsionem in
cruribus, exigente isthae medendi methodo, [...] vor die Hand nahmen / in meynung Sie
zum wenigsten / so lange auffzuhalten / biß dehro hochgeehrte Fraw Mutter [...] Sie noch
lebendig antreffen möchte".[199]

Ihr Arzt war bis kurz vor ihrem Versterben anwesend, um ihr Leben bis zum Eintreffen
der Mutter zu erhalten, nahm also eine sehr aktive Funktion bis zum Tod seiner Patientin ein. Der Zustand der Freifrau scheint sich innerhalb kurzer Zeit rapide verschlech-
tert zu haben, sodass sich die Frage nach einem „Beistand am Sterbebett" vermutlich
gar nicht stellte – vielmehr versuchte der Arzt bis zum Schluss, das Leben seiner Patientin zu verlängern.

---

198   UBW Lp Sig. 509379: Georgius Schrammius auf Maria Sabina Hayn, geb. Pirscher, Steinau (Oder)
      1662, S. 70–71.
199   UBW Lp Sig. 548(3)87: Heinrich Schmettaw auf Anna Hedwig Freifrau von Reichenbach, geb. von
      Niebelschütz, Steinau (Oder) (1665), S. 58–59 (ges. Lp S. 81–82).

Ludewig Wentzel von Hund und Altengrottkau (15.10.1701–07.10.1718)

Ludewig Wentzel von Hund und Altengrottkau war ein jugendlicher Adeliger, der vermutlich an den Pocken/Blattern verstarb. Seinem Sterbebericht liegt ein ärztliches Zeugnis über ihre Behandlung bei (siehe Kapitel 4.3.1). Die Ärzte verließen ihn wenige Stunden vor seinem Tode:

> „Demselben nach allen befindlichen Umständen vor andern glücklich geschätzet und Mittags zwischen 11. und 12. Uhr mit Vergnügen verlassen, weil die Pocken in dem besten Stande befunden worden, die Brust und Halß erträglicher als derer anderer Herren Patienten gewesen. Nachmittags aber um 1. Uhr [...] hat die Frau gemercket, daß Ihm die Brust sehr beschwert gewesen, worauff Er bald auffgewacht, und dieser Fluß wieder Vermuthen Denselben erstickt; Also daß Er nicht aus Schuld der Pocken, sondern wegen überfallenden Steckflusses sein Leben verlohren."[200]

Betrachtet man alle diese Sterbeberichte und das Verhalten der Ärzte, die darin eine Rolle gespielt haben, stellt man fest, dass Döhners Bemerkung, Ärzte hätten als Statisten am Rande des Sterbebettes gestanden, auf einige der hier untersuchten Quellen zutrifft. In anderen nehmen die Ärzte dagegen eine deutlich aktivere Rolle ein. Meistens war dies der Fall, wenn sie sich bis zum Ende noch eine Heilung für ihre Patientin oder ihren Patienten erhofften, so in der Leichenpredigt auf Heinrich Christian von Schoenberg – dieser lehnt letztlich sogar eine weitere Behandlung ab und wünscht sich nur noch eine Kühlung seines fiebernden Körpers. In anderen Leichenpredigten ist die ärztliche Therapieintention weniger eindeutig. So erreichte der Arzt Maria Sabina Hayns eine medikamentöse Symptomlinderung; als die Patientin dann im Sterben lag, war es ihr wichtig, sich noch bei ihm zu bedanken, auch wenn er dort anscheinend nicht mehr medikamentös auf den Sterbeverlauf einwirkte. Der Medicus Wenceslaus Pannonius stellte früh fest, dass sein Patient Peter von der Marwitz mutmaßlich unheilbar erkrankt war; dennoch behandelte er ihn noch an seinem Todestag mit Stärkungen wie Capaunenwasser und Zimt.

Die Ärzte, die aktiv in den Sterbeprozess ihrer Patientinnen und Patienten involviert waren, verhielten sich also durchaus unterschiedlich. Aufgrund der geringen Fallzahl lassen sich an dieser Stelle kaum allgemeine Schlussfolgerungen ziehen, die Berichte lassen aber dennoch die Feststellung zu, dass die Leichenpredigten die von Stolberg postulierte wichtige Rolle der Ärzte am Sterbebett widerspiegeln.

200 UBW Lp Sig. 366751a: Martin Isaac Petzold auf Ludewig Wentzel von Hund und Altgrottkau, Loebau (1718), S. 56–57 der ges. Lp (Lp Pag. S. 52–53).

4.4.5 Unterlassene Therapien und Therapiebegrenzung

Ebenso interessant wie zu untersuchen, welche Therapien die frühneuzeitlichen Ärzte
ihre Patientinnen und Patienten zukommen ließen, ist es zu beleuchten, was für Behandlungen sie *unterlassen* haben. Denn obwohl in den Leichenpredigten sehr deutlich wird, dass es geboten war, medizinische Maßnahmen in Anspruch zu nehmen und
ärztlichen Ratschlägen zu folgen, wichen doch einige Erkrankte merklich von diesem
Konsens ab. So lehnten manche Therapien ab, weil sie nicht weiterleben wollten, andere wünschten sich eine andere medizinische Maßnahme als die vom Arzt vorgeschlagene. Andersherum gab es auch Ärzte, die Therapien aus unterschiedlichen Gründen
nicht durchführen (wollten), obwohl sich die Patientin oder der Patient dies wünschte.

… von Seiten der Patientin / des Patienten

Es gibt einige Beispiele unter den hier analysierten Leichenpredigten, in denen Patientinnen oder Patienten, oft entgegen dem Willen ihrer Angehörigen oder Ärzte, eine
weitere Therapie ablehnten. Paulla von Naefe, eine 72-jährige Dame, erkrankte im Jahr
1616 an einem Fieber. Hier standen sich der Wunsch ihrer Tochter und der der Kranken gegenüber:

> „Und als ihr vielgeliebte Fraw Tochter gerne nach einem Medico un[d] der Artzney Doc-
> tore schicken wollen / hat sie durch auß nicht gewolt und gesaget / sie solte sie mit den
> Doctorib[us] der Artzney zu frieden lassen / unser HERR Gott solte es nach seinem Gnä-
> digen unnd Väterlichen willen machen / sie hette lang genung [sic!] gelebet / hat auch
> kein Schmertzen inn ihrer Kranckheit geklaget / alleine das ihr so ubel inn ihrem Magen
> were / und künfte nichtes Essen / un[d] ob ihr gleich nichts sonderliches wehe thete / so
> wehre sie doch ihre Lebetage / nicht also Kranck gewesen / wie dißmahl / hat darauff sich
> mit unserm HErren GOtt versöhnet / und vor ihrem Herren Seelsorger […] ihres Glau-
> bens bekändtniß […] gethan".[201]

Paula von Naefe begründete ihre recht brüsk geäußerte Ablehnung einer ärztlichen
Behandlung a) mit ihrem Alter („sie hette lang genug gelebet") und b) mit dem Fehlen
von belastenden Symptomen, bis auf eine Übelkeit des Magens.

Auch Johannes Waltherus, verstorben im Jahr 1610, lehnte Medikamente aller Art
ab: „Dieß ist auch gedächtnüß würdig: Da man ihme ein remedium oder artzney an-
geb[en] woll[te] / hat er geantwortet: Sein Herr Christus habe ihm schon die beste
artzney eingegeben".[202]

---

201   UBW Lp Sig. 508193: Daniel Milichius auf Paulla von Naefe, geb. von Czettritz, verw. Sauermann
      von Jeltsch, Oels 1617, S. 45–46.
202   UBW Lp Sig. 511318: Nicolaus Brombach auf Johannes Waltherus, Basel 1610, S. 26–27.

Barbara Faber, die 1591 an einer nicht näher beschriebenen Krankheit verstarb, wollte ebenfalls mit einer religiösen Begründung keine Medikamente einnehmen:

„Ob man sie gleich offte vor zuhengende Ohnmacht mit Conserven / Latwergen / und
Krafftwassern laben unnd stercken wöllen / hat sie doch ihre beste erquickung in Gottes
Wort gesucht / und von der verlengerung ihres lebens nicht mehr hör[en] mögen: [...]
Gott unnd nicht der Artzt nimbt allen schmertzen hinweg."[203]

In diesem Beispiel wird explizit eine Lebensverlängerung und eine Symptomlinderung abgelehnt, da diese in Gottes Händen liege.

Christophorus Butelius wiederum, Doctor der H. Schrifft, war schon ein Dreivier-
teljahr krank gewesen, als sich bei ihm „das alltägliche Fieber / und der Stein / haben
finden lassen / So der gestalt die uberhand genommen / das der Artzen raht unnd
zuthat / mit was getrewen möglichen unnd embsigen fleiß sie auch gemeinet / unnd
sich angelegen sein lassen / [...] gar umbsonst / auch keiner ferner mittel gebrauchen
wollen / sondern sein Hertz zu GOtt gewendet".[204] Von Helena Catharina von Schneckenhaus und Badewitz wird berichtet, dass sie sich

„selbst die Augen und den Mund zugedrücket hat: Worauß wohl abzunehmen / daß Sie
überdrüssig gewesen / mit Ihren Augen die Eytelkeiten dieser Welt mehr zusehen / und
mit dem Munde mehr Artzneyen / dardurch die edle Seele in dem gefängnis des gebrech-
lichen Leibes noch etwas a[uf]gehalten werden möchte / einzunehmen."[205]

Auch hier sprach sich eine Patientin, mutmaßlich aus religiösen Gründen, gegen eine
Lebensverlängerung aus.

Die bereits 84-jährige Catharina von Mohl und Mühlrädlitz wiederum schien keine
besonders optimistische Auffassung gegenüber dem Nutzen einer Arztkonsultation
zu haben:

„Sie den 18. Martii instehenden Jahres / sich wegen einiger Unpäßligkeit zuklagen angefangen; haben die hertzlich betrüben Jungfrauen Töchter [...] nach einem Medico zuschi-
cken / in ihrer gegenwart sich resolviret; worauff die Seelige Frau Mutter Sie beyderseits
[...] mit diesen Worten getröstet: Was hilfft es / lieben [sic!] Kinder! Gebt euch nur zu
frieden, es muß doch einmahl gestorben seyn."[206]

---

203   UBW Lp Sig. 511528: Andreas Wenzel auf Barbara Faber, geb. Weigand, verw. Hoffman, Frankfurt
      (Oder) 1591, S. 31.
204   UBW Lp Sig. 523696: Daniel Cramer auf Christophorus Butelius, Doctor der H. Schrifft, Stettin
      1611, S. 41–43.
205   UBW Lp Sig. 510954: Elias Fabricus auf Helena Catharina von Schneckenhaus und Badewitz,
      Brieg 1669, S. 10.
206   UBW Lp Sig. 547587: Georgius Höfichen auf Catharina von Mohl und Mühlrädlitz, geb. von
      Nimptsch und Röversdorf, Breslau (1677), S. 35.

Auch hier wird ein gewisser Fatalismus gegenüber dem von Gott vorgesehenen Schicksal deutlich. Die Töchter setzten schließlich doch durch, dass ein Medicus die adelige Patientin besah:

> „Als der Medicus angelanget / und die verschriebene Artzneyen appliciret worden / hat sich zwar die Seel. bey etlichen Tagen / auff selbige etwas besser befunden / und zimlich geruhet und geschlaffen; [...] auch deß Abends umb 7. Uhr / ein weinig Speise zu sich genommen; hat Sie hierauf grosse Schwachheit (welche gleichsam eine Ohnmacht mit sich geführet) empfunden; und nachdem Sie wiederumb durch kräfftige Erqickungen davon auffgerichtet worden / gebethen: Man solte Ihr doch den Schlaff vergönnen; Sie freuete sich auff die bevorstehende Nacht [...] und [es] thäte Ihr auch nichts wehe."[207]

In diesem Fall verbat sich die Kranke ausdrücklich weitere medizinische Maßnahmen und wünschte, mit Therapien in Ruhe gelassen zu werden; sie betonte, dass keine Schmerzen vorhanden seien und damit, im Angesicht des gewünschten Versterbens, eine Behandlung unnötig sei.

Es gibt aber nicht nur Sterbeberichte, in denen eine Therapie abgelehnt, sondern auch solche, in denen die vorgeschlagene Therapie verweigert und stattdessen eine andere angestrebt wurde. Anna Hedwig Freifrau von Reichenbach schlug die Einnahme der vorgeschlagenen Medikamente ihres Arztes aus, da sie diese nicht vertragen habe, und bat stattdessen um einen Aderlass, der die Erkrankung zwar nicht besiegen, aber doch zumindest dämpfen könnte („weiter kein einiges Medicament Ihr beyzubringen / sondern Sie lieber zulassen wollen / daß durch damahls geschehene doppele eröfnung der Adern der Morbus sufflaminiret / als radicitus exstirpiret würde"[208]). Eine andere Patientin lehnte den ärztlichen Rat gegenüber bewährten Mitteln aus der eigenen Hausapotheke ab:

> „[Also] hat Ihr hertzliebster Ehschatz den [Medicus] consuliret: Welcher / ob er zwar diese Kranckheit für sehr gefährlich befunden / und zur Cur / nebenst entwehnung des lieben Kindes / treulichen gerathen: dennoch aber / war die S. Frau / weil insonderheit unterweilen es geschienen / als es besser mit ihr werden wolte / hierzu furchtsam und übel zu bereden / meinende immer / das durch vermittelung der Haußartzneyen / dem malo wohl remediret werden würde."[209]

Arztkonsultationen und Medikamente wurden also aus unterschiedlichen Gründen abgelehnt. Ein Grund konnte ein fortgeschrittenes Alter und eine damit einhergehende Akzeptanz für das Sterben sein. Gelegentlich wurde auch zur Begründung heran-

207   Ebd., S. 36.
208   UBW Lp Sig. 548(3)87: Heinrich Schmettaw auf Anna Hedwig Freifrau von Reichenbach, geb. von Niebelschütz, Steinau (Oder) (1665), S. 53 (ges. Lp S. 76).
209   UBW Lp Sig. 546226: Fridericus Scultetus auf Anna-Elisabeth von Hock und Thomaswaldau, geb. von Lestwitz, Oels 1649, S. 61.

gezogen, dass die Sterbenden keine schweren Symptome hätten und deswegen Arzneimittel auch nicht nötig wären; in einem Sterbebericht wünschte sich die Patientin, schlicht in Ruhe sterben zu dürfen und das Leben nicht mehr unnötig in die Länge zu ziehen.

... von Seiten des Arztes

Ein umgekehrtes Szenario findet sich in zwei Leichenpredigten, in der sich die Patientinnen eine Behandlung wünschen, gegen die wiederum der jeweilig behandelnde Arzt Bedenken hegt.

Ursula Catharina von Uechtritz war eine 37-jährige Adelige, die an einem Lungenfieber erkrankte. Zunächst erfolgt eine Behandlung durch einen Arzt, die allerdings nicht zu einer Heilung führte, wenn auch zu einer Vermeidung von Bettlägerigkeit:

> „Denn ob zwar das Lungen-Fieber / und andere Beschwerungen etlicher massen nachgelassen / daß Sie nicht alleine / nicht stets lagerhafft seyn dürffen / sondern auch auf einrathen des Herren Medici (der ihr von Medicamenten weiter nichts verordnen wollen / Sie nur an die frischen Kräuter gewiesen/) von Liegnitz zurück / auff ihr Gutt Dähmbe reisen können / so hat es doch keinen bestand mit ihr gehabt".

Auffällig ist, dass ihr Arzt ihr „von Medicamenten weiter nichts verordnen wollen / Sie nur an die frischen Kräuter gewiesen", also eine augenscheinlich sanftere Therapie vorgeschlagen wurde. Als sich der Gesundheitszustand der Patientin dann wieder verschlechterte,

> „hat Sie abermahl Herr Gasto erfodert / auch folgends Titul. der Hochberühmbte Herr D. Jonston erbethen worden; Welcher den 5 Aug: zu ihr kommen / außführlich von ihrer Kranckheit discuriret / etwas weniges von Medicamentis auff ihr begehren anfänglich verordnet / aber auß grosser erhebligkeit nicht ferner continuiren wollen. Wordurch denn nicht nur Herren Uchtritzen (als welcher gewiß keine müh und unkosten gesparet [...] sondern auch der seeliger Frawen / alle hoffnung zur gesundheit und längerem leben / ob mans ihr schon außreden wollte / gäntzlich benommen worden. [...] Ergab sich demnach getrost / in Gottes willen".[210]

Hier zeigt sich ein Konflikt zwischen den Wünschen der Patientin und des Ehemannes zu denen des Arztes, welcher aufgrund der Schwere der Erkrankung zunächst nur wenige Medikamente verordnet und die Therapie schließlich gänzlich abbricht („auß grosser erhebligkeit nicht ferner continuiren wollen"). Dies ist unter dem Aspekt inte-

---

210 UBW Lp Sig. 354516: Carol Friedrich Güssau auf Ursula Catharina von Uechtritz, geb. (von) Hund, verw. von Jeroßleben, Oels 1659, S. 65–66.

ressant, dass die frühneuzeitlichen Ärzte insbesondere bei ihren adeligen Patientinnen und Patienten sicherlich unter besonderem Druck standen, deren Wünsche zu erfüllen – dass hier also ein Arzt dezidiert gegen die Wünsche der Kranken und ihres Ehemannes handelte, sticht heraus. Die kurativ intendierte Therapie wurde abgebrochen, als sie kein realistisches Ziel mehr hatte. Es wird aber keine Ersatztherapie beschrieben, die zum Beispiel zu einer Symptomlinderung geführt hätte.

Mariana von Glaubitz wird ebenfalls als eine Patientin geschildert, die nichts unversucht ließ, um ihre Gesundheit wiederherzustellen. Unter anderem

> „hat Sie hochberühmten und Gelehrten Medicis sich vertrauet / insonderheit (Titul.) Herren D. Beckers / [...] Raths und Cur bedienet. Nachdem aber kein Medicament seine rechte operation mehr zeigen / und Sie dennoch nichts unterlassen wollte / was zu consolation dero Hochgeliebten Herzen Gemahls [...] gedeyen könnte / resolvierte Sie die warme Bad-Cur / zu dehrer Gebrauch den 6. Augusti, Sie nach Hirschberg verreiset / jedoch vorher selbigen Orthes Medicum Land und Stadt-Physicum [...] consuliert, welcher zwar Ihr zu wieder nicht gäntzlich abrathen / aber doch auch nicht mehr als ein oder zweymahl das Bad zulassen wollen / da dann die Seelige Frau selbst gewahr werdende / daß es Ihrer Kranckheit nicht zuträglich".[211]

Die Patientin wird als eine Frau geschildert, die trotz der Aussichtslosigkeit der Therapie diese „nicht unterlassen wollte"; begründet wird das mit der „consolation" ihres Ehemannes. Als sie sich schließlich zu einer Badekur entschied und am Badeort den dortigen Mediziner konsultierte, riet ihr dieser von den geplanten Bädern ab beziehungsweise beschränkte die Badeeinheiten auf nur wenige Male, vermutlich aufgrund des schlechten Allgemeinzustands der Patientin. Hier findet sich ein weiteres Beispiel dafür, dass Ärzte einer adeligen Person die von ihr gewünschte Therapie verweigerten, und zwar aus Gründen der Schonung. Die Patientin war schließlich auch einsichtig, sah von den warmen Bädern ab und kehrte zu anderen medikamentösen Maßnahmen zurück, aber es „je mehr Mittel adhibirt worden / je grössere Schwachheiten funden sich".[212] Die Therapiemaßnahmen waren also eher schädlich als nützlich.

Christoph Theodosius Walther, Missionar in Indien, „verfiel [dort] in oftmalige Kranckheiten".[213] Er kehrte dann in seinen Heimatort zurück, blieb aber kränklich und suchte infolgedessen Hilfe bei professionellen Heilern:

> „Auf Veranlassung des gedachten Medici ward auch der Herr Hof-Rath Neide mit zu Rathe gezogen, so daß man, was menschlicher Rath und Hülfe zu thun vermögend, im geringsten nicht verabsäumet. Es ward zugleich eine Ader zu öffnen beliebet, welches geschah, aber

---

211   UBW Lp Sig. 359520: Samuel Langen auf Mariana von Glaubitz, geb. von Stosch, Schlichtingsheim 1693, S. 73–74.
212   Ebd., S. 74.
213   UBW Lp Sig. 386596: Christian Schöttgen auf Christoph Theodosius Walther, Halle 1742, S. 23.

keinen Effect zeigete. Denn er spürte darnach mehr Stechen auf der rechten Brust, so, daß er wenig reden konte. Er ließ sich deswegen vorbeten [...] doch hielt das Stechen und Drücken auf der Brust noch immer an, weswegen er begehrte, daß man ihm am Fuß eine Ader öffnen solte, als woran er gewohnt wäre. Der Herr Doctor wolte nicht gern dazu rathen, auf sein inständiges Anhalten ließ ers geschehen. Das weggelassene Blut zeigte, nachdem es erkaltet, einen zähen Schleim [...]. Nach dem Aderlassen ließ das Stechen auf der Brust ziemlich nach, worüber er sich etwas vergnügt bezeigte, hatte aber doch wenig Ruhe."[214]

Auch hier wehrte sich der behandelnde Arzt gegen eine möglicherweise als zu invasiv oder belastend empfundene Behandlungsmaßnahme, einen Aderlass am Fuß, nachdem bereits eine andere Ader geöffnet worden war. Letztendlich ließ er sich aber doch dazu bewegen, den Aderlass durchzuführen, danach „ließ das Stechen auf der Brust ziemlich nach". Die Linderung war allerdings nicht von Dauer.

Marianna Rothkirch von Panthen wiederum erkrankte 61-jährig an einem Steckfluss. Sie war durch diesen so geschwächt, dass sie einen

„Chirurgum zu holen bewilliget / nach welchem sie auch eine Ader zu lassen groß verlangen getragen. Alß er aber gewünscht ankommen und der Fr. Patientin Zustand bey sich erwogen / nicht bald zur Ader bewilliget / sondern sich zuvor anderer Mittel gebraucht und darnach drauff eine Ader eröffnet / welche auch sehr wol gegangen / und sich die Fr. Patientin darauff ziemlich wol befunden".[215]

Auch hier wehrte sich ein Mediziner in Anbetracht des schlechten Zustandes der Patienten gegen den Aderlass, sofern nicht vorher alle anderen Mittel ausgeschöpft wurden. Der Aderlass wird dann gemäß dem Wunsch der Patientin doch durchgeführt, „welche auch sehr wol gegangen / und sich die Fr. Patientin darauff ziemlich wol befunden". Letztlich war aber diese Symptombesserung nur von kurzer Dauer und es kam ein Röcheln hinzu, was sie ihrem behandelnden Arzt berichtete:

„daß Rächeln auch / welches Freytags frü schon angefangen je stärcker worden / hat sie solches dem Artzte geklaget / welcher sie zwar folgender besserung getröstet / aber das ende herbey kommen verspüret / dannenhero nichts mehr alß Hertzstärckung eingegeben"[216].

Die rasselnde Atmung seiner Patientin interpretierte der Arzt korrekt als ein Vorzeichen ihres Todes und hat ihr daher „nichts mehr alß Hertzstärckung eingegeben". Was genau diese Herzstärkung war, wird nicht näher spezifiziert, das Wort wird allerdings in einigen Leichenpredigten in unterschiedlichen Kontexten genannt. Ob die Herzstärkung als palliative Maßnahme zu werten ist, soll in Kapitel 5.2.3 diskutiert werden.

---

214   Ebd., S. 26–27.
215   UBW Lp Sig. 354521: Friedrich Albinus auf Marianna Rothkirch von Panthen, Brieg 1661, S. 54.
216   Ebd., S. 57.

4.4.6 Überbringen schlechter Nachrichten: *Breaking bad news*

Wir erachten heute eine gute Kommunikation zwischen Ärztinnen und Patienten als Basis einer gelungenen Behandlung, was auch und insbesondere in der Palliativmedizin eine große Rolle spielt. Wie Stolberg dargestellt hat, war durchaus nicht immer Konsens, was heute als Kommunikationsmaxime zwischen Ärztinnen und Ärzten und ihren Patientinnen und Patienten (nicht nur) in der Palliativmedizin gilt: „Alles, was gesagt wird, muss wahr sein; aber nicht alles, was wahr ist, muss gesagt werden".[217] In der Frühen Neuzeit galt es im Gegenteil eher, die Patientinnen und Patienten so lange wie möglich im Glauben einer Genesung zu halten – sonst, so glaubte man, trüge man möglicherweise selbst zu deren Versterben bei.[218] Diese Auffassung ist unter anderem in der Affektenlehre begründet, der zufolge große Schrecken, Trauer oder extreme Gefühle Krankheiten hervorriefen oder zum Negativen beeinflussten.[219] In den Leichenpredigten finden sich zahlreiche Beispiele dafür, dass beispielsweise Krieg oder Brandschatzung Auslöser dafür waren, dass jemand erkrankte. Friedrich Steinborn zum Beispiel wurde

> „mit hartem Brustdrucken / schwerem Athem / hefftigen Husten / unnd beschwerlicher Geschwulst anheim gesucht / unnd [...] auff das Kranck-Bettlein darnieder geleget; Zu welcher seiner Kranckheit denn zweiffels ohne / das grosse Erschröckniß / bey dem jetzo fürm Jahr allhier entstandenen und erliettenen grossen Fewer-Schaden / darinnen sein / erst damals erkaufftes Hauß / seine wolbestellete Apothecken / und der mehrentheil seines Haabs und Guttes im Rauche mit auffgegangen / nicht wenig wird geholffen haben."[220]

Im Falle des Jacobus Scheffricherius waren dessen Widerstandskräfte gegen seine Gicht geschwächt, da er durch „solche Kranckheit wie auch andere Angst mehr / die er durch offtere eingefallene Infectiones, einquartierungen der Soldaten / wie auch harten vorgegangenen Plünderung allhier vor 3. Jahren erlitten / seiner kräfften zimlichen erschöpffet worden".[221]

Es liegt also nahe davon auszugehen, dass auch die Prognosemitteilung einen erheblichen Einfluss auf den Krankheitsverlauf haben und möglicherweise sogar den Tod beschleunigen konnte. In den Leichenpredigten finden sich wenige, aber eindrückliche Beispiele von „Breaking bad news"-Gesprächen. Wenn Ärzte die Therapie ihrer Patientin oder ihres Patienten beenden wollten, da sie diese für aussichtslos oder

217 Bausewein/Roller/Voltz (2018), S. 57.
218 Stolberg (2013), S. 87.
219 Stolberg (2003b), S. 62.
220 UBW Lp Sig. 360001: Johann Hayn auf Friedrich Steinborn, Polnisch Lissa 1645, S. 58–59.
221 UBW Lp Sig. 511796: Georg Seidel auf Jacobus Scheffricherius, Oels 1637, S. 45–46 (Lp Pag. S. 43–44).

sogar schädlich hielten, mussten sie dies selbstredend auch begründen. Schon im letzten Kapitel wurde der auffällige Sterbebericht der Ursula Catharina von Uechtritz thematisiert, in welchem die Patientin eine weitere Behandlung wünscht, welche ihr Arzt „aber auß grosser erhebligkeit nicht ferner [hat] continuiren wollen".²²² Interessant sind die Konsequenzen, die diese Therapiebeendigung auf die Kranke hat:

> „Wordurch denn nicht nur Herren Uechtritzen [...], sondern auch der seeliger Frawen / alle hoffnung zur gesundheit und längerem leben / ob mans ihr schon außreden wollte / gäntzlich benommen worden. Wie sie nun der Welt schon längst gutte Nacht gegeben hatte / so fand sich auch ausser den liebsten ihrigen nichts / was sie länger hier hätte auffhalten können. Ergab sich demnach getrost / in Gottes willen".²²³

Die Weigerung des Arztes, seine Patientin auf deren ausdrücklichen Wunsch weiter zu behandeln, nämlich „auß grosser erhebligkeit", führte dazu, dass jene „alle hoffnung zur gesundheit und längerem leben [...] gäntzlich benommen worden." Sein Handeln beeinflusste also unmittelbar den weiteren Krankheitsverlauf und trug in den Augen des Autors möglicherweise zum Tod der adeligen Patientin bei.

Manche Erkrankte wünschten sich von ihren Ärzten, diese würden ihnen aufrichtig und klar die Prognose mitteilen. Magdalena von Loos und Simbsen litt an einer sehr schmerzhaften Krankheit und stimmte einer ärztlichen Behandlung offenbar nur zu, da die Schmerzen immer stärker wurden:

> „[I]st Sie von Ihrer Fraw Schwester und Pflege-Töchtern dahin ermahnet worden / Sie wollte sich doch der Chur der Medici unterwerffen / damit Sie Ihrer grossen Beschwer in etwas möchte enthaben werden. Und weil von Tage die Schmertzen nicht ab- sondern mehr zugenommen, Als hat Sie sich gar willig dazu befunden."²²⁴

Die Therapie trug leider nicht zu einer Symptomlinderung bei; die Patientin fühlte sich dennoch verpflichtet, weiterhin ihrer christlichen Pflicht nachzukommen und sich behandeln zu lassen:

> „[W]eil Sie aber wenig Besserung verspüret / und gleichwol der Chur gerne genüge thun wollen / hat Sie sich ohngefehr vierzehen Tage vor Ihrem Absterben von Zedlitz in die Frawstadt in Herr Lamprechts Behandlung begeben / und alldar der ordentlichen Mittel ferner sich gebrauchet."²²⁵

---

222   UBW Lp Sig. 354516: Carol Friedrich Güssau auf Ursula Catharina von Uechtritz, geb. (von) Hund, verw. von Jeroßleben, Oels 1659, S. 65.
223   UBW Lp Sig. 354516: Carol Friedrich Güssau auf Ursula Catharina von Uechtritz, geb. (von) Hund, verw. von Jeroßleben, Oels 1659, S. 65–66.
224   UBW Lp Sig. 361724: Michael Eder auf Magdalena von Loos und Simbsen, geb. von Zedlitz, Polnisch Lissa 1640, S. 67–68.
225   Ebd., S. 68.

Ungeachtet der Therapie schritt die Erkrankung weiter fort, woraufhin sie ihre Ärzte um eine ehrliche Einschätzung ihres Krankheitsstandes bat:

> „Sie denn die Herren Medicos selbsten befraget: Sie solten Ihr ungeschewet andeuten / ob Ihr Ende verhanden / darmit Sie sich desto baß darnach zu richten / denn Sie in Warheit die wenigste Abschew vorm Tode trüge; Aber man hat auß allen Umbständen nur verspüret / daß Morbus lethalis & incurabilis verhanden sey / der gleich ultimum conatum naturae außgesogen und angedeutet hat."[226]

Die Patientin bat darum, dass ihre Ärzte „ungeschewet andeuten" würden, wie es um sie bestellt wäre; diese kamen ihrem Wunsch nach und teilten ihr die infauste Prognose („Morbus lethalis & incurabilis") mit. Daraufhin wandte sich die Kranke in einer für die Leichenpredigten typischen Formulierungen zu Gott und verstarb kurz darauf in Anwesenheit von Angehörigen und Freunden. Auch wenn in diesem Beispiel ebenfalls ein rascher Todeseintritt auf die Prognosemittelung folgt, ist die Wirkung doch eine andere, da sich die Patientin deutlich gewünscht hatte, ihre Ärzte sollten ehrlich zu ihr sein.

Auch Adam von Dobschütz von Plauen und Corule spürte, als er im recht fortgeschrittenen Alter von 66 Jahren an einem „Catarrhus" erkrankte,

> „[d]aß Ihn würd todß gewalt / auff dem Lager berühren [...].[Also] ließ Er zu sich beruffen / Die Herren Medicos, als sie nach seim verhoffen / Zur stelle kamen dar / ermahnt Er sie in trewen / Bey ihrem Doctorat, daß sie ihm ohne schewen / Gerad zu sagten frey / und zuvorstehen geben / Ob diese Kranckheit sey / zum Todt oder zum Leben. Mit der andeutung klar / ob Er ein Mensch und sterblich / So wüst Er auch doch daß / lebt sein Erlöser erblich. [...] Dannher die Medici / gar mit nicht ihm ein grauen Erwecken würden schwer / sondern vielmehr erfreuten / Wenn sie ohn umbschweiff ihm / nur Gottes willn andeuten. Und als die Medici / die gfahr [sic!] etwas entdecket / Höchlich sie ihm hiermit / gleichsamb ein freud erwecket. Er ihn gedanckt dafür / und nicht darumb getobet / Sondern vielmehr hierinn / ihren Candor gelobet."[227]

Der Patient forderte Ehrlichkeit von seinen Ärzten ein, auch hier mit der Begründung, er würde den Tod und das Jenseits nicht fürchten. Auch hier wird, wie schon in der Leichenpredigt der Margareta von Loos und Simbsen, die Formulierung verwendet, Ärzte sollten sich „nicht scheuen". Fast mit Überraschung stellt der Autor der Leichenpredigt fest, dass der Patient seinen Medici für ihre Aufrichtigkeit dankt „und nicht darumb getobet / Sondern vielmehr hierinn / ihren Candor gelobet." Es schien also möglich oder eher die erwartbare Reaktion eines Patienten zu sein, wegen einer schlechten Nachricht zu „toben" und seinen Ärzten Vorwürfe zu machen, als tatsäch-

---

226 Ebd., S. 69.
227 UBW Lp Sig. 544612: Zacharias Hermannus auf Adam von Dobschütz von Plauen und Corule, Breslau 1625, S. 19–20 (ges. Lp: S. 54–55).

lich darüber erfreut zu sein. Ebenso schien es normal zu sein, dass sich Ärzte sehr wohl scheuten, frustrierende Nachrichten zu überbringen.

Nicht in allen Leichenpredigten sind die Ärzte so ehrlich zu den Kranken. In der Leichenpredigt von Marianna Rothkirch von Panthen wird geschildert, dass sie an einem Röcheln litt, „solches dem Artzte geklaget / welcher sie zwar folgender besserung getröstet / aber das ende herbey kommen verspüret".[228] Auch die Ärzte Ernst Wilhelm von Haugwitz', den „ein hefftiger und gefährlicher Paroxysmus, mit abwechselnder Hitz und Frost / auch grosser Mattigkeit"[229] ereilt hatte, versprachen ihrem Patienten, „als Sie der Seelige mit freudigem Gemüthe fragte: Sie sollten Ihm sagen: Wenn Lebens-Gefahr da wäre / damit Er sich desto besser zu seinem GOtt schicken könnte [...], einmüthig glükliche Genesung."[230] Der Patient verstarb drei Tage nach dieser „einmüthigen" Versicherung. Ob es sich in diesem Fall tatsächlich um eine absichtliche Verheimlichung der schlechten Heilungsaussichten oder schlicht um einen Irrtum handelte, ist nicht ersichtlich. Dennoch ist aus der Tatsache, dass auch dieser Patient seine Ärzte um Aufrichtigkeit bitten musste, zu schließen, dass diese Aufrichtigkeit zumindest nicht selbstverständlich war, wenn nicht sogar das Gegenteil galt.

228 UBW Lp Sig. 354521: Friedrich Albinus auf Marianna Rothkirch von Panthen, Brieg 1661, S. 57.
229 UBW Lp Sig. 545671: Andreas Schüller auf Ernst Wilhelm von Haugwitz, Polnisch Lissa 1692, S. 55.
230 Ebd., S. 55–56.

5
Diskussion

Es kann nicht der Anspruch bestehen, die in den Leichenpredigten ausgedrückten palliativmedizinischen Ansätze nach unseren heutigen Vorstellungen von Palliativmedizin einschließlich all ihrer Ziele, Ressourcen und Institutionen (wie Hospize, Palliativstationen und spezialisierter ambulanter Palliativdiensten, allesamt noch unbekannt in der Frühen Neuzeit) einzuordnen. Diese Arbeit ist vielmehr der Versuch, Tendenzen zu erkennen und mögliche Entwicklungen vom 16. bis zum 18. Jahrhundert herauszuarbeiten. Jede Leichenpredigt ist bei aller Normativität ein Schriftstück über einen einzelnen (oder, in seltenen Fällen, auch zwei) Menschen und Zeugnis seiner jeweiligen individuellen Lebens- und Leidensgeschichte. Diese Diskussion untersucht also notwendigerweise Einzelfälle und kann keinen repräsentativen oder auch nur objektiven Blick gewähren. Dies birgt gleichzeitig auch das Potenzial der Quellengattung: Es werden ganz individuelle Schicksale beschrieben und ihnen Platz und Bedeutung eingeräumt. Hierdurch entstanden, wie im Ergebnisteil gezeigt, eine Vielzahl interessanter Beschreibungen von Krankheitsverhalten, Arzt-Patientinnen/Patienten-Interaktionen und Therapien.

Im vorliegenden Kapitel sollen die Ergebnisse diskutiert werden. Insbesondere wird die Intention der ergriffenen ärztlichen Maßnahmen kritisch hinterfragt und die Symptomlinderung durch Ärzte und medizinische Laien vor dem Hintergrund der frühneuzeitlichen Krankheitstheorien beleuchtet. Darüber hinaus wird, soweit möglich, eine Entwicklung über den untersuchten Zeitraum von etwa 1550 bis 1750 abgeleitet und aufgezeigt, welche Limitationen die untersuchte Quellengattung in Hinblick auf die Forschungsfragen hat. Trotz der Gefahr einer anachronistischen Betrachtung lohnt sich ein Vergleich der damaligen „Palliativmedizin in Kinderschuhen" mit der heutigen Palliativmedizin am Ende des Diskussionsteils.

5.1 Vergleich mit der Forschungsliteratur

Zunächst soll ein Vergleich der in dieser Arbeit erhobenen Daten mit dem vorliegenden Forschungsstand erfolgen.

5.1.1 Zusammensetzung der Stichprobe und erreichtes Lebensalter

Übereinstimmend mit den Analysen von Lenz[1] wurde eine deutliche Mehrheit der hier untersuchten Leichenpredigten auf Männer gehalten: Von 515 in den Leichenpredigten gefeierten Personen waren 199 Frauen und 316 Männer. Der Anteil der Frauen beträgt damit rund 38,6 % und ist gleichwohl überdurchschnittlich gegenüber den untersuchten Samples von Seidel (32,6 %),[2] Moll (25 %)[3] und Spickereit (24,3 %),[4] jedoch kleiner als in der von Teichmann untersuchten Stichprobe (51,7 %).[5] Ebenso übertrifft der Frauenanteil den von Lenz angegebenen Anteil von rund 34 % für die Gesamtheit der Leichenpredigten.[6] Das hier untersuchte Sample ermöglicht also eine verhältnismäßig große Repräsentativität bezüglich der medizinischen Behandlung der frühneuzeitlichen (wohlhabenden) Frauen.

Die in Leichenpredigten geehrten Frauen erreichten im Durchschnitt ein deutlich geringeres Alter als Männer. In der hier untersuchten Stichprobe zeigte sich ein tendenzielle Zunahme des durchschnittlich erreichten Lebensalters über den untersuchten Zeitraum sowohl für Frauen als auch Männer; eine Ausnahme bilden die Jahre von 1600–1649 (s. Abbildung 3 im Ergebnisteil), in denen das durchschnittliche Todesalter der Männer deutlich niedriger war. Auch in Lenz' Analysen zeigte sich für diesen Zeitraum eine erniedrigte Lebenserwartung, die dieser mit dem Dreißigjährigen Krieg (1618–1648) und der „kleinen Eiszeit"[7] erklärt – jedoch spiegelt sich die erhöhte Mortalität der Männer nicht in einer erniedrigten Lebenserwartung der Frauen wider, welche über den untersuchten Zeitraum fast kontinuierlich leicht zunimmt (von 36,8 Jahren bis zu 40,4 Jahren) und die von Katastrophen wie Pest und Hunger, wenn auch möglicherweise weniger von konkreten Kriegshandlungen, ebenfalls betroffen gewesen sein dürfte.

Im Vergleich zu Moll, die Predigten aus dem 16. und 18. Jahrhundert untersuchte, zeigt sich bei den Leichenpredigten des Breslauer Katalogs ein etwas niedrigeres Sterbealter im 16. Jahrhundert (Frauen: 44 Jahre, Männer: 62 Jahre im Durchschnitt) sowie ein vergleichbares im 18. Jahrhundert (Frauen: ca. 42 Jahre, Männer: ca. 52 Jahre).[8] Seidel, die Leichenpredigten aus dem 17. Jahrhundert untersuchte, ermittelte ein durchschnittliches Sterbealter von 50 (± 18) Jahren bzw. 55 (± 20) Jahren für Frauen respektive Männer.[9] Diese Werte liegen deutlich über den hier errechneten Durch-

---

1   Lenz (1990), S. 17–20.
2   Seidel (2006), S. 181.
3   Moll (2008), S. 136–137.
4   Spickereit (2013), S. 190.
5   Teichmann (2020), S. 208.
6   Lenz (1990), S. 20.
7   Ebd., S. 89.
8   Moll (2008), S. 136–137.
9   Seidel (2006), S. 181.

schnittswerten. Bei Spickereit ließen sich in 74 von 90 Fällen Todesalter eruieren, wobei die weiblichen Gefeierten durchschnittlich im Alter von 55,1 Jahren verstarben und die Männer rund 63 Jahre lebten (hierbei wurde ein mit zehn Jahren verstorbener Junge nicht mit einberechnet).[10] Die Diskrepanz bezüglich des erreichten Sterbealters spiegelt sich auch in den von Teichmann untersuchten Leichenpredigten wider, Frauen erreichten hier durchschnittlich ein Alter von 46,2 Jahren und Männer eines von 55,9 Jahren.[11]

Lenz ermittelte in den von ihm untersuchten Leichenpredigten (wobei hier ebenfalls verstorbene Kinder nicht miteinbezogen wurden) eine durchschnittliche Lebenserwartung von 57 Jahren bzw. 38 Jahren für Männer respektive Frauen im Intervall von 1551 bis 1600. Im Zeitraum 1601–1650 kam es zu einem Rückgang des erreichten Alters der Männer auf 48 Jahre, während die Frauen mit durchschnittlich 40 Jahren insgesamt etwas älter als zuvor wurden. Zwischen 1651 und 1700 lebten die Männer durchschnittlich 53,1 Jahre und die Frauen 43,6 Jahre; 1701–1750 ergaben sich durchschnittlich erreichte Alter von 56,7 bzw. 49 Jahren für Männer respektive Frauen.

Die von Lenz ermittelten Todesalter entsprechen insgesamt am ehesten denen, die aus dieser Stichprobe ermittelt wurden. Über alle Arbeiten hinweg zeigt sich ein insgesamt deutlich niedrigeres Lebensalter der Frauen in den Leichenpredigten sowie ein allgemeiner Anstieg der Lebenserwartung der abgebildeten Bevölkerungsschicht im Verlauf der Frühen Neuzeit.

Zusammenfassend lässt sich sagen, dass das erreichte Lebensalter in den Leichenpredigten deutlich unter der heutigen durchschnittlichen Lebenserwartung liegt und dass Frauen früher verstarben als ihre männlichen Zeitgenossen. Die insgesamt deutlich geringere Lebenserwartung ist sicherlich in den deutlich schlechteren hygienischen und strukturellen Rahmenbedingungen begründet, welche Seuchen und sonstige Infektionserkrankungen begünstigte, hinzu kamen Hungersnöte und Kriege („unselig[e] Trias Pest, Hunger und Krieg"[12]). Ebenso fehlte es an wirksamen Heilmitteln für die häufigen Infektionserkrankungen. Die Übersterblichkeit der Frauen führt Lenz auf die hohe körperliche Belastung der frühneuzeitlichen Frauen und die hohe Sterblichkeit im Wochenbett zurück.[13] Auch in den hier untersuchten Leichenpredigten finden sich zahlreiche Beispiele, in denen die Frauen während oder kurz nach der Geburt verstarben, Gleiches lässt sich in den Arbeiten von Seidel, Moll, Spickereit und Teichmann beobachten.

---

10   Spickereit (2013), S. 190.
11   Teichmann (2020), S. 168.
12   Lenz (1990), S. 82.
13   Ebd., S. 88–89.

5.1.2 Medizinische Maßnahmen und Arztkonsultationen

Wie im Kapitel 4.3 gezeigt, wurden Ärzte und Medikamente in einem großen Teil der Leichenpredigten erwähnt, teilweise sogar Behandlungen detailliert geschildert. Arztkonsultationen wurden in 43,2 % der Krankheitsfälle beschrieben, Medikamente zur Behandlung von 32,8 % der Kranken eingesetzt und Hausmittel oder sonstige Maßnahmen in 34,3 % der Fälle angewandt. Dies entspricht Döhners Beobachtung, dass Ärzte und sonstige Heiler oft und zu mehreren konsultiert worden seien und dass es sowohl von Frömmigkeit als auch gesellschaftlichem Status gezeugt habe, eine Vielfalt kostbarer Therapien und Therapeuten in Anspruch zu nehmen.[14] Es war also ein christliches Gebot, die (von Gott) gegebenen medizinischen Möglichkeiten auszuschöpfen.

Diesem frühneuzeitlichen Konsens ging eine seit dem frühen Christentum bestehende theologische Debatte voraus. Frühchristliche Theologen sahen sich vor die Problematik gestellt, dass die Heilkunst aus dem Heidentum hervorgegangen war, und bemühten sich, diese unter Berufung auf die Wunderheilungen durch Jesus Christus mit dem Christentum in Einklang zu bringen. Ärzte vollführten durch ihre Heilversuche im besten Falle den Willen Gottes.[15] Es gab in der Spätantike dennoch christliche Gelehrte, welche die Medizin völlig ablehnten und damit die Lage der Ärzte erschwerten. Ihnen wurde Arroganz und Oberflächlichkeit vorgeworfen; gelang doch einmal eine Heilung, war sie allein Gottes Wirkkraft zu verdanken.[16] Kontrovers war für (früh-)mittelalterliche Theologen die Frage, ob es für Christen überhaupt erlaubt war, Krankheiten etwas entgegenzusetzen, da diese ja womöglich Gottes Willen ausdrückten. Die Inanspruchnahme medizinischer Maßnahmen wurde von manchen als unchristlich verdammt, von anderen als „Gottesgeschenk" und somit als akzeptabel interpretiert.[17] Es gab schließlich zunehmend Auffassungen, die den *Verzicht* auf eine Therapie – welche immerhin Gott der Menschheit gegeben hatte – als illegitime Verkürzung des Lebens betrachteten und entsprechend kritisch sahen. Im Gegensatz zur spätantiken Medizinskepsis etablierte sich im Mittelalter regelrecht eine religiöse Pflicht, medizinische Maßnahmen in Anspruch zu nehmen; niemand durfte seinen eigenen Todeszeitpunkt bestimmen.[18]

Die häufigen Beschreibungen von Arztkonsultationen und medizinischen Maßnahmen überraschen vor diesem Hintergrund also wenig. In den untersuchten Leichenpredigten fiel ein leichtes Überwiegen der Arztkonsultationen bei Männern (44,3 % respektive 41,7 % bei weiblichen Erkrankten) auf, während Hausmittel und sonstige Maßnahmen häufiger bei Frauen (41,7 %) erwähnt werden, bei Männern nur in 29,7 %

14 Döhner (1986), S. 60.
15 Ebd., S. 63–64.
16 Ebd., S. 64–65.
17 Ebd., S. 93–94.
18 Bergdolt (2004), S. 94–95.

der Fälle. Dies deutet wohl auf den insgesamt niedrigeren sozialen und ökonomischen Status der frühneuzeitlichen Frauen im Vergleich zu den Männern hin (Ärzte und ihre Medikamente waren kostspielig, Hausmittel eher erschwinglich). Insgesamt wird, wenn dies auch sicherlich multifaktoriell zu begründen ist, eine generelle Zunahme der Arztkontakte und in Leichenpredigten erwähnten Medikamenteneinnahmen über den untersuchten Zeitraum deutlich (s. Kapitel 5.2.6).

Im Vergleich zu den vorliegenden medizinhistorischen Untersuchungen zu Leichenpredigten von Thiel, Moll, Seidel und Spickereit fällt auf, dass in der hier untersuchten Stichprobe häufiger Arztkonsultationen, Medikamente und sonstige Maßnahmen beschrieben werden. Die von Thiel untersuchten Leichenpredigten aus Brandenburg erwähnen in 34 von 130 Fällen (26,2 %) ärztliche Therapien und Medikamente.[19] Seidel untersuchte insgesamt die größte Stichprobe von 138 Leichenpredigten aus dem 17. Jahrhundert, die zur Ehrung von insgesamt 141 Verstorbenen angefertigt wurden. Einen Medikamenteneinsatz stellte Seidel in 20 von 141 (14,2 %) der von ihr untersuchten Leichenpredigten fest, nur in elf Fällen (7,8 %) wurde ein Arzt konsultiert. Seidel sah den Grund dieser relativ geringen Therapiedichte darin, dass Behandlungen durch Ärzte ein Privileg der Wohlhabenden gewesen sei; darüber hinaus seien sie ohnehin mehrheitlich der Genesung der Behandelten nicht zuträglich gewesen.[20] In Molls Untersuchung von Ulmer Leichenpredigten des 16. und 18. Jahrhunderts finden Medikamente nur in zwei von 88 Leichenpredigten (2,3 %) Erwähnung, ferner ein Aderlass in einer Leichenpredigt.[21] Ärzte werden in nur sechs Leichenpredigten (insgesamt 6,8 % der Fälle) konsultiert. Moll führt dies auf die nur „marginale Bedeutung" der akademisch ausgebildeten Ärzte für die Krankenversorgung der „breiten Bevölkerung" zurück.[22] Die Leichenpredigten spiegeln allerdings keineswegs die durchschnittliche frühneuzeitliche Bevölkerung wider, vielmehr ehren sie wohlhabende Bürgerinnen und Bürger und Angehörige des Adels. Typischerweise entstammten Ärzte einer ähnlichen Gesellschaftsschicht wie ihr wohlhabendes Klientel oder standen, wie im Falle der zahlreichen geehrten Adeligen des höheren oder niedrigen Adels, sogar in einem untergeordneten gesellschaftlichen Verhältnis zu ihrer Patientenschaft. Die frühneuzeitlichen Ärzte waren, wie im Kapitel 3.2.2 gezeigt, sehr darum bemüht, sich um ihre einflussreichen Patientinnen und Patienten zu verdient zu machen, um den eigenen Ruf nicht zu gefährden.

Spickereits Ergebnisse entsprechen eher den hier erhobenen: Arztkonsultationen finden sich im von ihr untersuchten Sample in 21 von 90 Leichenpredigten (23,3 %), ärztlich applizierte Medikamente in 13 Fällen (14,4 %). Allgemeine, nicht explizit ärztliche Medikamentenanwendungen konnten in 32 Leichenpredigten (ca. 35,6 %) nach-

---

19   Thiel (1963), S. 50.
20   Seidel (2006), S. 194.
21   Moll (2008), S. 152.
22   Ebd., S. 151–152.

gewiesen werden.[23] Spickereit vermutet, dass die Zusammensetzung der Samples von Moll und Seidel im Verhältnis zu dem ihren vermehrt mittelständisch geprägt und dementsprechend der Zugang zu akademischen Ärzten und Arzneimitteln schwieriger gewesen sei.[24] Moll betont allerdings, dass 85,4 % der von ihr untersuchten Leichenpredigten Verstorbene aus der Oberschicht ehrten.[25] Durch die Schichtzugehörigkeit ist der markante Unterschied bezüglich der Krankenversorgung also nur unzureichend erklärt.

Unter den Vorgängerarbeiten sticht jene Teichmanns bezüglich der beschriebenen medizinischen Maßnahmen und erwähnten Ärzte deutlich heraus. Ärzte werden in rund 68 % der Leichenpredigten erwähnt, nicht selten auch namentlich.[26] Medikamentengaben und sonstige Therapiemaßnahmen sind – wenn auch unterschiedlich detailliert – in 83,9 % der Leichenpredigten dargelegt.[27] Teichmann verglich zudem das erreichte Alter von medizinisch betreuten Kranken und solchen, welche keinerlei Therapie erhalten hatten, wobei auffiel, dass die Personen, die eine medizinische Versorgung erhalten hatten, etwas länger lebten.[28]

Aus den Leichenpredigten ist, wie bereits erwähnt, keinesfalls auf die medizinische Versorgung der Gesamtbevölkerung zu schließen, denn in der untersuchten Stichprobe finden sich bis auf wenige Ausnahmen nur Angehörige des höheren und niederen Adels sowie wohlsituierte Bürgerliche,[29] die sich die Drucklegung einer Leichenpredigt und somit wohl auch eine umfassende medizinische Versorgung leisten konnten. Es ist möglich, dass in den Leichenpredigten-Samples von Seidel, Moll und Spickereit, in denen verhältnismäßig wenig Therapien Erwähnung finden, weniger Wohlhabende geehrt wurden und sich daher eine geringere Therapiedichte nachweisen lässt. Möglicherweise handelt es sich auch um regionale Unterschiede zwischen Schlesien und Süddeutschland bezüglich der Konsultationspraxis oder Ärztedichte oder schlicht bezüglich der variablen Bereitschaft der Geistlichen, medizinische Details in die von ihnen verfassten Leichenpredigten einfließen zu lassen.

Es ist ebenfalls denkbar, dass manche Verstorbene oder ihre Angehörigen keine öffentliche Verbreitung der Krankheiten und Therapien durch die Geistlichen wünschten und sich entsprechend wenige oder keine Informationen in den jeweiligen Leichenpredigten finden; in anderen Fällen mag es den Verfassern geboten erschienen sein, im Sinne ihrer Schweigepflicht Details des Krankheitsverlaufs der Verstorbenen auszulassen.

---

23   Spickereit (2013), S. 204.
24   Ebd., S. 204.
25   Moll (2008), S. 133.
26   Teichmann (2020), S. 180–182.
27   Ebd., S. 183–184.
28   Ebd., S. 203–204.
29   Für genauere Angaben s. Anhang.

5.2 Palliativmedizinische Bezüge in Leichenpredigten

5.2.1 Palliative Behandlungsintention?

In der heutigen Medizin wird zwischen einer kurativen und einer palliativen Behandlungsintention unterschieden. Allerdings gibt es für den Begriff „palliativ" mehrere Anwendungsmöglichkeiten: Zum einen steht er für Therapien und Therapiekonzepte am Lebensende, wozu vorrangig die Linderung von belastenden Symptomen wie Schmerz, Luftnot und Übelkeit unter Einbezug der verschiedenen Dimensionen menschlichen Leids – physisch, psychisch, sozial und spirituell – gehört. Die Patientin oder der Patient definiert dabei, was für sie oder ihn als leidvoll wahrgenommen wird. Bei der palliativmedizinischen Behandlung arbeitet ein multidisziplinäres Team zusammen, nach Möglichkeit und Wunsch der Kranken werden die Angehörigen mit einbezogen. Das übergeordnete Ziel ist die Lebensqualität und die Ermöglichung eines würdevollen Sterbens. Im Idealfall kann die Palliativmedizin das Leben der Patientinnen und Patienten auf diese Weise sogar verlängern oder die verbliebene Lebenszeit besser nutzbar machen.[30]

Zum anderen werden aber auch Therapien als „palliativ" bezeichnet, wenn sie explizit *keine kurative Intention* haben, aber das Leben verlängern sollen, so zum Beispiel palliative Chemotherapien bei metastasierten Tumorleiden. Die Bezeichnung „palliativ" soll hier den Kontrast zu „kurativ" verdeutlichen, obwohl es mittlerweile einige Krebserkrankungen gibt, die zwar nicht heilbar, aber mit rein „palliativen" Medikamenten für lange Zeit einzudämmen sind und so in ein chronisches Stadium übergehen können. Dabei können die palliativen Therapien *auch* Beschwerden lindern, im Einzelfall aber auch alles andere als symptomlindernd oder „sanft" ausfallen und die Lebensqualität deutlich beeinträchtigen. Entsprechend wird von Fall zu Fall abgewogen, ob eine Patientin oder ein Patient von einer palliativen (Chemo-)Therapie profitiert.[31]

Interessanterweise finden sich auch in der Frühen Neuzeit bereits Hinweise darauf, dass Palliativmedizin Maßnahmen beinhalten konnte, die direkt an der Krankheit selbst ansetzten und sie damit eindämmten, was zu einer Symptombesserung führen konnte (vgl. *De cura palliativa* von Elias Küchler aus dem Jahr 1692, beschrieben in Kapitel 3.1). Ebenso zeigte sich in den Leichenpredigten, dass Ärzte auch zu jener Zeit schon abwogen, ob sie ihren schwerst erkrankten Patientinnen und Patienten eine radikale, kurativ intendierte Therapie zumuten konnten oder ob sie lieber zu sanfteren Mitteln greifen sollten.

Es wird in einem großen Teil der Leichenpredigten deutlich, dass die Heilung das vorrangige Ziel war. Letztlich musste dieses Therapieziel aber in allen Leichenpredig-

---

30   Bausewein/Roller/Voltz (2018), S. 2–3.
31   Ebd., S. 2.

ten aufgegeben werden, da die Krankheiten mit dem Tod der darin geehrten Personen endeten. Dies hatte für die Darstellung der Behandlung oftmals keine Konsequenzen; die Beschreibung der kurativen (ärztlichen) Therapie endete, bevor es zum Tode kam.

In einigen Leichenpredigten, die ausführliche Sterbeberichte enthalten, findet sich dagegen ein differenzierteres Bild. Es galt dann nicht das „Alles-oder-Nichts-Prinzip", nach dem ein Arzt seine Patientin oder seinen Patienten entweder heilte oder von ihr oder ihm Abstand nahm. Es wurde im Gegenteil das Therapieziel ein- oder mehrmals reevaluiert und teilweise den Wünschen der wohlhabenden Kranken und deren Familien angepasst. Ein gutes Beispiel dafür ist der Sterbebericht der 28-jährigen Anna Hedwig Freifrau von Reichenbach, der ausführlich in Kapitel 4.4.2 dargelegt wird. Zunächst versuchte ihr Arzt, sie mit Arzneimitteln zu heilen. Die Patientin vertrug die Medikamente jedoch sehr schlecht und wünschte sich stattdessen einen „nur" lindernden, die Krankheit nicht „radikal exstirpierenden" Aderlass – eine Maßnahme, die aus heutiger Hinsicht womöglich keineswegs sanfter als ein Medikament wirkte, aber von dem sich die frühneuzeitlichen Menschen guten Erfolg versprachen. Es wurde eine Linderung der Aussicht auf Heilung mit der Begründung vorgezogen, dass dies dem Körper Zeit zur Erholung geben würde; so konnte die palliative Maßnahme potenziell doch noch das Leben der Patientin retten oder, als dies im Verlauf nicht mehr in Aussicht stand, es zumindest bis zum Eintreffen ihrer Mutter verlängern. Therapieziele waren also nicht immer endgültig, sondern konnten den Umständen entsprechend angepasst werden.

Andererseits ist bei manchen der Leichenpredigten, in denen aus heutiger Sicht möglicherweise eine palliative Therapieabsicht naheliegend erscheint, nicht klar, ob die Ärzte nicht doch eine Heilung erhofften. So wurde das wünschenswerte Therapieziel des Funktionserhalts (die Patientin kann wieder zur Kirche gehen, der Patient wieder seinem Amt als Bürgermeister nachgehen) oft als hoffnungsvolles Zeichen gewertet, dass die Gesundheit wiederhergestellt werden könnte. Ungeachtet des hohen Stellenwerts der Prognose in der zeitgenössischen Medizin gibt es nur wenige Leichenpredigten, in denen Ärzte sicher zu sein scheinen, dass ihre Patientin oder ihr Patient versterben wird (s. Kapitel 4.4.5 und 4.4.6), noch seltener teilten sie dies den Kranken mit. Vielmehr wussten oder ahnten gemäß der rituellen Darstellung des Sterbens in Leichenpredigten viele der Kranken bereits, dass sie sterben würden und waren entsprechend auf den Tod vorbereitet.[32] In einigen Predigten kam es allerdings zu einer Begrenzung oder Beendigung einer Therapie, da die Ärzte den Zustand der Kranken als zu schlecht einschätzten oder eine Therapie sogar für zu „erheblich" hielten. Dies führte gelegentlich zu Konflikten zwischen beiden Parteien, in denen sich einmal die eine, einmal die andere Seite durchsetzte. Diese Ausnahmefälle unter den Leichenpredigten bieten dennoch gute Belege dafür, dass Ärzte weder ihren Patien-

32   Kümmel (1984), S. 202.

tinnen oder Patienten immer „bis zum bitteren Ende" unnötige Therapien zumuteten, noch dass sie sich aus deren Sterben herausgehalten hätten. Dies belegen auch die 14 bis 17 Leichenpredigten, in denen Ärzte bei oder kurz vor dem Tod ihrer Patientinnen und Patienten zugegen waren.

5.2.2 Symptomkontrolle vs. Krankheitsbekämpfung

Die Symptomkontrolle ist einer der wichtigsten Pfeiler der Palliativmedizin. In den Leichenpredigten finden sich einige Beispiele, in denen eine Symptomkontrolle Erwähnung findet und offensichtlich auch als wünschenswertes Ergebnis einer Therapie betrachtet wurde. Es wurden Maßnahmen gegen Schmerzen ergriffen, Husten gestillt, Fieber gesenkt und Atemnot gelindert. In anderen Fällen wurde gar die ganze Krankheit „mitigiert"; all diese Maßnahmen wurden von den nicht-medizinischen Autoren lobend hervorgehoben. Dennoch muss die Frage aufgeworfen werden, ob diese Beispiele von Symptomlinderung tatsächlich einer Palliation dienten oder ob nicht die gesamte Krankheitsbehandlung ausschließlich in einer Behandlung der Symptome bestand. Oftmals wurden Symptome und Beschwerden, die aus heutiger Sicht verschiedenen ursächlichen Erkrankungen zuzuordnen sind, als die Krankheit selbst betrachtet, beispielsweise galt die Wassersucht als eigenständige Erkrankung.[33] Döhner zufolge ist „die Behandlung durch die Ärzte an den Symptomen orientiert [gewesen], da in der praktischen Medizin die Vorstellung von nosologischen Krankheitseinheiten, die man mit spezifischen Mitteln therapeutisch angehen müsse und könne, noch keine Rolle spielte." Die Systematisierung von Krankheiten durch Thomas Sydenham im 17. Jahrhundert habe für die medizinische Praxis kaum Konsequenzen gehabt.[34] Wenn also die Behandlung und Linderung von Symptomen gleichzusetzen war mit einer Behandlung der Krankheit, erscheint die Therapieabsicht viel eher kurativ als palliativ. In den Leichenpredigten wird allerdings an vielen Stellen auch zwischen Krankheiten und Symptomen unterschieden, beispielsweise im Fall von Ludewig Wentzel von Hund und Altengrottkau, der an Pocken bzw. Blattern erkrankte und dessen Ärzte versuchten, „das Fieber zu mitigieren und andere beschwerliche Symptomata abzuhalten".[35] Oben erwähnte Anna Hedwig Freifrau von Reichenbach war an einer Fieberkrankheit erkrankt (also, aus heutiger Sicht, an einem Symptom), deren begleitende Symptome, schwere Kopfschmerzen und geschwollene Beine, von den Ärzten therapiert wurden. Es wurden also teilweise die Symptome von Erkrankungen behandelt, ohne zu versuchen, die ursprüngliche Erkrankung damit zu eradizieren, obwohl nach

---

33   Stolberg (2003b), S. 39.
34   Döhner (1975), S. 461.
35   UBW Lp Sig. 366751a: Martin Isaac Petzold auf Ludewig Wentzel von Hund und Altgrottkau, Loebau (1718), S. 56 der ges. Lp (Lp Pag. S. 52).

frühneuzeitlichem Denken nur eine Ausscheidung der Krankheitsmaterie (wie Verunreinigungen des Blutes) zu einer Heilung führen konnte.

In jedem Fall wird in den Leichenpredigten deutlich, dass schwere Symptome zu behandeln waren und auch behandelt wurden – ob dies der Kuration oder ausschließlich der Leidenslinderung galt, ist nicht abschließend zu sagen und war vermutlich auch je nach Situation unterschiedlich. Oder, wie Stolberg schreibt: „Zweifellos haben viele Ärzte dieses palliativmedizinische Wissen auch angewandt und Kranke bis in den Tod begleitet und betreut. [...] Allerdings ist rückblickend oft schwer zu erkennen, ob sie womöglich bis zum Schluss noch auf einen kurativen Erfolg hofften."[36]

5.2.3 Herzstärkungen als Palliativa?

Wie in Kapitel 4.4.3 gezeigt, wurden in insgesamt neun Leichenpredigten sogenannte Cordialia oder Herzstärkungen eingesetzt. Die Kontexte sind ganz unterschiedlich: Teilweise muten die Herzstärkungen eher als Teil einer spirituellen oder psychologischen Begleitung an („solche bequeme Artzeney Mittel und Cordialia verordnen / dadurch das Geblüte möchte gereiniget / der Melancholey gesteuret / und das Hertze erquicket werden."[37]), teils erscheinen sie als Teil einer gewöhnlichen Krankenbehandlung („für ein böse catarrhosischs Feber gehalten / auch allerhand Artzney Mittel und kräftige Hertzstärckungen überschickt / so aber bey der Armen Patientin fast wenig fruchten wollen."[38]); teilweise wird „nichts mehr alß Hertzstärckung"[39] angewandt, nachdem alle anderen Maßnahmen versagt hatten, die zur Kuration verhelfen sollten.

Schäfer stellt in seiner Arbeit über die medizinische Versorgung älterer Menschen in der Frühen Neuzeit fest, dass Herzstärkungen bis ins 20. Jahrhundert hinein zur Behandlung der Herz- und Altersschwäche hinzugezogen wurden,[40] also tatsächlich Einsatz in der letzten Lebensphase gefunden haben. Cordialia konnten beispielsweise, so der französische Arzt Laurent Joubert im 16. Jahrhundert, das Austrocknen des Körpers und damit den Sterbeprozess aufhalten.[41] Interessant ist in diesem Zusammenhang auch die Dissertation des Arztes Ignatius Zach aus dem Jahre 1792, die von Philipp Feldle übersetzt und ausgewertet wurde.[42] In dieser Arbeit, obschon einige Jahre nach den Leichenpredigten verfasst, werden Herzstärkungen (*cardiaca*) als Pal-

---

36   Stolberg (2013), S. 57.
37   UBW Lp Sig. 547454: Johannes Heinius auf Maria-Elisabeth Maukisch, geb. Weber, Danzig (1670), S. 52 (Lp Pag. S. 50).
38   UBW Lp Sig. 354532: Christian Adolph auf Barbara von Axleben gen. Magnus, Zittau 1664, S. 35 (ges. Lp S. 63).
39   UBW Lp Sig. 354521: Friedrich Albinus auf Marianna Rothkirch von Panthen, Brieg 1661, S. 57.
40   Schäfer (2004), S. 113.
41   Ebd., S. 130.
42   Feldle (2013).

liativmedikamente aufgeführt, die Sterbenden unnötige Angst ersparen sollten – der
Autor kritisierte sogar, wenn keine Herzstärkungen verabreicht wurden, da dies den
Sterbenden unnötiges Leid verursache. Diese Darstellung rechtfertigt zumindest die
Vermutung, dass die Herzstärkungen auch schon in den hier untersuchten Quellen als
Palliativa angewandt worden sein könnten. Einschränkend ist zu bemerken, dass, wie
oben gezeigt, die Funktion der Herzstärkungen in den Leichenpredigten unterschiedlich war, wenn sie auch meist in infausten Situationen eingesetzt wurden. Insgesamt
wurden sie in neun der 505 Leichenpredigten (auf 515 Personen) erwähnt, was nur einem sehr geringen Anteil entspricht. Es wäre daher interessant, den großen Quellen-
fundus der Leichenpredigten auf weitere Situationen, in denen *cordialia* oder *cardiaca*
eingesetzt wurden, zu untersuchen.

5.2.4 Palliative Maßnahmen durch medizinische Laien

Mehr noch als heute war eine geistlich-spirituelle Sterbebegleitung in der Frühen
Neuzeit selbstverständlich.[43] Sie war sogar geboten, denn es galt insbesondere im Protestantismus, seinen Glauben bis zum Tode in Form von Gebeten, christlichen Gesän-
gen oder zumindest zustimmenden Lauten oder Gesten gegenüber den Worten des
Geistlichen auszudrücken.[44] Entsprechend finden sich im größten Teil der Leichenpredigten Pfarrer am Sterbebett, die den Sterbenden Beistand leisteten.

Es waren, ebenso selbstredend, auch Angehörige und Freunde anwesend. Wie in
Kapitel 4.3.3 deutlich wurde, waren diese auch an der medizinischen Versorgung beteiligt und organisierten teilweise ohne ärztlichen Rat Behandlungen und Arzneimittel – zum Teil als ersten Schritt, bevor ein professioneller Heiler hinzugezogen wurde, zum Teil ersetzte die Laienbehandlung ganz die ärztliche. Viele Leichenpredigten
bezeugen zudem die aufopferungsvolle Pflege und Wartung der Kranken durch ihre
Angehörigen und nahestehende Personen.[45]

Die angewandten Heilmittel waren unterschiedlicher Art; grob wurde hier zwischen Mitteln gegen Schlaganfälle, Stärkungen und Erquickungen, diätetischen, physikalischen und sonstigen Maßnahmen unterschieden. Es kamen diverse „Wasser" und
Branntweine zur Anwendung, mit denen man die Erkrankten einrieb, selten wurden
sie ihnen auch eingeflößt.[46] Vor allem das Schlagwasser schien eine Art „Erste-Hilfe-
Maßnahme" durch medizinische Laien gewesen zu sein, manch eine Erkrankte for-

---

43   Stolberg (2013), S. 93.
44   Kümmel (1984), S. 209–210.
.45 Gute Beispiele hierfür sind die Leichenpredigten Sig. 508438, 543718 und 568323, siehe Auszüge der
     Leichenpredigten im Anhang.
46   Lp Sig. 549745: Matthaeus Arnoldus auf Balthasar von Stosch, Groß Glogau (1626), S. 96: „ist Er
     nicht allein mit kräfftigem Schlagwasser bestriechen / Sondern Ihme auch etwas eingeflösset wor-
     den."

derte es sogar selbst ein („spricht: Jungfraw Barbara / O wie felt mir mein Fluß / Mein Fluß / heisset jhr auch selbsten Schlagwasser geben."[47]).

Wie in Kapitel 4.3.3 gezeigt, wird in zahlreichen Leichenpredigten eine Laienbehandlung detailliert beschrieben. In Hinblick auf eine mögliche symptomlindernde, „ummäntelnde" Absicht gilt auch hier, dass eine rein symptomatische Behandlung gleichzeitig der Kuration dienen konnte, da Symptome und Krankheiten weniger streng differenziert wurden als heutzutage. Wichtig war, gerade in Hinblick auf einen möglicherweise nahenden Tod, eine Ohnmacht abzuhalten, wie im Falle der Helena Sabina von Ziegler und Klipphauß, die „nach Ihrer ausgestandener [sic!] Geburts-Arbeit in grosse Mattigkeit und Ohnmacht fiel / also daß Sie für menschlichen Augen mehr todt als lebendig war / Dieweil denn aber durch Reiben und Kühlen der liebe Gott halff".[48] In diesem Falle scheint zumindest dem Verfasser der Leichenpredigt der Tod der jungen Frau nahe, sodass sich bemüht wird, eine Ohnmacht zu verhindern.

Reiben, Wärmen und Abkühlen als diätetische Maßnahmen waren wohl in Zusammenschau keine (aus heutiger Sicht) rein symptomlindernden Hilfsmittel, sondern vielmehr eine etablierte Maßnahme, die auch medizinische Laien ergreifen konnten, vor allem, wenn eine Kranke oder ein Kranker ohnmächtig oder schwach wurde. Möglicherweise sind sie auch als der „pflegerische" Anteil zur Heilung betrachtet worden, da ja die Krankenpflege durch Angehörige übernommen wurde.

Ein gewünschtes Ziel der Laienmaßnahmen schien zudem eine Stärkung der Erkrankten gewesen zu sein; hierfür sprechen die häufig erwähnten kräftigenden Wasser. Diese wurden teilweise bis zum Tode der Erkrankten eingesetzt. Dass diese Kräftigung von Seite der Patientinnen und Patienten nicht immer erwünscht gewesen sein muss, zeigt das Beispiel der Catharina von Mohl und Mühlrädlitz: Diese hat, „nachdem Sie wiederumb durch kräfftige Erquickungen [von ihrer Ohnmacht, Anm. d. A.] auffgerichtet worden / gebethen: Man solte Ihr doch den Schlaff vergönnen; Sie freuete sich auff die bevorstehende Nacht [...] und thäte Ihr auch nichts wehe."[49] Dies deutet an, dass die „kräfftigen Erquickungen" a) das Leben der Patientin potenziell verlängern konnten, b) womöglich auch gegen Schmerzen wirken sollten und c) von der Patientin als unangenehm oder unnötig empfunden wurden. Die Laienmaßnahmen müssen folglich nicht unbedingt sanfter oder weniger invasiv gewesen sein als die der ausgebildeten Heiler.

Das ebenfalls in Kapitel 4.3.3 erwähnte Beispiel von Jonas Sachs zeigt einen Fall, in dem trotz eines bereits unumkehrbaren Sterbeprozesses Kräftigungen durch Lai-

---

47 UBW Lp Sig. 387513: Jacob Nerger auf Hedwig von auf Reichenbach, geb. von Zedlitz, Liegnitz 1621, S. 47–48.

48 UBW Lp Sig. 354522: George Hübener auf Helena Sabina von Ziegler und Klipphauß, geb. von Hohberg, Tauchritz 1666, S. 55.

49 UBW Lp Sig. 547587: Georgius Höfichen auf Catharina von Mohl und Mühlrädlitz, geb. von Nimptsch und Röversdorf, Breslau (1677), S. 36.

en angewandt wurden. Als er den Anschein erweckte, „als ziehe er bald davon", sind „[d]arumb dann hertzlich uber jm gebetet / etliche Benachbarte erfodert / und in eil mögliche mittel zu erquickung gebraucht worden."[50] Dies ist ein Beispiel, in dem den Anwesenden klar zu sein schien, dass der Kranke bald sterben würde. Es wurden folglich die Nachbarn hinzugezogen und „mögliche mittel zur erquickung gebraucht". Diese gehörten in jenem Fall also zur Versorgung eines Sterbenden dazu – ob dies wiederum geschah, um ihn bis zum Tode bei Bewusstsein zu halten, oder ob es zu seinem Wohlbefinden beitragen sollte, ist nicht eindeutig zu bestimmen.

Zusammenfassend konnte gezeigt werden, dass die Angehörigen und medizinischen Laien bei der Versorgung und Pflege Kranker und Sterbender eine wichtige Rolle spielten. In einigen Leichenpredigten werden konkrete Maßnahmen genannt, wobei insbesondere die diätetischen Mittel, also Nahrungsmittel, physikalische Maßnahmen wie Reiben, Wärmen/Kühlen sowie unterschiedliche Kräftigungen, Erquickungen und Labsale hervorstechen. Von letzteren fanden einige auch in unmittelbaren Sterbeprozessen Anwendung, wobei sie auch hier in den meisten Fällen zur Heilung der Krankheit beitragen und nicht (nur) Symptome lindern sollten. Wichtig war zudem, die Sterbenden so lange wie möglich bei Bewusstsein zu halten, was in den Sterbeberichten deutlich wird, in denen die Sterbenden gerieben werden, um eine Ohnmacht zu verhindern.

In Zusammenhang mit den im vorigen Kapitel beschriebenen Herzstärkungen ist interessant zu beobachten, dass auch Erquickungen in einzelnen Fällen bei dezidiert Sterbenden eingesetzt wurden, die Maßnahme also keine kurative Intention gehabt haben kann. Wie die Herzstärkungen können auch die Erquickungen in einem religiösen Kontext stehen, auch wenn dies in den Leichenpredigten nicht genauer beschrieben wird. Stärkungen von Sterbenden sind eine Praxis, die auch Stolberg in seiner Geschichte der Palliativmedizin in mehreren Quellen feststellt:

> „Es gab keine Aussicht auf Heilung mehr, aber der Arzt konnte wenigstens versuchen, den Patienten mit anregenden, kräftigenden Mitteln so lange wie irgend möglich am Leben zu erhalten. Wie wir noch sehen werden, war das verbreitete Praxis."[51]

5.2.5 *Breaking bad news* im medizinischen Kontext der Frühen Neuzeit

Wie in Kapitel 3.2.2 gezeigt, war es in der Frühen Neuzeit nicht selbstverständlich, dass eine Diagnose und insbesondere eine möglicherweise unheilbare Erkrankung den Betroffenen ehrlich übermittelt wurde. Dieses Verhalten konnte unterschiedliche

---

50　UBW Lp Sig. 510581: Balthasar Breuer auf Jonas Sachs, Liegnitz 1613, S. 34.
51　Stolberg (2013), S. 83.

Gründe haben: Einerseits glaubte man, dass die durch eine Diagnosemitteilung verursachte psychische Belastung einen schädlichen Einfluss auf den Erkrankungsverlauf haben könnte (Affektenlehre). Heftige Emotionen – und diese könnte die Mitteilung des drohenden Lebensendes bewirkt haben – konnten nach verbreiteter Lehre Krankheiten auslösen und bestehende Leiden erschweren,[52] Todkranken sogar buchstäblich den Todesstoß versetzen.[53] Es galt daher regelrecht als geboten, den Patientinnen und Patienten schlechte Nachrichten zu verschweigen, um ihnen nicht zu schaden, eine Lüge konnte gar eine „therapeutisch wirksame ärztliche List" darstellen.[54]

Zum anderen spielte die Prognoseunsicherheit in Zeiten der vormodernen Medizin eine erschwerende Rolle – welcher um seine berufliche Zukunft besorgte Arzt fällte schon gerne ein Todesurteil über seine Klienten, wenn er nicht wirklich sicher sein konnte, wie deren Krankheit verlaufen würde? Eine Fehldiagnose konnte, wie zuvor beschrieben, gravierende Konsequenzen haben und den Arzt um sein wohlhabendes Patientenklientel bringen, im schlimmsten Falle sogar seinen Ruf langfristig schädigen.

In den Leichenpredigten finden sich, wie in Kapitel 4.4.6 beschrieben, einige Beispiele von Situationen, in denen Ärzte ihren Patientinnen und Patienten eine ungünstige Diagnose überbringen mussten. Im Falle der Ursula Catharina von Uechtritz hatte die Weigerung ihres Arztes, eine nicht-anschlagende Therapie fortzusetzen ("auß grosser erheblikkeit nicht ferner continuiren wollen"[55]), die Konsequenz, dass diese alle Hoffnung verlor und kurz darauf verstarb ("Wordurch denn nicht nur Herren Uchtritzen [...] sondern auch der seeliger Frawen / alle hoffnung zur gesundheit und längerem leben [...] gäntzlich benommen worden. [...] Ergab sich demnach getrost / in Gottes willen"[56]). Hier wird ein direkter Zusammenhang zwischen einer ärztlichen (Nicht-)Handlung bzw. dem Ablassen von einer Therapie und dem Tod der Patientin beschrieben, da letzte aus dem Verhalten des Arztes auf ihre infauste Prognose schloss. Das Verhalten der Arztes erfährt keine negative Wertung durch den Autoren der Leichenpredigt. Ein Therapieverzicht wurde als Todesurteil gedeutet und fand erst unmittelbar vor dem Ableben der Patientin statt – die Patientin erhielt so allerdings die Gelegenheit, sich auf den Tod vorzubereiten und sich von ihren Angehörigen zu verabschieden.

Dass eine offenherzige Prognosemitteilung nicht selbstverständlich war, zeigt auch der Fall der Magdalena von Loos und Simbsen, welche in Anbetracht ihres sich verschlechternden Zustandes die behandelnden Ärzte um Offenheit bat:

52 Stolberg (2003b), S. 62.
53 Stolberg (2013), S. 87.
54 Bergdolt (2004), S. 146.
55 UBW Lp Sig. 354516: Carol Friedrich Güssau auf Ursula Catharina von Uechtritz, geb. (von) Hund, verw. von Jeroßleben, Oels 1659, S. 65.
56 Ebd., S. 65–66.

„Sie denn die Herren Medicos selbsten befraget: Sie solten Ihr ungeschewet andeuten / ob Ihr Ende verhanden / darmit Sie sich desto baß darnach zu richten / denn Sie in Warheit die wenigste Abschew vorm Tode trüge; Aber man hat auß allen Umbständen nur verspüret / daß Morbus lethalis & incurabilis verhanden sey / der gleich ultimum conatum naturae außgesogen und angedeutet hat."[57]

Hier wird deutlich, dass die Patientin ihre Ärzte explizit um Ehrlichkeit bitten musste, um eine entsprechende Auskunft zu erhalten. Darüber hinaus wird hier auch ein Dilemma deutlich, dem sich die zeitgenössischen Ärzte gegenübersahen, nämlich dass das wissentliche Im-Unklaren-Lassen die Todkranken der Möglichkeit beraubte, sich auf das Sterben mittels religiöser Riten wie dem Glaubensbekenntnis vorzubereiten.[58] Die Leichenpredigten sind ein eindrückliches Zeugnis für die Bedeutung, die das Sterben in Gottes Namen für die Bewertung der Verstorbenen durch ihre Umwelt hatte; entsprechend schwer wog es, wenn die notwendigen religiösen Rituale nicht durchgeführt wurden.

Im Falle des Adam von Dobschütz von Plauen und Corule fällt hingegen auf, dass der Patient, welcher ebenfalls um eine offene Prognosemitteilung bat, seinem Arzt letztlich „gedanckt dafür / und nicht darumb getobet",[59] als wäre vielmehr zu erwarten, dass Patientinnen und Patienten ihren Ärzten schlechte Nachrichten übelnähmen. Auch hierin zeigt sich, dass der Normalfall vermutlich eher Verschweigen der Erkrankungsschwere war.

Ob es die Aufgabe des Arztes war, seinen Patientinnen und Patienten gegenüber trotz der potenziellen negativen Auswirkungen die ungünstige Prognose anzudeuten, darüber schienen sich die Geister der zeitgenössischen Ärzte zu scheiden. Besonders deutlich wurde dies im Konflikt mit den katholischen Sterbesakramenten – spätestens hierbei musste den Sterbenden ja auffallen, wie es um sie bestellt war. Paulo Zacchia, Leibarzt des Papstes im 17. Jahrhundert, sah es nicht als ärztliche Aufgabe an, Sterbende aufzuklären, dies fiele eher den Angehörigen und Geistlichen zu.[60] Auch andere zeitgenössische Ärzte hielten es für geboten, möglichst vage zu bleiben, während der Priester schließlich zur Beichte ermahnte – die ungeachtet einer möglichen Lebensgefahr in jedem Fall kein Fehler war. Bergdolt schlussfolgert daraus, dass es „im katholischen Umfeld für die therapeutische Lüge [zweifellos] weniger Spielraum als bei den Protestanten" gegeben habe.[61] In den protestantischen Leichenpredigten wird jedoch deutlich, dass die Anforderungen an Sterbende ähnlich streng waren, obwohl keine of-

57   UBW Lp Sig. 361724: Michael Eder auf Magdalena von Loos und Simbsen, geb. von Zedlitz, Polnisch Lissa 1640, S. 69.
58   Bergdolt (2004), S. 149.
59   UBW Lp Sig. 544612: Zacharias Hermannus auf Adam von Dobschütz von Plauen und Corule, Breslau 1625, S. 19–20 (ges. Lp: S. 54–55).
60   Bergdolt (2004), S. 149.
61   Ebd., S. 149.

fiziellen Sterbesakramente vorlagen. Das Glaubensbekenntnis war obligat, ebenso die Akzeptanz gegenüber dem Sterben. Beides setzte voraus, dass die Todkranken über ihren Zustand informiert waren; die „therapeutische Lüge" konnte also konfessions-übergreifend dem christlichen Ableben schaden.

5.2.6 Entwicklungen im Laufe des untersuchten Zeitraums

Leichenpredigten sind, wie im Ergebnisteil dargelegt wurde, reich an Informationen über Arztkonsultationen, Medikamenteneinsätze und die Anwendung von Hausmitteln. Über die rund 200 Jahre des beobachteten Zeitraums zeigte sich im 17. Jahrhundert eine deutliche Zunahme der Fälle, in denen Arzneimittel, Ärzte und Hausmittel bzw. sonstige Maßnahmen erwähnt werden (s. Kapitel 4.3, Tabelle 1). Während noch im 16. Jahrhundert nur in 14,3 % der Leichenpredigten Ärzte Erwähnung finden, beträgt der Anteil von 1600–1649 bereits 34,6 % und erreicht seinen Höchstwert in der zweiten Hälfte des 17. Jahrhunderts (61,1 %). Im 18. Jahrhundert sinkt der Wert wieder leicht, auf immerhin leicht über die Hälfte der 126 Leichenpredigten (54,8 %). Ähnlich verhält es sich mit der Erwähnung von Arzneimitteln und Hausmitteln; auch sie erreichen ihren höchsten Wert jeweils im Zeitintervall 1650–1699 (mit 61,1 % respektive 44,2 %). Daraus lässt sich jedoch nicht unbedingt schließen, dass zu der jeweiligen Zeit weniger oder mehr medizinische Maßnahmen in Anspruch genommen wurden; der hohe Grad an erwähnten Arztkontakten und Therapien korreliert mit der Blütezeit der Leichenpredigtkultur, während der die Texte umfangreicher und detailreicher waren und entsprechend mehr (medizinische) Informationen enthielten. Die Gattung Leichenpredigt blieb ebenso wie die Lebenswelten, von denen sie berichteten, nicht statisch, sondern wandelte sich. Die Zunahme der Arztkontakte und Medikamenteneinsätze ist allerdings so deutlich, dass eine zunehmende Medikalisierung in den untersuchten 200 Jahren plausibel erscheint.

Für einige in dieser Arbeit untersuchten Aspekte stellen die Leichenpredigten des (späten) 17. und 18. Jahrhunderts sogar die ergiebigeren Untersuchungsobjekte dar. Die meisten Leichenpredigten, in denen sich Hinweise auf Symptomkontrolle, am Sterbebett anwesende Ärzte sowie Therapiebegrenzungen ärztlicherseits fanden, stammen aus jener Zeit. Dagegen wurden Leichenpredigten, in denen Patientinnen oder Patienten Therapien ablehnten, hauptsächlich im frühen 17. Jahrhundert gedruckt, eine im Jahr 1669. In diesen wird meistens eine medizinische Behandlung unter Berufung auf Gottes Willen abgelehnt, dies kommt in den späten Drucken des 18. Jahrhunderts nicht mehr vor, welche wiederum auffällig ausführliche medizinische Berichte enthalten. Die Berichte von Herzstärkungen, die einen palliativmedizinischen Bezug haben können, entspringen allesamt dem 17. Jahrhundert mit einem Schwerpunkt auf der zweiten Jahrhunderthälfte.

Aufgrund der niedrigen Fallzahlen an eindeutig palliativmedizinischen Behandlungen in den Leichenpredigten lässt sich nur andeutungsweise eine Tendenz hin zu

„mehr Palliativmedizin" über den beobachteten Zeitraum ableiten. Allerdings fällt, mit Einschränkung der niedrigen Druckzahl und allgemein knapp gehaltenen Sterbeberichte, doch ihre völlige Abwesenheit in den 28 Leichenpredigten des 16. Jahrhunderts auf.

5.2.7 Parallelen und Unterschiede zur aktuellen Palliativmedizin

Grundsätzlich ist zu bemerken, dass die palliativmedizinischen und symptomlindernden Maßnahmen, die sich in einigen der hier untersuchten Sterbeberichte finden, die Ausnahme darstellen – dies bildet glücklicherweise einen Kontrast zur palliativmedizinischen Versorgung im 21. Jahrhundert (zumindest im globalen Norden). Laut Hospiz- und Palliativgesetz vom 01.12.2015 ist eine Palliativversorgung im stationären und ambulanten Rahmen Teil der Regelversorgung durch die gesetzlichen Krankenkassen; Menschen mit weit fortgeschrittener und fortschreitender Grunderkrankung sowie begrenzter Lebenserwartung haben laut Sozialgesetzbuch (SGB) V Anspruch auf eine Spezialisierte Ambulante Palliativversorgung (SAPV).[62] Laut WHO-Definition bezieht sich eine palliative Behandlung nicht nur auf physische Beschwerden, sondern auch auf psychosoziale und spirituelle Aspekte. Pflegende sollen unterstützt und den Erkrankten eine möglichst lange Selbstständigkeit und Aktivität ermöglicht werden.[63] Palliativmedizin hat also nicht nur das Ziel, Menschen ein Sterben möglichst frei von Leid zu ermöglichen, sondern Todkranke in die Lage zu versetzen, ihr Leben mit der infausten Diagnose möglichst lebenswert zu gestalten. Eine Grundvoraussetzung hierfür sind erträgliche Symptome, aber auch gute Pflege, psychische Konstitution und soziale Beziehungen.

In der Präambel der Bundesärztekammer zur Sterbebegleitung ist Folgendes festgelegt:

> „Aufgabe des Arztes ist es, unter Achtung des Selbstbestimmungsrechtes des Patienten Leben zu erhalten, Gesundheit zu schützen und wiederherzustellen sowie Leiden zu lindern und Sterbenden bis zum Tod beizustehen. Die ärztliche Verpflichtung zur Lebenserhaltung besteht daher nicht unter allen Umständen.
> Es gibt Situationen, in denen sonst angemessene Diagnostik und Therapieverfahren nicht mehr angezeigt und Begrenzungen geboten sind. Dann tritt eine palliativmedizinische Versorgung in den Vordergrund. Die Entscheidung hierzu darf nicht von wirtschaftlichen Erwägungen abhängig gemacht werden."[64]

---

62   Sozialgesetzbuch: https://www.sozialgesetzbuch-sgb.de/sgbv/37b.html, zuletzt geprüft am 26.05.2021.
63   World Health Organization: https://www.who.int/health-topics/palliative-care, zuletzt geprüft am 26.05.2021.
64   Bundesärztekammer (2011), A346.

Insbesondere der Autonomiegedanke war, wie Bergdolt gezeigt hat, in der Medizin-
ethik nicht immer so etabliert wie heutzutage. Besonders kontrovers gestaltete sich
die Frage nach der Beeinflussung des Todeszeitpunkts durch eine Selbsttötung oder
Tötung auf Verlangen. Die frühchristlichen und mittelalterlichen Theologen waren
sich weitestgehend einig, dass sie eine autonome Bestimmung über das Lebensende, wie sie beispielsweise Seneca gefordert hat, nicht billigten. Körperlichen Leiden
wurde ein höherer Sinn zugesprochen. Bei aussichtslosen und schweren Erkrankungen
durften, so manche Stimmen, die Kranken jedoch Therapien ablehnen, obwohl dies
ihr Leben verkürzen konnte – andere hielten jedoch eine Therapie unter Aufwendung
aller Möglichkeiten für richtig, alles andere stehe dem „natürlichen Selbsterhaltungs-
willen" entgegen und sei mehr oder weniger Suizid und daher falsch.[65] Entsprechend
finden sich in vielen Leichenpredigten Therapien bis kurz vor Eintritt des Todes und
keine Beispiele (oder Andeutungen) von ärztlich assistiertem Suizid oder Tötung auf
Verlangen.

Im Gegensatz dazu gilt heute, dass eine Therapielimitierung bzw. das Ablehnen
einer Behandlung der Entscheidung der erkrankten Person unterliegt und nicht als
Form eines Suizids gewertet wird. Auch eine palliative Sedierung ist bei Symptomen,
welche trotz adäquater Behandlung als unerträglich empfunden werden, möglich;
hierbei wird eine eventuelle Lebensverkürzung zugunsten einer Symptomkontrolle in
Kauf genommen.[66] In einigen Ländern, wie beispielsweise den Niederlanden, ist heute
auch eine Tötung auf Verlangen unter bestimmten Bedingungen von Strafe freigestellt.

Generell waren in der Frühen Neuzeit die Möglichkeiten einer Symptomlinderung
von Schmerzen, Dyspnoe, Angst etc. deutlich beschränkter als heutzutage, wenn auch
bereits einige Mittel zur Verfügung standen (s. Kapitel 3.2.3). In einigen Leichenpredigten ist zu erkennen, dass ein verbesserter „Funktionsstatus" (wie die Möglichkeit,
sich vom Krankenbett zu erheben, in die Kirche zu gehen oder einer Arbeit nachzukommen) als erheblicher Behandlungserfolg wahrgenommen wurde, wenn er auch
nicht von Dauer sein konnte. Auch heute kann es ein Therapieziel in der Palliativmedizin sein, die Partizipation an der Gesellschaft möglichst gut aufrechtzuerhalten.

Eine spirituelle Begleitung Todkranker findet sich in nahezu allen Leichenpredigten, wenn sich der Tod ankündigte. Die wenigsten Sterbenden waren bei ihrem Tod
allein, viele Predigten zeugen von aufopferungsvoller Pflege und vielfältiger Anteilnahme in Form von Verwandten, Freunden, Nachbarn, Geistlichen und Ärzten.

Allgemein ist den Leichenpredigten eine umfassende Orientierung am Wohl der
Patientinnen und Patienten anzumerken. Dieses Wohl wurde aber weniger in der kurz-
fristigen Linderung von Leid als vielmehr in dem langfristigen Seelenheil gesehen. Der
Fokus lag weniger darauf, Sterbenden Schmerzen und andere quälende Symptome zu

---

65 Bergdolt (2004), S. 93–94.
66 Schnell/Schulz-Quach (2019), S. 96–97. Man geht heute davon aus, dass bei einer fachgerecht
    durchgeführten palliativen Sedierung keine Lebensverkürzung stattfindet.

ersparen (auch wenn dies sicherlich wünschenswert war), als ihnen einen guten Tod gemäß religiösen Normen zu ermöglichen – dies dürfte sowohl für den Protestantismus, welcher in den Leichenpredigten repräsentiert wird, als auch für die katholische Kirsche gegolten haben. Hierfür konnten Laienmaßnahmen wie Reiben, Kühlen und Wärmen wichtig sein, damit die Sterbenden möglichst bei Bewusstsein blieben und ihren Glauben bekannten.

Interessant ist, dass sich die Vorstellung eines „guten Todes" heute deutlich von der frühneuzeitlichen unterscheidet. In der Frühen Neuzeit war ein plötzliches Versterben alles andere als wünschenswert, da es der oder dem Verstorbenen die Möglichkeit nahm, sich im Sinne eines frommen Christenmenschen auf den Tod vorzubereiten und seinen Glauben zu bekennen. Im Gegensatz dazu wünschen sich heute viele Menschen einen „schnellen, schmerz- und leidfreien Tod".[67]

Zusammenfassend finden sich einige Gemeinsamkeiten zwischen der frühneuzeitlichen Palliativmedizin und der heutigen; insbesondere strukturell und in Hinblick auf das „ideale Sterben" finden sich jedoch relevante Unterschiede.

5.3 Quellenkritik:
Potenzial und Einschränkung der Aussagekraft von Leichenpredigten

Leichenpredigten gewähren ihrer Gattung gemäß keinen objektiven oder auch nur neutralen Blick auf den Sterbeprozess. In den meisten Fällen wurden sie von einem mit dem oder der Verstorbenen bekannten Prediger verfasst, der in seelsorgerischer Funktion bei dem Sterbeprozess anwesend war und daher als direkter Beobachter seine Erlebnisse in der Predigt darlegte. Es bestand jedoch in vielen Fällen das Interesse, das Geschehen in beschönigter oder religiös gedeuteter Form zu schildern, wodurch das Sterben in Leichenpredigten zuweilen einen gleichförmigen, ritualisierten Anschein erweckt. Die finanzielle Abhängigkeit des Predigers von seinen Auftraggebern, welche meist die Angehörigen der verstorbenen Person waren, hatte regelmäßig zur Konsequenz, dass der oder die Gefeierte in den Leichenpredigten frei von Makeln und Verfehlungen dargestellt wurde. Diese Beschönigung setzt sich in der Beschreibung des Sterbeprozesses fort: Ein Großteil der Gefeierten stirbt „ohn eintziges Zucken und Rücken eintziges Gliedmasses",[68] ohne äußerlich sichtbare Schmerzempfindung, bis zum Schluss bei klarem Verstande und im Glauben an Gott.[69]

Diese religiös und gemäß gesellschaftlichen Normen gefärbte Darstellung des Sterbens findet sich in vielen Leichenpredigten, aber es gibt einige Abweichungen, in de-

---

67   Heller/Wegleitner (2017), S. 12.
68   UBW Lp Sig. 354522: George Hübener auf Helena Sabina von Ziegler und Klipphauß, geb. von Hohberg, Tauchritz 1666, S. 61.
69   Kümmel (1984), S. 209–210.

nen die Sterbenden nicht den gesellschaftlichen und religiösen Vorgaben zu entsprechen schienen. Darüber hinaus muss die tendenziöse Darstellung nicht bedeuten, dass die Sterbeberichte dadurch generell als unglaubwürdig zu werten sind. Insbesondere finden sich gerade in den Abweichungen zu dem offenkundigen Ideal des Sterbens interessante Aspekte dessen, was sich vermutlich am Sterbebett abgespielt hat.

Kümmels Vermutung, dass die Sterbenden schwerlich so ruhig und gefasst wie in den Leichenpredigten beschrieben ihrem eigenen Tod entgegengingen,[70] ist zuzustimmen, aber auch entgegenzusetzen, dass es auch in der heutigen Zeit ausgeprägte interkulturelle Unterschiede gibt, wie Leidende ihre Schmerzen wahrnehmen und präsentieren.[71] Entsprechend unterschiedlich können sich Todkranke auch im Sterbeprozess verhalten, ohne dass beispielsweise das Fehlen von Schmerzäußerungen als unauthentisch gewertet werden sollte. Zusammenfassend ist zu sagen, dass die Sterbeberichte mit Vorsicht interpretiert werden sollten, aber dennoch wertvolle Informationen bezüglich der hinzugezogenen Ärzte und ärztlichen Maßnahmen enthalten können.

Eine weitere Einschränkung ihrer Aussagekraft erfährt die Quellengattung Leichenpredigt durch ihr „Patientenkollektiv". Dieses stammte hauptsächlich aus der gutbürgerlichen und adligen Gesellschaftsschicht; einen Großteil der Gefeierten bildeten Geistliche, Akademiker und Angehörige des hohen und niederen Adels. Darüber hinaus existieren einige wenige Leichenpredigten auf wohlhabende Handelsmänner und ihre Ehefrauen sowie auf Studenten und Handwerksgesellen. Damit ergibt sich auch eine Verzerrung des Durchschnittsalters, da ältere Verstorbene häufig eher als junge Einfluss und Vermögen besaßen.

Durch die Wahl des Breslauer Kataloges ergibt sich außerdem eine regionale Begrenztheit: Ein großer Teil der Gefeierten stammt aus Schlesien und anliegenden Bereichen des damaligen Reiches. Ein weiterer Bias lässt sich außerdem in Bezug auf die Konfession feststellen, denn die große Mehrheit der Leichenpredigten wurden auf Protestantinnen und Protestanten gehalten. Im Allgemeinen sind Frauen und Kinder deutlich unterrepräsentiert;[72] im Breslauer Katalog finden sich allerdings verhältnismäßig viele Frauen mit ca. 38,6 %. Durch die hier untersuchten Leichenpredigten lässt sich also nicht auf die Sterbeverhältnisse der unteren und armen Bevölkerungsschichten schließen, ebenso wenig auf die von nicht-protestantischen Konfessionen und Religionen oder in anderen Regionen Mitteleuropas. Die Aussagekraft bezüglich der medizinischen Betreuung von Kindern ist außerdem sehr begrenzt, da trotz der hohen Kindersterblichkeit nur verhältnismäßig wenige Leichenpredigten auf Kinder existieren.

Ein weiterer problematischer Aspekt ist der große Zeitraum, den die untersuchten Leichenpredigten abbilden. Es ist schwerlich von einer statischen Gesellschaft oder gar Medizin in den 200 untersuchten Jahren auszugehen, ebenso unterscheiden sich

70   Ebd., S. 204.
71   Schäfer (2017), S. 75–85.
72   Lenz (1990), S. 17, 20.

die Predigten teilweise erheblich in Hinsicht auf Stil, Ausführlichkeit und den thema-
tischen Schwerpunkt der Lebensläufe. Hierdurch sind die frühen Leichenpredigten,
welche teilweise das Hinsiechen der Erkrankten in nur wenigen Sätzen thematisieren,
bezüglich ihres Informationsgehalts kaum vergleichbar mit den teilweise sehr aus-
kunftsfreudigen Leichenpredigten des ausgehenden 17. und beginnenden 18. Jahrhunderts.

Angesichts des in dieser Arbeit intendierten Forschungsinteresses, der Suche nach
palliativmedizinischen Bezügen in Leichenpredigten, ergibt sich eine weitere Einschränkung der Aussagekraft der Quellengattung: Die Predigten wurden von medizinischen Laien gehalten und geschrieben, es ist also keine medizinische Expertise in
der Beschreibung der ärztlichen Betreuung der Kranken und beispielsweise der angewandten Medikamente vorauszusetzen. Es besteht also die Gefahr der Überinterpre-
tation dessen, was in den Sterbeberichten geschieht, zu Gunsten einer Palliativmedizin, die zu diesem Zeitpunkt noch nicht im heutigen Sinne existierte.

Zudem konnte der Schwerpunkt der Geistlichen, die schilderten, wie ihre Schütz-
linge litten und starben, kaum auf den Ärzten und Therapien liegen. Es war sicherlich
angezeigt darzulegen, *dass* ebenjene hinzugezogen worden waren und ihr Bestes gegeben hatten, denn dies war ein christliches Gebot (was den hohen Anteil von Arztkonsultationen und Medikamenteneinnahmen erklärt, siehe Kapitel 4.3); Beschreibungen
der genauen Behandlungen und der Therapieintention stellen allerdings die Ausnahme dar. Es galt vielmehr darzustellen, wie christlich sich die Sterbenden noch vor ihrem Tode verhielten und im Zweifelsfall Gebärden und Äußerungen zu entschuldigen,
die nicht der Norm entsprachen. Nichtsdestotrotz lassen sich in den Leichenpredigten
Hinweise auf palliativmedizinische Versorgung der Kranken finden, zumal sich in der
genannten Epoche Laien- und Expertenwissen im Bereich der Medizin nicht so sehr
unterschieden wie heute und der Wortschatz keine größeren Differenzen aufwies.[73]
Wie gezeigt wurde, enthalten Sterbeberichte bei genauer Betrachtung mannigfaltige
Informationen zu den medizinischen Maßnahmen, die ergriffen oder unterlassen wurden; insbesondere die Leichenpredigten aus dem 18. Jahrhundert sind diesbezüglich
besonders informativ.

Wenn also wenig explizit palliativmedizinisches Gedankengut in den Leichenpredigten vorkommt, kann dies an den nicht-medizinischen Autoren liegen, die professi-
onsbedingt weniger Interesse an ärztlichen Behandlungen hatten als heutige Leserin-
nen und Leser und sie womöglich zum Teil auch nicht verstanden. Aus der Tatsache,
dass weitaus mehr medizinische Maßnahmen erwähnt als detailliert erläutert werden,
kann auf eine „Dunkelziffer" an potenziellen symptomlindernden Maßnahmen geschlossen werden, zumal Schmerzmittel wie Opium bereits zur Verfügung standen.[74]

---

73   Stolberg (2003b), S. 108.
74   Stolberg (2013), S. 52–53.

Betrachtet man diesen Aspekt von der anderen Seite, bietet die nicht-ärztliche Betrachtungsweise faszinierende Einblicke in das Selbst- und Fremd-Erleben von Krankheit und Sterben durch die Patienten, Angehörigen und auch die Geistlichen; ein Blickwinkel, der durch ärztliche Berichte in geringerem Maße eröffnet werden kann. Leichenpredigten sind in vielerlei Hinsicht eine ergiebige Quelle für medizinhistorische Untersuchungen und enthalten, mit gewisser Vorsicht genossen, interessante Aussagen über die Medizin und das Sterben in der Frühen Neuzeit.

Geht man davon aus, dass palliativmedizinische Ansätze in der Frühen Neuzeit relativ neu waren, ergibt sich eine weitere Einschränkung der Quellengattung. Die Leichenpredigten wurden, auch in dem hier untersuchten Sample, zum Großteil auf adelige oder wohlhabende bürgerliche Menschen verfasst. Das bedeutet, dass das Klientel der frühneuzeitlichen Ärzte, das in den Leichenpredigten abgebildet ist, ein spezielles und möglicherweise besonders anspruchsvolles war. Die professionelle Situation der zeitgenössischen Ärzte war ohnehin angespannt, denn sie hatten ihren Patientinnen und Patienten nach Möglichkeit zu heilen; wenn dies nicht möglich war und sie sich dann für neuartige, unter Umständen umstrittene palliativmedizinische Maßnahmen entschieden, konnten sie sich dem Vorwurf aussetzen, ihre einflussreichen Klienten falsch behandelt zu haben. Dies konnte das Ende ihrer beruflichen Tätigkeit bedeuten (vgl. Kapitel 3.2.2). Nichtsdestotrotz zeigten in den hier untersuchten Leichenpredigten viele Ärzte ein unter diesen Bedingungen bemerkenswertes Engagement am Sterbebett der Erkrankten. Es wurden symptomlindernde und nicht-kurativ intendierte Behandlungen beschrieben, ohne dass sich die Ärzte die Kritik der Verfasser dafür zuzogen, vielmehr wurden sie oft positiv hervorgehoben.

Einen anderen Aspekt stellt die repräsentative Funktion der Leichenpredigten dar. Möglicherweise wurde eine Linderung von Beschwerden auch von den Autoren als höfliche Bemerkung über die Heilkunst der Ärzte erwähnt, um sie in den weithin publizierten Leichenpredigten nicht als inkompetent darzustellen. Es wird sicherlich Ärzte und auch nicht-akademische Wundärzte und Chirurgen gegeben haben, die auch ärmere Erkrankte palliativmedizinisch behandelt haben. Diese werden naturgemäß in den Leichenpredigten nicht abgebildet. Diese Untersuchung kann also ausschließlich palliativmedizinische Behandlungen privilegierter Kranker beleuchten.

5.4 Schlussfolgerungen und Ausblick

Diese Untersuchung konnte belegen, dass Ärzte und ärztliche Maßnahmen bei einem großen Teil der hier untersuchten Leichenpredigten am Lebensende eine Rolle spielten. Laienbehandlungen und nicht-ärztliche Arzneimittel waren ebenfalls von erheblicher Bedeutung. Allerdings werden nur in einem weitaus kleineren Teil der Predigten des Breslauer Katalogs die konkreten Therapien beschrieben. Ist dies der Fall, finden sich interessante Informationen zu der Behandlung Sterbender in der Frühen Neuzeit.

Grundsätzlich spiegelt sich in den Leichenpredigten Stolbergs Aussage wider, das Therapieziel sei primär kurativ gewesen. In der großen Mehrheit der Leichenpredigten ist dies zu beobachten; Ärzte sowie Medikamente wurden herangezogen, um eine Heilung zu erzielen (aber auch gelegentlich *nicht mehr*, wenn sich das Sterben ankündigte). Neben der Heilung wurden aber auch andere Therapieziele angestrebt. Rückte die Restitutio ad integrum außer Reichweite, konnte ein relativer Funktionserhalt und das Vermeiden einer Bettlägerigkeit erstrebenswert sein. Die Grenzen zur Symptomkontrolle sind hier fließend, da zum Beispiel das Nachlassen eines Hustens oder der Schmerzen Erkrankte wieder in die Lage versetzten konnte, in die Kirche zu gehen oder ihrem Beruf nachzugehen.

Es konnte gezeigt werden, dass die symptomatische Behandlung von Kranken und Sterbenden häufig als Behandlungserfolg gewertet wurde, was dafür spricht, dass dieser eine wichtige Bedeutung zukam. Auf der anderen Seite wurden Symptome nicht immer von der Grunderkrankung getrennt, vielmehr konnte etwas, das wir heute als Symptom bezeichnen, selbst die Erkrankung sein, die es zu heilen galt. Folgerichtig wurde eine Symptomlinderung oft auch als Schritt auf dem Weg zur Heilung gewertet. Dies war allerdings nicht immer der Fall; es gibt Beispiele, in denen sich Patientinnen oder Patienten dankbar über die Linderung der Beschwerden äußern und dem Tod dann ruhiger entgegentreten. In einigen Leichenpredigten sind die Ärzte ganz selbstverständlich Sterbebegleiter am Krankenbett und beteiligten sich an religiösen Riten.

Auch Therapiebegrenzung und -unterlassung werden in den Leichenpredigten thematisiert. Begründet wurden diese von Arzt- und Patientinnen-/Patientenseite unterschiedlich: Erstere versuchten, den ohnehin geschwächten Kranken invasive und belastende Therapien zu ersparen, gelegentlich auch mit der Begründung „großer Erheblichkeit" der Krankheit (und vermutlich ebenfalls in Hinblick auf die eigene berufliche Zukunft); letztere lehnten Medikamente ab, da sie – entsprechend der Norm der Leichenpredigten – keine Angst vor dem Tod empfänden und das gottgewollte Ende akzeptieren würden. Gerade bei langem Siechtum wurde das Versterben häufig als Erlösung dargestellt. Tatsächlich sind gerade in diesem Bereich die frühneuzeitlichen Vorstellungen vom „guten Sterben" und die heutigen Ideale gar nicht so verschieden; es gilt bei zunehmend längeren Krankheitsverläufen (beispielsweise unter palliativen Chemotherapien) mehr denn je das ärztliche Prinzip „primum nihil nocere".

Unterschieden sich die Wünsche von Ärzten und Patientin oder Patient, lassen sich gelegentlich Diskussionen und Ausfechtungen um die richtige Therapie erahnen. Ärzte hatten sich grundsätzlich nach den Wünschen ihrer reichen Klientel zu richten; wenn sie dies nicht taten oder abweichende Meinungen über die richtige Therapie vertraten, drohte der Verlust ihrer Entlohnung und ihres beruflichen Prestiges. Doch auch unter diesen erschwerten Umständen zeigten einige Ärzte auffälliges Engagement für ihre sterbenden Patientinnen und Patienten.

Die Mittel, die den frühneuzeitlichen Ärzten zur Verfügung standen und in den Leichenpredigten erwähnt wurden, waren gegenüber der heutigen Zeit deutlich einge-

schränkter. Unter den angewandten Mitteln finden sich Aderlässe, Badekuren, Brech-
und Abführmittel sowie kühlende und wärmende Maßnahmen. Eine besondere Rolle
nehmen, wie gezeigt, die Herzstärkungen ein. Diese *cordialia* oder *cardiaca* sind in
Hinblick auf weitere Untersuchungen der Quellenart von besonderem Interesse, da
sie in späteren Quellen als Medikamente im palliativmedizinischen Kontext genutzt
wurden (s. Ignatius Zachs *De cura*).

Wie aufgrund der Quellenart zu erwarten, finden sich in den Leichenpredigten keine Hinweise auf ärztlich-assistierten Suizid oder Tötung auf Verlangen.

Insgesamt demonstrieren die untersuchten Leichenpredigten, dass sich auch frühneuzeitliche Ärzte und Angehörige aktiv in den Sterbeprozess ihrer Patientinnen und
Patienten bzw. Verwandten einbrachten. In einigen Leichenpredigten finden sich
Hinweise darauf, dass sie das Ziel verfolgten, das Leiden der Sterbenden zu lindern.
Hinweise auf palliativmedizinische Behandlungen in den Leichenpredigten deuten
auf ein breiteres Verständnis von lindernden Maßnahmen hin, Kuration und Palliation gingen teilweise fließend ineinander über. Die beginnende Palliativmedizin in
der Frühen Neuzeit ähnelt der heutigen insbesondere in ihrem Fokus auf das Wohl
der Sterbenden, dieses wurde allerdings in den Leichenpredigten oftmals eher nach
religiösen Kriterien und im Hinblick auf das jenseitige Leben betrachtet. Ansonsten
zeigen sich offensichtliche Differenzen in Hinblick auf die strukturellen Unterschiede bezüglich der Krankenversorgung und auf die im Verhältnis zu heute spärlichen
Mitteln zur Symptomkontrolle. Eine spirituell-religiöse Betreuung war in der Frühen
Neuzeit selbstverständlich und ist, sofern gewünscht, auch heute noch Teil einer palliativmedizinischen Betreuung.

Für mögliche zukünftige medizinhistorische Forschungsprojekte sind die Leichenpredigten speziell aus dem späten 17. und dem 18. Jahrhundert besonders ergiebig.
Dort könnten weitere Beispiele zutage gefördert werden, in denen Ärzte der Frühen
Neuzeit palliativmedizinische Mittel angewandt haben. Neben den Leichenpredigten
wären Vergleiche mit anderen medizinhistorisch relevanten Quellen wie Patienten-
briefen interessant, um einen Einblick zu gewinnen, wie Betroffene und medizinische
Laien die frühneuzeitliche Palliativmedizin erlebt haben.

6
Zusammenfassung

Für diese Arbeit wurden die Sterbeberichte aus einer zufälligen Stichprobe von 505 frühneuzeitlichen Leichenpredigten aus der ehemaligen Stadtbibliothek Breslau auf palliativmedizinische Ansätze untersucht. Dabei spielte insbesondere eine Rolle, wie sich Ärzte am Krankenbett verhielten und welche Therapieziele sie dabei verfolgten. Das Ziel war zu zeigen, ob palliativmedizinische Maßnahmen in der Behandlung Sterbender Anwendung fanden und, falls ja, wie sie umgesetzt wurden.

Zunächst wurde die Quellengattung Leichenpredigt erläutert. Leichenpredigten sind gedruckte Begräbnisreden, die in der Frühen Neuzeit (etwa 1500–1750) vor allem im Protestantismus als Erbauungsliteratur verbreitet waren. Sie haben einen ausgesprochen religiös-normativen Charakter und enthalten teilweise ausführliche Berichte über das Leben und Sterben der darin geehrten Personen, wodurch sie einen besonderen Wert für die Medizingeschichte besitzen. Nachfolgend wurde der Forschungsstand zum Thema Leichenpredigten und Geschichte der Palliativmedizin dargelegt. Daran schloss sich ein Überblick über die Geschichte der Palliativmedizin an, angelehnt an die gleichnamige Veröffentlichung Stolbergs aus dem Jahr 2011 und weiterer Autoren. Dabei lag ein Fokus darauf, was für Mittel den frühneuzeitlichen Ärzten zur Verfügung standen, die Leiden ihrer Patientinnen und Patienten zu lindern, und welchen Herausforderungen sie sich dabei gegenübersahen.

Der Ergebnisteil lieferte zunächst einen Überblick über die zeitliche und örtliche Verteilung der Leichenpredigtendrucke aus der hier verwendeten Stichprobe. Die früheste Predigt stammt aus dem Jahr 1562, die späteste wurde 1753 gedruckt. Ein Schwerpunkt des Samples liegt auf den Jahren 1600–1649, in denen mit 258 über die Hälfte der 505 Drucke angefertigt wurden. Die Druckorte unterliegen einer großen Streuung, die Leichenpredigten stammen aber zu großen Teilen aus Breslau und Umgebung. Insgesamt 199 und damit rund 38,6 % der in den Leichenpredigten geehrten Personen waren Frauen, was einem überdurchschnittlichen Wert innerhalb der Gattung entspricht. Frauen erreichten ein niedrigeres durchschnittliches Sterbealter als Männer (39,4 Jahre respektive 46,8 Jahre), wobei die Lebenserwartung im Verlauf des beobachteten Zeitraums ansteigt.

Ärzte und Medikamente in Anspruch zu nehmen, war nach religiösen Maßstäben dieser Zeit geboten. Entsprechend werden in einem großen Teil der Leichenpredigten

Arztkonsultationen, Medikamente und Hausmittel erwähnt, in einem kleineren Teil auch detaillierter beschrieben. Hierbei zeigt sich für die Arztkonsultationen ein Überhang bei den Leichenpredigten für Männer, während sie in den Leichenpredigten auf Frauen offenbar seltener hinzugezogen wurden. In den Leichenpredigten wird auch von Maßnahmen wie Aderlässen, Steinschnitten und Badekuren berichtet. Darüber hinaus enthält die untersuchte Stichprobe drei von Ärzten selbst verfasste Zeugnisse, die in den Leichenpredigten enthalten sind und Auskunft über Krankheit und Tod der Patientinnen und Patienten geben.

Die Darstellung von Krankheit und Sterben in Leichenpredigten ist normativ geprägt und folgt einem gewissen Schema, das Ärzte und Medikamenteneinnahmen einschließt. Das Sterben selbst wird oftmals religiös gefärbt und möglicherweise euphemistisch dargestellt; die Menschen starben – mit wenigen Ausnahmen – durchweg ruhig und friedlich.

Das primäre Therapieziel, das zeigte sich in den Leichenpredigten, war auch in der Frühen Neuzeit die Heilung. War diese nicht zu erreichen, gab es darüber hinaus andere Therapieziele, wozu eine Verbesserung des Funktionsgrades (z. B. Arbeitsfähigkeit, Mobilität), eine Abnahme belastender Symptome oder eine Abschwächung der Erkrankung an sich zählten. Diese werden in den Leichenpredigten positiv hervorgehoben.

Nicht in allen Fällen wurde eine Kuration bis zum Versterben angestrebt, es gibt Beispiele, in denen die Ärzte eine Therapie abbrachen, da sie mehr Schaden als Nutzen versprach, oder in denen sie vermuteten, dass die kurative Maßnahme schlicht nicht mehr helfen würde. Nicht immer teilten sie ihren Patientinnen oder Patienten dabei ihre infauste Prognose mit. Auch die Kranken selbst lehnten gelegentlich Therapien ab, schlugen sanftere, weniger invasive Maßnahmen vor oder – ganz im Gegenteil – wünschten sich noch Therapien, wo ihre Ärzte diese nicht mehr vertreten konnten. In einigen Leichenpredigten sind Ärzte am Sterbebett ihrer Patientinnen und Patienten anwesend, ihre Funktion reicht dabei vom weitgehend unbeteiligten Zuschauer über den Notfallhelfer, der bis zum Ende noch das Leben der Kranken zu retten suchte, bis zum palliativ Tätigen, der versuchte, das Leiden der Sterbenden zu lindern.

Die Therapieintention der Ärzte ist keineswegs immer eindeutig und änderte sich teilweise sogar innerhalb der Sterbeberichte. Auch in den Beispielen, in denen eine Symptomlinderung als erfolgreiches Ergebnis geschildert wird, schienen die Ärzte oft auf eine Heilung ihrer Patientinnen und Patienten zu hoffen. Es gibt aber genauso Fälle, in denen sie ihre Kranken behandelten, obwohl der tödliche Ausgang der Erkrankung bereits deutlich war. Interessant sind die Herzstärkungen, die gelegentlich am Lebensende eingesetzt wurden und die in Ignatius Zachs *De Cura* als Beispiel für Palliativmedikamente Erwähnung finden. Auch kräftigende Arzneien und diätetische Mittel sind, unter diesem Aspekt betrachtet, erwähnenswerte Mittel, die von Laien in Leichenpredigten angewandt wurden.

Abgesehen davon, dass die Palliativmedizin in der Frühen Neuzeit mutmaßlich in Laienkreisen nur wenig bekannt war, birgt auch die Quellengattung Leichenpredigt

Einschränkungen für die Forschungsfrage. Es war nicht die Aufgabe der Predigten, medizinische Details zu liefern, sondern vielmehr das christliche Leben der darin geehrten Personen abzubilden. Entsprechend wenig detailliert sind oft die diesbezüglichen Auskünfte der jeweiligen Autoren. Auch bieten die Leichenpredigten nur einen Einblick in das Leben und Sterben eines kleinen, wohlhabenden Bevölkerungsanteils und können daher keine repräsentativen Aussagen über die gesamte deutschsprachige Gesellschaft des abgebildeten Zeitraums ermöglichen.

Insgesamt finden sich in den Leichenpredigten in Einzelfällen zwar einige Hinweise auf palliativmedizinische Behandlungen der Sterbenden, die Regel war jedoch eine kurative Therapieintention. Darüber hinaus geben die Leichenpredigten interessante Hinweise auf die zeitgenössischen Arzneimittel und Behandlungsoptionen und deuten eine zunehmende Medikalisierung über den untersuchten Zeitraum an.

7
Literaturverzeichnis

1 Bausewein, Claudia; Roller, Susanne; Voltz, Raymond (Hg.) (2018): Leitfaden Palliative Care. Palliativmedizin und Hospizbegleitung. 6. Auflage, München.
2 Bergdolt, Klaus (2004): Das Gewissen der Medizin. Ärztliche Moral von der Antike bis heute. München.
3 Bundesärztekammer (2011): Grundsätze der Bundesärztekammer zur ärztlichen Sterbebegleitung. In: Deutsches Ärzteblatt International 108 Heft 7 (2011), A346-A348.
4 Chauliac, Guy de (1559): Chirurgia. Leiden.
5 Codronchi, Baptista (1591): De christiana ac tuta medendi ratione. Ferrara.
6 Deutsche Gesellschaft für Palliativmedizin, Deutsche Gesellschaft für Hämatologie und medizinische Onkologie (2015): Frühzeitige Integration palliativmedizinischer Versorgung in die onkologische Therapie. URL: https://www.dgho.de/publikationen/stellungnahmen/ gute-aerztliche-praxis/palliativmedizinische_versorgung/Stellungnahme_DGP_DGHO. pdf. Zuletzt abgerufen am 26.05.2021.
7 Dickhaut, Eva-Maria (Hg.) (2014): Leichenpredigten als Medien der Erinnerungskultur im europäischen Kontext. (= Leichenpredigten als Quelle historischer Wissenschaften Band 5). Stuttgart.
8 Döhner, Otto (1975): Historisch-soziologische Aspekte des Krankheitsbegriffs und des Gesundheitsverhaltens im 16. bis 18. Jahrhundert (anhand von gedruckten Leichenpredigten). In: Lenz, Rudolf (Hg.) (1975): Leichenpredigten als Quelle historischer Wissenschaften. Erstes Marburger Personalschriftensymposion, Forschungsschwerpunkt Leichenpredigten. Köln/Wien, S. 442–470.
9 Döhner, Otto (1986): Krankheitsbegriff, Gesundheitsverhalten und Einstellung zum Tod im 16. bis 18. Jahrhundert. Eine historisch-medizinsoziologische Untersuchung anhand von gedruckten Leichenpredigten. Zugl.: Hannover, Med. Hochsch., Diss., 1977. (= Marburger Schriften zur Medizingeschichte 17) Frankfurt am Main.
10 Feldle, Philipp (2013): Palliativpflege im 18. Jahrhundert. Ignatius Zachs „De cura, quam moribundis debent, qui aegrotis sunt a ministerio" (1792). Zugl.: Würzburg, Univ., Diss., 2013. (= Stone's publishing Cologne 8) Duisburg.
11 Forschungsstelle für Personalschriften: http://www.personalschriften.de/forschungsstelle/ aufgaben.html. Zuletzt abgerufen am 26.05.2021.
12 Gerabek, Werner E.; Haage, Bernhard D.; Keil, Gundolf; Wegner, Wolfgang (2015): Enzyklopädie Medizingeschichte. Berlin.

13 Heller, Andreas; Wegleitner, Klaus (2017): Sterben und Tod im gesellschaftlichen Wandel. In: Bundesgesundheitsblatt, Gesundheitsforschung, Gesundheitsschutz 60 H. 1 (2017), S. 11–17. DOI: 10.1007/s00103-016-2484-7.

14 Jütte, Robert (2013): Krankheit und Gesundheit in der frühen Neuzeit. (= Kohlhammer-Urban-Akademie) Stuttgart.

15 Kästner, Alexander (2014): Die Ungewissheit überschreiten. Erzählmuster und Auslegungen unverhoffter Todesfälle in Leichenpredigten. In: Dickhaut, Eva-Maria (Hg.) (2014): Leichenpredigten als Medien der Erinnerungskultur im europäischen Kontext (= Leichenpredigten als Quelle historischer Wissenschaften Band 5). Stuttgart, S. 149–172.

16 Keil, Gundolf (1975): Die Fachsprache der Leichenpredigten in ihrer soziolinguistischen Funktionalität. In: Lenz, Rudolf (Hg.) (1975): Leichenpredigten als Quelle historischer Wissenschaften. Erstes Marburger Personalschriftensymposion, Forschungsschwerpunkt Leichenpredigten. Köln/Wien, S. 426–441.

17 Kraska, Matthias; Müller-Busch, Hans C.: Von „Cura palliativa" bis „Palliative Care". Die Verwendung und Entwicklung des Begriffs „Palliativ" von den Ursprüngen bis zur Gegenwart im deutschen, englischen und französischen Sprachraum Witten/Würzburg 2017.

18 Küchler, Elias (1692): De cura palliativa. Praes. Henricus Christophorus Alberti. Erfurt.

19 Kümmel, Werner F (1984).: Der sanfte und selige Tod. Verklärung und Wirklichkeit des Sterbens im Spiegel lutherischer Leichenpredigten des 16. bis 18. Jahrhunderts. In: Lenz, Rudolf (Hg.) (1984): Leichenpredigten als Quelle historischer Wissenschaften. Drittes Marburger Personalschriften-Symposion. Eine internationale Fachkonferenz der Deutschen Forschungsgemeinschaft. Marburg, S. 199–226.

20 Kunze, Jens (2020): Leichenpredigten. In: Wittwer, Héctor; Schäfer, Daniel; Frewer, Andreas (Hg.) (2020): Handbuch Sterben und Tod. Stuttgart, S. 324–328.

21 Lenz, Rudolf (Hg.) (1975): Leichenpredigten als Quelle historischer Wissenschaften. Erstes Marburger Personalschriftensymposion, Forschungsschwerpunkt Leichenpredigten. Köln/Wien.

22 Lenz, Rudolf (Hg.) (1979): Leichenpredigten als Quelle historischer Wissenschaften. Zweites Marburger Personalschriftensymposion, Forschungsschwerpunkt Leichenpredigten. Marburg.

23 Lenz, Rudolf (Hg.) (1984): Leichenpredigten als Quelle historischer Wissenschaften Band 3. Marburg.

24 Lenz, Rudolf (Hg.) (1986): Katalog ausgewählter Leichenpredigten der ehemaligen Stadtbibliothek Breslau (= Marburger Personalschriften-Forschungen 8). Marburg.

25 Lenz, Rudolf (Hg.) (2004): Leichenpredigten als Quelle historischer Wissenschaften Band 4. Viertes Marburger Personalschriften-Symposion. Eine internationale Fachkonferenz der Deutschen Forschungsgemeinschaft. Stuttgart.

26 Lenz, Rudolf (1990): De mortuis nil nisi bene? Leichenpredigten als multidisziplinäre Quelle unter besonderer Berücksichtigung der Historischen Familienforschung, der Bildungsgeschichte und der Literaturgeschichte (= Marburger Personalschriften-Forschungen 10). Sigmaringen.

27 Mohr, Rudolf (1982): Der unverhoffte Tod. Theologie- und kulturgeschichtliche Untersuchungen zu außergewöhnlichen Todesfällen in Leichenpredigten (= Marburger Personalschriften-Forschungen 5). Marburg.

28 Moll, Eva-Maria (2008): Todesursachen in Ulmer Leichenpredigten des 16. und des 18. Jahrhunderts. Diss. med. Ulm.

29 Müller-Jahncke, Wolf-Dieter (1984): Leichenpredigten als pharmaziehistorische Quellen. In: Lenz, Rudolf (Hg.) (1984): Leichenpredigten als Quelle historischer Wissenschaften. Drittes Marburger Personalschriften-Symposion. Eine internationale Fachkonferenz der Deutschen Forschungsgemeinschaft. Marburg, S. 470–491.

30 Pack, Robert (2014): Die Forschungsstelle für Personalschriften und das DFG-Projekt AEDit Frühe Neuzeit. Ein Werkstattbericht. In: Dickhaut, Eva-Maria (Hg.) (2014): Leichenpredigten als Medien der Erinnerungskultur im europäischen Kontext (= Leichenpredigten als Quelle historischer Wissenschaften Band 5). Stuttgart, S. 281–293.

31 Reuber, Michael (2005): Krankheiten und Krankheitserfahrungen bei Kirchenmusikern im Spiegel von Leichenpredigten des 17. und 18. Jahrhunderts. Diss. med. Marburg.

32 Schäfer, Daniel (2004): Alter und Krankheit in der Frühen Neuzeit. Der ärztliche Blick auf die letzte Lebensphase (= Kultur der Medizin 10). Frankfurt/Main u. a.

33 Schäfer, Daniel (2015): Der Tod und die Medizin. Kurze Geschichte einer Annäherung. Berlin.

34 Schäfer, Daniel (2017): Historische Schmerzkonzepte: Kulturelle Einflüsse auf Schmerzempfindung und -deutung. In: Schmerz 31 H. 1 (2017), Berlin, S. 75–85. DOI: 10.1007/s00482-016-0185-7.

35 Schnell, Martin W., Schulz-Quach, Christian (Hg.) (2019): Basiswissen Palliativmedizin. 3. Aufl., Berlin.

36 Seidel, Sonja C. (2006): Todesursachen in Ulmer Leichenpredigten des 17. Jahrhunderts. Diss. med. Ulm.

37 Sozialgesetzbuch (2021): https://www.sozialgesetzbuch-sgb.de/sgbv/37b.html, zuletzt abgerufen am 26.05.2021.

38 Specht, Susanne (2000): Die Marterpein des Grueß und Stein - Steinleidende in Leichenpredigten. Ein Beitrag zur medikalen Kultur der Frühen Neuzeit. Magisterarbeit Marburg.

39 Spickereit, Anja (2013): Todesursachen in Leichenpredigten vom 16. bis 18. Jahrhundert in ausgewählten oberdeutschen Reichsstädten sowie in den Memminger Verzeichnissen der Verstorbenen von 1740-1809. Diss. med. Ulm.

40 Stolberg, Michael (2003a): Die wundersame Heilkraft von Abführmitteln. Erfolg und Scheitern vormoderner Krankheitsbehandlung aus Patientensicht. In: Würzburger medizinhistorische Mitteilungen H. 22 (2003), S. 167–177.

41 Stolberg, Michael (2003b): Homo patiens. Krankheits- und Körpererfahrung in der Frühen Neuzeit. Köln.

42 Stolberg, Michael (2013): Die Geschichte der Palliativmedizin. Medizinische Sterbebegleitung von 1500 bis heute. 2. Aufl. Frankfurt am Main.

43 Sturm, Patrick (2014): Leichenpredigten in der Medizingeschichte – Stand der Forschung. In: Sahmland, Irmtraut; Grundmann, Kornelia (Hg.) (2014): Tote Objekte, lebendige Geschichte. Exponate aus den Sammlungen der Philipps-Universität Marburg. Petersberg, S. 108–124.

44 Teichmann, Larissa M. (2020): Leichenpredigten als Quelle der Medizingeschichte im thüringischen Rudolstadt des 17. Jahrhunderts. Diss. med. Ulm.

45 Thiel, Marianne (1963): Todesursachen in brandenburgischen Leichenpredigten des 17. und 18. Jahrhunderts. Diss. med. Berlin.

46 Vissers, Kris C. P., van den Brand, Maria W. M., Jacobs, Jose, Groot, Marieke, Veldhoven, Carel, Verhagen, Constans, Hasselaar, Jeroen, Engels, Yvonne (2013): Palliative medicine update. A multidisciplinary approach. In: Pain practice: the official journal of World Institute of Pain 13 H. 7 (2013), S. 576–588. DOI: 10.1111/papr.12025.

47 Witzel, Jörg (2014): Trauerschriften im Korpus von AEDit Frühe Neuzeit. Bemerkungen zum Leichenpredigt-Bestand der ehemaligen Stadtbibliothek Breslau. In: Dickhaut, Eva-Maria (Hg.) (2014): Leichenpredigten als Medien der Erinnerungskultur im europäischen Kontext (= Leichenpredigten als Quelle historischer Wissenschaften Band 5). Stuttgart, S. 303–314.

48 World Health Organization: https://www.who.int/health-topics/palliative-care, zuletzt abgerufen am 26.05.2021.

49 Zach, Ignatius (1792): De cura, quam moribundis debent, qui aegrotis sunt a ministerio. Frankfurt an der Oder.

50 Zedler, Johann H. (Hg.) (1733): Grosses vollständiges Universallexikon aller Wissenschaften und Kuenste. Welche bisher durch menschlichen Verstand und Witz erfunden worden. Halle u. a.

Quellenverzeichnis Breslauer Katalog

Signatur	Name, Geburts- und Todestag	U. [S.]	Autor	Druckort	Druckjahr	Beerdigung	Alter [J.]	Beruf (des Ehemanns)
343012	Seifert, Barbara, geb. Pottermann (12.04.1585–28.01.1625)	21	Martinus Seidemannus	Görlitz	1625	31.01.1625	39	Handelsmann, Hof-Schöppe
343014	Zedlitz, Barbara von, geb. von Czettritz (1576–22.11.1604)	56	Tobias Seiler	Leipzig	1605	03.01.1605	28	Adel
343016	Rothkirch, Margaretha von, geb. von Mutschelnitz (06.03.1593–29.08.1842)	72	Christoph von Reideburg	Breslau	1642	04.09.1642	49	Adel
343019	Faber, Jeremias (09.04.1636–21.08.1636)	35	Christian Adolph	Leipzig	1636	24.08.1636	0	keine Angabe
345804	Gruttschreiber und Zopkendorf, Hans von (1548–06.11.1605)	32	Leonhard Felber	Oels	1606	unb.	56–57	Adel
346672 346672a	Saubertus, Johannes (26.02.1592–02.11.1646)	246	Michael Weberus	Nürnberg	1647	06.11.1646	54	Prediger, Prof. der Hl. Schrift
347551	Liebisch, Rosina, geb. Goltz, verw. Neutzlig(en) (14.07.1591–12.03.1650)	62	Johann Holfeld	Polnisch Lissa	1650	23.03.1650	58	Handelsmann
353337	Hensel, Salomon (29.10.1633–12.07.1683)	60	Johann Kirsten	Liegnitz	1683	28.07.1683	49	Pfarrer
353338 353339	Mantel, Jacob Friedrich (11.04.1631–11.03.1678)	46	Melchior Francke	Liegnitz	1678	14.03.1678	46	Pastor

Signatur	Name, Geburts- und Todestag	U. [S.]	Autor	Druckort	Druckjahr	Beerdigung	Alter [J.]	Beruf (des Ehemanns)
354492, 354492a 354492b	Festenberg gen. Packisch, Hanß Sigemund von (23.05.1605–26.05.1672)	95	Kaspar Damian Böttner	Zittau	1673	13.07.1672	67	Adel
354493 354494 354495 354496 354497	Zedlitz, Nicklas von (1588–14.04.1669)	112	Benjamin Gerlach	Breslau	1669	27.06.1669	81	Adel; Hofmeister, Ober-Recht-Sitzer
354499	Dyhrn, Hanß Christoph von (13.08.1613–10.01.1653)	94	Matthaeus Girbig	Liegnitz	1653	01.07.1653	39	Assessor, Adel
354511 354512 354513 354514	Festenberg gen. Packisch, Anna Helena von, geb. von Schweinitz (06.01.1616–04.08.1671)	76	Kaspar Damian Böttner	Zittau	1671	18.11.1671	55	Adel
354515 354516	Uechtritz, Ursula Catharina von, geb. (von) Hund, verw. von Jeroßleben (05.02.1621–07.11.1658)	111	Esaias Gosky, Carol Friedrich Güssau	Oels	1659	05.03.1659	37	Adel
354518	Abschatz, Margaretha von, geb. von Kanitz (10.02.1610–14.02.1659)	37	Abraham Maronius	Oels	1660	03.07.1659	49	Landesbestellter und Landes Eltester des Fürstenthumbs Liegnitz

Signatur	Name, Geburts- und Todestag	U. [S.]	Autor	Druckort	Druckjahr	Beerdigung	Alter [J.]	Beruf (des Ehemanns)
354521	Rothkirch von Panthen, Marianna, geb. von Skoppe (09.12.1599–06.02.1661)	60	Friedrich Albinus	Brieg	1661	20.04.1661	61	Adel
354522	Ziegler und Klipphauß, Helena Sabina von, geb. von Hohberg (26.07.1635–02.08.1666)	62	George Hübener	Tauchritz	1666	05.08.1666	31	Adel
354523	Canitz, Maria von, geb. von Senitz (18.02.1612–12.06.1677)	50	Adam-Samuel Hartman	Lissa	1677	1677	65	Adel
354524	Loss, Maria von, geb. von Canitz (11.08.1636–04.08.1683)	42	Adam-Samuel Hartman	Lissa	1684	14.03.1684	46	Adel; Rittmeister
354525	Poser und Gross-Nädlitz, Anna Catharina von (24.04.1667–18.10.1669)	34	Benjamin Gerlach	Breslau	1669	25.11.1669	2	Adel
354527 354528 354529 354529a 354530	Sommerfeld und Falkenhain, Barbara Helena von (04.04.1653–20.02.1672)	98	Benjamin Gerlach	Breslau	1672	07.03.1672	18	Adel
354531 354532 354533	Axleben gen. Magnus, Barbara von (20.08.1604–15.02.1664)	86	Christian Adolph	Zittau	1664	04.03.1664	59	Fräulein auff Groß-Reichaw

Signatur	Name, Geburts- und Todestag	U. [S.]	Autor	Druckort	Druckjahr	Beerdigung	Alter [J.]	Beruf (des Ehemanns)
357469	Berge, Joachim von (23.03.1526–05.03.1602)	108	Martin Füssel	unb.	1602	01.04.1602	75	Reichshofrath; Herr auf Herndorff und Clade
358654	Dyhrn und Schönau, Ursula Magdalena Freifrau von, geb. Freiin Posadowski von Postelwitz (15.05.1667–26.11.1721)	55	Johann Georg Kleiner	Brieg	1722	29.11.1721	54	Adel; Rath, Landeshauptmann, Regierungsrath, Praeses Consistorii und Kammerdirektor
358766	Seeliger, Adamus von (27.11.1591–18.02.1621)	31	Vincentius Schmuck	Leipzig	1621	27.02.1621	29	keine Angabe
358773	Fabri, Johannes Laurentius (22.05.1633–07.05.1672)	96	Nicolaus Vogelhaupt	Guben	1673	16.05.1672	38	Arzt
358833	Festenberg gen. Packisch, Elisabeth von (29.09.1649–16.08.1686)	118	Gottfried Böttner	Zittau	1686	18.09.1686	36	Adel
359520 359521 359522	Glaubitz, Mariana von, geb. von Stosch (27.10.1650–03.09.1692)	169	Samuel Langen, Christoph Henel, Vertraugott Klepperbein	Schlichtingsheim (Oder)	1693	12.11.1692	41	Adel
359996	Hennig, Justina, geb. Goldammer (12.12.1613–15.10.1644)	44	Johannes Holfeld	Polnisch Lissa	1644	20.10.1644	30	Handelsmann, Handwerksmeister der Tuchmacherzunft

Signatur	Name, Geburts- und Todestag	U. [S.]	Autor	Druckort	Druckjahr	Beerdigung	Alter [J.]	Beruf (des Ehemanns)
359997	Dussig, Simeon (27.10.1611–14.01.1645)	50	Johannes Holfeld	Polnisch Lissa	1645	19.01.1645	33	Barbier, Wundarzt
360000	Hüttel, Georg (18.08.1575–03.09.1653)	56	Albert Güntzel	Lissa	1653	07.09.1653	78	Balbierer und Wundarzt
360001	Steinborn, Friedrich (12.05.1589–21.07.1645)	63	Johann Hayn	Polnisch Lissa	1645	25.07.1645	56	Apotheker
360002	Dewall, Johann von (03.02.1599–08.04.1648)	52	Severin Mergo	Polnisch Lissa	1648	15.04.1648	49	Handelsmann
360149 360150	Hoffmann, Gottfried M. (08.12.1658–01.10.1712)	80	August Posselt, Johann Christoph Wentzel	Bautzen	1712	07.10.1712	53	Rector des Gymnasii
360155	Hoffmannus gen. Machaeropoeus, Matthaeus (14.11.1615–04.01.1667)	87	Johannes Rollius	Liegnitz	1667	12.01.1667	51	Pastor, Inspector
360156	Hoffmannus, Matthaeus (17.09.1618–18.11.1669)	84	Johannes Rollius	Frankfurt (Oder)	1670	01.12.1669	51	Rathsherr, Königl. Secretarius
360677	Kerner, Melchior (05.05.1625–12.02.1659)	100	Johannes Herr	Frankfurt (Oder)	1659	16.02.1659	33	Handelsmann
360685 (a) 360685 360686	Kirstenius, Georgius (26.10.1588–06.08.1638)	154	Georg Seidel, Johann Hubrig	Oels	1642	26.08.1638	49	Hofprediger, Pfarrer, Superintendens, Assessor
360994 360995	Lauterbach, Dorothea, geb. Winckler (11.12.1617–29.01.1649)	115	Johann Hayn, Gottfried Textor	Lissa	1649	05.02.1649	31	„Erbherr auff Bleichaw und Schlon", Jurist

Signatur	Name, Geburts- und Todestag	U. [S.]	Autor	Druckort	Druckjahr	Beerdigung	Alter [J.]	Beruf (des Ehemanns)
361724	Loos und Simbsen, Magdalena von, geb. von Zedlitz (20.12.1586–07.07.1640)	71	Michael Eder	Polnisch Lissa	1640	28.11.1640?	53	Adel, kays. Rath und Landeshauptmann
38(6)098	Heinnitz, Catharina, geb. Barth (gest. 03.03.1613)	36	Henoch Barthisius	Breslau	1613	11.03.1613	54	Arzt
376914	Hencke, Georg Joh., M. (1681–12.04.1720)	112	Johann Hieronymus Wiegleb, Johann Anastasius Freylinghausen	Halle	1720	28.04.1720	38	Diaconus
378827	Beseke, Autor (gest. 06.07.1574)	45	Martin Chemnitz	Hamburg	1612	unb.	unb.	Bürgermeister (Braunschweig)
385099	Friese, Caspar (1575–25.03.1617)	47	Henoch Barthisius	unb.	unb.	29.03.1617	41	Schöppenmeister, Assessor
385104	Heintze, Maria, geb. Schultes (1566–25.10.1613)	40	Jacob Schober	Leipzig	1613	28.10.1613	47	Arzt
385105	Lorentz, Anna, geb. Kather (gest. 24.01.1611)	27	Vincentius Schmuck	Leipzig	1611	27.01.1611	23	Händler
386412	Werderus, Blasius (05.10.1604–21.09.1634)	48	Tobias Seiler	Görlitz	1635	24.09.1634	29	Diaconus
386414	Kreckler, Elisabeth, geb. Tix (27.06.1602–15.05.1635)	71	Tobias Seiler	Görlitz	1635	20.05.1635	32	Bürgermeister

Signatur	Name, Geburts- und Todestag	U. [S.]	Autor	Druckort	Druckjahr	Beerdigung	Alter [J.]	Beruf (des Ehemanns)
386420 386421 386422	Cutzschenreuterus, Ulricus (12.04.1587–29.11.1638)	136	Georg Thebesius	Breslau	1638	07.12.1638	51	Pfarrer, Assessor, Vize-Superintendent
386427	Steudner, Maria, geb. Preller (28.10.1603–21.04.1641)	84	Christian Adolph	Breslau	1641	28.04.1641	37	Bürgermeister, Handelsmann
386596	Walther, Christoph Theodosius (20.12.1699–29.04.1741)	36	Christian Schöttgen	Halle	1742	unb.	41	Missionar (Indien)
386597	Eulenbeck, Wolffgang, Doctor der Rechten (1530–31.12.1596)	12	Christian Schöttgen	Dresden	1740	04.01.1597	66	Hofrath
387513 387514 387515 387516	Reichenbach, Hedwig von, geb. von Zedlitz (17.08.1602–19.03.1621)	105	Jacob Nerger, Esaias Schellbach, Esaias Sachs, Salomo Schröter	Liegnitz	1621	14.05.1621	18	Adel
389173 389174	Schmeiss von Ehrenpreissberg, Johann (06.09.1599–08.12.1658)	84	Samuel Pomarius	Oels	1659	09.01.1659	59	Factor des Churfürsten, ehemals Händler
389840	Reimmann, Maria, geb. Benk (17.09.1609–19.04.1638)	39	Christoph Albinus	Oels	1638	25.04.1638	28	Amtmann
392437	Wentzel, Abraham (25.11.1634–07.08.1/11)	80	Johann Georg Strohbach	Pirna	1713	09.08.1711	76	Pfarrer, Superintendens, Senior

Signatur	Name, Geburts- und Todestag	U. [S.]	Autor	Druckort	Druckjahr	Beerdigung	Alter [J.]	Beruf (des Ehemanns)
392438	Wentzel, Esther, geb. Fischer (08.04.1644–04.06.1701)	71	Johann Georg Strobach	Pirna	1701	12.06.1701	57	Pfarrer
392439	Saupe, Hanß (03.03.1661–14.08.1712)	48	Johannes Arnold	Pirna	1713	17.08.1712	51	Müller
392455 392456	Kreckwitz, Barbara Elisabeth von, geb. von Tschammer (1638–27.02.1704)	76	Caspar Sommer, Andrea Titus	Schlichtings-heim	1704	28.05.1704	65	Adel
395371	Oppen, Anna von, geb. von Klitzing (14.05.1567–19.04.1606)	35	Christoph Treuer	Frankfurt (Oder)	1606	07.05.1606	38	Adel
395372	Röbel, Barbara von, geb. von Bredow (02.02.1552–16.10.1603)	30	Christoph Treuer	Frankfurt (Oder)	1606	26.10.1603	51	Adel
395595	Prosius, Valentinus, Baccalaureus (1545–14.01.1614)	28	Adam Hentschel	Brieg	1614	17.01.1614	68	Archidiakon
508215 (1. Ex.) 409693 (2. Ex.)	Brachvogel, Anna, geb. Mylius, verw. Schwalm (30.08.1603–30.11.1639)	88	Georg Thebesius	Breslau	1639	06.12.1639	36	Practicus Politicus
421583	Zeibig, Daniel (gest. 26.06.1699)	32	Nicolaus Bahn	unb.	unb.	02.07.1699	3	keine Angabe

Signatur	Name, Geburts- und Todestag	U. [S.]	Autor	Druckort	Druckjahr	Beerdigung	Alter [J.]	Beruf (des Ehemanns)
508113	Marschall von und zu Ebnet, Sigmundt (05.12.1564–13.06.1608)	39	Wolfsgang Haßfurter	Nürnberg	1608	19.06.1608	43	Adel
508123	Rohr und Steine, Barbara von, geb. von Panwitz (1578–22.09.1606)	39	Christophorus Wölfflin	Brieg	1610	06.10.1606	27	Adel
508137 508138	Dalibor und Jacobsdorf, Friedrich von (1575–11.04.1624)	108	Leonhartus Millichius, Michaeli Calixtus	Oels	1624	08.05.1624	49	Adel
508139	Dieskau, Anna Susanna von, geb. von Dieskau (26.08.1626–05.05.1672)	58	Christian Schubert	Merseburg	1672	10.05.1672	45	Adel
508142 508143	Dyhrn von Schönau, Hanss George (21.07.1580–10.05.1635)	79	Joachim Lazarus, Jacob Hoy	Oels	1635	01.06.1635	54	Adel
508146	Eilsleben, Carol-Friedrich von (14.09.1612–17.04.1622)	39	Joachim Mauritius	Wittenberg	1626	03.06.1622	9	keine Angabe
508193	Naefe, Paulla von, geb. von Czettritz, verw. Sauermann von Jeltsch (vmtl. 04.08.1544–24.08.1616)	48	Daniel Milichius	Oels	1617	09.11.1616	72	Adel, Oberamtsrath
508214	Brachvogel, Christina (1631–04.05.1635)	43	Jacob Rolle	Breslau	1635	unb.	4	keine Angabe

Signatur	Name, Geburts- und Todestag	U. [S.]	Autor	Druckort	Druckjahr	Beerdigung	Alter [J.]	Beruf (des Ehemanns)
508231	Hoppauff, Anna Magdalena, geb. Groer (03.05.1619–04.11.1638)	31	Georg Seidel	Oels	1638	21.11.1638	19	Cassa Inspector
508236	Keppich, Barbara, geb. Schmid (20.03.1587–20.02.1622)	32	Samuel Heinitz	Oels	1622	24.02.1622	34	Rathsältester
508258	Reiche, George Jacob, Doctor beyder Rechten (15.04.1574–05.12.1638)	40	Christian Zimmermann	Dresden	1644	12.12.1638	64	Jurist
508269	Breslerus, Paulus (16.03.1578–01.02.1617)	56	Johann Gebauer	Oels	1617	09.02.1617	38	Pfarrer, Senior
508270	Bucherus, Georgius (08.09.1546–07.11.1615)	44	Johann Neomenius	Brieg	1616	16.11.1615	69	Pfarrer
508271 508272	Cellarius, Johannes (17.01.1573–06.05.1630)	64	Samuel Heinitz, Jacob Heusler	Oels	1630	10.05.1630	57	Diaconus, Prediger
508299	Frentzelius, Georgius Ernestus (30.12.1628–06.09.1637)	77	Georg Seidel	unb.	1637	13.09.1637	8	keine Angabe
508305	Gebhard von Göppelsperg, Johann (26.11.1577–21.05.1622)	63	Johann Neomenius	Brieg	1622	29.05.1622	44	Fürstl. Secretarius
508321	Gericcius, Christophorus Benedictus, M. (07.02.1609–10.11.1675)	47	Georg Ernst Mahler	Freyberg	1675	21.11.1675	66	Pfarrer, Inspektor

Signatur	Name, Geburts- und Todestag	U. [S.]	Autor	Druckort	Druckjahr	Beerdigung	Alter [J.]	Beruf (des Ehemanns)
508436	Horst, Susanna (01.11.1604–29.08.1625)	62 bzw. 34–60/60	Martin Hyller	Leipzig	1625	31.08.1625	20	keine Angabe
508436	Horstius, Melchior Sen. (01.08.1574–26.08.1625)	62 bzw. 1–33/60	Martin Hyller	Leipzig	1625	29.09.1625	51	Bürgermeister
508438	Kindler von Trappenstein, Gottfried Heinrich (09.08.1618–10.09.1627)	31	Andreas Winziger	Zittau	1627	13.09.1627	9	keine Angabe
508439	Küchler, Laurentius (1553–15.12.1617)	47	Paul Trescovius	Wittenberg	1618	17.12.1617	63–64	Bürgermeister
508440 508441	Neißer, Simon der Ältere (1549–05.05.1624)	64	Adam Hentschel, Gottfried Baudissen	Liegnitz	1624	10.05.1624	75	Bürgermeister
508442	Palitzsch, Bernhard (27.11.1551–05.11.1609)	35	Georg Langevoith	Leipzig	1609	08.11.1609	57	Bürgermeister
508444	Rothe, Matthaeus (1524–16.07.1614)	67	Wolfgang Silber	Leipzig	1619	24.07.1614	90	Bürgermeister, Handelsmann
508445	Schmidt, Fridericus (17.10.1617–13.10.1647)	95	Johann Letsch	Brieg	1647	20.10.1647	29	Student (Jura)
508450	Starck(e), Joannes, Magister (gest. 17.10.1578)	23	Laurentius Dresserus	Bautzen	1578	19.10.1578	unb.	Bürgermeister
508451	Stein, Matthaeus (1557–17.02.1624)	36	Abraham Kirsten	Oels	1624	23.02.1624	66–67	Bürgermeister

Signatur	Name, Geburts- und Todestag	U. [S.]	Autor	Druckort	Druckjahr	Beerdigung	Alter [J.]	Beruf (des Ehemanns)
508452 508453	Tharinus, Martinus (11.11.1611–29.03.1675)	40	Jacob Stöcker, Martinus Francisci	Bautzen	1675	01.04.1675	63	Bürgermeister
508455	Winckler, David (gest. 1599)	16	Johann Philipp Mylaeus	Heidelberg	1599	21.03.1599	unb.	Bürgermeister, Schultheiss
508578	Böttner, Gottfried, M. (25.03.1680–23.03.1740)	113	Konrad Böttner	Lauban	1740	29.03.1740	59	Rector Lycei
508609	Cunert, Andreas (14.12.1619–01.06.1622)	20	Adam Hentschel	Liegnitz	1622	05.06.1622	2	keine Angabe
508611	Fischer, Peter (28.01.1581–13.04.1614)	37	Henoch Barthisius	Leipzig	1614	17.04.1614	33	keine Angabe
508612 508612a	Fleischer, Johann (15.04.1651–08.06.1675)	94	Johann Heinrich Kühn	Dresden	1675	09.06.1675	24	Handels-Bedienter
508615	Heintz(e), Joseph (gest. 15.10.1609)	34	Valentin Löwe	Leipzig	1620	17.10.1609	44	Cammermahler
509199	Fridland, Paulus (07.01.1553–27.07.1622)	44	Andreas Günther	Oels	1623	01.08.1622	69	Seelsorger
509200	Friedland, Paul (02.04.1602–20.02.1639)	72	Georg Seidel	Oels	1639	27.02.1639	36	Rath (Oels)
509201	Frümter, Christoff (1543–20.03.1618)	39	Georg Wellich	Oels	1618	27.03.1618	74	Pfarrer, Senior
509340	Gans Edler von Puttlitz, Philip Christoph (1587–27.10.1644)	44	Christian Kuhn	Königsberg	1645	04.07.1645	57	Adel; Capitain in der Preußischen Haupt-Veste

Signatur	Name, Geburts- und Todestag	U. [S.]	Autor	Druckort	Druckjahr	Beerdigung	Alter [J.]	Beruf (des Ehemanns)
509342	Gruttschreiber und Zopfkendorf, Hanß Adam von (10.12.1607–03.04.1655)	63	Friedrich Albinus	Brieg	1655	unb.	47	Adel
509343	Haugwitz, Bertha von, geb. von Pfuel (15.11.1574–16.11.1609)	44	Jacob Teubener	Leipzig	1610	24.11.1609	35	Adel
509377	Hamperger, Ursula, geb. Weidner (05.12.1573–04.11.1615)	31	Elias Origanus	Liegnitz	1615	08.11.1615	41	Pfarrer
509378	Hamperger, Rebecca (gest. 15.09.1617)	48	Elias Origanus	Liegnitz	1617	19.09.1617	5 oder 6	keine Angabe
509379 509380	Hayn, Maria Sabina, geb. Pirscher (16.03.1631–1661)	120	Georgius Schrammius, Abraham Lindner	Steinau an der Oder	1662	05.12.1661	30	Pastor
509390	Hentznerus, Joannes (11.06.1528–19.02.1579)	28	Martin Walther	Frankfurt (Oder)	1604	24.02.1579	50	Hofprediger und Superattendent
509393	Heumann, Elisabetha, geb. Baum, verw. Henneman (19.11.1582–23.06.1628)	40	Samuel Heinnitz	Oels	1628	29.06.1628	45	Pastor, Senior
509545	Kuhlhase, Zacharias (17.10.1589–23.08.1623)	39	Adam Hentschel	Schweidnitz	1623	25.08.1623	33	Handelsmann, Gerichtsverwandter
509925	Boxdorf, Catharina von, geb. von Döbschütz (1555–01.04.1618)	43	Wolffgang Silber	Görlitz	1618	10.04.1618	63	keine Angabe

Signatur	Name, Geburts- und Todestag	U. [S.]	Autor	Druckort	Druckjahr	Beerdigung	Alter [J.]	Beruf (des Ehemanns)
509926	Böhm gen. von Ehrenstein, Cunrad (09.07.1592–14.02.1634)	55	Wolfgang Güntherus	Görlitz	1634	10.04.1634	41	Militär: Obrist
509941	Knoch, August Ernst von (18.04.1614–08.02.1649)	36	David Schwemler	Jena	1649	02.05.1649	34	Adel; Rittmeister
509946	Kutzleben, Caspar von (12.03.1524–24.09.1606)	36	Georg Just	Jena	1607	30.09.1606	82	Adel, Rath, Assessor
509956	Kittlitz, Magdalena von, geb. Schaffgotsch zu Kynast und Greifenstein, Freiin zu Trachtenberg (09.01.1594–26.12.1627)	79	Wolfgang Silber	Görlitz	1628	17.03.1628	33	Adel
509966	Gasto, Flaminius, Doctor Phil. et Medicinae (09.09.1571–05.02.1618)	54	Martin Etner	Wittenberg	1618	21.02.1618	46	Arzt
509967	Gast, Abrahamus (03.09.1600–23.04.1627)	51	Johann Feyerabend	Frankfurt (Oder)	1626	27.04.1627	26	Student (Medizin)
509973	Opala, Adamus, Doctor der Philosophiae und Artzney (29.09.1592–30.03.1622)	24	Johann Huber	Oels	1623	02.04.1622	29	Arzt

Signatur	Name, Geburts- und Todestag	U. [S.]	Autor	Druckort	Druckjahr	Beerdigung	Alter [J.]	Beruf (des Ehemanns)
509974 und 523845	Pilgramus, Elisabeth, geb. Schmiedel, verw. Leuschner (06.11.1561–07.06.1614)	35	Johann Neomenius	Oels	1614	12.06.1614	52	Arzt
509978 509979	Knorr, Eva Maria, geb. von Künemann (29.06.1662–09.06.1696)	127	Samuel Langer, Hanns Christoph von Busch und Rosenbusch	Görlitz	1696	05.07.1696	33	Adel; Jurist
510287	Latowsky, Caspar von (28.08.1609–16.03.1617)	36	Daniel Milichius	Oels	1617	16.04.1617	7	Adel
510288	Liebe, Justina, geb. Effenbar, verw. Baudis (04.05.1559–29.07.1601)	48	Melchior Eckard	Leipzig	1601	03.08.1601	42	Kammerdienerin; Fürstl. Rath und Secretarius
510291	Lotter, David (12.06.1563–27.03.1617)	31	Matthias Hoe von Hoenegg	Leipzig	1617	01.04.1617	53	Landt-Rentmeister
510300	Quicker, Johan (13.12.1575–12.12.1620)	46	Samuel Heinitz	Oels	1621	20.12.1620	44	fürstl. Registrator
510301	Lauterbach, Martha (von), geb. Beehr, verw. Born (07.04.1577–01.11.1634)	68	Michael Eder	Breslau	1634	05.11.1634	57	„Erbsasse auf Beithaw und Schloon", Jurist
510575	Utland, Christophorus der Jüngere (10.10.1589–13.02.1611)	27	Andreas Baudis	Liegnitz	1611	17.02.1611	21	Student (freie Künste, heilige Schrift)
510581	Sachs, Jonas (1549–06.12.1612)	43	Balthasar Breuer	Liegnitz	1613	13.12.1612	62 oder 63	Prediger

Signatur	Name, Geburts- und Todestag	U. [S.]	Autor	Druckort	Druckjahr	Beerdigung	Alter [J.]	Beruf (des Ehemanns)
510585	Ludowig, Maria (1597–11.09.1613)	71	Martin Etner	Glogau	1613	13.09.1613	16	keine Angabe
510589	Stöggel, Johannes (24.06.1577–06.07.1614)	87	Matthias Kheil	Liegnitz	1614	10.07.1614	37	Apotheker
510772	Weiss(e), Elisabeth, geb. Kreß (20.10.1596–05.12.1629)	31	Johann Hoepner	Leipzig	1629	07.12.1629	33	Handelsmann
510775	Herr, George (11.11.1587–07.09.1630)	35	Johann Hoepner	Leipzig	1630	09.09.1630	42	Handelsmann
510778	Lanckisch, Friderich (09.06.1590–01.10.1630)	31	Johann Hoepner	Leipzig	1631	14.10.1630	40	Buchdrucker
510780	Weiss(e), Cecilia, geb. Chlem (31.07.1612–09.11.1631)	27	Johann Hoepner	Leipzig	1632	14.11.1631	19	Handelsmann
510783	Pabst, Gertraud, geb. Seelmann (01.05.1581–29.10.1632)	27	Johann Hoepner	Leipzig	1632	31.10.1632	51	Jubilirer
510784	Raspius, Godfridus, M. opt. Art. et Philosophiae (07.12.1596–08.12.1632)	47	Johann Hoepner	Leipzig	1632	10.12.1632	36	Prof. publ. Dialect., Pro-cancellarius der philosophischen Fakultät
510795	Zwill, Lydomilla, geb. Hercules, verw. Schmertosch (1560–21.02.1636)	23	Johann Hoepner	Leipzig	1636	23.02.1636	75	Handelsmann

Signatur	Name, Geburts- und Todestag	U. [S.]	Autor	Druckort	Druckjahr	Beerdigung	Alter [J.]	Beruf (des Ehemanns)
510799	Köler, Christina, geb. Göring, verw. Lamberg (24.07.1591–15.05.1637)	27	Johann Hoepner	Leipzig	1637	17.05.1637	45	Buchdrucker
510954	Schneckenhaus und Badewitz, Helena Catharina von (12.03.1645–20.09.1669)	22	Elias Fabricus	Brieg	1669	26.09.1669	24	Adel
510964	Reimann, Friderich (07.01.1599–12.02.1618)	51 (e. Z.: 52)	Gottfried Tilesius	Oels	1622	14.02.1618	19	keine Angabe
510973	Schösser, Fridrich der Elter (1562–18.12.1609)	35	Abraham Kremer	Frankfurt (Oder)	1620	30.12.1609	47	Verwalter der Dyhrischen Gutes
510974	Siegel, Andreas (26.12.1639–28.08.1674)	64	Benjamin Heyden	St. Annaberg	1676	01.09.1674	34	Adel
511301	Howora von der Leipe, Johanna Elisabeth, geb. Freiin von Liegnitz (08.06.1636–30.10.1673)	87	Gottfried Burckhart	Breslau	1673	14.12.1673	37	Adel
511316 511317	Vechnerus, Matthaeus, Doctor der Philosophi und Medicin (01.04.1587–22.11.1630)	116	Michael Ederus, Matthaeus Arnhold	Leipzig	1631	10.12.1630	43	Arzt
511318	Waltherus, Johannes (1588–1610)	28	Nicolaus Brombach	Basel	1610	30.10.1610	22–21	Candidatus artis asclepidae

Signatur	Name, Geburts- und Todestag	U. [S.]	Autor	Druckort	Druckjahr	Beerdigung	Alter [J.]	Beruf (des Ehemanns)
511517	Thumbshirn, Barbara von (gest. 19.10.1589)	30	Ambrosius Künd	Leipzig	1589	24.10.1589	unb.	Adel
511524	Berlepsch, Ehrich Volckmar von (1525–26.08.1589)	56	Augustin Tham	Eisleben	1589	30.08.1589	64	Rath, Oberhoff-richter, Ober-hauptmann, Herr auf Roßla und Uhrleben, ErbCammerer zu Hessen
511528	Faber, Barbara, geb. Weigand, verw. Hoffman (27.01.1546–09.02.1591)	51	Andreas Wenzel	Frankfurt (Oder)	1591	11.02.1591	45	Doctor beyder Rechten
511531	Weltz, Elisabeth Freifrau von, geb. Freiin von Khevenhüller (beerd. 11.12.1588)	55	Bernhardin Stainer	Tübingen	1589	11.12.1588	unb.	Adel
511792	Rzimßky, Gallus (1575–09.03.1624)	55	Jakob Scheffrich	Oels	1624	26.03.1624	49	Diener und Hauptmann
511793	Hanthke, Martinus (11.11.1572–20.02.1626)	56	Jakob Scheffrich	Oels	1626	01.03.1626	53	Bürgermeister
511795	Heinnitz, Margaretha, geb. Thieler (13.10.1577–15.09.1636)	52	Jakob Scheffrich	Oels	1636	18.09.1636	58	Superintendens, Hof- und Stadtprediger

Signatur	Name, Geburts- und Todestag	U. [S.]	Autor	Druckort	Druckjahr	Beerdigung	Alter [J.]	Beruf (des Ehemanns)
511796	Scheffricherius, Jacobus (20.07.1591–23.08.1637)	83	Georg Seidel	Oels	1637	27.08.1637	46	Pastor, Praepositus, Senior
522222	Petzelius, Sigismundus (beerd. 26.09.1583)	29	Polycarp Leyser	Wittenberg	1583	26.08.1583	unb.	Student
522325	Lauban, Anna, geb. Hantschel (16.08.1574–29.05.1626)	43	Johann Neomenius	Brieg	1626	vrmtl. 1626	51	Rector des Gymnasiums
522328 522329	Lange, Sara, geb. Seiffert (18.05.1580–21.04.1623)	103	David Huber, Wolfgang Silber	Breslau	1623	26.04.1623	42	Handelsmann, Hof-Schöppe
522372 522372a	Lochaw, Cuno von (06.06.1583–16.05.1623)	64 (48+16)	Reinhard Bakius	Magdeburg	1623	26.05.1623	39	Probst, Adel
522379	Porschnitz und Stampen, David von (gest. 19.07.1623)	43	Matthias Zimmermann	Leipzig	1624	13.09.1623	unb.	Adel
522392	Reichardus, Augustus (04.06.1601–28.03.1622)	64 (e.Z.: 66)	Andreas Reichard	Wittenberg	1624	01.04.1622	20	Leibschreiber
522407 522408	Hentschelius, Adam, M. (10.03.1566–18.09.1629)	110	Ulrich Kutschenreuter	unb.	1630	23.09.1629	63	Pastor (Jauer)
522410	Wider, Johannes (1583–28.05.1630)	39	Cornelius Marci	Nürnberg	1630	30.05.1630	46	Prediger
522423 522424	Rothkirch von Panthen, Wenceslaus (12.11.1623–24.12.1627)	122	Christoph Albinus	Brieg	1628	20.01.1628	4	keine Angabe

Signatur	Name, Geburts- und Todestag	U. [S.]	Autor	Druckort	Druckjahr	Beerdigung	Alter [J.]	Beruf (des Ehemanns)
S22877	Prockendorff und Schossnitz, Matthias von (23.02.1560–31.01.1603)	40 (e.Z.: 39)	Iohannes Rossman	Breslau	1603	18.02.1603	42	Adel
S22967	Kobenhaupt, Maria, geb. Schrorer (beerd. 16.08.1598)	28	Andreas Baudis	Liegnitz	1598	16.08.1598	42	Kammerdienerin, Goldschmied
S23022	Pfuel, Heine von (20.06.1583–02.07.1603)	74	Christoph Pelargus	Frankfurt (Oder)	1603	14.07.1603	20	Student; Adel
S23023	Eicholz, Martinus (1526–08.01.1603)	48	Georg Steinbach	Liegnitz	1603	14.01.1603	76	Senior, Pfarrer
S23530	Lehrbach, Reinhard Heinrich von (14.09.1577–26.02.1617)	40	Johannes Vietor	Darmstadt	1617	10.03.1617	39	Geheimer Rath und Hof-Marschall, Amtmann
S23531	Jasmund, Hans Ernst von (1575–26.10.1616)	35	Lucas Backmeister	Rostock	1616	25.11.1616	40	Geheimer Rath
S24370, S24371 (1. Ex.) S23536 (2. Ex.)	Reibnitz auf Arnsdorf, Georg von (gest. 26.09.1611)	71	S24370: Melchior Freudenberg; S24371: Caspar Sighardus	S24370: Liegnitz; S24371: Leipzig	S24370: 1612; S24371: 1612	28.10.1611	unb.	Adel
S23537	Außm Winckel, Hans (24.08.1539–05.01.1612)	39	Paul Klein	Leipzig	1615	30.01.1612	72	Erbsasse auff Schiraw und Moest

Signatur	Name, Geburts- und Todestag	U. [S.]	Autor	Druckort	Druckjahr	Beerdigung	Alter [J.]	Beruf (des Ehemanns)
523539	Steinsdörfer von Steinsdorf, Margaretha, geb. Stoltz von Simbsdorff (1567/1568–24.08.1616)	56	Johannes Hofstetter	Jena	1616	13.09.1616	48	Adel
523540	Bernstein, Elisabeth von, geb. von Spiegel (1529–16.03.1617)	55	Heinrich Amelung	Gera	1617	25.03.1617	88	Hofjunker, Amtmann oder Hauptmann in Weissenfels, Hofmeister
523541	Mißler, Martha, geb. Milda von Leuckersdorff, verw. von Lanckisch (1576–08.01.1617)	87	Melchior Lehen	Jena	1617	unb.	40	Amptschösser
523543	Schlaher, Johan Christophorus (1612–11.05.1616)	175	Gabriel Güttner	Leipzig	1616	14.05.1616	3	keine Angabe
523543	Schlaher, Anna (1614–27.04.1616)	175	Gabriel Güttner	Leipzig	1616	30.04.1616	1	keine Angabe
523547	Müller, Susanna, geb. Bieger (1581–08.02.1617)	28	Johannes Vietor	Darmstadt	1617	10.02.1617	36	Kammerfrau, Hofapothekerin
523566	Puroner, Jacobina, geb. Oesterreicher (gest. 15.01.1614)	31	Melchior Volcius	Augsburg	1614	19.01.1614	23	Handelsmann

Signatur	Name, Geburts- und Todestag	U. [S.]	Autor	Druckort	Druckjahr	Beerdigung	Alter [J.]	Beruf (des Ehemanns)
523570	Hanau-Münzenberg, Wilhelm Reinhard Graf von (20.10.1607–05.10.1630)	32	Johann Daniel Wild	Hanau	1631	18.12.1630	22	Adel
523581	Holten, Arnhold von (13.06.1561–26.10.1629)	40	Daniel Dilger	Danzig	1629	30.10.1629	68	Bürgermeister
523586	Morgenbesser, Michael (09.06.1573–06.04.1631)	136	Adam Thebesius	Breslau	1631	14.04.1631	57	Amtschreiber
523587	Wieger, Thomas (gest. 03.12.1629)	32	Jacob Wollenberg	Riga	1630			Kaufmanns-lehrling
523588	Restorff, Günter von (20.11.1625–08.03.1632)	39	Joachim Schreck	Lübeck	1632	15.03.1632	6	keine Angabe
523592	Neuffer, Johann Valentin, Doctor beeder Rechten (10.11.1572–05.04.1610)	77	Matthias Hafenreffer	Tübingen	1610	06.04.1610	37	Professor (Jura)
523595	Artomius, Petrus (26.07.1552–02.08.1609)	63	Martin Trisner	Thorn	1609	04.08.1609	57	Pfarrer (Polnischer Prediger in der Königlichen Stadt Thorn in Preussen)
523602	Hawenreuter, Johannes Ludovicus, Doctor Philosophiae et Medicinae (gest. 01.10.1618)	70	Johann Münch	Straßburg	1619	09.01.1630	17	Professor Physices

Signatur	Name, Geburts- und Todestag	U. [S.]	Autor	Druckort	Druckjahr	Beerdigung	Alter [J.]	Beruf (des Ehemanns)
523604	Mencelius, Nicolaus (1534–22.10.1617)	54	Adam Hentschel	Liegnitz	1617	30.10.1617	83	Pastor, Senior
523606	Wanserus, Johannes, M. (1569–08.09.1618)	40	Christoph Pelargus	Frankfurt (Oder)	1619	13.09.1618	49	Prediger
523607	Stöggel, Helisaeus (14.06.1548–25.07.1618)	79	Matthias Kheil	Prag	1618	02.08.1618	70	Student (Philosophie, Theologie)
523612	Berlepsch, Magdalena von, geb. von Wersebe (06.04.1572–14.04.1618)	43	Christoph Schellenberger	Gießen	1618	20.04.1618	46	Fürstlicher Hessischer Amptmann in Rüsselsheim und Marburg
523615	Schnabel, Dorothea, geb. Reinhard, verw. Eckhart, verw. Thomas (gest. 05.08.1617)	23	Hartmann Braun	Gießen	1618	07.08.1617	61	Rathsverwander
523616	Pogwisch, Wolffgangus von (gest. 08.09.1617)	52	Johann Weißhäupt	Marburg	1618	10.09.1617	unb.	Adel
523619	Gellhorn, Carl Christoph von (28.01.1605–22.11.1618)	87	Johannes Klärhe	Breslau	1619	15.01.1619	13	Adel
523629	Czignan von Slupska, Christoff (09.05.1594–11.10.1606)	72	Nicolaus Anther, Georg Heermann	Brieg	1606	02.11.1606	12	Adel
523641	Schlanhovius, Hector, D. Medicein (1576–20.02.1616)	24	Johann Mollenfeld	Gießen	1616	21.02.1616	39–40	Arzt

Signatur	Name, Geburts- und Todestag	U. [S.]	Autor	Druckort	Druckjahr	Beerdigung	Alter [J.]	Beruf (des Ehemanns)
523650	Cheswright, Thomas (gest. 14.08.1616)	55	Wolfgang Silber	Görlitz	1616	17.08.1616	36	Kaufmann
523652	Nicolai, David (1597–14.12.1616)	24	Johannes Winckelmann	Gießen	1617	18.12.1616	18–19	Student
523661	Artzadt, Magdalena, geb. Hessen vom Stein, verw. Musel (1573–27.08.1611)	43	Lucas Walther	Breslau	1612	24.10.1611	37–38	Herr auf Genoldismühl und Rümberg
523683	Fischer, Loth (30.04.1565–02.09.1614)	76	Martin Hammer	Leipzig	1615	04.09.1614	49	Pfarrer
523692	Weiss, Paulus, Doctor der heiligen Schrifft (24.08.1543–05.01.1612)	36	Sebastian Müller	Königsberg	1612	unb.	68	Professor (Königsberg), Hofprediger
523696	Butelius, Christophorus, Doctor der H. Schrifft (1571–24.12.1611)	47	Daniel Cramer	Stettin	1611	30.12.1611	40	Pastor, Superintendent
523698 523698a	Amlingus, Wolfgangus, M. (08.03.1542–18.05.1606)	91	Caspar Ulrich	Heidelberg	1607	21.05.1606	64	Pfarrer, Superintendent des Elbkreyses im Fürstenthumb Anhalt, Professor publicus primarius Theologiae in illustri Gymnasio in Zerbst

Signatur	Name, Geburts- und Todestag	U. [S.]	Autor	Druckort	Druckjahr	Beerdigung	Alter [J.]	Beruf (des Ehemanns)
523706	Säbisch, Fridrich, Doctor der Artzney (1544–07.11.1613)	43	Johannes Neomenius	Liegnitz	1614	17.11.1613	69	Arzt
523741	Sauber, Michael (gest. 15.05.1632)	20	Johann Cörber	Mainz	1632	16.05.1632	unb.	Secretarius eines Feldmarschalls
523762	Erlach, Burckard von (beerd. 06.02.1633)	47	Theodor Zwinger	Basel	1633	06.02.1633	unb.	Student
523762	Erlach, Hartmann von (beerd. 06.02.1633)	47	Theodor Zwinger	Basel	1633	06.02.1633	unb.	Oberster Leutnant
523764	Polsnitz und Liebenthal, Margaretha von (08.11.1624–04.01.1632)	112	Jacob Nerger	Breslau	1632	05.02.1632	7	keine Angaben
523764	[ungetauftes männliches Kind] Polsnitz und Liebenthal (beerd. 10.06.1632)	112	Jacob Nerger	Breslau	1632	10.06.1632	0	keine Angaben
523825	Kageneck, Joachimus von (1572–24.01.1616)	38	Johannes Rupflinus	Straßburg	1616	29.01.1616	43–44	Rath, Hofmeister und Amtmann
523832	Zetzner, Lazarus (gest. 10.02.1616)	20	Johann Georg Scheuring	Straßburg	1616	13.02.1616	65	Funffzehen des beständigen Regiments, Buchführer
523834	Clausbruch gen. Cramer, Heinrich von (05.03.1575–31.08.1615)	47	Christian Lange	Leipzig	1615	06.09.1615	40	Adel

Signatur	Name, Geburts- und Todestag	U. [S.]	Autor	Druckort	Druckjahr	Beerdigung	Alter [J.]	Beruf (des Ehemanns)
523843	Rechburg, Catharina von, geb. von Rödern (11.04.1551–16.05.1614)	42	Johann Christoph Schreier	Straßburg	1614	20.05.1614	63	Adel
523844	Kitscher, Magdalena von und zu, geb. Ziegler (gest. 05.09.1615)	38	Tobias Rehefeldt	Leipzig	1615	18.09.1615	ca. 46	Adel
523847	Backstro, Elisabeth, geb. Schmalkalden (27.05.1571–15.03.1613)	32	Johannes Schwanengel	Jena	1613	19.05.1613	41	Amtsmann in Oldisleben
523849	Schinler, Anna, geb. Gadamer (1575–10.11.1614)	35	Nicolaus Grebius	Nürnberg	1615	13.11.1614	38–39	Advocatus
523883	Breslerus, Georgius (gest. 24.07.1626)	36	Johannes Corfinius	Rostock	1627	26.07.1626	18	Pfarrer
523884	Seebach, Sybilla von, geb. von Burckersrose (05.02.1578–23.02.1626)	60	Simon Gedik	Merseburg	1626	06.03.1626	48	Adel
523885	Haidorn, Elisabeth, geb. Keßler (vmtl. 23.06.1593–03.07.1627)	32	Johannes Tralles	Liegnitz	1627	06.07.1627	34	Conrector der Schule
523898	Zehmen, Barbara von, geb. von Haubitz (gest. 12.03.1613)	55	Melchior Faber	Oeltzschau	1613	23.03.1613	73	Adel

Signatur	Name, Geburts- und Todestag	U. [S.]	Autor	Druckort	Druckjahr	Beerdigung	Alter [J.]	Beruf (des Ehemanns)
523907	Heilbrunner, Philipp, Doctor der H. Schrifft (29.06.1546–17.04.1616)	38	Johannes Seitz	Ulm	1616	20.04.1616	69	Professor, Pfarrer, Superintendent
523920	Bobert, Henrich von (1591–21.06.1615)	51	Gregorius Schönfeld	Marburg	1615	24.06.1615	24	Student (Jura)
523923	Reinhard(t), Lucas (29.11.1602–30.10.1615)	68	Johannes Neomesius	Brieg	1616	unb.	12	Schüler
523924	Dehn gen. Rottfelser, Anna von, geb. von Kertzsch (21.10.1577–22.07.1615)	51	Paul Reich	Dresden	1615	26.07.1615	37	Adel, Stall- und Hofmeister
523927	Appeller, Agnes, geb. Scholl (07.05.1581–16.12.1614)	38	Franciscus Briaeus	Marburg	1616	19.12.1614	33	Pfarrer
523929	Sonnenschmidt, Künigunda, geb. Buschingk (1590–21.11.1615)	19	Christianus Rupelius	Marburg	1616	23.11.1615	24–25	Ober-Amtschreiber
523939	Reideburg und Krayn, Elisabeth von, geb. von Eckwricht und Starrwitz, verw. von Gurckwitz und Kuschdorff (06.12.1587–12.12.1619)	56	Christoph Raußendorff	Leipzig	1621	16.01.1620	32	Adel

Signatur	Name, Geburts- und Todestag	U. [S.]	Autor	Druckort	Druckjahr	Beerdigung	Alter [J.]	Beruf (des Ehemanns)
523942	Pezold, Dorothea, geb. Baudis (30.03.1600–28.02.1621)	55	Adam Hentschel	Liegnitz	1621	unb.	20	Cantzler des Kays. U. Königl. Amts zu Jauer
523943	Schrötter, Augusta Eugenia (14.10.1619–04.01.1620)	46	Johannes Erhard	Lüneburg	1620	06.01.1620	0	keine Angabe
523945	Leutthärdt, Eva, geb. Gnise, verw. Klepper verw. Reiff (1562–07.12.1619)	86	Abraham Kirsten	Leipzig	1620	15.12.1619	57	Rath, Land-Rechtsitzer
523947	Kratz, Maria, geb. Döring, verw. Gottwald (20.01.1583–25.10.1620)	54	Melchior Hoffmann	Frankfurt (Oder)	1620	unb.	37	Gerichts-verwandter, Apotheker
523949	Wätzmann, Christina, geb. Röseler (25.06.1547–1618)	52	Hieremias Herfardt	Frankfurt (Oder)	1620	unb.	71	Schöppe
523954	Langenau und Wandritsch, Hans von (1572–13.11.1619)	44	Johann Neomenius	Brieg	1620	08.01.1620	47	Leutnant
524107	Gottfart, Johann-Christoph von (04.07.1580–22.10.1616)	30	Johann Mollenfeld	Darmstadt	1617	25.10.1616	36	Adel, Consul Dicasterii Equestris et Adsessor Dicasterii Equestris
524109	Vloth, Martin (gest. 08.02.1617)	38	Heinrich Leuchter	Darmstadt	1617	12.02.1617	69–70	Kellner

Signatur	Name, Geburts- und Todestag	U. [S.]	Autor	Druckort	Druckjahr	Beerdigung	Alter [J.]	Beruf (des Ehemanns)
524151	Rüber Freiherr zu Puxendorff und Gravenwörth, Hans (1529–1584)	45	Wilhelm Friedrich Lutz	Tübingen	1585	24.03.1584	54–55	Adel, Generaloberst
524249	Vogler, Marie, geb. Ans, verw. Orth (gest. 29.05.1613)	16	Johann Jacob Zuckwolf	Darmstadt	1614	„Apoplexi"	„Apoplexi"	Notarius Publicus (Jurist)
524261	Ruth, Chrysogonus (1557–06.06.1615)	48	Johann Neomenius	Brieg	1615	unb.	58	Pfarrer, Senior
524263	Loth, Elisabeth, geb. Schick (vmtl. 23.04.1579–22.08.1613)	75	Michael Bernhertz	Nürnberg	1615	25.08.1613	34	Handelsmann
524265	Passauerus, Chilianus, M. (gest. 25.01.1614)	32	Nicolaus Phrysius	Speyer	1614	27.01.1614	60	Pfarrer
524271	Schade, Jost, Licentiatus beyder Rechten (gest. 26.04.1594)	39	Johann Vesembeck	Darmstadt	1617	28.04.1594	58	Assessor des Kays. Kammergerichts (Jurist)
524271	Schade, Margaretha, geb. Mengershäuser, verw. Rücker (1543–23.01.1615)	39	Johann Vesembeck	Darmstadt	1617	26.01.1615	71	Assessor des Kays. Kammergerichts (Jurist)
524279	Wagner, Ambrosius (gest. 29.11.1585)	94	Michael Eichler	Ursel	1587	30.11.1585	unb.	Pfarrer

Signatur	Name, Geburts- und Todestag	U. [S.]	Autor	Druckort	Druckjahr	Beerdigung	Alter [J.]	Beruf (des Ehemanns)
524291	Opitius, Josua, M. (gest. 11.11.1585)	70	Michael Eichler	Ursel	1585	12.11.1585	42	Pfarrer
524292	Schaderitz, Sibilla von, geb. Spiegel von Badrina (gest. 09.08.1584)	38	Christoph Braun	Leipzig	1585	11.08.1584	unb.	Adel
524295	Mansfeld, Hans Hoier Graf von (1525–26.03.1585)	79	Friedrich Roth, Johan Zelck, Johannes Fiscelius	Eisleben	1585	04.04.1585	60	Adel
524311	Wehr, Agatha von, geb. von Wichsenstein (gest. 29.01.1589)	79	Jakob Schopper	Tübingen	1589	unb.	unb.	Adel; Rittmeister
524393	Walpurger, Wilhelm (19.02.1545–26.10.1612)	24	Vincentius Schmuck	Gera	1614	30.10.1612	67	Apotheker
524394	Bauhin, Johann, Doctor der Artznei (1541–26.10.1612)	55	Peter Brebach	Montbéliard	1614	28.10.1612	70–71	Arzt
524470	Gircke, Johann (gest. 23.09.1594)	30	Cornelius Becker	Leipzig	1594	25.09.1594	21	Student
524472	Lagus, Fridericus, Doctor der Artzney (1514–13.10.1593)	30	Johannes Cementarius	Tübingen	1594	15.10.1593	78–79	Arzt
524558	Schilling, Adelheyd, geb. Castens (gest. 11.03.1596)	23	Joachim Goltz	Frankfurt (Oder)	1597	14.03.1596	23	Stud. LL

Signatur	Name, Geburts- und Todestag	U. [S.]	Autor	Druckort	Druckjahr	Beerdigung	Alter [J.]	Beruf (des Ehemanns)
524559	Colrepius, Anna, geb. Zitzewitz von Zitzewitz (gest. 23.03.1614)	39	Johannes Wolder	Wittenberg	1616	13.04.1614	vmtl. 53	Bürgermeister
524569	Hacke, Conradus, M. (18.01.1557–30.09.1613)	24	Heinrich Leuchter	Darmstadt*	1614	03.10.1613	56	Pfarrer
524575	Rackel, Barbara von, geb. von Gersdorff (1596–26.03.1616)	71	Paul Schubert	Görlitz	1616	19.04.1616	20	Adel
524584	Nostitz, Anna Maria von, geb. von Schkopp (gest. 18.09.1614)	59	Wolfgang Droschki	Leipzig	1615	28.01.1615	33	Adel
524584	Seidlitz und Fürstenau, Sebastianus von (1601–1601)	59	Wolfgang Droschki	Leipzig	1615	1601	0	Adel
524586	Falckenrede, Hippolyta von, geb. von Erichsleben (1543–08.11.1614)	28	Michael Muling	Wittenberg	1615	16.11.1614	71	Adel
524794	Heseler, Godtfried von (gest. 15.09.1617)	31	Samuel Butschky	Oels	1617	unb.	unb.	Adel
524801	Hentznerus, Paulus (29.01.1558–01.01.1623)	32	Samuel Heinitz	Oels	1623	08.01.1623	64	Alter Rath und Diener
524823	Kirsten, Barbara, geb. Schröter (06.01.1585–05.03.1631)	52	Johannes Mochinger	Danzig	1631	07.03.1631	46	Arzt

Signatur	Name, Geburts- und Todestag	U. [S.]	Autor	Druckort	Druckjahr	Beerdigung	Alter [J.]	Beruf (des Ehemanns)
524824	Schröter, Barbara, geb. Vogel (25.03.1568–09.02.1631)	20	Johannes Mochinger	Danzig	1631	11.02.1631	62	Dr. philosophiae, medicinae et juris
524965	Sebaldus, Johannes (1566–30.03.1617)	44	Johann Neomenius	Brieg	1617	05.04.1617	51	Pfarrer
524988 524988a	Schwanengel, Johannes (1556–14.05.1617)	56	Nicolaus Eccardi	Jena	1617	16.05.1617	60	Pfarrer
524989	Ludovicus, Nicolaus, M. (06.04.1550–27.06.1617)	71	Abraham Friese	Liegnitz	1618	02.07.1617	67	Schulrektor
524994	Scultetus, Anna, geb. Sehliger (21.11.1575–16.02.1616)	55	Abraham Friese	Liegnitz	1616	21.02.1616	40	Rektor der Schule
525066	Lange, Ernst von (17.10.1575–21.02.1621)	56	Samuel Marquardt	Frankfurt (Oder)	1621	unb.	45	Adel
525077	Schneider, Nicolaus (1560–18.12.1621)	51	Abraham Friese	Liegnitz	1622	27.12.1621	51	Buchdrucker
525080	Waltherus, Zacharias (1597–6.08.1619)	46	Polycarp Leyser	Leipzig	1620	28.08.1619	22	Student (Jura)
525853	Friderich, Margaretha, geb. Betz (gest. 17.09.1606)	35	Martin Müller	Schweinfurt	1606	19.09.1606	unb.	Keyserlicher Notarius
526001	Starhemberg, Reichard von (gest. 08.02.1613)	55	Ehrenfried Murschel	Marburg	1614	30.04.1613	42	Hoff-Kammerrath

Signatur	Name, Geburts- und Todestag	U. [S.]	Autor	Druckort	Druckjahr	Beerdigung	Alter [J.]	Beruf (des Ehemanns)
526006	Stetten zu Kocherstetten und Buchenbach, Johann-Joachim von (22.03.1606–23.03.1613)	31	Wolfhart Spangenberg	Buchbach	1613	29.03.1613	7	keine Angabe
526011	Drandorff, Magdalena Armgard von, geb. von Kanne (23.03.1613–02.04.1613)	44	Felicianus Clarus	Wittenberg	1613	12.04.1613	29	Adel
526022	Schmid, Eva Regina (19.04.1602–30.06.1613)	40	Johann Marcellus Westerfeld	Straßburg	1613	31.06.1613	11	keine Angabe
526037	Berlepsch, Margreta von, geb. von Döringenberg (17.01.1577–14.11.1613)	32	Johann Rauschenberg	Marburg	1614	23.11.1613	36	Fürstlicher Hessischer Rath und Hofgerichts-assessor
526976	Schmid, Margaretha, geb. Buhler (gest. 20.09.1602)	28	David Aubelin	Tübingen	1602	21.09.1602	69	Schultheiss
527001	Frisius, Abrahamus (20.08.1570–13.05.1627)	91	Paul Friese	Görlitz	1627	19.05.1627	56	Pastor, Consistorialrath, Kirchenrath, Inspector
527017	Lucka, Adam von (gest. 20.10.1611)	43	Wolfgang Droschki	Wittenberg	1612	14.11.1611	62	Adel
527026	Preuss von Preussendorff, Daniel (1529–28.05.1611)	55	Caspar Stiller	Leipzig	1612	unb.	82	Adel, Ober-Saltz-Amtherr

Signatur	Name, Geburts- und Todestag	U. [S.]	Autor	Druckort	Druckjahr	Beerdigung	Alter [J.]	Beruf (des Ehemanns)
527028	Marwitz, Peter von der (22.11.1557–24.07.1612)	64	Lucas Janticovius	Frankfurt (Oder)	1612	01.09.1612	54	Adel
527038	Hohberg, Margaretha von, geb. von Bock (1591–04.03.1612)	86	Esaias Schellbach	Breslau	1612	30.03.1612	20	Adel
527796	Liebenstein, Hans von (beerd. 07.09.1563)	59	Jacob Andreä	Tübingen	1564	07.09.1563	unb.	Adel
527798	Starhemberg, Erasmus von (beerd. 10.09.1560)	77	Melchior Walther	Wittenberg	1562	10.09.1560	unb.	Adel
528095	Stange und Stohnsdorf, Rebecca von, geb. von Schindel (gest. 1593)	78	Johann Heusler	Liegnitz	1593			Adel
537788	Lange von Krugberg, Johan (12.11.1595–30.11.1647)	68	Christoph Schlegel	Leutschau	1647	14.12.1647	52	Raths-Geschworener
537789 537790	Hyllerus, Martinus (28.09.1575–14.08.1651)	80	Christoph Freitag, Christoph Banner	Oels	1652	20.08.1651	75	Probst (calv.), Assessor, Senior
539213	Bucher, Anna (10.03.1580–01.01.1598)	52	Johannes Francius	Oels	1598	05.01.1598	17	keine Angabe
539478	Halen, Gerhart von (12.12.1584–07.02.1638)	106	Georg Fabritius	Brieg	1638	18.02.1638	53	Apotheker
539562 539563	Keseler, Caspar (09.08.1626–05.10.1678)	88	Gottfried Richter	Liegnitz	1678	09.10.1678	52	Archidiaconus

Signatur	U. [S.]	Autor	Name, Geburts- und Todestag	Druckort	Druckjahr	Beerdigung	Alter [J.]	Beruf (des Ehemanns)
539564 539565	72	Johannes Kutschreiter, Laurentius Baudis	Keseler, Caspar (02.06.1593–14.12.1662)	Liegnitz	1662	21.12.1662	69	Superintendent, Adsessor, Pfarrer
542013	63	Daniel Römer	Opizius, Tobias (09.12.1648–03.04.1678)	Bautzen	1678	07.04.1678	29	Diaconus
542123	68	Daniel Milichius	Rtzimßke, Elisabeth (21.06.1598–28.07.1616)	Oels	1616	08.08.1616	18	keine Angabe
542451 542452	110	Konrad Böttner, Samuel Seidel	Böttner, Christiana Theodora (23.05.1715–18.04.1733)	Lauban	1733	21.04.1733	17	Rektor des Lyceum
542550	64	Johann Beuthelius	Zernickow, Henning von (16.05.1563–07.03.1603)	Wittenberg	1603	13.03.1603	39	Adel
366527 366528 366529	100	Elias Koppe	Haugwitz, Barbara Eleonora von, geb. von Kottwitz (07.08.1675–18.04.1719)	unb.	1719	21.05.1719	43	Adel
366751 366751a–h	106	Christian Bulitius, Martin Isaac Petzold	Hund und Altengrottkau, Ludewig Wentzel von (15.10.1701–07.10.1718)	Loebau	vmtl. 1718	20.10.1718	16	Adel
366753 366753a–b 366754	52	David Nippius	Abschatz, Johann Caspar Freiherr von (07.10.1681–01.06.1711)	Schweidnitz	1711	08.07.1711	29	Erb- und Lehn-Herr auff Nieder-Gölschau und Erb-Herr auf Ober-Bärschdorff

Signatur	Name, Geburts- und Todestag	U. [S.]	Autor	Druckort	Druckjahr	Beerdigung	Alter [J.]	Beruf (des Ehemanns)
366801	Textor, Benjamin (06.05.1633–16.08.1711)	40	J. G. Gottschalck	Breslau	vmtl. 1711	24.08.1711	78	Superintendens, Prediger
366802	Karras, Martha Elisabeth, geb. Hübner, verw. Gumprecht (09.08.1660–21.06.1712)	28	Caspar Hornig	Breslau	vmtl. 1712	27.06.1712	51	Assessor bey den Königl. Hofgerichten
366803 366804	Strzela und Oberwitz, Maria Helena von, geb. von Rohr und Steine (27.01.1679–15.11.1711)	51	George Friedrich Thilo	Breslau	vmtl. 1711	03.12.1711	32	Adel
366871 366872	Kloß, Maria, geb. Sandmann, verw. Walther, verw. Geißler (11.03.1666–05.01.1732)	74	Heinrich Ulber	Landshut/ Hirschberg	vmtl. 1732	12.01.1732	65	Kauf- und Handelsmann
543614	Aebelius, Barbara, geb. Gerlach (30.10.1610–02.07.1648)	30	Andreas Gryphius	Polnisch Lissa	vmtl. 1648	09.07.1648	37	Jurist: Not. Pub. Caes. [Notarius publicus caesareus]
543629	Agricola, Sara, geb. Kleinschmied (29.09.1582–26.09.1637)	24	Johannes Höpnerus	(Leipzig)	vmtl. 1637	29.09.1637	54	Jurist: Doctor beyder Rechten, Gräflicher Stolbergischer Rath, Assessor der Juristen Facultät

Signatur	Name, Geburts- und Todestag	U. [S.]	Autor	Druckort	Druckjahr	Beerdigung	Alter [J.]	Beruf (des Ehemanns)
543634	Aichhäuser von Leonhardwitz, Daniel (gest. 14.05.1638)	24	Johannes Quistorpius	Rostock	1638	15.08.1638	20	keine Angabe
543718	Albinus, Dr. Adrianus (21.10.1513–04.07.1590)	64	Nicolaus Menius	Frankfurt (Oder)	1590	07.07.1590	76	Churfürstlicher Brandenburgischer Newmerckischer Cantzler und Rath
543722	Albinus, Anna, geb. Wigand (20.11.1547–14.05.1591)	47	Nicolaus Menius	Frankfurt (Oder)	1591	*1591	43	Churfürstlicher Brandenburgischer Newmerckischer Cantzler und Rath
543732	Albinus, Daniel (11.02.1624–11.02.1662)	44	Adam Albinus	Brieg	vmtl. 1662	17.02.1662	38	Pfarrer
543836	Anthonius, Maria Elisabeth (beerd. 11.01.1673)	48	Matthaeus Pohl	Brieg	1673	11.01.1673	3	keine Angabe
543896 (1)	Aßmann, Blandina Christiana (02.05.1684–10.12.1699)	28 (von 52)	Caspar Magir(us)	Marckliß am Queiß	vmtl. 1699–1700	13.12.1699	15	keine Angabe
543896 (2)	Aßmann, George Friedrich (07.10.1691–13.12.1699)	24 (von 52)	Caspar Magir(us)	Marckliß am Queiß	vmtl. 1699–1700	16.12.1699	8	keine Angabe
543986	Becht, Georg (gest. 19.12.1606)	27	Johannes Zückwolff	Straßburg	1608			Bürgermeister zu Heilbronn

Signatur	Name, Geburts- und Todestag	U. [S.]	Autor	Druckort	Druckjahr	Beerdigung	Alter [J.]	Beruf (des Ehemanns)
544008	Beess von Cölln und Kätzendorf, Carl Christoph Freiherr (17.04.1605–21.04.1621)	76	Georgius Scholtz	Brieg	1622	08.07.1621	16	Erbnerr zu Schurgast, Karbischaw, Weißdorf, Nickolin und Niebe
544008	Beess von Cölln und Kätzendorf, Caspar Heinrich Freiherr (26.12.1620–10.05.1621)	76	Georgius Scholtz	Brieg	1622	08.07.1621	0	Herr zu Lewen, Erbherr zu Stebelaw, Radischaw und Bitzinietz
544058	Bieselstein, Maria Magdalena, geb. Jänisch (22.07.1680–22.04.1715)	20	Ernst Otipka	Brieg	vmtl. 1715	24.04.1715	34	keine Angabe
544141	Braun von Wartenberg und Brälin, Barbara Freifrau, geb. von Schkopp, verw. von Hubrig im Buchwalde (07.09.1568–18.12.1592)	64 (e.Z.: 63)	Joannes Clodwig	Leipzig	1593	27.01.1593	24	Adel (Röm. Key. Maestet Trugsasse unnd Rittmeister etc.)
544178	Breitenacker, Maria, geb. Ochsenbach (gest. 13.04.1607)	24	Antonius Mylius	Ettlingen	1607	15.04.1607	unb.	Geheimer Rath und Cantzler, Doctor beyder Rechten
544212	Brösicke, Wolff von (1565–25.12.1594)	87	Benjamin Bonerus	Wittenberg	1595	05.01.1595	29	keine Angabe (Student?)
544445	Cleselius, Paulus (03.04.1589–10.03.1657)	64	Gottfried Hempel	Oels	1660	unb.	67	Pastor

Signatur	Name, Geburts- und Todestag	U. [S.]	Autor	Druckort	Druckjahr	Beerdigung	Alter [J.]	Beruf (des Ehemanns)
544538 544539	Czettritz, Anna Magdalena von, geb. von Zedlitz (11.07.1668–18.08.1687)	48	unb. (Kürzel: G. L. v. S., G. v. T. u. R.)	Liegnitz	1687	15.10.1687	19	Adel
544563 544564 544565	Deutschmann, Dorothea, geb. Eckhardt, verw. Bloß, verw. Schneider (23.01.1648–23.06.1716)	52	Johann Friedrich Lemberg	Freystadt	vmtl. 1716	28.06.1716	68	Kaufmann, Raths-Assessor
544611 544612	Dobschütz von Plauen und Corule, Adam von (18.10.1558–06.12.1624)	68	Zacharias Hermannus	Breslau	1625	21.12.1624	66	Ratsältester (Breslau), Landeshauptmann, Adel
544907	Falkenhayn und Gloschkau, Maria von (gest. 26.12.1631)	56	Andreas Hempelius	Breslau	1632	10.01.1632	unb.	Adel
544907	Falkenhayn und Gloschkau, Barbara (gest. 15.12.1631)	56	Andreas Hempelius	Breslau	1632	10.01.1632	unb.	Adel
544911	Falkenha(h)n und Buchwäldichen, Dietrich von (08.04.1555–11.02.1621)	72 (e. Z.: 71)	Sebastianus Reichel	Leipzig	vmtl. 1621	30.03.1621	65	Adel
544949	Feige, Helena Catharina (29.09.1714–30.01.1717)	32	Zacharias Lange	Görlitz	vmtl. 1717	04.02.1717	2	keine Angabe

Signatur	Name, Geburts- und Todestag	U. [S.]	Autor	Druckort	Druckjahr	Beerdigung	Alter [J.]	Beruf (des Ehemanns)
544994	Festenberg gen. Packisch, Heinrich von (21.06.1609–19.05.1681)	48	Theophilus Feige	Breslau	vmtl. 1681	02.10.1681	71	Adel, Kriegshauptmann
545013	Filtz und Pudritsch, Elisabeth von, geb. von Dombnig und Nippern (30.03.1614–01.08.1640)	39	David Bohemus	Oels	1642	18.11.1640	26	Adel
545106	Förster, Philippina, geb. Schiller (19.11.1683–03.07.1723)	60	vmtl. Christian Sitkowius	Oels	1724	06.07.1723	39	Jurist
545450	Hohenlohe-Langenburg, Dorothea Sophia Gräfin von (gest. 29.07.1597)	64	Felix Roschmann	Tübingen	1597			Adel
545484	Growert, Gottfried (19.01.1661–19.01.1732)	40	Michael Lilienthal	Königsberg	1732	30.01.1732	71	Scharfrichter
545544	Hadamer, Ambrosius, Doctor J.U. (23.11.1567–11.11.1646)	40	Caspar Schlenckricht	Dresden	1647	15.11.1646	78	Jurist
545671	Haugwitz, Ernst Wilhelm von (24.07.1667–24.01.1691)	64	Andreas Schüller	Polnisch Lissa	1692	unb. (15.02.1691)	23	Adel, Leutnant
545728	Heer, Elisaeus (1593–26.09.1632)	67	Johannes Heer	Leipzig	1633	unb.	38	Pfarrer
545864	Helmig, Johann (08.08.1637–24.02.1690)	36	Michael Schön	Fraustadt	vmtl. 1690	05.03.1690	52	Sattler

Signatur	Name, Geburts- und Todestag	U. [S.]	Autor	Druckort	Druckjahr	Beerdigung	Alter [J.]	Beruf (des Ehemanns)
545873	Heltzel, Johannes (23.03.1625–22.04.1625)	16	(Michael Geislerus, Student)	unb.	unb.	unb.	0	keine Angabe
546041	Hermann, Balthasar (07.10.1607–21.11.1670)	38	Johannes Christophorus Letschius	Brieg	vmtl. 1670	26.11.1670	63	Küchel-Meister
546150	Hertelius, Matthias, M. (gest. 27.02.1608)	38	Christianus Voccius	Leipzig	vmtl. 1608			Pfarrer
546180	Heugel und Polokowitz, Conrad von (1586–17.09.1629)	44	Valentinus Scultetus	Oels	1630	01.11.1629	42	Adel
546220	Hohberg und Fuchsmühl, Johann Caspar von (07.05.1638–16.07.1675)	60	Melchior Weißig	Liegnitz	vmtl. 1675	30.10.1675	37	Adel
546226	Hock und Thomaswaldau, Anna-Elisabeth von, geb. von Lestwitz (07.01.1617–25.07.1649)	68	Fridericus Scultetus	Oels	1649	17.11.1649	32	Adel
546294	Hoffmannus, Caspar (07.04.1550–13.04.1615)	35	Georgius Faustus	Liegnitz	vmtl. 1615	17.04.1615	65	Bürgermeister
546307	Hoffeman, Georgius, M. (23.04.1587–17.12.1622)	36	Casparus Tralles	Zittau	vmtl. 1623	22.12.1622	35	Pfarrer
546357 546358	Holfeld, Samuel (27.08.1660–05.03.1662)	56	Benjamin Gerlach	Steinau an der Oder	vmtl. 1662	14.03.1662	1	keine Angabe

Signatur	Name, Geburts- und Todestag	U. [S.]	Autor	Druckort	Druckjahr	Beerdigung	Alter [J.]	Beruf (des Ehemanns)
546443	Huhnius, Christianus Guilielmus (geb. 21.05.1659, gest. unbekannt)	40	der Verstorbene (zu Lebzeiten aufgesetzt)	Breslau	1718	unb.	(> 59)	Jurist
546515	Jerin, Constantinus Magnus von (24.08.1600–08.02.1668)	36	Johann Zimmerman	Neisse	vmtl. 1668	06.03.1668	67	Rath und Landeshauptmann
546536 546537 546538	John, George (27.09.1613–07.12.1660)		Johannes Acoluthus	Oels/ Breslau/ Wittenberg	1,5 Jahre	0	1,5 Jahre	Kaufmann
546587	Kaltenborn und Stachau, Anna Catharina von, geb. von Nowag und Hermsdorff (31.08.1609–21.04.1655)	48	Georgius Bavarus	unb.	unb.	13.12.1655	45	Adel
546716	Kottulinski Freifrau von der Jeltsch, Anna, geb. von Frankenberg-Proschlitz, verw. Kottulinski von der Jeltsch (01.05.1622–29.04.1668)	54	Georgius Ropilius	Brieg	1668	30.06.1668	45	Adel
546726	Kracht, Anna Maria von, geb. Rindtorff (gest. 30.06.1630)	55	Daniel Fesselius	Berlin	1630	unb.	unb.	Adel; Regierungs- und Kammerrath, Oberster und Oberhauptmann

Signatur	Name, Geburts- und Todestag	U. [S.]	Autor	Druckort	Druckjahr	Beerdigung	Alter [J.]	Beruf (des Ehemanns)
546761	Kreischelwitz und Stephansdorf, Heinrich von (08.06.1619–14.08.1638)	44	Johann Mochinger	Danzig	1638	21.09.1638	19	Adel
546833	Kromayer und Sägewitz, Heinrich George von (15.04.1659–02.10.1662)	23	Adam Caspar von Arzat	Breslau	vmtl. 1662	22.10.1662	3	keine Angaben
546838	Krüger, Paulus (21.10.1600–15.01.1605)	31	Melchior Eccardus	Oels	1606	unb.	4	keine Angaben
546860	Kunheim, Friedrich Erhardt von (03.12.1620–02.12.1627)	64	Casparus Cretsingius	Oels	vmtl. 1627	20.01.1628	6	keine Angaben
546875	Kurtzmann, Joh. Gottlieb (30.07.1723–26.08.1738)	24	Christian Gottlieb Gottwald	Breslau	1738	27.08.1738	15	Lehrling der Chirurgie
546972	Lautterbach, Anna (24.10.1606–06.09.1626)	24	Adam Hentschel(ius)	Liegnitz	vmtl. 1626	09.09.1626	19	keine Angabe
547030	Liebe, Barbara, geb. Walter, verw. Steinichen (23.07.1572–10.03.1615)	42	Melchior Eccardus	Oels	1615	15.03.1615	42	Kammerdienerin, fürstl. Rath und Secretarius
547243	Longolius, Maria Helena, geb. Petermann (17.08.1652–15.04.1701)	80	Daniel Lucius	Pirna	vmtl. 1701	24.04.1701	48	Pfarrer

Signatur	Name, Geburts- und Todestag	U. [S.]	Autor	Druckort	Druckjahr	Beerdigung	Alter [J.]	Beruf (des Ehemanns)
547244	Loos und Simbsen, Hans von (09.06.1566–17.08.1631)	72	Christophorus Bergerus	Polnisch Lissa	vmtl. 1636	05.11.1631	65	Königl. Rath, Landeshauptmann, Adel
547251	Lose, Johann (gest. 27.07.1684)	40	Johann Quirsfeld	Pirna	vmtl. 1684	01.08.1684	21	Schiffergeselle
547254	Looss und Wilckau, David von (1576–09.06.1609)	76 (e. Z.: 75)	Abrahamus Krüdellius	Groß Glogau	vmtl. 1609	18.07.1609	33	Adel
547276	Ludecus, Johann Christoff, M. (29.11.1604–09.05.1683)	68	Gotthilff Treuer	Frankfurt (Oder)	vmtl. 1683	17.05.1683	78	Pastor, Inspector
547290	Ludwig, Martha, geb. Pohl (1642–20.05.1691)	16	unb.	Breslau	vmtl. 1691	24.05.1691	49	Gärtner, geschworener Schöppe
547414	Malaschke und Reudischen, Georg von (24.04.1591–04.07.1613)	32	Joannes Feyerabend	Oels	1613	18.07.1614	22	Adel
547454	Maukisch, Maria-Elisabeth, geb. Weber (29.09.1632–02.01.1670)	54	Johannes Heinius	Danzig	vmtl. 1670	17.01.1670	37	Professor, Rector Gymnasii, Pastor
547463 547463a	Mecklenburg, Loysa Herzogin von (20.05.1635–06.01.1648)	96	Joachimus Mencelius	Zerbst	1648	27.04.1648	12	Adel

Signatur	Name, Geburts- und Todestag	U. [S.]	Autor	Druckort	Druckjahr	Beerdigung	Alter [J.]	Beruf (des Ehemanns)
547466	Mecklenburg, Margaretha Elisabetha Herzogin von, geb. Herzogin von Mecklenburg (11.07.1584–16.11.1616)	31	Johannes Rhuelius	unb.	1617	08.01.1617	32	Adel
547517	Metzrad, Maria von, geb. (von) Lauterbach, verw. von Lottitz (10.03.1568–17.06.1605)	58	Friederich Fischer	Budissin	1605	26.06.1605	37	Adel; Kays. Rath und Landeshauptmann
547587 547587a	Mohl und Mühlrädlitz, Catharina von, geb. von Nimptsch und Röversdorf (02.03.1593–31.03.1677)	52	Georgius Höfichen	Breslau	vmtl. 1677	02.06.1677	84	Adel
547599	Mollerus, Georgius (20.02.1554–03.05.1615)	44	Andreas Güntherus	Oels	1615	07.05.1615	61	Pfarrer
547766	Neander, Christina Sophia, geb. Rühl (22.11.1641–08.06.1676)	68	Christianus Schmid	Colberg	vmtl. 1676	21.06.1676	34	Pastor, Professor
547860	Nimptsch und Röversdorf, Christoph von (11.05.1604–02.09.1649)	48	Georgius Bavarus	Breslau	vmtl. 1649	25.09.1649	45	Adel

Signatur	Name, Geburts- und Todestag	U. [S.]	Autor	Druckort	Druckjahr	Beerdigung	Alter [J.]	Beruf (des Ehemanns)
547889	Nostitz, Anna-Helena von (03.07.1597–23.02.1615)	58	Andreas Garzerus	unb.	unb.	25.02.1615	17	Adel
547901	Nostitz, Hans von (gest. 29.07.1619)	55	Paulus Schubertus	Görlitz	vmtl. 1619			Adel, Fürstl. Rath und Landeshauptmann
548056	Pelargus, Judith, geb. Klose (1562–06.02.1617)	46	Johannes Henricus	Liegnitz	vmtl. 1617	13.02.1617	54–55	Pfarrer
548(3)86 548(3)87 548(3)88 548(3)89	Reichenbach, Anna Hedwig Freifrau von, geb. von Niebelschütz (24.09.1636–20.09.1665)	128 (e.Z.: 127)	Heinrich Schmettaw	Steinau an der Oder	vmtl. 1665	10.12.1665	28	Adel
548236	Radtmann, Benigna, geb. Hübner (24.09.1567–15.08.1618)	40	Christophorus Pelargus	Frankfurt (Oder)	1619	23.08.1618	50	Prof. theol.
548400	Reichenbach und Rudelsdorf, Lucretia von, geb. Gräfin von Schlick, verw. von Hohberg und Guttmanßdorff (1576–14.03.1613)	92	Franciscus Hartmannus	Bautzen	vmtl. 1613	02.05.1613	36	Adel
548409	Reiman, Catharina, geb. Seifert (08.12.1579–10.10.1631)	32	Michael Ederus	Leipzig	1632	unb.	51	Kürschner, Handelsmann

Signatur	Name, Geburts- und Todestag	U. [S.]	Autor	Druckort	Druckjahr	Beerdigung	Alter [J.]	Beruf (des Ehemanns)
548648	Römer, Johann-Georg von (25.03.1621–03.08.1665)	87	Christianus Ludovici	Zwickau	vmtl. 1666	19.09.1665	44	Hauptmann, Oberaufseher
548678	Rohr und Steine, Carolus Leonhardus von (07.10.1635–15.03.1657)	32	Christophorus Wölfflin	Tübingen	1657	20.03.1657	21	Adel
548767	Rotenburg, Eva von, geb. von Unruh (14.07.1623–30.09.1642)	68	Michael Populus	Polnisch Lissa	1642	02.12.1642	19	Adel
548826	Rudolph, Christian (10.12.1608–27.04.1676)	56	Christophorus Schlegel	Chemnitz	vmtl. 1676	30.04.1676	67	Hauptmann
548851	Ruel, Catharina (29.11.1639–21.12.1659)	44	Tobias Engelke	Alt Stettin	1660	06.01.1660	20	keine Angabe
548852	Ruelius, Daniel (21.10.1595–03.06.1659)	70	Wilhelmus Engelke	Alt Stettin	1660	07.06.1659	63	Pastor
548924	Sachsen-Lauenburg, Philipp Herzog von (18.08.1578–18.04.1605)	46	Johannes Rhuelius	Hamburg	1605	28.05.1605	26	Adel
548944	Sack, Sigmund von (1536–23.09.1611)	47	Fridericus Muttreich	Frankfurt (Oder)	vmtl. 1611	07.11.1611	74	Adel
548998	Sanitz, Elisabeth von, geb. von der Marwitz (1540–26.03.1591)	86	Sebastianus Lauban	Frankfurt (Oder)	1592	02.04.1591	51	Adel

Signatur	Name, Geburts- und Todestag	U. [S.]	Autor	Druckort	Druckjahr	Beerdigung	Alter [J.]	Beruf (des Ehemanns)
549025	Sartorius, Rosina, geb. Röber (11.09.1593–23.11.1616)	40	Christophorus Pelargus	unb.	1616	01.12.1616	23	Jurist
549261	Schiller, Anna, geb. von Pallandt (15.05.1651–18.07.1718)	44	Christian Sitkowius	Oels	vmtl. 1718	21.07.1718	67	Handelsmann
549344	Schlezer, Johann, Doctor der Medicin (1544–01.02.1596)	56 (e. Z.: 55)	Martinus Nösslerus	Frankfurt (Oder)	1596	04.02.1596	51–52	Arzt
549592	Sperling, Hartwich von (03.07.1633–05.03.1691)	84	Jacobus Leopold	Schwerin	1692	10.06.1691	57	Hofmeister
549738	Stosch und Groß-Tschirne, Adam Gottfried von (23.12.1661–26.11.1662)	62	Johann Georg Hänisch	Steinau an der Oder	vmtl. 1663	14.03.1663	0	Adel
549745	Stosch, Balthasar von (1577–07.02.1626)	112	Matthaeus Arnoldus	Groß Glogau	vmtl. 1626	31.03.1626	49	Adel
549915 549916	Tischerus, Johannes (13.10.1610–01.07.1634)	55 (e. Z.: 56)	Martinus Neander	Frankfurt (Oder)	1634	03.07.1634	23	Student (Theologie)
550679	Schiller, Pilgram (24.02.1670–05.01.1737)	60	Christian Sitkowius	Oels	vmtl. 1737	08.01.1737	66	Kauf- und Handelsmann
561449	Adelsdorf, Maria von, geb. von Rogosoffski (26.12.1604–28.12.1682)	46	Casparus Rudolphi	Steinau an der Oder	1685	10.02.1683	78	Erbfrau auf Golmikau

Signatur	Name, Geburts- und Todestag	U. [S.]	Autor	Druckort	Druckjahr	Beerdigung	Alter [J.]	Beruf (des Ehemanns)
561633 561634 561635 561636 561637	Aßig, Barbara Sophia, geb. Crusius (06.08.1707–09.10.1731)	52	Johann Friedrich Burg	Brieg	vmtl. 1731	21.10.1731	24	Pfarrer (Breslau)
561869	Baumgart, Anna Barbara, geb. Kretschmer (06.11.1660–10.03.1731)	86	Johann Neunhertz	Hirschberg	vmtl. 1731	15.03.1731	70	Kaufmann
561884	Becker, Johann Caspar (08.02.1692–21.03.1711)	23	Caspar Neumann	Brieg	vmtl. 1711	07.04.1711	19	Student
561970	Bentheim, Johann Conrad von (24.07.1685–16.11.1738)	44	Johann Hermann Gronau	Berlin	vmtl. 1739	19.11.1738	53	Hof- und Regierungsrat
562056 562057	Beuchell, Hanß Gottfried von (30.11.1696–26.08.1727)	90	Melchior Gottlieb Minor	Landshut	vmtl. 1727	28.08.1727	30	Handelsmann
562092	Binder, Friedrich von (15.10.1646–17.06.1709)	55	Johann Jacob Langjahr	Regensburg	vmtl. 1709	19.06.1709	62	Hofrath
562301	Braun, Anna Catharina, geb. von Bünau, verw. von Hagenest (17.05.1640–18.01.1680)	40	Johann George am Ende	Altenburg	1680	20.01.1680	39	Adel

Signatur	Name, Geburts- und Todestag	U. [S.]	Autor	Druckort	Druckjahr	Beerdigung	Alter [J.]	Beruf (des Ehemanns)
562456	Bröstedt, Anna Rosina, geb. Gottschalck (24.08.1685–11.09.1721)	20	George Teubner	Breslau	vmtl. 1721	unb.	36	Ecclesiastes bey der Haupt-Kirchen und Professor Theologiae, Assessor
562471	Bröstedt, Johann Sigismund (08.02.1675–12.08.1725)	20	George Teubner	Breslau	1725	unb.	50	Probst, Pastor
562475 562476 562477	Bröstedt, Susanna Dorothea, geb. Schmied, verw. Preuß (11.07.1693–11.02.1733)	46	Johann Schurtzmann	Breslau	vmtl. 1733	22.02.1733	39	Probst, Assessor
562535 562536 562537	Buchholtzer, Johann Christlieb (24.12.1696–01.04.1717)	28	Caspar Hornig	Breslau	vmtl. 1717	11.04.1717	20	Student (Jura)
562833	Castens, Mauritius, M. (13.03.1692–15.11.1742)	22	Johann Friedrich Burg	Breslau	vmtl. 1743	25.11.1742	50	Archidiaconus, Senior
562882	Corswant, Christoph von (22.01.1644–21.12.1706)	48	Johann Friedrich Mayer	Greifswald	vmtl. 1707	28.01.1707	62	Bürgermeister
562921	Czettritz und Neuhaus, Abraham Freiherr von (05.10.1662–19.07.1734)	88	Melchior Gottlieb Minor	Jauer	vmtl. 1734	04.08.1734	71	Adel, Ober-Steuereinnehmer

Signatur	Name, Geburts- und Todestag	U. [S.]	Autor	Druckort	Druckjahr	Beerdigung	Alter [J.]	Beruf (des Ehemanns)
562922 562922a	Czettritz und Neuhaus, Adam Gotthard, Freiherr von (18.04.1712–09.12.1753)	80	Gottfried Fuller	Jauer	vmtl. 1753	13.12.1753	41	Adel
562933	Tschischwitz, Gustav von (19.03.1660–04.01.1729)	34	Josias Godfried Neander	Schlichtingsheim	vmtl. 1729	27.02.1729	68	Adel
562950	Elsnerus, Joachimus Georgius, D. Phil. und Med. (17.07.1642–03.05.1676)	22	Adam Ezlerus	Brieg	vmtl. 1676	07.05.1676	33	Arzt
563084	Exner, Carl (12.11.1675–23.12.1731)	36	Johann Friedrich Burg	Brieg	vmtl. 1732	30.12.1731	56	Kauf- und Handelsmann
563131 563132	Faust, George Friedrich, M. (08.09.1659–25.06.1718)	58	Henr. Zimpelius	Lissa	vmtl. 1718	05.07.1718	58	Pastor und Inspektor, Senior
563179 563179a	Fiebiger, Christina Eleonora, geb. Hancke (28.08.1706–15.05.1729)	68	Gottlob Friedrich Heer	Lauban	vmtl. 1729	18.05.1729	22	Jurist
563636 563637	Geißler, Gottfried (16.02.1649–17.05.1715)	44 (e. Z.: 43)	Joh. Georg Clusius	Brieg	vmtl. 1715	30.05.1715	66	Diakon
563751	Gesau, Anton von (28.08.1695–19.11.1749)	32 (e. Z.: 34)	anonym	Greitz	vmtl. 1749	unb.	54	Gräfl. Rath und Hofmeister
564000 564000a	Gräber, Gottfried (07.07.1648–16.12.1721)	48	Johann Hensel	Oels	1723	21.01.1722	73	Pastor (calv.), Superintendent

Signatur	Name, Geburts- und Todestag	U. [S.]	Autor	Druckort	Druckjahr	Beerdigung	Alter [J.]	Beruf (des Ehemanns)
564062	Graß, Rosina, geb. Albrecht (24.01.1661–08.05.1724)	26	Gottfried Hanke	Breslau	vmtl. 1724	14.05.1724	63	Arzt
564118	Gregersdorff, Johanna Elisabeth von, geb. von Seidlitz (10.12.1685–29.07.1711)	55	Gottlob Burghart	Brieg	vmtl. 1711	13.08.1711	25	Adel
564188	Grünrodt, Wolffgang Dieterich von (13.09.1651–24.04.1669)	50	Raphael Polonus	Dresden	vmtl. 1669	27.04.1669	17	keine Angabe
564265	Gsellhöfer, Sigismund (21.03.1653–26.05.1674)	23	Johann Thilo	Leipzig	vmtl. 1674	29.05.1674	21	Student (Philosophie, Medizin)
564331 564332 564333	Guldner, Regina, geb. Eltner (19.04.1665–20.03.1704)	28	Christian Herrmann	Breslau	vmtl. 1704	27.03.1704	38	Reich-Cramer-Ältester
564963	Klämbt, Daniel (05.05.1677–03.09.1746)	64	Melchior Gottlieb Minor	Hirschberg	vmtl. 1746	07.09.1746	69	Hofrath, Kauf- und Handelsherr
565022	Klesel, Abraham (07.11.1635–13.04.1702)	48 (e.Z.: 47)	Christian Frimel	Jauer	vmtl. 1702	17.05.1702	66	Pastor, Inspector
565108	Kluge, Christian von (18.05.1679–18.11.1732)	64	Melchior Gottlieb Minor	Jauer	vmtl. 1733	24.11.1732	53	Kays. u. Königl. Commercien-Rath
565142	Knöpffer, Johann (06.01.1616–23.11.1690)	40	Michael Schincke	Oels	vmtl. 1691	26.11.1690	74	Pastor

Signatur	Name, Geburts- und Todestag	U. [S.]	Autor	Druckort	Druckjahr	Beerdigung	Alter [J.]	Beruf (des Ehemanns)
565342 565343	Kottwitz, David Heinrich Freiherr von (12.08.1679–12.12.1735)	108	Samuel Gottlieb Goldmann	Züllichau	vmtl. 1736	16.12.1735	56	Adel
565346	Kottwitz, Ernst Heinrich von (06.03.1639–28.04.1718)	40	Johann Fridrich Schreiber	Groß Glogau	vmtl. 1718	14.06.1718	79	Adel
565675	Kuschmann, Andreas (03.01.1653–03.06.1716)	20	Caspar Hornig	Oels	vmtl. 1716	14.06.1718	63	Handelsmann
565696 565697	Lamprecht, Gottfried (14.07.1656–21.02.1705)	52	Joachim Klepperbein	Schlichtingsheim	vmtl. 1705	01.03.1705	48	Kaufmann, Assessor des Gerichts
565698 565699	Lamprecht, Rosina, geb. Winckler (13.03.1657–05.02.1699)	73	Johannes Lehmann	Schlichtingsheim	1699	15.02.1699	41	Bürgermeister
565802 565803 565803a	Latofsky, Anna Eleonora von, geb. von Dyherrn (27.11.1694–21.10.1717)	72	David Benjamin Gerber/Samuel Lucius	Groß Glogau	vmtl. 1717	25.10.1717	22	Adel
565853 565854 565855	Lemberg, Joh. Friedrich (27.09.1669–19.09.1729)	66	Abraham Rothe, Joh. Gottfr. Axt	Lauban	vmtl. 1729	21.09.1729	59	Pastor, Inspector
565887	Letsch, Johann Christian, M. (27.01.1664–19.03.1730)	40	Johann Friedrich Burg	Brieg	vmtl. 1730	02.04.1730	66	Archi-Diaconus
566180	Lostanges, Carl Graf von (28.01.1701–21.04.1744)	14	Friedrich Wilhelm Anfried	Breslau	vmtl. 1744	07.05.1744	43	Adel, Obrist-Lieutnant

Signatur	Name, Geburts- und Todestag	U. [S.]	Autor	Druckort	Druckjahr	Beerdigung	Alter [J.]	Beruf (des Ehemanns)
566196 566197	Lucius, Samuel, M. (08.06.1678–20.11.1728)	50	George Daniel Ulrich	Groß Glogau	vmtl. 1729	24.11.1728	50	Pastor, Inspector
566225	Lüttichau, Christian von (16.10.1628–05.08.1681)	47	David Heidenreich	Meissen	1681	15.08.1681	52	Adel
566232	Lust, Johann Friedrich (17.12.1682–05.07.1736)	28	Johann Christian Hildebrand	Breslau	vmtl. 1736	08.07.1736	53	Pastor
566267	Maltzan, Magdalena Charlotta Freiin von (14.02.1679–26.07.1709)	28	Samuel Seeliger	Oels	vmtl. 1709	02.08.1709	30	Adel
566435 566436 566437 566438	Mentil, George Samuel (14.04.1684–04.04.1729)	38	Daniel Schwope	Breslau	vmtl. 1729	10.04.1729	44	Kauf- und Handelsmann
566503	Milde, Gottfried, Doctor Philosophiae und Medicinae (23.05.1678–07.12.1746)	28	Johann David Raschke	Breslau	vmtl. 1747	18.12.1746	68	Arzt
566517	Milich, Chistian von (02.10.1666–28.09.1722)	20	(Caspar Siegmund Reimann)	Görlitz	vmtl. 1722	01.10.1722	55	Händler
566760	Neitschitz, Johanna Louysa von, geb. von Miltitz (25.11.1677–22.07.1702)	75	Ernestus Christianus Philipp	Dresden	vmtl. 1702	27.07.1702	24	Adel
566832	Neugebauer, George (03.03.1660–29.09.1726)	32	Johann Friedrich Burg	Breslau	vmtl. 1726	06.10.1726	66	Kauf- und Handelsmann

Signatur	Name, Geburts- und Todestag	U. [S.]	Autor	Druckort	Druckjahr	Beerdigung	Alter [J.]	Beruf (des Ehemanns)
566898	Neumann, Rosina, geb. Spiegel (06.01.1676–25.07.1735)	24	(Johann Caspar Lessel)	Breslau	vmtl. 1735	27.09.1735	59	Pfarrer
566925 566926	Niebelschütz, Maria Elisabeth von (27.03.1681–16.01.1700)	35	Caspar Gottschling	Schlichtingsheim	vmtl. 1700	04.03.1700	18	Adel
566987	Nimptsch, Martha, geb. Tambke (19.11.1636–08.03.1693)	20	Caspar Neumann	Brieg	vmtl. 1693	15.03.1693	56	Probst, Pfarrer, Assessor
567037 567037a	Nostitz, George Otto von (11.07.1660–29.04.1695)	44	Daniel Sperer/ Benjamin Schelwig	Schlichtingsheim	vmtl. 1695	21.09.1695	34	Adel
567180	Opitz, Johann (21.06.1661–20.08.1726)	16	Gottfried Hancke	Breslau	vmtl. 1726	01.09.1726	65	Obersecretarius am Schöppenstuhl
567208	Osterhausen, Johann Georg von (19.09.1607–12.06.1670)	80	Christoph Nichtewitz	Dresden	vmtl. 1670	05.07.1670	62	Adel; Kammer-Herr und Amthauptmann
567232	Pachaly, Johann Friedrich (23.09.1655–18.02.1722)	28	(Johann Sigismund Bröstedt)	Breslau	vmtl. 1722	01.03.1722	66	Handelsmann, Vorsteher der Kirchen und Hospitäler zum Hl. Geistund St. Bernhardi in Breslau

Signatur	Name, Geburts- und Todestag	U. [S.]	Autor	Druckort	Druckjahr	Beerdigung	Alter [J.]	Beruf (des Ehemanns)
567264 567265	Pannwitz und Alten-Lomnitz, Rosina von, geb. von Schweinitz (02.06.1610–14.04.1689)	72	Christian Teschner	Görlitz	1689	28.04.1689	78	Adel
567271	Pantke, Adam M. (01.06.1676–28.02.1732)	56	Johann Christian Hildeband	Leipzig	vmtl. 1732	17.03.1732	55	Pastor
567278	Pannwitz und Alten-Lomnitz, Balthasar Wilhelm von (26.05.1679–20.07.1699)	40	Abraham Klesel	Jauer	vmtl. 1699	unb.	20	Student; Adel
567294 567295 567296	Pannwitz, Heinrich Wilhelm von (06.11.1651–27.10.1697)	94 (e.Z.: 96)	Abraham Klesel	Jauer	1697	21.11.1697	45	Adel
567298 567299	Pannwitz, Maria Elisabeth (von), geb. Freiin von Strytzky, verw. Kundmann (08.03.1699–10.01.1738)	110	Christian Murave	Sorau	vmtl. 1738	14.01.1738	38	Adel
567433	Pflug, Otto Heinrich (von) (15.04.1640–20.05.1676)	32	Gottfried Knauth	Meissen	vmtl. 1676	05.07.1676	36	Adel
567479	Plackwitz, Tobias (24.06.1657–16.11.1727)	27	George Teubner	Breslau	vmtl. 1728	unb.	70	Goldschmied

Signatur	Name, Geburts- und Todestag	U. [S.]	Autor	Druckort	Druckjahr	Beerdigung	Alter [J.]	Beruf (des Ehemanns)
567514	Pogrell und Kutzschborwitz, Christoph Siegmund von (27.01.1664–1686)	34	Joh. Christianus Murowskj	Oels	1688	1686	22	Adel
567514	Pogrell und Kutzschborwitz, Ernst Friedrich von (11.05.1665–1686)	34	Joh. Christianus Murowskj	Oels	1688	1686	21	Adel
567562 567563 567564 567565 567566 567567 567568	Pohl, Gottfried (21.03.1659–16.05.1738)	52	Johann Friedrich Burg	Breslau	vmtl. 1738	26.05.1738	79	Pro-Rector und Professor des Gymnasii
567769	Prittwitz und Gaffron, Anna Elisabeth von, geb. von Seidlitz (16.01.1690–08.09.1710)	39	George Friedrich Thilo	Brieg	vmtl. 1710	06.11.1710	20	Adel
567770 567770a 567771	Prittwitz und Gaffron, Anna Catharina von, geb. von Abschatz (03.10.1643–18.12.1672)	80	Christian Weber	Oels	vmtl. 1673	22.03.1673	29	Adel; fürstl. Rath, Hof-Marschall

Signatur	Name, Geburts- und Todestag	U. [S.]	Autor	Druckort	Druckjahr	Beerdigung	Alter [J.]	Beruf (des Ehemanns)
567794	Prittwitz, Rosina Catharina von, geb. von Prittwitz und Gaffron (08.12.1711–23.10.1733)	40	Martin Ramisch	Brieg	vmtl. 1733	25.10.1733	21	Adel
567877	Quasius, Adam, M. (02.10.1673–12.03.1736)	34 (e. Z.: 33)	Johann Friedrich Burg	Breslau	vmtl. 1736	15.03.1736	62	Probst, Assessor
567886	Quasius, Johann Adam, M. (16.03.1708–22.07.1746)	26	Johann Schurzmann	Breslau	vmtl. 1746	31.07.1746	38	Diaconus
567898	Questel, Maria (23.01.1646–18.05.1708)	26	Caspar Hornig	Leipzig	vmtl. 1708	28.05.1708	62	keine Angabe
567975	Rechenberg, Josepha Freifrau von, geb. Freiin von Falkenhayn (01.06.1696–11.11.1721)	28	(Johann George Reissel)	Schlichtingsheim	vmtl. 1722	13.12.1721	25	Adel; Kammerherr
568304 568305 568306 568307 568308	Riemer von Riemberg, Maria Rosina, geb. Gebauer (25.01.1672–12.11.1737)	40	Johann Friedrich Burg	Breslau	vmtl. 1738	24.11.1672	65	Mitglied des Raths von Breslau
568323	Rintorf, Wulff Friederich von (15.02.1595–13.09.1677)	57	Johannes Becker	Wittenberg	vmtl. 1678	13.06.1678	82	Obrist Wachtmeister

Signatur	Name, Geburts- und Todestag	U. [S.]	Autor	Druckort	Druckjahr	Beerdigung	Alter [J.]	Beruf (des Ehemanns)
568526 568526a	Rothkirch, Johanna Elisabeth von, geb. von Falkenhayn und Gloßken (27.05.1682–29.11.1711)	38	Salomon Sperer	Lauban	1712	11.12.1711	29	Adel
568834	Scharff, Gottfr. Balthasar (19.03.1676–09.08.1744)	40	Theodosius Gottfried Fuchsius	Schweidnitz	vmtl. 1744	12.08.1744	68	Inspector des Fürstentums, Pastor
568965	Schiller, Christian Friedrich von (05.04.1657–19.07.1687)	43	David Scholtze	Brieg	vmtl. 1687	unb.	30	Cornet unter dem … Regiment
569038 569039 569040	Schleswig-Holstein, Carolina Herzogin von, geb. Herzogin in Schlesien, zu Liegnitz, Brieg und Wohlau (02.12.1652–24.12.1707)	38	Antonius Habel	Breslau	vmtl. 1708	17.01.1708	55	Adel
569271	Schoenberg, Heinrich Christian von (18.01.1623–13.06.1668)	67	Johann Volhardt	Dresden	1669	27.07.1668	45	Adel
569765 569765a 569765b	Tschammer, George Caspar von (16.04.1669–16.12.1719)	80	Caspar Sommer	Schlichtingsheim	vmtl. 1720	21.02.1720	50	Adel; Landes-Deputierter, Assessor eines Gerichtes
569843 569844	Tschirnhauss, Hans George von (01.07.1623–17.10.1692)	44	Abraham Klesel	Schweidnitz	vmtl. 1693	12.11.1692	69	Adel; Rittmeister

Signatur	Name, Geburts- und Todestag	U. [S.]	Autor	Druckort	Druckjahr	Beerdigung	Alter [J.]	Beruf (des Ehemanns)
569846	Tschirschky und Bögendorff, Ernst Leonhard von (17.12.1657–03.02.1721)	76	Johann Heinrich Sommer	Schweidnitz	vmtl. 1721	13.03.1721	63	Kays. Rath; Adel
570067	Waldau, Arnold Christoph von (15.04.1672–03.04.1743)	16	Friedrich Wilhelm von Unfried	Breslau	vmtl. 1743	17.04.1743	70	Adel; General-Lieutenant, Obrist
570259 570260 57026oa–e	Weber, Friedrich (11.05.1658–14.08.1739)	76	Christian Siegemund Thomaß	Schlichtings-heim	vmtl. 1739	19.08.1739	81	Pastor, Senior, Inspector
570535 570536 570537 570538 570539 570540	Wiedeburg, Margaretha Sophia, geb. Schröter (19.08.1702–25.02.1748)	44 (e. Z.: 40)	Johann Bernhard Wiedeburg	Jena/ Erlangen	vmtl. 1748	28.02.1748	45	Kirchenrath, Professor, Inspector
570761 570762 570763	Würffel, Christian (01.01.1688–06.05.1741)	38	Johann David Raschke	Breslau	vmtl. 1741	14.05.1741	53	Kauf- und Handelsmann
570904 570905	Württemberg-Oels, Julius Sigismundus Herzog von (18.08.1653–15.10.1684)	80 (e. Z.: 79)	Valentinus Gloger	Oels	vmtl. 1685	14.03.1685	31	Adel

Signatur	Name, Geburts- und Todestag	U. [S.]	Autor	Druckort	Druckjahr	Beerdigung	Alter [J.]	Beruf (des Ehemanns)
570955	Württemberg-Oels-Bernstadt, Sibylla Maria Herzogin von, geb. Herzogin von Sachsen-Merseburg (28.10.1667–19.10.1693)	83	Esaias Gosky	Brieg	vmtl. 1694	25.11.1693	25	Adel
571058 571059	Zedlitz, Barbara-Elisabeth von, geb. von Seidlitz (29.07.1657–31.05.1694)	62	Georgius Stoltzerus	Lauban	vmtl. 1694	21.10.1694	36	Adel
554845	Prittwitz und Gaffron, Hannß Ernst von (06.08.1684–01.11.1724)	32	Johann Gottfried Richter	Breslau	vmtl. 1725	unb.	40	Adel
554846	Prittwitz und Gaffron, Joachimus Bernhard von (04.08.1674–24.10.1725)	60	Gottfried Gottschling	Breslau	vmtl. 1726	12.12.1725	51	Ober-Hofmeister und Ober-Stallmeister, Rittmeister
554849	Besserer von Thalfingen, Marx Christoph (02.06.1678–11.02.1738)	59	Johann Frick	Ulm	vmtl. 1738	16.02.1738	59	Bürgermeister (Ulm), Ober-Richter und Herrschafts-Pfleger
554850	Teubner, George (25.12.1659–12.01.1735)	42	Johann Friedrich Burg	Breslau	vmtl. 1735	30.01.1735	75	Inspector, Pastor, Assessor
554853	Jaluffky, Gottfried, M. (21.08.1678–29.04.1737)	30 (e.Z.: 29)	Johann Friedrich Burg	Breslau	vmtl. 1737	12.05.1737	58	Pastor (calv.), Assessor

Signatur	Name, Geburts- und Todestag	U. [S.]	Autor	Druckort	Druckjahr	Beerdigung	Alter [J.]	Beruf (des Ehemanns)
554864	Liebentantz, Michael Sigismund, M. (03.05.1673–05.05.1730)	30	(Johann Friedrich Burg)	Breslau	vmtl. 1730	14.05.1730	57	Archidiaconus, Senior
554865	Nimptsch, Joh. Caspar, M. (02.07.1660–30.01.1717)	20	George Teubner	Leipzig	vmtl. 1717	07.02.1717	56	Diaconus
554871	Krantz, Gottlob (24.02.1660–25.12.1733)	38	George Teubner	Breslau	vmtl. 1734	03.01.1734	73	Inspektor, Rektor eines Gymnasiums, Professor Historiarum et Physices
554917	Walther, Johann George (beerd. 08.06.1721)	22	(Johann Sigismund Bröstedt)	Breslau	vmtl. 1721	08.06.1721	29	Handlungs-Verwandter, Commercien-Rath
554919	Schneider, Johann (24.06.1650–27.02.1724)	43	Caspar Hornig	Breslau	vmtl. 1724	12.03.1724	73	Parchner-Ältester
554929 554929a	Ziegler, Gottlieb (18.08.1690–16.12.1741)	61	Gottfried Schultz(e)	Königsberg (in der Neumarck)	vmtl. 1742	21.12.1741	51	Gerichts-Assessor, Provisor der Kirche
554931	Scholtze, David Gottfried (23.11.1714–05.08.1719)	31	Abraham Jäschke	Breslau	vmtl. 1719	10.08.1719	4	keine Angabe
554932	Scholtze, David Friedrich (06.07.1722–26.10.1729)	24	Siegmund Gottlieb Hempel	Breslau	vmtl. 1729	30.10.1729	7	keine Angabe

Signatur	Name, Geburts- und Todestag	U. [S.]	Autor	Druckort	Druckjahr	Beerdigung	Alter [J.]	Beruf (des Ehemanns)
554949	Cämmerer, Eleonora Magdalena, geb. Tyrolt (05.11.1682–26.09.1729)	24	Johann Friedrich Burg	Breslau	vmtl. 1729	16.10.1729	46	Kauf- und Handelsmann, Vorsteher der Pfarrkirche
554955	Weinisch, Eva Maria, geb. Hancke (14.10.1711–20.05.1743)	22	(Johann Friedrich Burg)	Breslau	vmtl. 1743	26.05.1743	31	Diaconus, Sub-Senior
554964 554965 554965a	Tschammer, Maria Marjana von, geb. von Bünau (02.04.1679–07.12.1720)	89	Caspar Sommer	Schlichtingsheim	vmtl. 1721	12.02.1721	41	Adel
554986	Müller, Maria Elisabeth, geb. Held (17.01.1699–20.08.1725)	30	Johann Friedrich Burg	Breslau	vmtl. 1725	26.08.1725	26	Handelsmann, Bürgerkapitän
554988 554989 554990 554991	Seydel, Maria Elisabeth, geb. Baumart (06.04.1680–10.06.1722)	34	Gottfried Hanke	Breslau	vmtl. 1722	21.06.1722	42	Kauf- und Handelsmann
555001 555002	Walther, Johanna Christina, geb. Walther (11.01.1704–10.04.1730)	34	Johann Schurtzmann	Breslau	vmtl. 1730	unb.	26	Handelsmann
555012 555012a 555012b	Hochberg, Hannß Heinrich Graf von (06.05.1675–09.06.1743)	100	George Pezold, Melchior Gottlieb Minor	Jauer	vmtl. 1743	09.07.1743	68	Adel, geheimer Rath
555018 + 2 O 627/ 10/–	Reibnitz, Gotthard Friderich von (08.03.1668–08.01.1714)		Johann Christian Leubscher, anonym	Strigau		1		Adel

Signatur	Name, Geburts- und Todestag	U. [S.]	Autor	Druckort	Druckjahr	Beerdigung	Alter [J.]	Beruf (des Ehemanns)
555040 555041	Rosenberg, Gottlieb (03.10.1665–25.10.1734)	28	Christian Horning	Breslau	vmtl. 1735	03.11.1734	69	Pastor, Inspektor, Senior
555042 555043 555044	Fiebig, Gottfried (19.12.1674–11.08.1734)	32	George Friedrich Spaniel	Brieg	vmtl. 1734	13.08.1734	59	Pastor (calv.)
555045 555045a 555046 555047	Pantke, Blandina, geb. Gleinig (12.11.1671–08.01.1743)	48	Christian Kuchmann	Brieg	vmtl. 1743	11.01.1743	71	Pastor
560440	Vom Berge, Hannß Christoph (23.06.1647–10.08.1721)	64	Johann Friedrich Lemberg	Lauban	1728	12.08.1721	74	Adel; Rittmeister, Landesdeputierter
560441 560441a 560441b	Vom Berge, Mariana Tugendreich, geb. Freiin von Gersdorf und Schwartzau (31.08.1663–30.03.1727)	80	Johann Friedrich Lemberg	Lauban	1727	unb.	63	Adel; Rittmeister, Landesdeputierter
2 O 621– 21_22	Jäschke, Abraham, M. (07.07.1675–29.12.1719)	60	Friedrich Ernst Scholtze	Breslau	vmtl. 1720	16.01.1720	44	Pastor, Senior
2 O 621– 31_33	Sommer, Caspar (22.01.1652–03.11.1730)	79	Johann Caspar Krebs	Schlichtings-heim	vmtl. 1731	14.11.1730	78	Pastor, Senior
2 O 621– 40_41	Scholtze, Friedrich Ernst, M. (04.03.1683–05.01.1738)	44	Siegmund Gottlieb Hempel	Schlichtings-heim	1739	22.01.1738	54	Pastor, Senior, Inspector

Signatur	Name, Geburts- und Todestag	U. [S.]	Autor	Druckort	Druckjahr	Beerdigung	Alter [J.]	Beruf (des Ehemanns)
2 O 621–40_41	Scholtze, Susanna Elisabeth, geb. Lincke (11.07.1688–01.01.1738)	44	Siegmund Gottlieb Hempel	Schlichtings-heim	1739	22.01.1738	49	Pastor, Senior, Inspector
2 O 621–42	Scholtze, Maria Elisabeth (gest. 04.02.1738)	22	Siegmund Gottlieb Hempel	Schlichtings-heim	1739	07.02.1738	18	keine Angabe

Legende: beerd. = beerdigt, calv. = calvinistisch, Ex. = Exemplar, e. Z. = eigene Zählung, geb. = geboren(e), gen. = genannt, gest. = gestorben, J. = Jahre, S. = Seiten, U. = Umfang, verw. = verwitwet(e), vmtl. = vermutlich, unb. = unbekannt Unterstrichen ist, wenn mehrere Autoren an der Leichenpredigt beteiligt waren, der Autor des Sterbeberichtes. Ist der Verfasser nicht einwandfrei zu bestimmen, ist er in Klammern angegeben.

Auszüge aus den Leichenpredigten

Signatur	Name	U. [S.]	SB [S.]	Schilderung des Krankheitsverlaufs und der medizinischen Maßnahmen
343012	Seifert, Barbara, geb. Pottermann (12.04.1585–28.01.1625)	21	20	„Und ob sie gleich eine lange zeit bey 6. Jahren lägerhafftig gewesen / und vernehmer Herrn **Medicorum** rath gebraucht / das sie in der Haußhaltung wenig verrichten können / hat sie doch mit hertzlichem Beten und sorgen für ihren Herrn und Kinder nicht abgelassen / dannenhero ihre Nahrung durch ihre langwierige Niederlage nicht ab- sondern zugenommen. Ist also am Nehern Dinstage / war der 28. Ianuarii / sanfft und sehlig eingeschlaffen"
343014	Zedlitz, Barbara von, geb. von Czettritz (1576–22.11.1604)	56	47–49 (Lp: 16–18)	„nach dem sie sich 26. Wochen ubel befunden / mit schwerer leibes schwachheit. Als: Febri continua, maligna & acuta, mit einem hitzigen immerwehrenden Feber / [...] anheimgesucht / Ist sie 14. Tage lagerhafftig blieben. [...] Ordentliche Mittel der **Ertzte und Artzney** gebrauchet / unnd sich darauff dem allergnedigsten willen Gottes / zu leben und sterben gentzlich ergeben. Und ob sie wol mit **krefftigen Confortatiuis**, Labsal und **Hertzsterckungen** / nottürfftig versehen worden / so hat sie doch die allerkrefftigste SeelenArtzney / die wunderschönen Trostsprüchlein aus Gottes wort / [...] ihr einiges und allerliebstes Alexipharmacon und Hertzsterckung seyn lassen" „ohn alle ungedult und anzeigung einiger schmertzen [...] seliglich entschlaffen"
343016	Rothkirch, Margaretha von, geb. von Mutschelnitz (06.03.1593–29.08.1642)	72	60–62	„Eine ziemliche Zeit hero / hat Sie sich immerzu Unpaß befunden / [...] auch Unterschiedliche Grosse Kranckheiten / unnd schwere Niederlage außgestanden. Endlich aber [...] Sie abermal gantz Lagerhafft geblieben / unnd mit unterschiedlichen Gefährlichen Symptomatibus befallen worden. Wiewohl nun von Ihrem geliebten Eh-Herrn / alle mögliche **Mittel** / zu Wiedererlangung verlorner Gesundheit / angewendet worden / so haben doch selbige dißmal nichts erfrewliches würcken wollen."

Signatur	Name	U. [S.]	SB [S.]	Schilderung des Krankheitsverlaufs und der medizinischen Maßnahmen
343019	Faber, Jeremias (09.04.1636–21.08.1836)	35	25 (Lp: 23)	
345804	Gruttschreiber und Zopkendorf, Hans von (1548–06.11.1605)	32	31–32	„uberfället ihn ein Hitzig Feber / wie den solcher Art alle seine Kranckheiten waren / man suchte wol rath / bey verstendigen Leuten / so auß Breßlaw zu ihm gefodert / welche alles / was möglichen gethan / aber es wollte nicht früchten. Die Kranckheit war zu groß / und die Natur schwach / darumb hat er sich alßbald / zu dem höchsten Artzt gewendet"
346672 346672a	Saubertus, Johannes (26.02.1592–02.11.1646)	246	ges. Lp	„Und was sollen wir ihme das zeitliche Leben fast wünschen / welches er in grosser Mühe und Arbeit unnd mit continuirlichen Schmertzen zubringen müssen" „Der liebe Gott hat ihn hart angegriffen an seinem Leibe mit mancherley schmertzlichen Zufällen / sonderlich mit dem Stein und Podagra, daß er offtmals / wie ein armer Wurm / gelegen / und sich wol in etlich Tag und Nächten nicht einmal verwenden können / wer dieses nicht glauben wollte / den würde der Stein uberzeugen & welcher **zwantzig Lot schwer auß seiner Blasen** geschnitten worden. [...] starb „**in Beyseyn deß Herrn Medici und seiner lieben angehörigen**" „ist er in ein hitzig Fiber gefallen / weil ihm / wie gewiß die Herren Medici dafürgehalten / Gifft ist beygebracht worden / und hat sich endiglich etlich Tag daselbst behelffen müssen" „viel und hochgefährliche Kranckheiten / wegen deß Lenden-und Blasensteins / wegen deß Zipperleins unnd anderer schwerer Zufälle / außgestanden: Sonderlich aber 1637. im Monat Augusto / mit einem gefährlichen unnd langwürigen Durchbruch angegrifen / aber durch Gottes Gnade / grossen Fleiß deß Herrn Medici [...] dem Tod auß dem Rachen gerissen worden." „und in solcher Sambstags Nacht / morgen 14. Tag / mit grosser Hertzensschwachheit neben seinen unsäglichen Steinschmertzen ange-

Signatur	Name	U. [S.]	SB [S.]	Schilderung des Krankheitsverlaufs und der medizinischen Maßnahmen
346672 346672a (Forts.)				griffen / welche von Tag zu Tag hefftig zugenommen; Und obwol der Herr **Medicus** allen mügliche[n] Fleiß angewendet / unnd seinen lieben Herrn Sauberto [...] auß vielen tödlichen Kranckheiten gerissen [...] So hat doch der gerechte Gott [...] mit unserm Herrn Sauberto auß diesem Leben / vielleicht vor dem grossen Unglück / geeilet."
347551	Liebisch, Rosina, geb. Goltz, verw. Neutzlig(en) (14.07.1591–12.03.1650)	62	44–45	„hat Sie sich etliche Jahr hero übel auffbefunden / in dem Sie mit einem steten Schwindsüchtigen Husten beladen / dahero Sie vorm gantz Jahre gantz lagerhafft worden / gleichwol aber durch GOttes Gnade / und ordentliche **Artzney-Mittel** / über Menschen verhoffen / ziemliche Besserung empfunden."
353337	Hensel, Salomon (29.10.1633–12.07.1683)	60	56–60	„mancherley Unpäßligkeiten unterworffen [...] stachliche – und schmertzliche Rosen-Flüsse in den Schenckeln [...] Reissen in allen Gliedern [...] so daß er vom gantz Bettlägerig / und bald in einem / bald im andern Glide gelähmet worden. Worvon er aber / weil GOtt den Gebrauch des Hirschbergischen warmen Bades seegnete / glücklich genesen." „sehr grosse Unpäßligkeit / welche / auch mit den **allerbewehrtesten Medicamentis** nicht zu ändern war / überfallen; Da das malum Scorbitucum, cum Arthritide vagâ, Ihn zu einem lebendig Todten in so fern gemacht / in dem der äusserliche Brauch seiner Glieder / fast gäntzlich verhindert worden" „und Ihn durch unbeschreibliche Schmertzen / in den äussersten Grad des Elends / versetzet" „der strengen **Milch-Cur** / nach anweisung (Titul) Herren Eliae Zabbae, zu Hohkirch / sich zu untergeben" „Hydrops und consummata Ascites" „Da denn di Natur also übermannet worden / daß Er über keine grosse Schmertzen / sondern nur über Mattigkeit geklaget. Und ob wol die

Signatur	Name	U. [S.]	SB [S.]	Schilderung des Krankheitsverlaufs und der medizinischen Maßnahmen
353337 (Forts.)				Schenckel und der Leib auffgesprungen / auch der kalte Brand letzlich (**ohnerachtet demselben möglichst vorgebeuget worden**) zugeschlagen / welches ohne Schmertzen und grosse Beschwerung nicht abgehen können / hat Er doch solches alles mit unglaublicher Geduld [...] ertragen"
353338 353339	Mantel, Jacob Friedrich (11.04.1631–11.03.1678)	46	42–43	„Seine Lebens-Zeit ist meist voller Niederlage und Kranckheit gewesen / Anno 1676. umb Michaelis befiel den Seel. ein hitziges Fieber / welches Ihn wol 6. Wochen inne hielt / daß Er sein Ambt nicht verrichten konnte; kam aber durch treue **Cur** cum Tit. plen. Herrn D. Kärgers / Physici Ordin. in Liegnitz / damals wieder zu rechte" „ein gegen die Gurgel verhinderliches Gewächse / welches die Herrn **Medici** [... aus verschiedenen Städten] vor einen Kropf gehalten / worbey sich denn auch einige Lung- und Leber-Sucht befunden / welche sonderlich umb Michaelis verwichenen Jahres außgebrochen / worbey auch ein Blutt-Außwurff den Herrn Patienten ausser seinem Ampte viel Kummer / und in Ampts-Verrichtungen grosse Beschwerden verursachet"
354492, **354492a** 354492b	Festenberg gen. Packisch, Hanß Sigemund von (23.05.1605–26.05.1672)	95	70–73	„zu Flüssen und und Miltz-Beschwer und Engebrüstigkeit empfunden / (welche auf prima mali hypochondriaci gewiesen)" „grosse Hitze und Schlafflosigkeit / böser Husten und kurtzer Athem / gefährliche Streckflüsse und böser Halß mit hitzigen Blätterlein und unsäglichen vielem zehen Schleim zugeschlagen [...]. Und obwol der Seel. Herr damals von so schwerer Niederlage durch Göttlichen Seegen und treuen Fleiß des Herrn **Medici** (titul) Herrn Johann Erhardi, Medic. Pract. in Marglitz restituiret worden und eine Zeitlang sich besser befunden; So hats doch gar lang nicht bestand gehabt / massen die Antipraxia vilcerum, Jecoris, Lienis, Ventriculi &c. sich hernach mehr und mehr an Tag geleget"

Signatur	Name	U. [S.]	SB [S.]	Schilderung des Krankheitsverlaufs und der medizinischen Maßnahmen
354492, **354492a** 354492b (Forts.)				„Dagegen zwar bewährte Specifica und kostbare Artzneyen adhibiret worden / die auch oftmals durch GOttes Seegen augenscheinliche Hülffe geleistet. Allein die Contumacia Morbi, quâ fontem & radicem hat nicht können gäntzlich extirpiret werden / so fleissig man auch daran gewesen." „worauf auch eine Cur abgefasset und vornehme sehr **kostbahre Medicamente** verordnet worden." „**da nicht allein aus der Nasen / sondern auch aus dem Munde ein schön rothes Blut gelauffen und per intervalla innerhalb etlichen Tagen vielmal wiederkommen / biß es durch fleissig angewendete Mittel gestillet worden.**" „**so stets nebenst dem Herrn Marglitznischen Medico umb Ihn gewesen** / seine Augen auf allersanffteste weise zugeschlossen"
354493 354494 354495 354496 354497	Zedlitz, Nicklas von (1588–14.04.1669)	112	45	„Er hat keine andere Artzeney dawider [gegen die Gicht, Anm. d. A.] / als Beten / Singen und gedultig seyn gebrauchet."
354499	Dyhrn, Hanß Christoph von (13.08.1613–10.01.1653)	94	78–90	„weil Er ein Phlegmatischer Flüssiger Mann war / derhalben Er auch offters muste medicè vivere heist / [...] und ob Er zwar die Ordentlichen Mittel nicht verachte / sondern nach Syr. 38 Rath den Artzt ehret und brauchte biß ans Ende" „hat Er sic nacher Breßlaw begeben / in [Titul]Herren D. Agricolae Cur, da Er bald in Breßaw etwas gebraucht / und auch Medicamenta mit herunter gebracht" „**fleissigen und mühesamen Balbierer** lassen heraus kommen / welcher [...] alßbald einen grossen Schaden Prognosticirte" „hat Er sich gantz Bettlägerig befunden / in unerhörten schmertzen / und also auff linderung gehoffet"

Signatur	Name	U. [S.]	SB [S.]	Schilderung des Krankheitsverlaufs und der medizinischen Maßnahmen
354499 (Forts.)				„alß der Herr Balbierer ein böse Zeichen deß Brandes gespüret" „Den 5. Januarij kömpt Herr Friedrich von Bojanova / welcher es alßbald für eine gefährliche und fast desperat Sache hielt / in dem der Flus und Brand mit einander Cetirten, […] ahat alle Mittel so Er gewust / versucht: Doch aber desto sicherer zu gehen / einen **Medicum**, und noch einen **Chirurgum** von Liegnitz / […] gerathen abzuholen / und also mit der Section deß Fusses / auff begehren deß Herren von Dyhres inne gehalten / biß der Medicus und Chirurgus von Liegnitz ankommen"
354511 354512 354513 354514	Festenberg gen. Packisch, Anna Helena von, geb. von Schweinitz (06.01.1616–04.08.1671)	76	36–38	„über Haubt- und Brust-Beschwer geklaget / Sontags aber drauf bey Ankunfft Herrn Johann Erhardts / Marcklitznischen **Medici** […] sich besser auf befunden" „mit einem starcken Schlag-Fluß befallen worden / also / daß Sie des rechten Schenckels nicht mehr mächtig gewesen […] Worauf sich bald noch ein heftiger Paroxismus gefunden / Welcher auch Sprache und Empfindligkeit / ohngeachtet aller / so wohl **von den Ihrigen** / als dem Herrn **Medico** ungespart angewendeter **Artzneyen** / meistens hinweg genomen"
354515 **354516**	Uechtritz, Ursula Catharina von, geb. (von) Hund, verw. von Jeroßleben (05.02.1621–07.11.1658)	111	62–69	„Ob nun gleich wohlgedachter Herr **Medicus** seinen möglichen fleiß gethan / und alle **dienstliche Mittel** abhibiret, die auch die Seelige Fraw fleissig und willig gebrauchet; So haben sie doch zu wiederbringung völliger Gesundheit nicht fruchten wollen. Denn ob zwar das Lungen-Fieber / und andere Beschwerungen **etlicher massen nachgelassen / daß Sie nicht alleine / nicht stets lagerhafft seyn dürffen / sondern auch auff einrathen des Herren Medici (der ihr von Medicamenten weiter nichts verordnen wollen / Sie nur an die frischen Kräuter gewiesen/) von Liegnitz zurück / auff ihr Gutt Dähmbe reisen können / so hat es doch keinen bestand mit ihr gehabt"**

Signatur	Name	U. [S.]	SB [S.]	Schilderung des Krankheitsverlaufs und der medizinischen Maßnahmen
354515 **354516** (Forts.)				„berühmbten Medicinae Practicum, der damahls in der nähe sich befand / erfodern zu lassen / und seines rathes zu pflegen. Welcher auch den 7 Junii Sie besuchet / und **annehmliche Medicamenta verordnet / die durch ihren effect ziemliche hoffnung zu gutter Gesundheit machten** / auch so viel Kräfte / durch GOttes benedeyen / in kürtzen ihr zu wege brachten" „Da hat Sie abermahl Herr Gasto erfodert / auch folgends Titul. der Hochberühmbte Herr D. Jonston erbethen worden; Welcher den 5 Aug: zu ihr kommen / **außführlich von ihrer Kranckheit discuriret / etwas weniges von Medicamentis auff ihr begehren anfänglich verordnet / aber auß grosser erheblickeit nicht ferner continuiren wollen. Wordurch denn nicht nur Herren Uchtritzen** (als welcher gewiß keine müh und unkosten gesparet / ja daß euserste / wenn nur seiner Hertzliebsten geholffen werden können / daran gesetzet hätte) **sondern auch der seeliger Frawen / alle hoffnung zur gesundheit und längerem leben / ob mans ihr schon aufreden wollte / gäntzlich benommen worden.** Wie sie nun der Welt schon längst gutte Nacht gegeben hatte / so fand sich auch ausser den liebsten ihrigen nichts / was sie länger hier hätte auffhalten können. Ergab sich demnach getrost / in Gottes willen"
354518	Abschatz, Margaretha von, geb. von Kanitz (10.02.1610–14.02.1659)	37	36–37	„hat sich unsere Seelige Frau Abschatzin stets übelauff / sonderlichen mit vielen Haubtfliessen beschweret gefunden / zu deren abwendung / wohl allerhand **Medicamenta** gebrauchet worden (so aber doch den gewünschten effect nicht erreichen wollen"
354521	Rothkirch von Panthen, Marianna, geb. von Skoppe (09.12.1599–06.02.1661)	60	52–58	„da dann die Nach ein solcher Steckfluß sich ereignet und so schnell zu genommen / daß die seelige Frau gar matt und schwach drüber worden / nach der Neisse zu schicken und einen verständigen **Chirurgum** zu holen bewilliget / nach welchem **sie auch eine Ader zu lassen** groß verlangen getragen. Alß er aber gewünscht ankommen und **der Fr. Pa-**

Signatur	Name	U. [S.]	SB [S.]	Schilderung des Krankheitsverlaufs und der medizinischen Maßnahmen
354521 (Forts.)				**tientin Zustand bey sich erwogen / nicht bald zur Ader bewilliget / sondern sich zuvor anderer Mittel gebraucht und darnach drauff eine Ader eröffnet** / welche auch sehr wol gegangen / und sich die Fr. Patientin darauff ziemlich wol befunden" „daß Rächeln auch / welches Freytags frü schon angefangen je stärcker worden / hat sie solches dem Artzte geklaget / welcher sie zwar folgender besserung getröstet / aber **das ende herbey kommen verspüret / dannenhero nichts mehr alß Hertzstärckung eingegeben** / ein Buch genommen und ihr vorgebetet"
354522	Ziegler und Klipphauß, Helena Sabina von, geb. von Hohberg (26.07.1635–02.08.1666)	62	54–61	„nach Ihrer ausgestandener [sic] GeburtsArbeit in grosse Mattigkeit und Ohnmacht fiel / also daß Sie für menschlichen Augen mehr todt als lebendig war / Dieweil denn aber durch Reiben und Kühlen der liebe Gott half" „auch durch Hülff der Herrn **Medicorum** und **kräfftige Stärckung** / so weit kam / daß Sie an dem Tauff-Tage Ihres lieben Söhnleins konte gar eine muntere Zuhörerin bey dem Tauff-Sermon geben [...] Hatte es doch keinen Bestand" „ein böses Fieber / welches die ohne dis ermattete Glieder vollends schwächete und Krafftlos machete / darzu denn allerhand Symptomata kamen / daraus die sel. Frau Zieglerin garwohl schliessen konte / daß sie Ihres sel. Todes Vorboten wären" „Und ob es zwar an **fleißiger Wartung und kostbaren Medicamenten** und möglicher Hülffe im geringsten nicht ermangelte / war doch alle menschliche Hülffe vergebens" „schwere SteckFlüsse / denen wohl auch in etwas durch Hülffe der Herrn **Medicorum** gesteuret wurde. Was nun dabey die sel. Frau Zieglerin vor Leibes und Seelen-Angst erdulden muste / können am Besten ausreden / welche Ihr bey Ihrem SterbeBettel aufgewartet haben. Doch unter allen diesen Schmertzen war Ihr Hertz voll Trost / voll Gedult"

Signatur	Name	U. [S.]	SB [S.]	Schilderung des Krankheitsverlaufs und der medizinischen Maßnahmen
354522 (Forts.)				„welches Ihr ein rechter **schwerer Angst und KampfTag** war / alle Schmertzen mit Gedult und Trost nun bald überwunden"
354523	Canitz, Maria von, geb. von Senitz (18.02.1612–12.06.1677)	50	49–50 (Lp: 47–48)	„bald hat ein Schlag-Fluß / bald Stein / Colicke und andere Schmertzen das Haupt und Leib abgemattet / welchen Zufällen aber durch fleißige **Cur und kräfftige Medicamente des hochgelährten Medici** [...], wie auch Land-Physici [...] offtermals begegnet und durch Gottes Segen abgeholfen worden."
354524	Loss, Maria von, geb. von Canitz (11.08.1636–04.08.1683)	42	39–40 (Lp: 37–38)	„da sie denn durch eine Cachexiam & Phtysin vollends also gar verzehret / und entkräfftet worden"
354525	Poser und Gross-Nädlitz, Anna Catharina von (24.04.1667–18.10.1669)	34	33–34	„starb jüngst den 18. Octobris deß Morgends früh drey Viertel auff 9. Uhr / nach Eilff Tägichten / mit höchster Gedult außgestandenen Schmertzen / an einem Steck-Flusse"
354527 354528 354529 354529a 354530	Sommerfeld und Falkenhain, Barbara Helena von (04.04.1653–20.02.1672)	98	34–35	„befiel Sie [...] eine harte Unpäßligkeit / welcher den 15. drauff die furchtsamen Blattern gefolget. [...] aber durch GOttes Gnade und gegenwärtige treue Vorsorge deß Herrn **Medici**, wurde die augenscheinliche Gefährligkeit immer gehoben." „... klagte Sie etwas über Beschwerligkeit und übel seyn deß Magens. In einem Augenblick / raffte Ihr ein hefftiger Schlag-Fluß / Gesicht / Gehör und Sprache auff einmal weg."
354531 **354532** 354533	Axleben gen. Magnus, Barbara von (20.08.1604–15.02.1664)	86	34–38	„Welche **beyde Herren Medici** in ihrem Consilio Medico gar einstimmig / und es für ein böse catarrhosischs Feber gehalten / auch allerhand **Artzney** Mittel und kräfftige **Hertzstärckungen** überschickt / so aber bey der Armen Patientin fast wenig fruchten wollen."

Signatur	Name	U. [S.]	SB [S.]	Schilderung des Krankheitsverlaufs und der medizinischen Maßnahmen
357469	Berge, Joachim von (23.03.1526–05.03.1602)	108	70	„Dann itzo vor einem jahr und drüber / die flüsse sich erreget / darauff erfolget / daß er kein lust noch begirde zum essen gehabt / auch nichts zu sich nemmen können / und also lenta tabes, allgemache verzehrung mit zugeschlagen. Dazu ist auch das bluten [...] kommen / [...] welches ob es wol das Häupt geleutert / wie er allezeit bezeuget / ihm würde wol darvon / besonders da das schwer gehör so hart anhielt / ist **auff das bluten gute linderung** erfolget / jedoch sind viel leibes und lebens kräfften mit weggegangen / wie man es entlich wol hat spüren können."
358654	Dyhrn und Schönau, Ursula Magdalena Freifrau von, geb. Freiin Posadowski von Postelwitz (15.05.1667–26.11.1721)	55	54–55	„einen besorglich zugestossenen Leibes-Zufall / der anfänglich nicht wenig Kummer und Nachfragens bey denen Herrn **Medicis** causirte. Nichts desto weniger aber verminderte er sich nicht / sondern nahm immer stärcker und gefährlicher zu / bis endlich am 14. Tage des Monaths Augusti eine so grosse Schwachheit darauf erfolgete / die immer mit grösserem Zunehmen der Schmertzen vermehret wurde. Ohngeachtet nun mit allerhand nur ersinnlichen bewährten **Mitteln und Artzneyen unterschiedlicher erfahrner und berühmter Herren Medicorum, Chirurgorum und anderer verständigen Personen** / vorgebeuget [...] wurde; So lieff doch alles dem Leibe nach dabey fruchtloß ab. Hingegen schiene es der Seelen nach weit erspießlicher und nützlicher zu seyn"
358766	Seeliger, Adamus von (27.11.1591–18.02.1621)	31	17–18	„biß er darnach mit Leibesschwachheit angegriffen und lagerhafftig worden / in dem ihn ein hitzig Fieber angestossen / welches täglich je mehr und mehr zugenommen / also daß ob gleich die **Medici mit adhibirung der medicamenten** trwen besten fleiß angewendet / doch keine verbesserung zu spüren gewesen"

Signatur	Name	U. [S.]	SB [S.]	Schilderung des Krankheitsverlaufs und der medizinischen Maßnahmen
358773	Fabri, Johannes Laurentius (22.05.1633–07.05.1672)	96	79–80	„das er zwar von Natur der Hecticae und Phtysi unterworffen gewesen / welcher er aber mit **Medicamentis**, so viel seine mühsame Praxis zugelassen / fürsichtiglich begegnen / und [...] dieselbe **wo nicht gantz extirpiren / doch also hätte dämpffen können**" „Er hat zwar durch **adhibirte gute Mittel** und darauff gehabten **Vomitum** Anfangs solches ziemlich abgeführet" „Und ob zu Zeiten gleich in etwas die Schmertzen remittiret / und er daher solches durch natürliche Mittel zu heben fleissig anhielt / so hat er doch als ein erfahrner Medicus bald selber gesehen / daß die **angewandten Mittel nicht beständiges** thun / und seine Kräffte nicht zureichen würden / sich derohalben willig drein gegeben"
358833	Festenberg gen. Packisch, Elisabeth von (29.09.1649–16.08.1686)	118	86–91 (Lp: 78–83)	„hatte wenig Gesunder Stunden zugenissen / sondern muste nebs der in Zarter Kindheit empfangenen Leibes-beschwerligkeit / mit Engbrüstigkeit / kurzen Athem / Husten / Hertz-Klopffen / Seiten stechen / Haupt- und Glieder-schmerzen mehrentheils zuthun haben / auch überdieß unterschiedliche abwechselnde Fieber / bald einfache / bald gedoppelte / bald gefährlich hitzige / bald erratische empfinden. [...] ein gefährlich Ansehen mit Ihr gewonnen: so hat doch die gutte Natur durch Göttliche Verleihung und angewendete **Artztneyen** [sic!] / womit Ihr (Tit:) Herr Johann Erhard / vornehmer **Medicinae Practicus** zu Marckliesse jederzeit treulich und zu guttem Vergnügen beyrähtig erschienen / sich wieder erhohlet / und Sie einige Inducias und **erträgliche Linderungs-Frist** erhalten. Dieses Jahr [...] witterte sich bey Ihr ein Febris erratica mit einer unvermerckt eingeschlichenen Hectica, wobey allmählich aller appetit zum essen sich verlohren / und ein dürrer böser Husten sich eingefunden / so aber **bey Gebrauch der Artzneyen erträglich gewesen** / und **dann und wann Lucida intervalla gehabt / daß Sie zur Kirchen fahren / und Ihrer gewöhnlichen Andacht abwarten können**"

Signatur	Name	U. [S.]	SB [S.]	Schilderung des Krankheitsverlaufs und der medizinischen Maßnahmen
35833 (Forts.)				„Ob nun wohl mehrender Zeit allerhand kräfftige und köstliche Artz-neyen / die vormahls bey ihr wohl angeschlagen / fleissig angewendet worden: so haben Sie doch dießmal ihren gewünschten Zweck nicht er-reichen können"
359520 359521 359522	Glaubitz, Mariana von, geb. von Stosch (27.10.1650–03.09.1692)	169	73–76	„hat Sie hochberühmten und Gelehrten **Medicis** sich vertrauet / in-sonderheit (Titul.) Herren D. Beckers / […] Raths und Cur bedienet. Nachdem aber **kein Medicament seine rechte operation mehr zei-gen / und Sie dennoch nichts unterlassen wollte / was zu conso-lation dero Hochgeliebten Herzen Gemahls […] gedeyen könn-te / resolvirte Sie die warme Bad-Cur** / zu dehrer Gebrauch den 6. Augusti, Sie nach Hirschberg verreiset / jedoch vorher selbigen Orthes **Medicum Land und Stadt-Physicum** […] consuliert, welcher zwar Ihr zu wieder **nicht gäntzlich abrathen / aber doch auch nicht mehr als ein oder zweymahl das Bad zulassen wollen** / da dann die Seelige Frau selbst gewahr werdende / daß es Ihrer Kranckheit nicht zuträglich" „Also gieng es auch der Seeligsten Frau von Glaubitzin / **je mehr Mittel adhibirt worden / je grössere Schwachheiten funden sich**"
359996	Hennig, Justina, geb. Goldammer (12.12.1613–15.10.1644)	44	42–44	„uberhäufftes Blut-außwerffen erfolget / davon Sie an Kräfften mercklich abgenommen / aber gleichwol niemals gantz lagerhafft bleiben dürffen. Weil aber solche unpäßligkeit nur je länger je mehr zugenommen / und eine rechte Schwindsüchtige Hitze sich ferner bey ihr ereignet" „An des Herrn **Medici** erfodertem Rath / unnd allerhand dienlichen **Artzeney-en** hat es wol im geringsten nicht gemangelt: Hat aber doch wenige / ja gar keine Besserung erfolgen wollen / Darumb sie denn nur dem lieben GOtt alles anheim gestellet."

Signatur	Name	U. [S.]	SB [S.]	Schilderung des Krankheitsverlaufs und der medizinischen Maßnahmen
359997	Dussig, Simeon (27.10.1611–14.01.1645)	50	45–48	„daß Er sich seithero seiner vorm halben Jahre grosse Kranckheit / und dann auch bald darauff folgendem grösseren recidiv niemals recht wolauff befunden / sondern je unnd allwege uber seinen bösen Magen unnd Rück-Wehe geklaget" „Ob Er nun gleich bey solchem seinem Zustande nicht geseumet / sondern die Herren **Medicos** bey zeite zu sich erbitten lassen / und deroselben trewen Rathes sich gebrauchet / so auch warhafftig an sich **nichtes erwinden lassen / Ist doch keine Verbesserung erfolget; Sondern** er hat sich je länger je schwächer befunden / und immer eine Ruhe-Stelle nach der andern gesuchet / aber keine antreffen können."
360000	Hüttel, Georg (18.08.1575–03.09.1653)	56	50–53	„grosses brechen und mächtiges reissen im Leibe bekomen / darauff die Colic und Steinschmertzen gefolget / welche in die 10. Tage continuirlich angehalten. Nach deme Er nu durch göttliche Gnade / und ordentliche **Artzneyen** derselben befreyet worden / so hat sich hernachmahls eine harte Verstopffung des Leibes und sehr böser Hals bey Ihm ereignet / welchem zwiefachen übel auch durch fleissig adhibirte Mittel gesteuret worden."
360001	Steinborn, Friedrich (12.05.1589–21.07.1645)	63	58–63	„mit hartem Brustdrucken / schwerem Athem / hefftigen Husten / unnd beschwerlicher Geschwulst anheim gesucht / unnd Ihn auff das Kranck-Bettlein darnieder geleget; Zu welcher seiner Kranckheit denn zweiffels ohne / das **grosse Erschröckniß** / [eines Brandes] nicht wenig wird geholffen haben. Ob man nun wol [...] an **ordentlichen Mitteln** / und kostbahren herrligsten **Artzneyen** / wie auch die Herren **Medici** an ihrem hohen unnd grossem Fleisse nichts mangeln lassen / so hats doch GOtt [...] beliebet / den natürlichen Mitteln ihre Krafft zu benehmen / unnd Ihn durch diese Kranckheit von dieser mühseeligen Welt abzufodern" „die neunzehen Wochen anhaltende Kranckheit / Ihme diß zeitliche Leben also versaltzen / daß Er dessen satt und uberdrüßig geworden"

Signatur	Name	U. [S.]	SB [S.]	Schilderung des Krankheitsverlaufs und der medizinischen Maßnahmen
360002	Dewall, Johann von (03.02.1599–08.04.1648)	52	48–51	„Von der zeit an haben sich die Schwach- unnd Mattigkeiten mit Leibes-beschwer gefunden" „hernach er die drey Wochen gar lagerhafft worden" **„Als es nun zum Sterben genahet / und zur letzten Schwachheit kommen / dabey alle mögliche Mittel gebrauchet worden"**
360149 360150	Hoffmann, Gottfried, M. (08.12.1658–01.10.1712)	80	49–50 (Lp: 47–48)	„so ist er eine geraume Zeit her mit allerhand Magen- und andern Beschwerungen incommodiret gewesen / welche in den Crayß-Gedärmen und mit verbundenen visceribus ihr unglückseeliges Lager gesucht. Hieraus entstand verwichene Ostern ein schmertzhaffter Zufall in der lincken Seite und dem Ober-Theil des Magens / und äuserte sich der Gegend des Miltzes / wie nicht weniger auch um die Hertz-Grube eine ziemliche Härte. Darwieder wurden **alle mögliche Mittel gebrauchet / und kluger Aertzte Consilia eingeholhet** / aber nichts ausgerichtet / biß sich endlich am verwichenen 29. Sept. am Tage Michaelis [...] durch einen hefftigen Frost und darauffolgende Hitze / mit starcken Schmertzen im Creutze / der Anfall eines Fiebers mercken ließ. Ob nun wohl auch dieser Paroxysmus **sich nach adhibirten Mitteln** verlohr / so fand er sich doch am folgenden Tage [...] wieder ein / die Kräffte nahmen ab / und äuserte sich eine wahrhaffte Stasis inflammatoria, aus welcher eine Unordnung im Geblüte entstand / und wegen des innern Brandes das Lebens-Ende herbey nahete." **„und nach einer zwey tägigen Niederlage / da man sich sonst eines langwierigen siechen Lebens / oder einer schmertzhafften langen Kranckheit besorgete / das Ende seines Glaubens [...] erreicht"**
360155	Hoffmannus gen. Machaeropoeus, Matthaeus (14.11.1615–04.01.1667)	87	84–86	„die meiste Zeit seines Lebens mit beschwerlichen Kranckheiten zugebracht" „mit den gefährlichen Gicht-Schmertzen angegriffen worden / so daß Er gar recht / mit dem wohlgeplagten und klagenden Hiob / kurtz vor seinem Absterben klagen können: Elender Nächte sind mir vil worden."

Signatur	Name	U. [S.]	SB [S.]	Schilderung des Krankheitsverlaufs und der medizinischen Maßnahmen
360155 (Forts.)				„eine ungewöhnliche und wunderliche Haupt-beschwehr sich gefunden / da Er nicht so sehr über Schmertzen / oder einige Kranckheit / als nur über verlust des Gedächtnißes / klage geführet. Welcher Zufall zwar zeitlich durch gute und treue vorsicht Tit. Herren Sigismundi Grassi, Med. Lic. der Stadt Schweidnitz [...] widerumb **gelindert worden / das Er sein Amt / wiwohl nicht mehr so glückselig / verrichten können"**
				„euserlich auf der rechten Brust ein Apostema sich gefunden und eröfnet / da denn der **häufige Fluß zwar gute hofnung gemacht / es würde diese Excretio critica sufficient seyn / den gantzen Leib von den Flüssen / und denen daher entstandenen Beschwerden zuerledigen."**
				„Athem beschwer"
				„weder durch den Husten / noch erwecktes Brechen / den zehen Schleim heben können / **Verwandelte** sich obige Beschwerde in einen Steck-Fluß"
360156	Hoffmannus, Matthaeus (17.09.1618–18.11.1669)	84	82–84	„ein Fluß und Beschwerung sich im Halse ereugete / darauß ward Donnerstags ein Catharrus Suffocativus, ein Stickfluß / daß er beschwerlich reden kont; Es worden **allerhand mögliche Mittel gebraucht** / die man zur Hand hatte. Des Freytags nahm der Fluß je mehr und mehr zu / daß man nach Züllich an den **[Arzt]** zu schicken genöthiget ward / welcher [...] bald allerhand **Remedia** applicirte, den Fluß der sich umb die Lufft-röhren und circa Laryngem hatte eingesetzt / zu revelliren / Aber hier war **Malum Majus & fortius Arte Medica,** und giengen die Kräffte mit dem hefftigen Außwerffen ziemlich fort."
360677	Kerner, Melchior (05.05.1625–12.02.1659)	100	42–46	„so ist er verwichenen Jahrs offters auffstössig und schwach worden / dahero der Herr **Medicus** ihm die Reise nach Leipzig zu unterlassen gerahten. [doch gereist ...] also bald allerhand Passiones angefallen und Bettlägerich gemacht. Wobey Er **ordentliche mittel** nicht außgeschlagen /

Signatur	Name	U. [S.]	SB [S.]	Schilderung des Krankheitsverlaufs und der medizinischen Maßnahmen
360677 (Forts.)				sondern des Hochgelahrten Herrn [Arzt] **Rath und Medicamenta** ersuchet" „Im mittelst haben die Hochgedachten **beyde Herrn Doctores** [...] mit auffwartung / und trewen Rath immer angehalten und sich bemühet / dem Seel. Herr Kerner durch GOttes beystand und ordentliche mittel / wieder auff zuhelffen; Aber contra vim mortis nun crescit gramen in hortis." „vielfältigen Todes Schmertzen"
360685 360685 (a) 360686	Kirstenius, Georgius (26.10.1588–06.08.1638)	154	83–88 (Lp: 81–86)	„in deme die Kranckheiten von 2 Jahren her heuffig sich bey ihme funden / inmassen ein gantzes Jahr dahero / ein febris hectica oder innerliches innerwehrendes hietziges Feber in täglich angestossen / neben vielen Steinschmertzen und Catarrhis" „zu [...] **Medico** geschücket / nothwendige **Medicamenta,** welche den gefallenen Catarrhum resolvieren solten / zu holen" „das nach einem erfahrnen Medico gen Breßlaw geschücket würde / [... kommt an und] allerley dienliche medicamenta mitte gebracht / die auch der Krancke willig zu sich genommen. **Es hat aber der liebe Gott seinen Segen darzu nicht geben wollen**"
360994 360995	Lauterbach, Dorothea, geb. Winckler (11.12.1617–29.01.1649)	115	43–46	„Worauff Sie beginnet zu taumeln und zu sincken [...] reiben mit **Pulß-Schlag- unnd Krafftwasser** nach bestem vermögen / der **Medicus** [...] **unnd verständige Frawen** kommen zur Stelle / auß den Apotheken wird geholet unnd zugetragen / was von nöthen geachtet worden [...] aber weil der Schlagfluß so gar starck das Hertz angefallen und überwältiget / die meatus auch zum Gehirn so gantz verstopffet gewest / also / daß weder fühlen / sehen / hören noch Verstand (wie offt und hertzbrechende / Ihr geliebter Herr / wie auch der Herr Medicus / Ihr zugeruffen) zu spüren / sondern nur eine lautere schwere lucta des hertzens gewest"

Signatur	Name	U. [S.]	SB [S.]	Schilderung des Krankheitsverlaufs und der medizinischen Maßnahmen
361724	Loos und Simbsen, Magdalena von, geb. von Zedlitz (20.12.1586–07.07.1640)	71	66–71	„ist Sie von Ihrer Fraw Schwester und Pflege-Töchtern ermahnet worden / Sie wollte sich doch der Chur der Medici unterwerffen / damit Sie Ihrer grossen Beschwer in etwas möchte enthaben werden. Und weil von Tage die Schmertzen nicht ab- sondern mehr zugenommen, Als hat Sie sich gar willig dazu befunden. […] weil Sie aber wenig Besserung verspüret / und gleichwol der Chur gerne genüge thun wollen / hat Sie sich ohngefehr vierzehen Tage vor Ihrem Absterben von Zedlitz in die Frawstadt in **Herr Lamprechts** Behandlung begeben / und alldar der **ordentlichen Mittel** ferner sich gebrauchet." „**Sie denn die Herren Medicos selbsten befraget: Sie solten Ihr ungeschewet andeuten / ob Ihr Ende verhanden / darmit Sie sich desto baß darnach zu richten / denn Sie in Warheit die wenigste Abschew vorm Tode trüge; Aber man hat auß allen Umbständen nur verspüret / daß Morbus lethalis & incurabilis verhanden sey** / der gleich ultimum conatum naturae außgesogen und angedeutet hat."
38(6)098	Heinnitz, Catharina, geb. Barth (gest. 03.03.1613)	36	31–32	„ohn gefehr vor drey viertel Jahren / mit harter Leibes schwachheit anheim gesucht / ward sie durch Gottes hülffe / der ihres **Häupts / und ordentlich Mittel segnete** / etlicher massen wieder auffgebracht: Jedoch hat sie solche ihre niederlage nicht netzlich verwinden können; sondern anhero eine grosse schwachheit deß Häupts gefühlet / und wol gemercket / Es würde unser HErr Gott / dermahl eines plötzlichen mit ihr Feyerabend machen." „hertzlich gebeten / Er wolle sie nur für einer langwirigen Niederlage behüten" „**durch einen plötzlichen; aber doch gewies seeligen Todt** abgeodert hat / ihres Alters 54. Jahr. Ob nu zwar der Todt schnell ist; so hat sie doch dem HErren gelebt"

Signatur	Name	U. [S.]	SB [S.]	Schilderung des Krankheitsverlaufs und der medizinischen Maßnahmen
376914	Hencke, Georg Joh., M. (1681–12.04.1720)	112	49–52	In seiner Kranckheit, die in Blutstürtzungen und einem auszehrenden hectischen Fieber bestanden, haben hiesige Medici [...] zwar nichts ermangeln lassen, was zu Wiederherstellung der verlohrnen Gesundheit unter göttlichem Segen hat dienen mögen. Es hat aber dem Höchsten nicht gefallen, den gewünschten effect da durch erhalten werden zu lassen. Wiewol nun diese seine Kranckheit fast ein gantz Jahr angehalten und Ihn sehr abgemattet"
378827	Beseke, Autor (gest. 06.07.1574)	45	–	
385099	Friese, Caspar (1575–25.03.1617)	47	41–43	„ein böses Fieber anfallen lassen / welches das so gefährlich sein werde erstlichen er nicht erachtet / unnd darüber [...] verreiset / drauff mit grosser Schwachheit zu Hause kommen / da man **allerley ordentlich Mittel** gebrauchet / unnd **die Herrn Medici** an ihrem fleiß nichts gesparet / ob auch schon das Feber am Montag acht Tage etwas nachgelassen / und wir alle gutte Hoffnung zur Gesundheit geschöpffet / hat doch die Schwachheit wiederumb angehalten / und habe sich andere symptomata gehäuffet / das er je lenger je schwächer worden." „Ob er nun wol auch Todes Angst unnd Schmertzen gefühlet / so hat ihm doch der liebe GOTT / grosse Gedult verliehen"
385104	Heintze, Maria, geb. Schultes (1566–25.10.1613)	40	23–24	„Und da sie vor zehen tagen mit einer grossen Leibes schwachheit vnd mattigkeit heimgesucht worden / vnd **keinen Medicum erlangen können** / hat sie sich Gottes väterlichen willen mit gedult ergeben"
385105	Lorentz, Anna, geb. Kather (gest. 24.01.1611)	27	20–21	„in jhren Sechswochen / nach dem er sie für vierzehen Tagen aller erst entbunden / vnd jhr einen jungen Sohn bescheret hat / mit einem hitzigen Fiber angegriffen / deme mit keiner **Artzney** / unangesehen des grossen fleisses / so angewendet worden / ist zu wehren gewest"

Signatur	Name	U. [S.]	SB [S.]	Schilderung des Krankheitsverlaufs und der medizinischen Maßnahmen
386412	Werderus, Blasius (05.10.1604–21.09.1634)	48	35–39	„Phtisis die Schwindsucht gewesen" „Es ist aber dieser unser seeliger Herr Blasius [...] an jtzo für 9 Wochen gantz lagerhafftig worden" „So hat er sich auch der **Cur der Herren Medicorum** vnterworffen [...] vnd weil jhn Gott der Herr auch mit gefährlicher kranckheit heimsuchte / nachmals Hern D. Gleisbergium Physicum Haynensem gebraucht / welche zwar allen möglichen fleiß je vnd alle wege angewendet: Er der Herr Patient auch fleissig gebrauchet / vnd mit vnser aller verwunderung sich wol recht Medicè gehalten / Aber wie es in solchen morbis desperatis zuzugehen pfleget / haben doch die **Artzney mittel** wenig fruchten wollen / sintemal eine tägliche hectica vnd außbrennende hitz da gewesen / biß endlichen auch ein steter fluxus colloquitivus erfolget / vnd die gantze Natur sich abgezehret / daß Er zu letzt einem scheleto vnd gerip ehnlich gesehen: als einem lebendigen Menschen."
386414	Kreckler, Elisabeth, geb. Tix (27.06.1602–15.05.1635)	71	38–42	„hat Sie es gegen Abend mit einem so harten Fieber angestossen: daß Sie sich also bald zu Bette legen müssen. Ob man nun zwar auch nach Syrachs vermahnung die ordentliche Mittel nicht verachtet: sondern [...] auch dieselben zur Hand genommen: Es an nichts mangeln lassen / die seelige Fraw Bürgermeisterin auch **alles willig gebraucht / was Ihr von dem Herrn** Physico Ordinario unsers lieben Vaterlandes S. Excellenz **verordnet** worden: so haben doch die kräfften in solcher geschwinder eil bey jhr abgenommen: daß sie sich von jhrem kranck und Siechbette nicht wider auffmachen können."
386420 386421 386422	Cutzschenreuterus, Ulricus (12.04.1587–29.11.1638)	136	58–59	„in seiner dieser letzten Viertzentagigen Niederlage / da jhme vnversehens bey damaligem vorrichtetem Adelichem Leich Sermon ein starcker vnnd harter Steckfluß / vnd grosse mattigkeit zugestossen / worzu sich auch bald ein Calor praeternaturalis befunden / daran er Freytages war der 12. Novembr. gantz lagerhafft blieben"

Signatur	Name	U. [S.]	SB [S.]	Schilderung des Krankheitsverlaufs und der medizinischen Maßnahmen
386420 386421 386422 (Forts.)				„daß Er in seiner einstmähliger Niederlage keine bessere Artzney zugedencken gewust / alß Gedult vnd ein wenig geschreye / (Das ist Christlicher Seufftzer vnnd Vota)" Ist meine beste Artzney"
386427	Steudner, Maria, geb. Preller (28.10.1603–21.04.1641)	84	38–39	„groß reissen und undewligkeit deß Magens empfunden / daß ihr auch dabey alle Kräfften entgangen / und fast kein Medicus sie beständiglich curiren können / deren man doch nebens anderer erfahrener Leute Rath und gutachten unterschiedentliche gebraucht / [Aufzählung der Ärzte] / Derer Cura aber / wie trewlich und fleissig sie gewesen / dennoch wenig fruchten wollen."
386596	Walther, Christoph Theodosius (20.12.1699–29.04.1741)	36	25–33	„Nachdem nun unser Seliger eine geraume Zeit in Ost-Jndien gewesen, wolte sein Cörper die dasige Luft und Hitze nicht mehr vertragen, sondern er verfiel in oftmalige Kranckheiten." „Dieselbe Nacht aber bekommt er einen Anfall vom Frost und Hitze" **Artzney an Tropfen und Pulvern ein, um zu einem Schweiß** zu gelangen, welcher sich nach einigem Verweilen eingefunden" „Weil sich aber die gedachten Zufälle vermehrten, so ward gegen den Abend **Herr D. Ernst Gottlob Bergmann, ein wohlerfahrner hiesiger Medicus**, zu Rathe gezogen, welcher auch nicht ermangelt, das benöthigte zu verordnen, und den Patienten fleißig zu besuchen. [...] Auf Veranlassung des gedachten Medici ward auch der Herr Hof-Rath Neide mit zu Rathe gezogen, so daß man, was menschlicher Rath und Hülfe zu thun vermögend, im geringsten nicht verabsäumet. Es ward zugleich eine **Ader zu öffnen beliebet**, welches geschah, aber **keinen Effect** zeigete. Denn er spürte darnach mehr Stechen auf der rechten Brust, so, daß er wenig reden konte. Er ließ sich deswegen vorbeten [...] doch hielt das Stechen und Drücken auf der Brust noch immer an, weswegen er begehrte, daß man ihm am **Fuß eine Ader öffnen solte, als woran er gewohnt wäre. Der Herr Doctor wolte nicht gern dazu rathen, auf sein**

Signatur	Name	U. [S.]	SB [S.]	Schilderung des Krankheitsverlaufs und der medizinischen Maßnahmen
386596 (Forts.)				**inständiges Anhalten ließ ers geschehen.** Das weggelassene Blut zeigte, nachdem es erkaltet, einen **zähen Schleim** [...]. Nach dem Aderlassen ließ das Stechen auf der Brust ziemlich nach, worüber er sich etwas vergnügt bezeigte, hatte aber doch wenig Ruhe. Die folgende Nacht continuirte die Unruhe, so, daß er sich etliche mal umbetten ließ, auch sich in grosser Hitze und starckem Schweiß befand."
386597	Eulenbeck, Wolffgang, Doctor der Rechten (1530–31.12.1596)	12	–	Die Leichenpredigt wurde einige Jahre nach dem Tod Wolffgang Eulenbecks abgehalten und enthält keinen Sterbebericht.
387513 387514 387515 387516	Reichenbach, Hedwig von, geb. von Zedlitz (17.08.1602–19.03.1621)	105	47–51	„stehet aber bald auff / wird plötzlichen kranck / und spricht: Jungfraw Barbara / O wie felt mir mein Fluß / Mein Fluß / heisset jhr auch selbsten **Schlagwasser geben.**" „Weil sie aber gar erkalt ist / **wärmen und reiben sie solche mit warmen Tüchern / unnd werden allerhand** medicamenta adhibiret, die man in der Eyl hat haben können." „Diese jhre Schwachheit aber war nichts anders als Apoplexia, der Schlag / oder der grosse Schlag [...]. Es ist zwar die Kranckheit eine passio capitis, oder Kranckheit deß Häupts / und geschicht wenn einem Menschen alle 3. ventriculi deß Gehirns mit einer kalten / dicken / zehen und rotzigen feuchtigkeit zugleich heuffig erfüllet und verstopffet werden / unnd wird also den Meatibus, oder gegen deß Gehirns / durch welchen sich die Spiritus animal es, sensitivi & motivi in den gantzen Leib zertheilen und außgehen / der weg oder jhr ausgang verhindert / daß sie nicht fort können: Verleuret demnach der gantze Leib seine bewegung und sein fülen / daß er nichts mehr fühlet." „Weil aber die Schmertzen continué nacheinander angehalten / hatte sie abermahl gesaget: Ey nun stöst es mir das Hertze ab"

Signatur	Name	U. [S.]	SB [S.]	Schilderung des Krankheitsverlaufs und der medizinischen Maßnahmen
389173 389174	Schmeiss von Ehrenpreissberg, Johann (06.09.1599–08.12.1658)	84	54–55	„Wie auch seine Gedult sich in der letzten vnd tödlichen Kranckheit außgewiesen / darin er ohn gefehr den 21. Novemb. des verwichenen Jahrs gefallen / vnd sich am Steine / seiner alten Kranckheit / geklaget / auch sich der Herren Medicorum […] / welche gleichestheils an jhrer fleissigen besuchung und verschreibung der kostbahresten Medicamenten nichts ermangeln lassen / gebrauchet. Weil aber darzu bald andere Symptomata, sonderlich die Miltz Kranckheit und continuirliche innerliche Hitze geschlagen / und dergestalt jhn eingenommen / daß er auch selbst nicht des Lagers auffzukommen vermeinet / hat er seiner Seelen Cur allen andern vorgezogen"
389840	Reimmann, Maria, geb. Benk (17.09.1609–19.04.1638)	39	31–36	„nach der Gnädigen Entbindung […] in eine Schmertzliche Vnpäßligkeit plotz vnd vnversehens verwandelt / also daß sich ein hertzbrechendes reissen / vnd Schmertzgebrechendes stechen / der Auffwallenden vnd Lufftstuppenden Mutter sich bey Jhr gefunden / darab Sie denn in fernere grössere Mattigkeit vnd fallende Ohnmächtigkeit je mehr vnd mehr gefallen / daß man ohne vnterlaß an **ihr zureiben vnn zu kühlen gehabet** / […]. Es hat sich **durch Gnade des Allerhöhesten** aber vmb den Dienstag / bey fleißiger Warnehmung / vnd bescheidentlichem gebrauch / **Wohldienenden Mitteln** etwas gestillet / also das Sie etlicher massen ein wenig ruhe gehabet / auch etwas schlaffen mögen" „vmb trewen rath vnd **bequeme Mittel** / embsigstes fleisses bemühet / bey **Wohl Adelichen Hoch verständigen Frawen vmb rath gebeten** / So auch nach vermögen ertheilet / auch solche Mittel / so den lieben jhrigen in derogleichen Fällen sehr nützlich vnd ersprießlich gewesen / Eusserlich zugebrauchen / mit gegeben / vnd also allhier auch bescheidentlich mit Beywohnung / **Verständiger Leute / ärtzte** / vnd Freunde angewendet worden / hat sichs / doch nicht sonderlich zur besserung anlassen wollen."

Signatur	Name	U. [S.]	SB [S.]	Schilderung des Krankheitsverlaufs und der medizinischen Maßnahmen
389840 (Forts.)				„Es haben aber die Schmertzen je härter vnd mehr angestrenget / vnd also die künfftige Nacht acht tage derselben keine ruhe mehr gönnen wollen."
392437	Wentzel, Abraham (25.11.1634–07.08.1711)	80	50–52	„Denn als etwan vor zehen Wochen nicht nur die Alterthums-Schwachheit sich täglich vermehret / sondern auch der Appetit zum Essen und Trincken sich gäntzlich verlohren / statt dessen aber eine stete Trockenheit des Mundes sich gefunden / ist Er endlich / nach vorhergegangener Christlicher und denckwürdiger Zubereitung / auch öfftern Besuch seines hochgeliebten Herrn Beicht-Vaters / und letzlich bewerckstelligten Einsegnung / am 7. Augusti / früh um 5. Uhr / in seinem JEsu sanfft und selig eingeschlaffen"
392438	Wentzel, Esther, geb. Fischer (08.04.1644–04.06.1701)	71	47–49	„vornehmer Medicus in Pirna / nachdem Er persöhnlich hier gewesen / allerhand gute und köstliche Medicamenta bey ihr angewendet / so haben doch selbige nichts fruchten sollen"
392439	Saupe, Hanß (03.03.1661–14.08.1712)	48	48	„von seinem Schwager / […] unvorsichtiger Weise / in Meynung / es sey ein wildes Schwein / jämmerlich erschossen / so / daß er auff der Stelle liegen bleibet"
392455 392456	Kreckwitz, Barbara Elisabeth von, geb. von Tschammer (1638–27.02.1704)	76	53–54	„wurde Sie auff den Abend mit einem hitzigen Fieber angegriffen. Es wurde zwar (Tit.) Herr D. Christian Mævius aus Bojanova / erfordert / der auch dienliche Mittel verordnete / welche Sie als von GOtt verordnet / gebrauchet. Ihr ob solcher Jhrer Kranckheit höchst bekümmerter Herr Gemahl / lies es an nichts ermangeln."
395371	Oppen, Anna von, geb. von Klitzing (14.05.1567–19.04.1606)	35	31–34	„mit schwacheit heimgesucht / vnnd hat sich diese jhre letzte Kranckheit wol zwey Jahr lang her bey jhr befunden / und vornemer Artzte Raht und Cur gebraucht / ist aber mehrertheils noch dabey vmbgangen / und jrer Haußhaltung gewartet / […] biß sie endlich nicht lange nach dem Newen Jahr / sich zu lager begeben / und solch jhr Lager durch versönung mit GOtt / und empfahung [sic!] des H. Abendmals angefan-"

Signatur	Name	U. [S.]	SB [S.]	Schilderung des Krankheitsverlaufs und der medizinischen Maßnahmen
395371 (Forts.)				gen / mit vermeldung das sie numehr einer grossen bürden ledig / gerne wo es GOtte also gefellig / diese Welt gesegnen wolle / **Sind aber darneben allerley ordentliche mittel gebraucht** / vnnd hat jhr lieber Juncker sich keiner vnkosten tauren lassen / vnnd anfenglichen Herrn Iacobum Copium, […] Doctorem SAMUELEM SCHARLACHIUM gebraucht / **welcher auch biß zu jhrer seeligen entbindung aufgewartet / vnnd haben beyde Medici jhrer berümbten geschickligkeit nach an jhnen nichts erwinden lassen.**
395372	Röbel, Barbara von, geb. von Bredow (02.02.1552–16.10.1603)	30	25–28	„wo sich in jhrer Kranckheit etwan **Vngebür mit Worten oder Geberden zugetragen** / wir wolten jhr solches vmb Christi willen verzeihen"
395595	Prosius, Valentinus, Baccalaureus (1545–14.01.1614)	28	23	
508215 (1. Ex.) und 409693 (2. Ex.)	Brachvogel, Anna, geb. Mylius, verw. Schwalm (30.08.1603–30.11.1639)	88	53–58	„morbus scorbuticus (der sich zwar voriger Zeit auch bey jhr mercken lassen) starck wieder bey jhr eingestellet / hierauff denn eine Geschwulst vnd offtkommender harter catharrus gefolget / vnnd weil sie ein halbes Jahr dahero wegen kürtze deß Athems die Zeit mit sitzen zubringen müssen / von Tage zu Tage an jhren kräfften abgenommen / vnd Schwächer worden / also auch daß wiewol es an vnterschiedlicher Vornehmer Medicorum Rath vnnd **mitteln** nicht ermangelt / sie bey jhr endlich selbst befunden / daß alle Menschliche Hülffe auß / vnnd GOtt alleine alß jhrem besten Artzte sie sich nur zu vertrawen haben würde"
421583	Zeibig, Daniel (gest. 26.06.1699)	32	18–21	„Diesen frommen Mann hat der höllische Mord-Geist / wider jedermans Vermuthen / eingenommen / verblendet und beredet / als wenn er bey gegenwärtigen schweren Zeiten sich und sein Kind nicht würde ernähren und bekleiden können / daher er ihn offters verleitet / daß er

Signatur	Name	U. [S.]	SB [S.]	Schilderung des Krankheitsverlaufs und der medizinischen Maßnahmen
421583 (Forts.)				sich selbsten hängen sollen / so aber über das arme unschuldige Kind hinaus gelauffen / (wie seine eigne Worte lauten/) an welchem er zum Mörder worden / und unschuldig Blut vergossen"
508113	Marschall von und zu Ebnet, Sigmundt (05.12.1564–13.06.1608)	39	35–36	„gar keinen Schmertzen fühleten / bald gleich zusehens gantz sanfft / stil / mit guter Vernunfft / auch ohne empfindung einiges Todes schmertzens / einschlaffen lassen / un also von dem langwirigen außgestande[nen] grossen Schmertzen / im 44 Jahr seines Alters gentzlich in gnaden erlöset"
508123	Rohr und Steine, Barbara von, geb. von Panwitz (1578–22.09.1606)	39	33–39	„Welches denn dem Herrn [...] grossen kummer geben / weil er sonderlich vormercket / das die Phtisis und Lungensucht aus vielen inficijs bey ihr zugeschlagen / da auch andere symptomata mit darzukommen / als das Fieber / damit sie stets beleget worden / unnd keiner besserung zu hoffen gewesen / hat sie auch neben dem Himlischen Artzt [...] die ordenlichen mittel / als neben dem **warmen Bade** / der Medicorum rath zu Breßlaw / unnd anderswo / trewlich gebraucht" „Wie sie denn auch für etliche Wochen sich zu bemeltem Herrn **Doctorn unnd Medico inn die Chur** begeben / und führen lassen. Aber der getrewe GOtt hat ihr auff einem andern modum helffen wollen / denn die **medicamenta** nichts aus gerichtet haben. Wie sie nun selbst befunden / das sie schwerlich auffkommen würde / hat sie sich zur seligen heimfart gerüstet / und zwar gewünschet / daheime zu Breyle / bey ihren lieben Kindern / und Unterthanen ihr ende und leben zubeschliessen. Aber weil man sie aus grosser schwachheit heim zu bringen nicht vermocht / hat man sie zu Glatz vorbleiben lassen müssen."
508137 **508138**	Dalibor und Jacobsdorf, Friedrich von (1575–11.04.1624)	108	67–73	„da er sich denn etwas sehr erkaltet / das ihn darauff bald ein Schawer ankommen / welchem er aber durch starcke bewegung biß auff den schweiß verhoffet abzuhelffen / hat aber sich darauff ubler befunden / doch sich

Signatur	Name	U. [S.]	SB [S.]	Schilderung des Krankheitsverlaufs und der medizinischen Maßnahmen
508137 508138 (Forts.)				nicht bald eingeleget. Und weil er vermercket / wie sichs zu einer Kranckheit mit ihm anlassen wollte / hat er den 22. Martii, **eine Adern schlagen** lassen / der hoffnung der Kranckheit vorzubeugen / darauff doch keine besserung erfolget / sondern die Kranckheit immer hefftiger bey ihm angehalten, biß er sich also gar einlegen müssen / Als ihme eine **Fraw von Adel ein Gifftpulver** eingegeben / Ist er darauff etwas außgeschlagen / das man sich bald gutter Besserung getröstet. [...] Weil aber die Kranckheit nicht ab / sondern von Tage zu genommen / Als hat man endlichen (wiewol mans auch bald Anfangs thun wollen / er sich aber keines weges darzu bewegen lassen wollen / mit einwendung / dz [sic!] er doch gar nichts von Artzneyen brauchen könnte/) Ihr [...] Leib **Medicum Herrn** [...] holen lassen / welcher so viel möglich an seinem fleiß / nichts erwinden lassen / sondern alles daß so zu abhelffung der Kranckheit / zu **stäckung und erhaltung der Kräffte** / und zu **widerbringung der Gesundtheit** für rathsam erfunden / **verordnet** und gebrauchet / welches alles doch nichts fruchten wollen / sondern die Kranckheit je mehr und mehr zu / und Kräfften aber abgenommen."
508139	Dieskau, Anna Susanna von Dieskau, geb. von Dieskau (26.08.1626–05.05.1672)	58	52–54	„so hat Sie wohl seithero 2. Jahren an der Phtisi oder Schwindsucht immerhin zunähigungen gespüret: Wozu auch verwichenes 1671. Jahr ein Zufall der Wassersucht mit grosser Auffschwellung des Leibes sich angefunden / so doch sonderlich durch treufleissige **Cur Herrn** [Arzt] sich hinwieder verlohren; Die Schwindsucht aber mit abwechselnder Hitze / Engbrüstigkeit / Husten Verlust des Appetiss, Schlafflösigkeit und andern Zufällen continuiret; Welches Sie denn auch täglich ihrer Sterbligkeit und bevorstehenden Endes erinnert hat" „aber einen neuen starcken Zufall mit Hitze und grosser Mattigkeit empfunden / da sofort obgedachter **Herr D. Luja** zu Ihr erfodert worden / der dann bald angemercket / daß es zu einen seligen Ende sich anlassen würde"

Signatur	Name	U. [S.]	SB [S.]	Schilderung des Krankheitsverlaufs und der medizinischen Maßnahmen
508142 508143	Dyhrn von Schönau, Hanss George (21.07.1580–10.05.1635)	79	39–48	„Als nun solche Kranckheit vom 19 Februarij / biß auff den 10. May gewehret / und nicht nachlassen wollen / hat er nun **die Ordentliche und von GOtt erlaubte Mittel** gebrauchet / einen erfahrenen **Medicum** zu sich erfodern lassen. Zuvor aber seine Seele wol versorgen wollen [...]" „Nach dem aber die Kranckheit zugenommen / und stärcker als die Natur und **Medicamenta** worden / das numehr keine Hoffnung seines hie bleibens war / So hat er sich zu seinen Sterben williglich zu bereiten angefangen. Worzu er auch von mir unnd durch andere trewe Seelsorger ist vermahnet worde[n]"
508146	Eilsleben, Carol-Friedrich von (14.09.1612–17.04.1622)	39	(38) (Lp: 36)	
508193	Naefe, Paulla von, geb. von Czettritz, verw. Sauermann von Jeltsch (vmtl. 04.08.1544–24.08.1616)	48	44–46	„[die Tochter sagt:] mir ist vorwar bange / dan[n] ich fürchte mich / weil die Leute so sehr Krancken / das ihr auch nicht diese Seuche bekommet / und ihr seyd sehr Alt liebe Fraw Mutter" „ohne gefehr 2. stunden / darnach kombt diese Hochadeliche Matron sambt deroselben Fr. Tochter in einer stunde gleich ein Fieber an / [...] hat sich das Fieber wider funden / Ist also immer uber den andern Tag kommen / daran diese Hochadeliche Leiche an demselben ihrem bösen Tage / allemahl Schwecher worden ist. Und als ihr vielgeliebte Fraw Tochter gerne nach einem **Medico** un[...] der Artzney Doctore schicken wollen / hat sie durch auß nicht gewolt und gesaget / **sie solte sie mit den Doctorib[us] der Artzney zu frieden lassen** / unser HERR Gott solte es nach seinem Gnädigen unnd Väterlichen willen machen / **sie hette lang genug [sic!] gelebet / hat auch kein Schmertzen inn ihrer Krancheit geklaget** / alleine das ihr so ubel inn ihrem Magen were / und künffte nichtes Essen / un[...] ob ihr gleich nichts sonderliches wehe thete / so wehre sie doch ihre Lebetage / nicht also Kranck gewesen / wie dißmahl / hat darauff sich mit unserm HErren

Signatur	Name	U. [S.]	SB [S.]	Schilderung des Krankheitsverlaufs und der medizinischen Maßnahmen
508193 (Forts.)				„GOtt versöhnet / und vor ihrem Herren Seelsorger [...] ihres Glaubens bekändtniß [...] gethan" „hat also nicht länger als 11. Tage Kranck gelegen"
508214	Brachvogel, Christina (1631–04.05.1635)	43	–	
508231	Hoppauff, Anna Magdalena, geb. Groer (03.05.1619–04.11.1638)	31	28–29	„da Sie ein hitziges Feber angestossen / das Sie sich als bald zu Bett einlegen müssen / und wiewol nebenst täglichem Gebeth / [...] und mancherley Mittel der **Artzney** sindst angewendet worden / haben doch solche ihren gewüntschten effect und Wirkung nicht erreichen mögen / sondern von der hitze sie von tage zu tage / je mehr und mehr abgemattet worden / das man also hat abnehmen können / das ihres bleibens allhier am lengsten würden gewesen sein"
508236	Keppich, Barbara, geb. Schmid (20.03.1587–20.02.1622)	32	24–26	„hat sie sich etliche Wochen daher / wie wol nicht Lagerhafftig / doch Unpäßlichen befunden / biß sie endliche am nähest verwichnen Donnerstage [...] sich gantz zu Bette legen müssen / in welcher ihrer harten Niederlage / sie sich gantz gedultig erzeyget [...] und weil die Schmertzen von Tag zu Tage zu genommen / unnd **keine Menschliche hülff / so von ihrem Herren Medico ungesparet** an die Hand genommen / weß fruchten wollen / hat sie [...] die H. Absolution [...] empfangen"
508258	Reiche, George Jacob, Doctor beyder Rechten (15.04.1574–05.12.1638)	40	36–37	„So ist er offt und viel mit beschwerlichen Flüssen beladen worden / welche Ihn grosse Mattigkeit und Hertzens Angst verursacht / und hat grosse zuneigung zum Schlage gehabt." „plötzlich vom Schlage getroffen worden / daß Er in seinem Sessel zurück auff die Erden hernieder gefallen / und alß Ihn seine Herren Collegen mit grossen erschrecken auffgerichtet / und seine grosse Schwachheit vermercket / seind sie bald des [...] **Medici** [...] mächtig worden / **welcher alßbald alle mögliche Mittel** für die Hand genommen / und als

Signatur	Name	U. [S.]	SB [S.]	Schilderung des Krankheitsverlaufs und der medizinischen Maßnahmen
508258 (Forts.)				man einen Wagen herzugebracht / mit Ihm heim zufahren / und da ferner versucht nach besten vermögen / Ihn wiederumb zurecht zubringen: weil aber ein Steckfluß mit zugeschlagen / hat sichs zu keiner besserung schicken wollen"
508269	Breslerus, Paulus (16.03.1578–01.02.1617)	56	49–50	„Langwirige […] Schwachheit"
508270	Bucherus, Georgius (08.09.1546–07.11.1615)	44	37–38	„mit vierley langwierigen kranckheiten anheim gesucht / bald mit dem kalten Fieber / bald mit dem schmertzlichen Stein / bald mit der reissenden Gicht / das er vielmals nit nur zu tagen un[d] Monden / sondern zu gantzen viertel Jaren ist auffm sichbet gehalten worden" „O wie viel tage unnd Monden habe ich da liegen / unnd mich die schmertzen meiner vielfaltigen kranckheit müssen peinigen lassen […] so fand sich keine linderung biß ich endtlich von aller krafft ausgedörret / mager und runtzlich worden / das ich mich auch im weichen Bette rohe gelegen"
508271 508272	Cellarius, Johannes (17.01.1573–06.05.1630)	64	36–38	„Und wie einer der eine weite Reyse ziehen sol / sich in Zeiten darauff rüstet […] als bald neben den Leiblichen mitteln der **Artzney** so Er nit verachtet / daß liebe Kirchen gebet für sich thun lassen"
508299	Frentzelius, Georgius Ernestus (30.12.1628–06.09.1637)	77	41–45 (Lp: 39–43)	„kaum Sieben viertel Jahr alt gewesen / von dieser Welt / durch den zeitliche[n] todt abgeschieden. Da sich gleich Anno 1630. die Infection damals zur Olssen alhier / vormercken lassen / In dem des lieben Kindes Mutter […] der Vater […] Seliglich eingeschlaffen [u]nd also dieses ihr eintziges Liebes Kind / und Söhnlein / Vorweiset hinter sich vorlassen müssen" „am Durchlauff / welcher von erkältetem Magen seinen Ursprung genommen / Kranck und Lagerhafft worden / hat die Kranckheit / bey ihme derogestalt überhand genommen / daß ungeachtet **aller Menschlichen Ordentlichen Mittel** / und gepflogenem **rath des Herren Medici,**

Signatur	Name	U. [S.]	SB [S.]	Schilderung des Krankheitsverlaufs und der medizinischen Maßnahmen
508299 (Forts.)				das liebe Kindt / sonderlich **weil es an Speiß und Medicamenten / wenig zu sich nehmen können** / von allen Kräfften kommen / daß es endlich / Ob es wol anfangs seiner Kranckheit fleißig zu GOtt unb befriestung seines Lebens gebetet / Seinen Willen in den Willen GOttes gestellet"
508305	Gebhard von Göppelsperg, Johann (26.11.1577–21.05.1622)	63	41–42	„Dieses hat er auch inn der jüngsten lagerhaftigkeit / als Er kranck unnd mit einem maligna febri belegt / von der Liegnitz den. 12. tag dieses Monats Maij / anheim komben bald zum anfang erkent vnd gewiß geschlossen / das er dessen Lagers nit auff keme / sich derowegen zum seeligen sterben alsbald geschicket gemacht"
508321	Gericcius, Christophorus Benedictus, M. (07.02.1609–10.11.1675)	47	36–38	„wie er auff der Universität viel Febres und andere Kranckheiten ausstehen / und dem damahls Vornehmen Medicum Herrn Sennertum, offt brauchen müssen / nicht zu sagen / was in vorigen Krieges tumult und Wesen / er an Schrecken / vielen Plünderungen / Einquartierungen / beschimpfungen / und mehrern müssen ausstehen / so ist nur zu sagen von der vielen Beschwerungen des **mali Hypochondriaci, Scorbuti, Calculi, und anderer Symptomatum, wie bewust / deßwegen er viel außgestanden / und stets Hauptwehe gehat** / und die Zeit seines hier **seyn medicè, das ist miserè,** und elendiglich leben / bis er endlich gar erfahren müssen / daß Anno 1661 [...] ihm auff der Cantzel / mitten unter der Predigt mit einem Catarrho Apoplectico, und Schlag-Fluß an der rechten Seiten / und an Haupte angegriffen / daß er als dann nicht weiter Predigen können" „und ob zwar alsobald der Herr Medicus, von Freyberg weiland [...] alsobald geholet worden / der corâm viel und kostbare **Medicamenta** angewendet / durch GOttes Hülffe endlich es so weit gebracht / daß da er zuvor beyzunehmender Beschwerung / bis in die fünffte Woche niemand gekent / weder Essen noch Trincken / weder Sehen und Schreiben / weder ein Messer oder anders mit der rechten Hand halten können /

Signatur	Name	U. [S.]	SB [S.]	Schilderung des Krankheitsverlaufs und der medizinischen Maßnahmen
508321 (Forts.)				hernach wieder zu sich kommen / die Leute kennen / etwas wieder gehen / mit der rechten Hand das Messer halten / und etwas schreiben können / welches sich nach und nach besser funden / doch sind völlige Kräffte nicht zu erlangen gewesen" „weil der sel. Herr Inspector durch sothanes vehementes Stürmen wohl gemercket / daß dieser sein von Kranckheit / vielen Sorgen und Betrübniß / zermallmeter Leib / nicht in die Länge tauren / sondern ehe man sichs versehen / vollends über den Hauffen fallen würde / …" „bey gehaltenen Mittags Mahl / als er sich von seiner geliebten Hauß Mutter noch einsten den Tisch Krug reichen lassen / gesprochen / **ich werde nun nicht mehr Trincken**"
508436	Horst, Susanna (01.11.1604–29.08.1625)	62 bzw. 34–60/60	60–61 (Lp: 58–59)	„hat an vorgangenen Donnersstag acht Tage / weil die Fraw Mutter nicht zu Hause / sie ein Fieber angestossen / da denn sie es nicht bald offenbahren wollen / damit sie ihre liebste Eltern nicht betrüben möchte / [...] aber wegen des starcken Nasen bluten es hinterziehen müssen / darauff plötz und geschwind in eine solche schwachheit aller Gliedmassen gefallen / daß sie sich zu bette begeben. Da denn die höchstbetrübte Eltern **alle menschliche Mittel** / nechst dem lieben Gebete / ergrieffen / derer effect doch nicht gespüret worden / sondern bald sich zur besserung angelassen / bald wiederumb ein grosse Mattigkeit bey ihr erzeiget unnd befunden."
508436	Horstius, Melchior Sen. (01.08.1574–26.08.1625)	62 bzw. 1–33/60	34–35 (Lp: 32–33)	„darob etwas sich **entsetzet** / [[i?]]hernachmals als heute acht Tage seine liebe Tochter sich kranck geklaget / und zu bette bleiben müssen / ist er darüber erschrocken / bis an Sontag ein steter Schawer bey ihm erzeiget / darauff ein grosse Hitze und schwachheit aller Glieder gefolget / so ein grossen und schweren Fluß causiret, daran er auch (wiewol es an des Herr n **Medici und Chyrurgi** Hülffe / rath u[nd] assistenz nicht erm[än]gelt / jedoch den gewüntschten effect nicht erlangen mögen) am Dinstage zwischen 4. und 5. sein Leben sanfft und stille enden müssen"

Signatur	Name	U. [S.]	SB [S.]	Schilderung des Krankheitsverlaufs und der medizinischen Maßnahmen
508438	Kindler von Trappenstein, Gottfried Heinrich (09.08.1618–10.09.1627)	31	27–28	„alle Menschliche und **mügliche Mittel** zur verhofften restitutionem versuchen lassen / allein umb sonst und vergebens / Hat ihn doch der Allmächtige noch uber diß ein grössere und gefährlicher Leibes plage erfahren lassen / in dem er in eine grosse Geschwulst an den Schenckeln gerathen / hierauff grosse und fast **unerträgliche schmertzen** / Angst und Mattigkeit erfolget. Es hat zwar seine Hertzliebe Fraw **Mutter es neben den ihrigen an fleissiger Wartung / Mühe und Unkosten** / zu Tag und Nacht / wie nit weniger der [...] **Medicus / sambt dem Chirurgo** / an **Ordentlichen Mitteln und Medicamentis** nichts ermangeln oder erwinden lassen / Allein dem Höchsten Artzt und Helffer JESO Christo / hat es also gefallen und zu diesemmal ein anders uber ihn beschlossen. [...] diese 9. Wochen uber / in denen er meistentheils Lagerhafftig worden / so geduldig gewesen / das zu verwundern. Und ob er zwar **uberaus grosse Schmertzen** empfunden / hat er doch solche / so viel nur müglich / verborgen und seine Hochbetrübte Fraw Mutter nicht mehrer beängstigen wollen."
508439	Küchler, Laurentius (1553–15.12.1617)	47	45–46	„so ist er fast ein Viertel Jahr am hitzigen Fieber hart darnieder gelegen / da er denn von Tag zu Tag an allen Leibes kräfften abgenommen. Ist aber in seiner Leibes schwachheit sehr gedultig gewesen" „begeret / mann doch nicht länger für sein leben / sondern umb ein seliges Ende seinet wegen Gott den HErrn bitten wolle"
508440 508441	Neißer, Simon der Ältere (1549–05.05.1624)	64	44–45	„zwar etlich mal mit zimlicher Leibesschwachheit anheim gesucht / Aber doch so weit ihm allzeit wieder auffgeholfen / dz er zur Kirche gehen / und seinem Ambte und Beruff vorstehen können / entlich im Sept. deß nechstabgelauffenen 1623. Jahres / ist er mit so grosser Leibes unpeßligkeit angegriffen worden / daß er von der zeit an auß seinem Hause nicht kommen / Sondern gantz Lägerhafftig worden / auch biß ans ende geblieben ist."

Signatur	Name	U. [S.]	SB [S.]	Schilderung des Krankheitsverlaufs und der medizinischen Maßnahmen
508440 508441 (Forts.)				Unter solchem langwirigen schweren Creutz / wie Christlich und geduldig er sich erzeiget habe Ich mit lust gesehen und gehöret […]."
508442	Palitzsch, Bernhard (27.11.1551–05.11.1609)	35	31–32	„Den 24. Octobris / greiffet ihn Gott mit einer harten / geschwinden und hitzigen kranckheit und solchem Hauptweh an / daß man nichts anders vermeinet / er solte alßbald sterben. Aber mit **sterckung und andern mitteln ist man ihme zu hülffe kommen** / daß er sich ein wenig wieder erholen können. Doch hat die hitze nicht nachgelassen / biß daß sie alle kreffte verzehret hat. […] Dann / sagt er / es ist ein solcher zustand allenthalben / daß ich von herzen lust habe abzuscheiden"
508444	Rothe, Matthaeus (1524–16.07.1614)	67	57–58	„Als er nu ferner von tag zu tage an Kräfften abgenommen / wegen seines hohen Alters / und schwerer Hauß Sorgen schwächer / und unvermöglicher worden / […] ist er doch auß der Stuben nicht mehr gekommen / sondern nu fast sechs gantzer Jahr darinnen verblieben / auch nu bey zwey Jahren alleine nicht fort gekont / sondern man hat ihn allzeit führen und genlen müssen / wie ein Kind. In solcher seiner sechsjährigen unvermöglichkeit / hat er keine sonderliche Kranckheit gehabt / wie er denn auch wegen deß Calculi oder Steins / gar keine beschwerung mehr empfunden / jedoch von tag zu tage an Leibs Kräfften zusehende / sonderlich ein halbes Jahr hero abgenommen / und das essen ihme nicht mehr schmecken wollen"
508445	Schmidt, Fridericus (17.10.1617–13.10.1647)	95	59–63	„zu nachts einen unverhofften Fluxum alvi befunden / hat Er zwar folgenden Morgen / etwas darvon gemeldet / aber dasselbige […] hoch nicht attendiret / gestaldt Er auch des Morgens zum Tische sich eingestellet; Und wie wol sein Herr Vater wegen des **Medici** erinnerung gethan / dennoch denselben zu erfordern / biß auff den Sontag früher verschoben / da Er ein **Sudoriferum** eingenommen / welches auch nicht ohne gutten effect abgelauffen.

Signatur	Name	U. [S.]	SB [S.]	Schilderung des Krankheitsverlaufs und der medizinischen Maßnahmen
508445 (Forts.)				Dieweil aber der Herr Medicus baldt anfangs verspüret / das bey Ihme eine gefährliche Dysenteria cum quadam malignitate conjuncta, hat Er seinen möglichsten fleiß angewendet / der Natur zu hülffe zu kommen / und das Malum zu stillen und a[us]zutreiben, massen nicht allein wolermeldter Herr Medicus allerhand hierzu dienliche **Medicamenta** verschrieben / und verordnet; Sondern es haben auch **Fürstl. Gräffische / Und andere gutthertzige Personen / mit köstlichen Medicamentis und Arcanis,** welche zu derogleichen Kranckheiten dienlich Ihm aus Ihren Schätzen beygesprungen / welche hohe grosse Wolthat der Patient [...] willig angenohmen / derselbigen sich gebrauchet / auch darbey so meßig sich erwiesen / und derner so wohl war genommen / das man etwas Hoffnung zur besserung gehabt / darmit hat es aber leider nicht allerdings continuiren wollen."
508450	Starck(e), Joannes, Magister (gest. 17.10.1578)	23	–	
508451	Stein, Matthaeus (1557–17.02.1624)	36	35–36	"von GOtt angegriffen worden mit einer gefährlichen Kranckheit / auch dannhero fast ein gantz Jahr müssen siechen [...] und Er seider dato zu richtiger Gesundheit niemals mögen ko[mm]en / ungeachtet / daß Er alle **Mittel / als das Warme bad** und andere genommen zuhülffe." "Sein Kranckheit ist gewesen weß langwirig / also das Er wegen Geschwulst kurtzen Athems" "gantz Lägerhafft worden / auch vermercket / daß seine Zeit nun würde dahin sein"
508452 508453	Tharinus, Martinus (11.11.1611–29.03.1675)	40	25–26	"so hat er bereits vor 5. Viertel Jahren eine Beschwerung empfunden / wiewohl man nicht gemeinet / daß es der Stein wäre / indem sichs durch gebrauchte **Artzney-Mittel** zum öffter wieder gebessert / alleine am verwichenen Thomas' Tage / hat sich die Stein-Beschwerung hefftiger

Signatur	Name	U. [S.]	SB [S.]	Schilderung des Krankheitsverlaufs und der medizinischen Maßnahmen
508452 508453 (Forts.)				gefunden und erwiesen / so daß er sich gar einlegen müssen / auch etzliche Wochen / wegen der fortgetriebenen Steine gantz Schlaffloß gewesen, und nicht eine Viertel Stunde ruhig sitzen oder liegen können [...]. Und ob man zwar an allerhand **Medicamenten** es nicht ermangeln lassen / so haben sie doch wenig fruchten noch rechten Bestand der Linderung geben wollen / dahero er sich zum seeligen Abschied destomehr bereitet hat. [...] wider alles Verhoffen / ist sein Jammer / Trübsal und Elend / kommen zu einem seeligen End / indem er mit grosser Schwachheit überfallen"
508455	Winckler, David (gest. 1599)	16	–	„durch ein schnellen todt / und geschwinden zustandt auß dieser welt ist abgefordert worden"
508578	Böttner, Gottfried, M. (25.03.1680–23.03.1740)	113	37–39 (Lp: 36–38)	„Den I Dec. aber des gedachten 1739sten Jahres überfiel Ihn Abends um 11 Uhr eine hefftige Anwandelung eines Schlagflusses, worzu sich ein beschwerliches Erbrechen, empfindliche Haupt-Schmertzen und grosse Unruhe gesellete. Nun wurden zwar die **kräfftigsten Medicamenta** wider solche Zufälle mit so erwünschtem Effect appliciret, daß der Herr Patiente binnen 3. Wochen zum Trost sowohl der sämmtlichen Familie, als des gantzen Lycei wieder restituiret wurde, und Er sein Amt wieder verwalten, auch andre damit verknüpfte affairen besorgen [...] können; Doch blieben Reliquien von einem defectu memoriae zurücke, die auch mit vieler Schwäche des Leibes begleitet waren." „Denn heute vor 8 Tagen, als am 22 Martii, da Er den gantzen Tag gearbeitet, und sich bey einem etliche Tage gespürten Catharr, gar leidlich zu Bette geleget hatte, daß Er gleich sagte: Wo GOtt nicht bald hilfft, so ists mein Ende! Da auch das Stecken immer hefftiger wurde, und die angewendeten **kräfftigsten Medicamenta** nicht anschlagen, auch die geschehene **Ader-Laß** keine Remission geben wollte"

Signatur	Name	U. [S.]	SB [S.]	Schilderung des Krankheitsverlaufs und der medizinischen Maßnahmen
508609	Cunert, Andreas (14.12.1619–01.06.1622)	20	19	„Bistu jung / frisch und gesund / O wie bald und leichte kann ein geringes Feberlein dich anstossen / so wird deine schöne verzehret wie von Motten."
508611	Fischer, Peter (28.01.1581–13.04.1614)	37	28	„Seine Gebrechen und Mängel / die bey Menschenkindern mit unterlauffen / wolle[n] wir mit dem Mantel der Christlichen Liebe zudecken / und mit ins Grab verscharren lassen" „mit einem harten Feber angegriffen / hat er zwar **verordnete Mittel** gebraucht: Jedoch hat die Kranckheit hefftig uberhand genommen / das er harte gefährliche Paroxismos außgestanden / die ihm den natürlichen Schlaf gestöret / und dadurch die Kräffte dermassen abgemattet worden / das er seinen Feyrabend wol vermerckt / und sich dem Willen Gottes gedültig ergeben / und als er am nehern Freytage zu Abend / in grosse Schwachheit eingefallen"
508612 **508612a**	Fleischer, Johann (15.04.1651–08.06.1675)	94	91–93	„war der 30. Maij / von dem lieben GOTT mit Unpäßlichkeit angegriffen und heimgesuchet worden / da Er sich zu Bette legen müssen / und über grosse Hitz und Mattigkeit geklaget. Worauf denn sein Patron, auf **heilsame Mittel** bedacht und derer Herren **Medicorum** Rath gepflogen / welche auch ihren Fleiß nicht gesparet / sondern allerhand heilsame Mittel und wider diese Kranckheit dienliche **Medicamenta** Ihm verordnet / und selbsten fleißig besuchet / und wegen der Kranckheit / genaue Erkundigung eingezogen / allein die Medicamenta haben nichts effectuiren wollen; Sondern ist von Tag zu Tag / schwächer und kräncker worden. Und als sein Patron vermercket / daß es einen schlechten Außgang nehmen mögte / hat Er solche traurige Post seinen lieben Eltern berichtet / immittelst aber es an guter Pfleg- und Wartung nicht ermangeln lassen."

Auszüge aus den Leichenpredigten

Signatur	Name	U. [S.]	SB [S.]	Schilderung des Krankheitsverlaufs und der medizinischen Maßnahmen
508615	Heintz(e), Joseph (gest. 15.10.1609)	34	32–33	„Denn gestern drey Wochen / hat ihn der schmertz des steins / der ihme vor diesen offtermals zugesetzet / etwas hart angegriffen / und biß anhero starck continuiret / Und ob man wol an ordentlichen mitteln der **Artzney** nichts gesparet / auch von den Herren **Medicis** grosser fleiß angewendet worden / so hat doch der allmechtige Gott seine kranckheit nicht nach Menschlichem wüntschen und hoffen / sondern nach seinem gefallen / wie gemeldet / wollen auffschlagen lassen. Hat ihme auch das ende seines lebens etlicher massen zu erkennen geben: Denn er in wehrende kranckheit sich etlichmal vernehmen lassen / er würde zu diesem mal nicht wieder auffkommen." **„hat der paroxysmus nicht lang gewehret / sondern er ist bald ohne hand- und fußregen / mit zugeschlossenem munde / sanfft und selig verschieden"**
509199	Fridland, Paulus (07.01.1553–27.07.1622)	44	36–37	„so haben seine Kräfften unnd Stärcke / durch einen Altenschaden an dem lincken Schenckel / von Tag zu Tag mercklichen immer abgenommen / biß Er sich Tag zu Tag mercklichen immer abgenommen / biß Er sich heute Acht tage / [...] gantz darnieder geleget"
509200	Friedland, Paul (02.04.1602–20.02.1639)	72	41–43	„Um nechst verschiehenen 17. Februarij [...] hat ihn unversehens zur Bernstadt / ein **Horror Debrilis** angefallen / davon Er sich also bald ubel und sehr Kranck befunden / und als Er darauff wiederumb allher zurück gelanget / u[nd] eine grosse Mattigkeit u[nd] Schwachheit vormercket / dazu ein harter Fluß / und Ergiessung / mit grossem erbrechen zugeschlagen / hat seine Hertztrewe Ehegenossen also bald unsers Herren Hoff **Medici Raht und Cur** gepflogen / da da[m] **allerley mittel u[nd] stärckungen** adhibiret worden / und an möglichster Wartung / und Menschlicher Cur und Mitteln nichts ermangelt. Es sind aber die Kräffte dermassen plötzlich hingefallen / und die Schwachheit / mit anderen Symptomatis zugenommen / das man [...] / hat der fast an seinem Leben gezweifelt / dieselbig gantze Nacht durch / hat der

Signatur	Name	U. [S.]	SB [S.]	Schilderung des Krankheitsverlaufs und der medizinischen Maßnahmen
509200 (Forts.)				**Haupt und Bauchfluß / und das erbrechen / starck angehalten / und durch die Mittel der Artney und adhibirten trwen Warttung / nicht zu stillen gewesen** „Nach dem aber uber alle hoffnung / und ungeachtet / mit vielen Mitteln allerley **stärckung des Hertzens** / und anderen Labsaln stetigs angehalten worden / inn einer stunden sich alles zu letzten Sterbstündlein angelassen / Also / daß der kalte Todesschweiß angetreten / alle kräffte Sich verlohren / und eine stettige Ohnmacht gefolget"
509201	Frümter, Christoff (1543–20.03.1618)	39	32–35	„das weil er ein hohes Alter erreichet / an Kräfften bey gehendem Leibe abgenommen / und sich bey ihm allerley Vorboten des Todes befunden / als das / nemlich [...] das ist sein Verstande unnd Gedächtniß / seind bey ihme finster worden / wie Wolcken allerley Flüsse / nach dem Regen der Trübsall sich gehäuffet [...]. Die starcken als die Beine / sich gekrümmet / unnd den Leib nicht mehr tragen wollen." „kaum 8. Tag vor seinem seligen Abschiede / sich gar eingeleget / da er da[nn] wenig Leibesschmertzen gefühlet / allein / das ihm der Othem allzeit sehr verliehen"
509340	Gans Edler von Puttlitz, Philip Christoph (1587–27.10.1644)	44	34–38	„den 22. Octobr. [...] in der Nacht anfangs mit einer harten Leibes Schwachheit befallen / darauff ein grosses und schweres brechen gefolget / welches sich doch durch GOttes gnädige Hülffe bald wieder gestillet" „eräugete sich wideru[m] eine grosse Mattigkeit bey Ihr Sel. Gn. welche auch also wuchs und uberhand nahm / das Sie nicht / wie zuvor noch wol geschehen / auffstehe[n] könnte / sondern im Bette sich halten müste ; welches da es Ihre Hertzliebste vermercket / hat sie also fort nacher Königsberg an den Churfk. **Hoff-Medicum** [...] geschrieben / welcher auch / weil in Person selbst nicht hinab kommen können / ungeseumet allerhand **edle medicamenta u[nd] kräfftige Stercküngen** herauß geschicket [...]. Und nach dem solche medicamenta bey Ihrer S. Gn. nichts

Signatur	Name	U. [S.]	SB [S.]	Schilderung des Krankheitsverlaufs und der medizinischen Maßnahmen
509340 (Forts.)				helffen / noch etwas verschlagen wollen / sondern die Mattigkeit und Schwachheit je mehr und mehr zu genommen; als hat Deroselben Hertzliebste [...] Hn. Medicum durch Schreiben ersuchet / [...]"
509342	Gruttschreiber und Zopfkendorf, Hanß Adam von (10.12.1607–03.04.1655)	63	53–55	„Diewiel Er aber ein Corpulenter Mann zu Catharren und Flüssen zum hefftigsten geneigt war / ist Er dadurch zum öftern aufstößig worden / bis endlich den 26. Martij war der Gutte Freytag dieses 1655. Jahres gantz Lagerhafft worden / daß / ob Er wol sein Getreues Ehhertz und Lieben Kinder zu betrüben nicht viel wollen sagen / dennoch gegen andere fast an seinem Leben gezweifelt: Derowegen / weil die Kranckheit auch hefftiger worden [...]" „Hierüber hat der **Medicus Herr Wolff Friedrich** sich den Leib wieder zu bringen auch nach allen treuen versucht / Ihme allerhand kostbare **medicamenta** adhibirt, die ihren effect auch wol gethan / aber dennoch den harten Fluß auf der Brust nicht erweichen wollen. Weil denn sichs zu keiner besserung wollen anlassen / hat Er hertzlich gebätet / in seiner Kranckheit / da Er in unmenschlicher Hitze lag / wie ein armer Wurm schmachtete / hat Er so grosse Gedult bewiesen" „da es mit Ihm ad agonem kommen / von Unß abgewand / bey sich selbst innbrünstige Seuftzer gelassen / bis nach Block 7. **der Herr Medicus mir insinuiret, der retrogradus an der Hand wehre geschehen** / daher sein Ende zu besorgen [...] Darüber Er sich auf die Lincke Seite geworffen / seine Rechte Hand unter das Haupt gelegt und bald so stille davon zog / das Wirs bald nicht weren innen worden / auf halb der 8. Uhr zu Abend"
509343	Haugwitz, Bertha von, geb. von Pfuel (15.11.1574–16.11.1609)	44	29–31	„Nach deme sie aber unser lieber Gott vor drey wochen auffs Siechbette gelegt / und sie bey sich befunden / daß die kranckheit je lenger je mehr zusatzte / hat sie nach der Communion ein hertzliches verlangen getragen"

Signatur	Name	U. [S.]	SB [S.]	Schilderung des Krankheitsverlaufs und der medizinischen Maßnahmen
509343 (Forts.)				„daß sie wol gewust / ihr seliges ende were nit ferne" „und ihr ein solch sanfftes ende verliehen / daß sie keinen schmertzen gefühlet"
509377	Hamperger, Ursula, geb. Weidner (05.12.1573–04.11.1615)	31	27–30	„Da sie solch Haubtwehe den vergangnen Sommer uber / des Nachts gemeiniglich / und dermassen schmertzlich empfunden / daß sie zu Gott umb erlösung und entbindung offt hertzlich geseuffzet und geruffen. Weil aber diese ungesunde Herbeszeit uber bey den Leuten sich viel Flüsse eräugnet / Ist ihr / alß sie den 26. Octob. in grossem und resolvirendem Mittagswinde in die Stadt gefahren / ein mechtiger Fluß auf die Brust gefallen / Daß Natura opitulans einen hefftigen husten erregt / der sie mit zuschlagender ubernatürlicher brennender hitze dermassen erschüttert / daß dadurch alle Gliedmassen zu grossen wehetagen / angst und schmertzen zubereitet worden. Ob Sie nu wol durch solche bemühung / vermittelß etlicher **Artzneyen** / viel Roder von der Brust geworffen / ist doch die Natur endlich zuschwach worden / und der kranckheit unterlegen."
509378	Hamperger, Rebecca (gest. 15.09.1617)	48	29–33	„umb verschiedenen Ostern / in langwierige Kranckheit eingerahten / und erstlich mit dem Fieber / darnach mit grosser geschwulst / letzlichen auch mit dem innerlichen schweren gebrechen hefftig angegrieffen und gequelet" „De[mn] als sie umb Ostern dieses lauffenden Jahres in Kranckheit gerahten / und erstlich nicht mehr denn zwey mal mit einem linden Feber angegrieffen worden / und sich alsbald die Geschwulst eräuget / hat Sie / da Sie etliche Wochen nach Pfingsten in grosser Geschwulst gelegen" „Und ob sich wol den Sommer einmal alle Geschwulst verloren / die ihr auch alles Fleisch weggefressen / das nur Haut und Beine an ihr blieben / hat sie sich doch bald / erstlich am Angesichte / darnach am Leibichen wieder funden mit stetigem Bauchflusse oder durchlauffe und

Signatur	Name	U. [S.]	SB [S.]	Schilderung des Krankheitsverlaufs und der medizinischen Maßnahmen
509378 (Forts.)				unersättigem durste / darüber sie offt wenn man ihr / die Wassersucht zuverhüten / nicht gnug geben wollen / **hefftig geschrien.**" "Die vom **H. Doctore ihr zugesandten Artzneyen** hat sie gedüldiglich eingenommen und gebraucht / haben aber bey ihr / weil sie dem Tode reiff / ihre krafft nicht erreichen können." "Den 11. Septemb. welche der nechste war vor ihrem Viertägigem Todeskampffe"
509379 509380	Hayn, Maria Sabina, geb. Pirscher (16.03.1631–1661)	120	509379: 70–72	"als ist selbte allbereiz vor 8. Wochen behafftet gewesen mit einem Catharro, Dyspnaea & Dysorexia, also daß nach Anruffung Göttlicher Hülffe auch der **Medicus** […] vociret und consuliret worden; welcher **idonea media** Ihr verordnet / die Sie auch gebrauchet / und durch GOttes Segen also gefruchtet haben / daß es mit Ihr damals besser worden. Nach deme aber etliche Wochen hernach ungesundes Herbst-Wetter eingefallen / und andere errores in 6. rebus non-naturalis, (welche so genau nicht können jederzeit vermieden werden/) vorgegangen / als ist es gescheh[en] / daß fast vor 3. Wochen in ipsius corpore cacochymico eine Recidiva erfolget / dazu ko[mm]en syncopalis humorosa, welches Ihr die Kräffte vollends benommen / also / dz Sie Ihr liebes zartes Söhnlin mit ihrer Mutter Brust nit weiter hat kö[nn]en nehren" "Ob zwar auch widerumb aller mögligster Fleiß in Verordnung und Gebrauch **dienlicher Mittel** ist angewendet worden / selbste auch so viel effectuiret / daß dadurch die **imminentia gravia symptomata,** carus & catharrus suffocativus, DEo dante, sind **avertiret** worden. Nichts desto weniger hat der Lypothomiae und grossen Mattigkeit des Hertzens durch **cordialis u[nd] bezoartica temperata** adhibita nicht können gesteuret werden. Dahero die Fraw Patientin selbst vermercket / daß Sie GOtt wolle durch diese grosse Kranckheit von dieser Welt abfodern"

Signatur	Name	U. [S.]	SB [S.]	Schilderung des Krankheitsverlaufs und der medizinischen Maßnahmen
509379 509380 (Forts.)				„Als der **Herr Medicus etliche Stunden vor Ihrem sanfften und seligen Abschiede sie besuchet / hat Sie [...] dem Medico für seine geleistete Trew hertzlichen gednacket [sic!] / und Ihm alles guts gewüntschet.**
509390	Hentznerus, Joannes (11.06.1528–19.02.1579)	28	22–26	„Ohne gefehr umb zwey nach der gantzen Uhr / hat ihm ein hefftige Kranckheit / welche die Medici Iliacam passionem nennen / angestossen" „besprach mich mit diesen Worten: Ich fühle das [meine] Kranckheit sich von stund zu sundt mehret"
509393	Heumann, Elisabetha, geb. Baum, verw. Henneman (19.11.1582–23.06.1628)	40	32–36	„kranck worden u[nd] in schwere Melancoley / derer sie offt hat müssen gewärtig sein" „hat Sie zwar die Zeit ihres Lebens zum öfftern groß Hauptweh empfunden / also / das Sie / wo es Gottes wille gewesen / gerne hette wollen abscheiden / und weil Sie Anno 1626. den 11. Januarij, allhier inn dieser Kirchen zur Vesperpredigt mit dem halben Schlag berühret worden / also / daß Sie kümmerlich anheimb kommen können / und in die 10, Wochen und drüber vor Todt fast gelegen [...] hat Sie nach diesem niemals zu ihren Leibeskräfften und völliger Gesundheit können gebracht werden / sondern in die drittehalb Jahr allezeit hinlege gewesen; bey gehendem Leibe abgenommen / also / daß ihr Gedächtnüß sehr abgeleget / und Sie blödes verstandes worden." „gesprochen: **O mein lieber Herr / bittet doch den HERRN JEsum Christum / daß Er mich wolle außspannen / dieweil Ich auff dieser Welt nichts mehr nütze bin / auch wegen Schwachheit nichts verbringen noch schaffen kann.** " „hat Sie eine grosse bewegung umbs Hertze u[nd] gantzen Leib angestossen / angefangen zu schnieden und starck Athem zuholen" „Darauff Sie denn einen Paroximum erlitten / so sonderes Zweiffels der Schlag gewesen."

Signatur	Name	U. [S.]	SB [S.]	Schilderung des Krankheitsverlaufs und der medizinischen Maßnahmen
509393 (Forts.)				„nach diesem in die **Apotecken ein wenig Condit, und deß Wassers Lilii convallii in Wein gebrandt** / so für den Schlag gebraucht wird / zu holen"
509545	Kuhlhase, Zacharias (17.10.1589–23.08.1623)	39	37–39	„in deme GOtt ihn mit Creutz / sonderlich mit leibes-kranckheit offt und hart beleget / vor 10. Wochen ist Er mit so harter Leibes schwachheit angegriffen worden / daß Er gantz lägerhafftig davon worden / auch mehrentheils lägerhafftig geblieben biß an sein Ende." „[ich] ihnen schwitzende / und demnach in grosser Mattigkeit fand / [und] unter anderm zu ihm sagte / Es **würde viel böses wegschwitzen** / antwortete Er / wiewol Schwächlich / jedoch vernemlich / es schwitze weg oder bleibe / so habe ich mich GOtt albereit ergeben"
509925	Boxdorf, Catharina von, geb. von Döbschütz (1555–01.04.1618)	43	40–41	„Das sie in Melancholiam und Schwermuth gerahten / zuletzt auch gar in Oblivionem / das sie ein ding gleich untern Händen vergessen. Demnach sich endlich gar innen gehalten" „Gegen Abends ist ihr die Sprach entfallen. Nach Mitternacht gar tödlich Kranck worden. [...] ist sie Hemiplexiā / am halben Schlage / der ihr die lincke seitten berühret / sanffte und selig eingeschlaffen / und ihren Geist auffgegeben: In gegenwart ihres lieben Junckern / [...] **Herrn Doct. Mich. Crusii Medici** / Und ihres Hauptgesindleins."
509926	Böhm gen. von Ehrenstein, Cunrad (09.07.1592–14.02.1634)	55	52–53	„naher Görlitz verreiset / und alldar durch einen unversehenen fall / wie männiglich allbereit bekandt / sein Leben plötzlich geendet"
509941	Knoch, August Ernst von (18.04.1614–08.02.1649)	36	34–35	„hat er eine Zeitlang einen kalten / verschleimten untaulichen Magen empfunden. Ob ich ihn zwar etlichmal erinnerte / daß er mit der **Cur und Artzney** nicht zu lange verziehen solte / so fielen ihm doch immer andere Ehehafften und Ambtgeschäffte mit ein / daß er endlich gar lagerhafftig worden / do man denn an **Artzneyen und gutem Rath eines**

Signatur	Name	U. [S.]	SB [S.]	Schilderung des Krankheitsverlaufs und der medizinischen Maßnahmen
509941 (Forts.)				**vornehmen Doctoris** zu Halle nichts hat mangeln lassen / aber das Ziel das Gott ihme bestimbt / hatte er erreichet und ist den 1. Februar. gantz lagerhafftig worden / do sich denn balde ein stetiges Brechen / Schwulst / grosse Hertzens-Angst / Husten und Hitze ereignet und täglich gehäuffet / dahero er wenig geschlaffen und grosse Mattigkeit erfolget. Als er nun vermercket / daß sich die Kranckheit mehrte / bat er umb die H. Absolution"
509946	Kutzleben, Caspar von (12.03.1524–24.09.1606)	36	34–36	"Und nach dem die Schwachheit sich gemehret und grösser worden / und alle Kreffte des Leibes hinweg gefallen seind / also daß er nichts von Speise und Tranck mehr geniessen kunte / [...] es thu ihm nichts wehe / fühle gar keine Wehtagung / biß auff den 24. dieses ist er sehr matt worden / hat den Pfarrher wiederumb begeret"
509956	Kittlitz, Magdalena von, geb. Schaffgotsch zu Kynast und Greifenstein, Freiin zu Trachtenberg (09.01.1594–26.12.1627)	79	63–65	"etwas unpäßlich / klagen das Häupt / vermehret sich auch im geschwinden das Häuptwehe deromassen / das I. Gn. gesaget: Sie hetten dergleichen Häuptwehen die zeit Ihres lebens nicht befunden. Dazu denn bald andere Symptomata com evomatione (salvo honore) mit zugeschlagen. [...] **hat es doch alles helffen wollen.** [...] Ach HErr hilff mir durch dein benn bitter leiden / und sterben. Als aber bey vermehrender noth I. Gn. gar schwächlich reden können …"
509966	Gasto, Flaminius, Doctor Phil. et Medicinae (09.09.1571–05.02.1618)	54	30–34, 49–50	"Dieses ist nun nicht ohn Saltz und Fewer zugegangen. Ach wie hat der selige Herr Doctor offt im Schmeltzofen der Göttlichen Züchtigung / und des hitzigen Fiebers geschwitzet / aber sich mit dem frischen Wasser des Lebens abgekühlet." "Ach wie hat er offt in seiner angst / **von allen Artzneyen** / welche er lange zeit zu Gottes Ehr / und Trost seines Nechsten angewendet / **verlassen** / zwischen Todt uund Leben / [...] gelegen" "Hat zuvor auff seinem langwirigen Siechbette allerley gewaltsame anstösse / grawsame schmertzen / und mancherley anfechtungen ausstehen /"

Signatur	Name	U. [S.]	SB [S.]	Schilderung des Krankheitsverlaufs und der medizinischen Maßnahmen
509966 (Forts.)				unnd uberwinden müssen / welche abzuwenden er anfangs seiner Kranckheit / mit heilsamen **Artzneischen** mitteln Christlich und weißlich tentiret; Alß er aber vermercket / das diesen ihre krafft / von oben benommen were / hat er sich mit gedult / Glauben unnd Gebet / begeben"
509967	Gast, Abrahamus (03.09.1600–23.04.1627)	51	50–51	„weil Er sich auff der Reise wider die grimmende und harte Kälte nicht wol verwahret / ist Er durch die dieselbe dermassen angegriffen / daß Er gantz verderbet / unnd bey seiner Ankunfft fast kein Glied bewegen können. Welches Ubel denn auch die gantze zeit hero stets continuiret, also / daß Er fast keine Speise zu sich nehmen können / Inmassen denn auch andere schwere und gefährliche Symptomata und Kranckheiten hiebey eingetretten / daß Er eine zeithero bettruhig seyn müssen / Zwar hat ihm der Edle [...] **Medicinae Doctor ordentliche medicamenta u[nd] Artzney** vorgeschrieben. Weil Er aber dieselbe nicht brauchen oder bey sich behalten mögen / hat hierauff auch kein effectus und wirckung erfolgen können: Dannenhero die Kranckheit so weit uberhand genommen / daß dieselbige die Natur bestürmet und uberwältiget."
509973	Opala, Adamus, Doctor der Philosophiae und Artzney (29.09.1592–30.03.1622)	24	23–24	„Als Er nun fürhabens war / sich nach Hauß zu begeben / und seine liebe Eltern zu besuchen / und zu erfrewen: Siehe / da thut der allein weise GOtt einen eingrieff / leget ihn nieder in die Hitzige / und bey uns fast gewonliche Hauptkranckheit / die ihm hart zu gesetzet" „Da Ich ihn dann inn seinem Haupt also beschweret gefunden / [...] Habe ich mit ihme gebettet"
509974 und 523845	Pilgramus, Elisabeth, geb. Schmiedel, verw. Leuschner (06.11.1561–07.06.1614)	35	32–34	„darunter nicht wenig an Leibeskräfften / und vor der Zeit und Jahr abgenommen / und mit einschleichendem Alter allerley beschwer / und sonderlich des harten und plötzlichen Hauptflusse zugenommen und sich häuffig vermehret / Sonderlich aber nechst vorgangenen Witter mehr als vormals mit dergleichen fluxib. Catarrhosis befallen worden / das sie fast

Signatur	Name	U. [S.]	SB [S.]	Schilderung des Krankheitsverlaufs und der medizinischen Maßnahmen
509974 und 523845 (Forts.)				den gantzen Winter über sich innehalten müssen / Hat sie bey einer guten zeit daher Todtes gedancken von sich verspüren lassen" „und Gott fleissig gebeten / Er wolle ihr nur wenn es zeit und sein Göttlicher wille sein werde / ein sanfftes und seliges Stündlein vorleyhen / und ohne ubrige Schmertzen in seinem Erkändtniß […] sie einschlaffen lassen" „inn wehrendem Schlaffe sie unvormerckt der Catarrhus ubereylet und davon erwachet / Ist sie baldt der Hefftigkeit desselben gewahr worden / Ihrem lieben Herrn und Ehemann [einem Arzt] / wie sie abermals so einen schweren und dünnen Hauptfluß empfindete / der sie gar ersticken wollte angezeyget /"
509978 509979	Knorr, Eva Maria, geb. von Künemann (29.06.1662–09.06.1696)	127	98–103	„und da die Wohl-selige Frau Knorrin anhub zu leben / fieng Sie auch bereits an zu sterben. Sie ist von Jugend auf eine valetudinaria, und schwacher Constitution gewesen. Absonderlich hat sich ein von den Blattern zurück-gebliebener Brust-Fluß bey Ihr so fest gesetzet: daß Zeit Ihrer Ehe Sie davon unterschiedene mahl harte Steck-Flüsse bekommen. […] sondern es ist auch ein starcker fluxus mensium dazu kommen: daß Sie an Ihrer Genesung selbst zu zweiffeln angefangen. Jedennoch hat […] **Physici Ordinarii,** und berühmten Practici bey der Stadt Groß-Glogau mühsame Vorsorge und Cur Sie wieder in solchen Stand gesetzet: **daß Sie Ihren Beruffs-Verrichtungen vorstehen / und bey zimlicher Constitution Ihren Geschäfften obliegen können.** […] bald darauf ein hefftiges Feber bekommen: bey wochen anhaltenden Kranckheiten Sie dermassen defatigiret worden: daß Sie erstlich eine Schwäche aller Glieder / nachmahls den 13. Maji einen Feber-Anstoß gelaget. Weil aber wohlgenennter Herr […Arzt] bald mit **kräfftigen Artzney-Mitteln** vorgebauet: ist das Feber / nachdem es Sie fünffmahl zimlich hart angegriffen / weg blieben: bald aber wieder kommen: doch wiederumb am

Signatur	Name	U. [S.]	SB [S.]	Schilderung des Krankheitsverlaufs und der medizinischen Maßnahmen
509978 509979 (Forts.)				Himmelfarths-Tage und 2. Junii mit dem ordentlichen Paroxysmo aussen geblieben. Wie Sie nun hirüber die gröste Freude gewiesen" „daß abermahls mit dem Feber kommende häuffige Fluxus menstruus und Diarrhaea Ihr nicht weiter schaden; und die daher entstehende Mattigkeit vor sich selbst cessiren würde. Allein […] überfiel Sie gegen Mittag 11. Uhr ein Frost: welcher in anderthalb Stunden mit einer erschröcklichen Hitze abwechselte: die gantzer 15. Stunden ohne einigen Remiss anhielt: daß Ihr Ehe-Herr dadurch bewogen worden [einen Arzt] holen zu lassen / umb aller Gefahr best-möglichst vorzubauen: welcher nicht nur febrem tertianam duplicem vermuthet: sondern / als nach 2. Stunden Remiss der andere Paroxysmus wieder würcklich erfolget / auch mit **kräfftigen Mitteln** demselben resistiret / mit Herrn [Ordinarius] correspondiret: daß also durch beyder Sorgfalt das Feber wieder gehoben worden. Es folgeten aber demselben allerhand andere Zufälle: eine stets abwechselnde grosse Hitze / Unruhe im Schlaff / eine neue Diarrhaea, und den 7. Junii ein Auswurff: wodurch die Feber-feces zu heben / die Herren Medici gantz sichere Hoffnung gaben. Allein es verwandelte sich der Auswurff in eine andere Farbe; daraus die Herren Medici argwohneten: daß es alte feces, und schwer zu heben seyn würden: welches sich auch in der That erwiesen. […] daß Sie mehr sich zu helffen keine Kräffte hatte: und / ungeacht Sie fleißig und viel Medicamenta gebraucht / keinen Effect davon mehr verspühren konte." „nachdem die **Herren Medici wieder zu Ihr gebethen / wenig Hoffnung weiter geben konten"**
510287	Latowsky, Caspar von (28.08.1609–16.03.1617)	36	35–37	„Den 23. Februarij / hat es sich nach dem willen GOttes Kranck eingeleget / und ob zwar allerley **Mittel** sind gebrauchet worden / hat doch die Kranckheit von Tage zu Tage / sich gemehret / Und ob es gleich immer schwächer worden ist / hat es doch als ein Junges Kindt / allerzeit seinen willen in Gottes willen sein wissen zustellen."

Signatur	Name	U. [S.]	SB [S.]	Schilderung des Krankheitsverlaufs und der medizinischen Maßnahmen
510288	Liebe, Justina, geb. Effenbar, verw. Baudis (04.05.1559–29.07.1601)	48	33–39	„immer jr ziel dahin gesetzet / das sie zur gesundheit nicht wider kommen / sondern an solcher kranckheit ihr leben werde enden müssen / Denn sie vermeldet / daß / wenn jr am besten were / so were jr in jrem leibe / als ob jr etwas darinnen sesse / bisse und nagete / Und ob wol **allerley und viel mittel der Artzney** gebrauchet worden / hat doch solchem kein rath können geschafft werden / sondern sie also gantzer sechs jahr / u[nd] fünff Monat / auff ihrem Siechbette ihr leben zubringen müssen / zu welcher jetzogehörter jrer leibesbeschwer auch andere mehr kranckheiten mit zugeschlagen. Sie hat aber solche ihre kranckheiten mit grosser gedult außgestanden und ertragen / Und wenn sie zum öfftern jre grosse schmertzen empfunden / hat sie gesagt / Nun / mein HErr Christus tregt also wolgefallen an mir" „Gott mit thränen angeruffen / und geseufftzet / das er doch ihrer schmertzen und kranckheit ein ende machen wolle" „Und ungefehr von einem halben jahre hero / neben obgehörter ihrer leibs beschwer sich auch so ein hefftiges bluten aus der Nasen und Munde bey ihr erzeiget / welches offt zu zwey stunden / auch lenger gewähret / davon sie so math worden / das sie sich zum seligen abschiede mehr denn einest geschicket und bereitet"
510291	Lotter, David (12.06.1563–27.03.1617)	31	28–31 (Lp: 26–29)	„und allerley beschwerlichen und gefehrlichen Kranckheiten stets unterworffen gewesen. Dahero er sich gar eigentlich schonen müssen / und ein gantz messiges Leben geführet / in hoffnung hierdurch vorzubawen / daß die bey ihm gewöhnlichen Kranckheiten desto leichter und lenger aussen bleiben solten." „daß den 12. Martij dieses lauffenden Jahres der Stein ihn hefftig angegriffen / andere zufälle mehr zugeschlagen / und die Mattigkeit sehr uberhand genommen hat."

Signatur	Name	U. [S.]	SB [S.]	Schilderung des Krankheitsverlaufs und der medizinischen Maßnahmen
510300	Quicker, Johan (13.12.1575–12.12.1620)	46	41–45	„hat er sich eine ziemliche Zeit hero und fast in die drey Viertel jahr bey gehendem Leibe sehr ubel befunden / in welcher Zeit biß auff sein letztes Rnde er **Vorstendige Medicos** hiero und anderer orte gebrauchet / unnd die von Gott geordnete und gebotene Mittel **der Artzney** nicht hindan gesetzt. Ob sichs auch wol eticher massen zu gutter besserung ansehen lassen / Ist er doch widerumb gantz eingefallen / unnd in die 5. Wochen gantz Lagerhafftig blieben / und als er bey sich befunden / daß die Kranckheit bey ihm nicht ab / Sondern mit grosser Schwachheit viel mehr zugenommen / hat er sich für seinem seligen ableiben / mit Gott […] versöhnet" „Und ist endlich auff den willen GOTTES […] nach hart außgestandener Leibes Schwachheit […] gar Sanfft und Selig entschlaffen"
510301	Lauterbach, Martha (von), geb. Beehr, verw. Born (07.04.1577–01.11.1634)	68	43–48	„mit einem hitzigen Feber beleget worden / also / daß die **Medici bald anfangs ihnen zweiffel voriger respiration gemacht; Nichts desto weniger ist an trewer Vorsorge und fleissiger Wartung nichts vorabseumbt worden"** „In dem aber obgedacheer [sic!] Ihr geliebter EheHerr / seiner obligenden schwer[en] Bedienungen halber / nicht lange hernach (wiewol sehr ungerne) von ihr wiederumb abreysen müssen / hat er nichts weniger bey den Herr[en] Medicis, Apotheckern und ihren Bedienten / diese trewe Vorsorge gethan / daß man weder an fleissiger Wartung / noch andrer Nothwendigkeit / den geringsten Mangel zuvorspüren gehabt. […] Sie hette nimmermehr vermeynet / daß ein Ehemann eine solche Trewe bey seinem krancken Weibe thun köndte" „Und nach dem die Schwachheit je länger je mehr uber hand genommen / und die **medicamenta** den effectum, wie sie wol hertzlich gewünschet / zu ihrer Gesundheit nicht operiren wollen / Ist sie etwas kleinmüttig darüber worden / also / daß **sie von solchen ordentlichen Mitteln fast außschreitten wollen** / Alß sie sich aber eines bessern und

Signatur	Name	U. [S.]	SB [S.]	Schilderung des Krankheitsverlaufs und der medizinischen Maßnahmen
510301 (Forts.)				zwar dessen erinnert hat / daß dem Menschen einmal gesetzt / und der alte Bund sey zusterben / [...] hat sie sich bald wiederumb in ihre Gott-selige Schrancken gewendet" „Und in dem am nechstvorschienenen Montag ein Schlag Fluß sich gefunden / durch welchen sie etwas an der Sprache vorletzet worden [...]" „der Catharrus u[nd] Hemiplexia sich gemehret" „Und weil der Paroxismus biß gegen Mitternacht / jedoch ex intervallo gewehret / [...]"
510575	Utland, Christophorus der Jüngere (10.10.1589–13.02.1611)	27	19–20	„kranck worden / da Er denn alsbald nach des weisen Sirachs [...] vermahnung / den allerhöchsten und besten Artzt umb seine hülffe demüttig angeflohen / [...] Darnach hat Er auch einen fürtreflichen **Doctorem** daselbst consuliret, und nach desselben Rath der ordentlichen **mittel der Artzney** sich gebrauchet. [...] hat zu hause / und zu seinen lieben Eltern gelangen können / welches Ihm denn auch der **gutten Cur** und wartung halben sehr zuträglichen und tröstlichen gewesen / seine kranckheit aber hat sich mit Ihm also gemehret / das Er von tag zu tage schwächer worden"
510581	Sachs, Jonas (1549–06.12.1612)	43	33–36	„so ist bewust wie er gar eine lange zeit her jährlich grosse niederlagen und schmertzen an seinem Leibe mussen ausstehen" „und zu diesemmahl nicht lange hat siechen lassen; weil zu letzt der H. Johans Tod oder Schlag mit eingetroffen. Sontag zuvor ist ihm auff die nacht wol auch an Häuptbeschwerungen und steckenden Flüssen plötzlich sehr ubel / aber auch wiederumb zimlich besser worden." „haben die vorigen beschwerungen sich mit grosser hefftigkeit wieder gefunden / und immer vermehret: Davon er gegen Mitternacht so sehr schwach worden / das er mit tragen hat mussen in die Stuben gebracht werden; die Sprach also verlohren / das man nichts anfangs etwas / hernach aber nichts verstehen können / biß er gar stille geschwie-"

Signatur	Name	U. [S.]	SB [S.]	Schilderung des Krankheitsverlaufs und der medizinischen Maßnahmen
510581 (Forts.)				„gen / und es das ansehen mit ihm gewonnen / als ziehe er bald davon. Darumb dann hertzlich uber jm gebetet / etliche Benachbarte erfodert / und in eil mögliche **mittel zu erquickung** gebraucht worden."
510585	Ludowig, Maria (1597–11.09.1613)	71	37–45 (Lp: 35–43)	„Ihre Kranckheit und Niederlage belangende / Alß ist sie noch bey gehendem Leibe eine zeitlang nie recht gesundt gewesen / Wie ihr dann auch / weil sie sich allhier zum Guhr auffgehalten / von den **Herren Medicis** etlich mahl **medicamenta und Artzney** geben worden. Jedoch hat sie sich nie gäntzlich eingeleget ins Siech Bette / biß nechsten Freytags (war der 6. Septembris,) gegen Abendt." „verschied sie alßbaldt Augenblicklich sanfft und seuberlich"
510589	Stöggel, Johannes (24.06.1577–06.07.1614)	87	57–60	„nach ausgestandener langwieriger Leibsschwachheit und kranckheit" „Denn nach dem gantzer 15. Jahr weniger 7. wochen sich seine kranckheit mit ihm continuiret, hat er alle zeit / wenn ihn die Paroxysmi angestossen" „Sonderlich aber / und in dieser seiner letzten Kranckheit und Niederlage / so biß in die sechste Woche gewehret"
510772	Weiss(e), Elisabeth, geb. Kreß (20.10.1596–05.12.1629)	31	20–21	„Inmassen sichs denn an nechst verschiedener Mittwoch wol darzu angelassen / da sie in Kindesnöthen zu arbeiten angefangen / wenn sichs aber uberverhoffen mit solcher Arbeit in die lenge / und also biß auff den vierdten Tag verzogen / ist sie dadurch an ihren Leibeskrefften geschwecht und abgemattet worden / also / daß sie nach GOttes Willen darüber ihren Geist auffgeben müssen"
510775	Herr, George (11.11.1587–07.09.1630)	35	26–28	„so hat er den 18. Augusti jüngsthin / als er von seiner Reise wieder nach Hause gelanget / etzliche Tage / ehe er sich nider geleget / ziemliche Mattigkeit befunden / darbey sich alle wege eine innerliche Hitze spüren lassen / welche ihn auch Bettrüstig gemacht / und sich in ein Fieber verwandelt / und ob zwar die **Herren Medici** bey ihme müglichen Fleiß angewendet / und an **heilsamen Artzney Mitteln** nichts ermangeln

Signatur	Name	U. [S.]	SB [S.]	Schilderung des Krankheitsverlaufs und der medizinischen Maßnahmen
510775 (Forts.)				lassen / so hat doch die Kranckheit täglichen uberhand / unnd die Kräffte bey Ihme abgenommen / Derowegen als er gespüret / daß er des Lagers schwerlich darvon kommen würde / hat er sich zu einem seligen Abschiede geschicket"
510778	Lanckisch, Friderich (09.06.1590–01.10.1630)	31	20–22	„daß er nun zehen Jahr hero zum öfftern an der Schwindsucht hart darnieder gelegen. Welche seine Beschwerung sich sonderlich vor drey und zwantzig Wochen im Ostermarckt wieder gefunden / und von Tage zu Tage durch Bekümmerniß und schweres HaußCreutze / [...] hefftig vermehret / und wiewohl es an der **Medicorum** trwen Fleiß und Rath / bequemen / **kostbarlichen Artzneyen** / auch guter Wartung nicht gemangelt / sind doch die Kräffte des Leibes je länger je mehr in Abfall kommen. Denn ob er wohl bey seiner alten Kranckheit von der grassirenden Seuche erlediget worden / ist doch hernach grosse Geschwulst mit zugeschlagen / daß man dabey spüren und sehen können / er werde schwerlich solch Lager uberstehen können. Es hat ihm aber Gott der HErr in solcher seiner schweren Kranckheit und Bekümmernis Gedult verliehen / daß er seine Zeit mit Beten und Seufftzen zu dem lebendigen Gott zubracht. Da denn sein liebes Weib diese gantze Zeit uber / ob sie gleich Wärterin daneben gehalten / weder Tag noch Nacht von ihm gegangen / sondern ihn höchstes fleisses gewartet"
510780	Weiss(e), Cecilia, geb. Chlem (31.07.1612–09.11.1631)	27	18–19	„durch Schrecken und Bekümmerniß / weil ihr lieber Ehemann allhie gewesen / ein starcker Husten und Seitenstechen ankommen / [...] es hat aber ein wenig wieder was nachgelassen / doch etwas unpaß anhero kommen / den 10. October aber hat der Husten und Stechen so starck abermal uberhand genommen / daß sie sich gäntzlichen zu Bett hat legen müssen / und ob man wol an **Medicamenta** nichts hat mangeln lassen / so ist sie doch von tag zu tag schwecher worden / und weil sie gesehen / daß es zu keiner Besserung hat ko[mm]en wollen ..."

Signatur	Name	U. [S.]	SB [S.]	Schilderung des Krankheitsverlaufs und der medizinischen Maßnahmen
510780 (Forts.)				„einen lebendigen jungen Sohn bescheret / welchen der liebe Gott aber eine halbe Stund nach der Tauffe / wieder von dieser Welt abgefordert / und ob man als dann zwar zu Gott gehofft / Gott würd es mit ihr zur Besserung schicken / so ist sie doch je lenger je matter worden / und also daß sie nachmals jren Beichtvater zu sich erfodert"
510783	Pabst, Gertraud, geb. Seelmann (01.05.1581–29.10.1632)	27	21–23	„Ihre Kranckheit betreffende / ist sie von grossen Schrecken lagerhafftig worden: alß den 21. Octob. Sontags zu Nacht umb 12. Uhr vom Feind eine Fewerkugel ihr und Herrn Nachtbars Hauß geworffen worden / welche die Wand zwischen dem Boden gantz zerschmettert / und in solchen Krachen und Fallen das gantze Hauß voll Dampffs / Stanckes und Rauchs worden / daß man nicht anders vermeynet / als stünde alles im Fewer / und wollte in Hauffen fallen / darüber sie so hefftig erschrocken / daß sie gezittert und gebetet / [...] am Donnerstage sich zu Bette geleget / und ob wol durch Rath des Herrn **Medici** aller müglicher Fleiß angewendet / und nichts gesparet worden / hat man doch wenig Besserung verspüret"
510784	Raspius, Godfridus, M. opt. Art. et Philosophiae (07.12.1596–08.12.1632)	47	22	„auch durch die grosse Kriegesbeschwerung ihn heimgesucht. Denn nachdem er in Belägerung dieser Stadt / seine Kinderlein nach der Naumburg / zu seinen Eltern verschicket / [...] hat er sich bald hernach als den 1. Decemb. etwas schwach befunden / und zwar verhoffet / es solle nicht noth haben: Aber es ist bald ein hitziges Fieber daraus entstanden / und alle Kräffte so hinweg genommen / daß er gemercket / es würde sein bleibens allhier auff Erden nicht länger seyn."
510795	Zwill, Lydomilla, geb. Hercules, verw. Schmertosch (1560–21.02.1636)	23	22–23	„Nachdem sie aber in ihr hohes Alter kommen / hat sie sich offtermals wegen ihrer Leibesbeschwerung beklaget / den 18. Februarij mit grosser Mattigkeit und Hertzzittern überfallen worden / also daß sie sich stracks gantz legen müssen / darauff denn die Kranckheit also zugenommen / daß sie leichtlich schliessen können / es werde sie der liebe GOtt von dieser Welt abfodern"

Signatur	Name	U. [S.]	SB [S.]	Schilderung des Krankheitsverlaufs und der medizinischen Maßnahmen
510799	Köler, Christina, geb. Göring, verw. Lamberg (24.07.1591–15.05.1637)	27	15–17 (e. Z.: 16–18)	„Wie wol man nun zwar an **ordentlichen Mitteln** gantz nichts gesparet / und im geringsten nichts unterlassen worden / sondern von dem Herrn **Medico** aller müglicher Fleiß angewendet worden / hat es doch alles nichts verfangen wollen / sondern je lenger je mehr zu einem fährlichern Ausgang das Ansehen gewonnen."
510954	Schneckenhaus und Badewitz, Helena Catharina von (12.03.1645–20.09.1669)	22	10; 19–20	„damit Ihr selbst die Augen und den Mund zugedrücket hat: Worauß wohl abzunehmen / **daß Sie überdrüßig gewesen / mit Ihren Augen die Eytelkeiten dieser Welt mehr zusehen / und mit dem Munde mehr Artzneyen / dardurch die edle Seele in dem gefängnis des gebrechlichen Leibes noch etwas a[uf]gehalten werden möchte / einzunehmen.** „Denn Sie sich schon von verwichenen S. Jacobi an stets übel-auf und unpäßlich befunden / auch hernach 4. Wochen lang Bettlägrig gewesen / da Sie sich bald dem Willen des Allweisen Gottes ergeben / […] wie wohl wirdt Mir seyn / wenn Ich zu Ihnen [ihrer toten Schwester] kommen werde" „Ob nun wohl Ihre alhier gegenwertige Jungfrau Mahm / an allerhand **Mitteln und medicamenten** auch sorgfältiger wartung nichts ermangeln lassen: so sind doch alle angewandte Mittel vergebens und umbsonst gewesen / und hat die Kranckheit gar nicht ab: sondern immermehr zu genohmen; Dahero man denn die Geistlichen Mittel vor die Hand nehmen müssen"
510964	Reimann, Friderich (07.01.1599–12.02.1618)	51 (e. Z.: 52)	23–24	„Ihn vor acht Tagen gar Bethrüstig gemacht / mit Schwachheit und Kranckheit beleget / das seine Leibeskräfften über Zuversicht mercklich abgenommen. Darumb die Herren Vormünde unsäumlichen den Herrn **Medicum** zu ihm bestellet / und alle mögliche **Mittel** / ihm v[om] Kranckenbette auffzuhelffen / versuchet / Massen da[nn] auch [zwei Freunde] den Patienten auß trewer Affection besucht / und zimlich Vorrath

Signatur	Name	U. [S.]	SB [S.]	Schilderung des Krankheitsverlaufs und der medizinischen Maßnahmen
510964 (Forts.)				von köstlichen **Medicamentis**, tàm aßumendis quàm foris admovendis, auß Breßlaw mit sich gebracht hat / gewisser Hoffnung / Er / dafern es Gottes wille / hiedurch Curiret und restituiret werden solle. Ob es nun wol dem Selig verstorbenen an Artzney / Wartung und anderer Versorgung im geringsten nicht gemangelt [...] hat sich die Schwachheit bey ihm v[on] stunde zu stunde vermehret"
510973	Schösser, Fridrich der Elter (1562–18.12.1609)	35	30–34	„Sonderlich hat ihn geplaget ein Catharrus / welcher ihn auch endlich hinnam. Er bildete ihme bald gentzlich ein / das er dieses Lagers nicht auffkommen würde." „Auff folgende Nacht / als sich des Todesstündlein immer herbey nahete / und der Ehrenveste und Hoch gelarte Herr Georgius Closius, der Artzney Doctor, und bestalter **Medicus** zur Freystadt / (welchen ich ehrenthaben nenne /) **neben meiner wenigen Person / unnd andern bey ihme wacheten**: befand er sich immer schwächer: Aber im Hertzen befand er starcken Trost des Heiligen Geistes."
510974	Siegel, Andreas (26.12.1639–28.08.1674)	64	46–48	„bereits vor Jahren unterschiedliche schwere Niederlagen erlitten: Vermittelst unterschiedlicher vornehmer **Medicorum** Rath aber / noch i[mm]er so weit / und in bauhafften Zustanden erhalten worden / biß endlich und nunmehro bald an Jahresfrist / sich ein garstiger und dumpffichter Husten / nebenst einen starcken Außwurff bey demselben ereignet / und das vorige / und sein selbst Vermuthen / durch noch stärckere praesumtion an Tag gegeben / daß nemlich Er im Leibe / wegen eine hiebevor von einem Pferde bekommenen schädlichen Schlages / etzlicher massen anbrüchig / **und dieser morbus gantz gefärlich und schwerlich zu curiren** seyn würde; Und ob wol an ferner gepflogenen Rath und eingeholten Gutachten / deß [...] Doctoris [...] es nicht gemangelt / an verordneten **heilsamen und herrlichen Medicamentis** auch kein Mangel erschienen; So haben doch selbige iemals zu einigen effect sich nicht

Signatur	Name	U. [S.]	SB [S.]	Schilderung des Krankheitsverlaufs und der medizinischen Maßnahmen
510974 (Forts.)				anschicken wollen / sondern es hat der Husten und Außwurff vielmehr so lange continuiret / biß endlich sich alle Kräffte verlohren / die gäntzliche Bettlägerung erfolget / und der seelige Herr Siegen gemercket / daß die Kranckheit vor dißmal der Natur obsiegen würde"
511301	Howora von der Leipe, Johanna Elisabeth, geb. Freiin von Liegnitz (08.06.1636–30.10.1673)	87	73–76	„von etlicher Zeit her vieler Leibes-Unpäßligkeit unterworffen gewesen; derer Gefährligkeit doch anfänglich / wegen beykommender **Artzney-Mittel** zimlich gehindert worden: Es hat aber dem Höchsten dabey gefallen / solche Ihre Kranckheit vielmehr zu mindern / als gäntzlich auffzuheben. Denn ob Sie zwar etlich Jahre her sich noch leidlich befunden / und man ob der verwichene Jahr fast umb diese Zeit / Sie zu vollständig erlangender Gesundheit gutte hoffnung geschöpfft; So hat doch der verwichene Jahr fast umb diese Zeit / Sie befallene zweiffelhafte Zustand / bald ein anders gezeigt; indem derselbte seinen Anfang mit starckem röcheln und husten geno[mm]en / und zugleich die Lebens-Kräffte so starck angefallen / daß die hierüber zu Rath gezogene **Herren Medici** zimlich bestürtzt geschienen. Deren vorgeschriebene **medicamenta** jedoch damals nechst GOtt / so viel außgerichtet / daß dem Menschlichen Ansehen nach / man vorgeschöpfften bösen Zweiffel / gäntzlich fahren zu lassen gnugsame Ursachen gehabt."

„damals erforderte Medicus […] nicht nur seinen Fleiß und Vorsorge rühmlich erwiesen / sondern auch durch appliciirung ungesparter medicamenten, das euserste / so nur zu Genesung der seligen Frauen dienlich seyn können / verständigst angewendet; wiewol alles umbsonst und vergeblich!"

„der Schlaff / sich nach und nach verlohren / hat man die Leibes-Kräffte auch Augenscheinlich abnehmen / und hingegen Schwachheit und Mattigkeit so häuffig einbrechen sehen" |

Signatur	Name	U. [S.]	SB [S.]	Schilderung des Krankheitsverlaufs und der medizinischen Maßnahmen
511316 **511317**	Vechnerus, Matthaeus, Doctor der Philosophi und Medicin (01.04.1587–22.11.1630)	116	40+58–59 (d.h. 108–109)	„sonderlichen zu hefftigen Catharris disponiret worden / Hat er sich offt vermuttet / daß er plötzlich durch einen Schlagflus / dermal eines sein Leben enden / und auffgeben würde. [...] O das Gott walt / der Schlag / der Schlag. [...] Und weil das malum die rechte Seite troffen / ist man in guter speranz der Besserung gestanden / daher nicht allein von Ihrer Gn. der Frawen / in Abwesen ihres Herrn / alle nothürfftige bekante und wider den Schlag hochberümte **Artzney** mittel her für gebracht word[en]" „Alldieweil aber der Flus / ungeachtet **fleissigen Reibens und pflegens** / je länger je stärcker gefallen / und die Schwachheit immer sich vermehret."
511318	Waltherus, Johannes (1588–1610)	28	26–27	„Alß er aber in der fünfften wochen nach seiner Ankunfft zu uns / auch mit dieser jetzmal regierenden seuch von Gott ist angegriffen word[en] / da hat er alßbald seinen willen in den willen Gottes gestellet" „Dieß ist auch gedächtnüß würdig: Da man ihme ein **remedium oder artzney angeb[en] woll[en] / hat er geantwortet: Sein Herr Christus habe ihm schon die beste artzney** eingegeben" „und gebetten / daß er [der Tod] nicht zu schnel uber ihn kommen"
511517	Thumbshirn, Barbara von (gest. 19.10.1589)	30	–	keine Personalia
511524	Berlepsch, Ehrich Volckmar von (1525–26.08.1589)	56	55–56	„hat jn mit einem harten schauder ein Fieber angestossen / neben einem Catarrho, welches tertianae spuriae conclusae art gehabt / und so bald alle vires und krefste prosternirt und benommen / das ein bauchfluß mit zugefallen / darvon er / ungeacht aller Menschlichen hülffe / und vieler Artzney / vollend gantz und gar außgemattet worden."

Signatur	Name	U. [S.]	SB [S.]	Schilderung des Krankheitsverlaufs und der medizinischen Maßnahmen
511528	Faber, Barbara, geb. Weigand, verw. Hoffman (27.01.1546–09.02.1591)	51	31–33	„Ob man sie gleich offte vor zuhengende Ohnmacht mit **Conserven / Latwergen / und Krafftwassern** laben unnd **stercken** wöllen / hat sie doch ihre beste erquickung in Gottes Wort gesucht / und **von der verlengerung ihres lebens nicht mehr hör[en] mögen**: Sontemal Artzney hilfft / so lang Gott will / als Mesue Arabs unter seine Recepts stets geschrieben / non medicus sed Deus tollit omnem languorem, Gott unnd nicht der Artzt nimbt allen schmertzen hinweg."
511531	Weltz, Elisabeth Freifrau von, geb. Freiin von Khevenhüller (beerd. 11.12.1588)	55	52–54	„langwürige Krankheit und schwachheit / die sie lange zeit / fürnehmlich aber in ihrem Haupt / hat außgestanden / auch mit einer gefährlich[en] Apostema uberfallen u[nd] angegriffen / hat sie (hindan gesetzt alle gefar / **eusserlich und leybliche mittel** / deren jr man vil angeboten und fürgetragen) uhnverzogenlich nach dem rechten und einigen Seelenartzt Jesu getrachtet"
511792	Rzimßky, Gallus (1575–09.03.1624)	55	46–48	„zwar offt auffstössig gewesen: Aber durch inbrünstig Gebet und **fleissige Cur** und Warttung wider [sic!] zur Gesundtheit gebracht worden: biß Er endlich den 27 Tag Januarii [...] Kranck worden / und gantz Lagerhafftig worden: Und obs erstticken sich ansehen lassen / als wann Er auch dieses Lagers genesen würde: So hat die Kranckheit bey ihm dermassen angehalten / das Er von Tag zu Tag / je lenger je Schwächer worden: Hat Er sich auff eine seelige Heimfarth bereit gemacht" „Weil aber die Schmertzen mehr u[nd] mehr zugenommen / hat Er sich gäntzlich zu seinem lieben GOtt gewendet"
511793	Hanthke, Martinus (11.11.1572–20.02.1626)	56	49–52	„Vorgestern Freytags sindt es gleich 26 Wochen gewesen / als ihn zum ersten mal ein Feber angestossen / weil er aber von Jugendt auff in gutter Gesundtheit sich befunden / und ein hartes wol außstehen können; hat er anfangs solchs nicht sonderlich geachtet: Als aber zum dritten mal der Paroxysmus sich hefftig angelassen / ist er raths worden / des **Medici Cur**"

Signatur	Name	U. [S.]	SB [S.]	Schilderung des Krankheitsverlaufs und der medizinischen Maßnahmen
511793 (Forts.)				sich zu unter geben: Massen er dann darauff [Namen] zu sich erfordert / und die geordnete **Medicamenta** gebrauchet / welcher dann neben [einem anderen Arzt] so letzlich 14 Tage vor seinem seeligen hintritt auch mit einrathen helffen / allen möglichen Fleiß angewendet / ihn zu voriger Gesundtheit zubringen: Es hat aber / unangesehen bißweilen sich wol angelassen / keinen bestandt gehabt / sondern alles und jedes / wie man nun am besten abmessen kann / zu einem Sterbestündlein sich geschicket."
511795	Heinnitz, Margaretha, geb. Thieler (13.10.1577–15.09.1636)	52	46–50	„das Sie von vielen Jahren hero mit harter Geschwulst an Schenckeln von Gott dem HERREN anheim gesucht worden / welcher Sie doch durch **Meßigkeit und richtige gehaltene diaetam, so wohl brauchung der ordentlichen Artzney mittel** nechst Göttlicher hülffe so lange Zeit / auch uber ihr selbst verhoffen gestewret / biß endtlichen / wegen vieler diese 3 Jahr uber außgestandenen Kümmernüssen dieselbe uberhandt genommen / und weiter die versuchten Artzney mittel nichts fruchten wollen. Dahero Sie dann / weil Sie ohne diß nach ihrem Herren nicht lange zu leben; sondern ihm ehestes hernac zufolgen jnniglich gewünschet / auch allezeit mit todes gedancken umbgegangen / der moeror animi aber hefftig von Tag zu Tag bey ihr zugenommen / den 8 abgewichenen Monats Julij sich darnieder legen müssen." „so hat doch die geschwulst immer hefftiger bey ihr sich ereignet"
511796	Scheffricherius, Jacobus (20.07.1591–23.08.1637)	83	45–51 (Lp: 43–49)	„jetzo fast inn die 12 Jahr lang / mit dem Podagra behafftet / und seine vielfältige schwere Niederlagen / [...] außgestanden" „Und wiewol Er sonsten bey gehendem Leibe / grosse Schwachheit befunden / so hat doch der liebe GOtt ihme diese gnade bewiesen / das in seinem Newen Kirchenampt / die beschwerliche Kranckheit der Gicht ihn nicht mehr wie vorhin bestrickt / weil Er aber gleichwol vorhin durch solche Kranckheit wie auch andere Angst mehr / die er durch offtere ein-

Signatur	Name	U. [S.]	SB [S.]	Schilderung des Krankheitsverlaufs und der medizinischen Maßnahmen
511796 (Forts.)				gefallene Infectiones, einquartierungen der Soldaten / wie auch harten vorgegangenen Plünderung allhier vor 3. Jahren erlitten / seiner kräfften zimlichen erschöpffet worden / als hat Er jetzo eine Zeitlang bey gehendem Leibe / sehr abgenommen / Sich gantz abgezehret / und wenig Speiß und Tranck gebrauchen können / doch aber nie gantz Lagerhafftig gewesen / sondern noch immer / Seines Amptes Sich im Predigen gebraucht / wie Er dann auch am vergangenen Sontag Acht tage / welcher war der 10. nach Trinitatis allhier in der Probstkirchen / wiewol in höchster Mattigkeit die Predigt verrichten wollen / wa[nn] ihm solches nicht der […] **Medicus wiederrathen hette / dessen rath Er auch von vielen Jahren gebrauchet / und nichts an ihme erwinden lassen / was zu Wiederbringung seiner Gesundtheit von Menschlichen mitteln** hat können gebraucht werden." "das Er ihn vor einem Langwirigen Lager behütten wollte"
522222	Petzelius, Sigismundus (beerd. 26.09.1583)	29	(27–29)	"Wie er denn auch in seiner langwirigen schwachheit (Denn Phtisis ein solche kranckheit / da einer lang seinen Feind / den Tod / für Augen sihet)"
522325	Lauban, Anna, geb. Hantschel (16.08.1574–29.05.1626)	43	40–43	"Länger als vor andertalb Jahres dahero is diese gute Christliche Fraw immerdar Lägerhafftig gewesen / weil jhre langwierige / vielfeltige offt wiederko[mm]ende Kranckheiten / endlich in eine grosse Schwulst oder Wassersucht / so die Medici Tympanitidem nennen / hienauß gelauffen. Was sie da für Schmertzen und Beschwerungen / bey Tag / bey Nacht außgestanden / da sie sich auch endlich gar rohe gelegen / weder liegen / noch sitzen gekondt / auch bey einem gantzen viertel Jahr dahero einen mächtigen Eckel für alle Speyse und Tranck gehabet / also / das nichts mehr / denn nur Haut und Bein an ihrem Leibe übrig gewesen / dieses alles ist mit worten nicht wol zu erzehlen." "ob schon der Magen und die Nahrungskräfften gantz zu grunde verderbet waren / dennoch aber das Hertz unnd das Häupt an richtigem Ver-

Signatur	Name	U. [S.]	SB [S.]	Schilderung des Krankheitsverlaufs und der medizinischen Maßnahmen
522325 (Forts.)				stande / frischem Gedächtniß und deutlicher gar nit kränklicher sprache / auch biß an das letzte Menutichen ihres seligen abdruckes / allezeit gantz unverletzet geblieben" „ward sie nach Gebrauchung ihrer gewöhnlichen **purgir artzeney** / welche sonsten / auch damahls daß ihr gar wol that / je länger je matter." „etliche trewe Weibespersonen sie auffs fleissigste mit Labung und Stärckung in acht zunehmen / verordnet"
522328 522329	Lange, Sara, geb. Seiffert (18.05.1580–21.04.1623)	103	56–61	„Denn als sie gleich gestern 14. Tage / war der 11. dieses Monats Aprilis in Irem Beruff daheime gewesen / und in Verrichtung Irer Häußlichen Geschäffte gesessen / ist es Ihr gantz unversehens in die eine Achsel und Schenckel kommen / Sagende / Sie köndte es nicht wissen wie Ihr würde / sich derowegen baldt nach Seigers 4. kegen Abendt zu Bette legen müsse[n] / da Sie dann folgende Tage mit grosser Leibes Schwachheit und Mattigkeit / ja uberaus grosser Hitze angegroffen / darüber Sie gantz Lägerhafftig worden und blieben / und hernach den 15. Aprilis am Heiligen OsterSonnabende umb halbweg Sechse kegen Abendt eine zwar lebendige / aber noch nicht an der Zeit junge Tochter zur Welt gebracht / welche drey stunden bald nach empfangener Tauffe / gleich umb Seigers Neun Todes verblichen. […] Wann sie dann durch die ergangene Geburt und beharrliche Kranckheit gantz und gar von Kräfften kommen / hat sie Ihr bald die Rechnung gemachet / daß Sie zu diesem mahle bleiben würde"
522372 522372a	Lochaw, Cuno von (06.06.1583–16.05.1623)	64 (48+16)	40–43	„vor zweyen Jahren / da er denn baldt drauff in ein hitziges Fieber gefällen / ist aber durch GOttes Gnad und **fleissige Cur der Medicorum** davon errettet worden / Biß endtlich in diesem noch lauffende[n] Jahr / und zwar den 6. Septemb. da fande sich wider ein gar böses Fieber / welches bald tertiana, bald quartana, bald tertiana duplex, und endlich quotidiana ward / die Flüsse fielen mit hauffen / es kam dazu ein bluten"

Signatur	Name	U. [S.]	SB [S.]	Schilderung des Krankheitsverlaufs und der medizinischen Maßnahmen
522372 522372a (Forts.)				„Biß endlich am 16. Maij unlengsten / ob gleich die Herrn **Medici**, als D. Vogler von Helmstadt / so wol auch D. **Timotheus** allhie / das ihre wol gethan / so ist dennoch der von Lochow sanfft unnd selig / bey guter Vernunfft / im HERRN entschlaffen"
522379	Porschnitz und Stampen, David von (gest. 19.07.1623)	43	–	
522392	Reichardus, Augustus (04.06.1601–28.03.1622)	64 (ei. Zä.: 66)	44	„Am Osterdinstage 1622. frühe ist er etwas trawrig gewesen / [...] alda er gen abend ohn gefehr nach 6. uhr von einem Gottlosen leichfertigen Mordthäter / des Nahme nicht würdig geachtet hier zugedencken / mit dem er doch zuvor in seinem Hause freundliche unterredung gepflogen [...] von seinem Pferde gefellet / daß er als bald todes verblichen."
522407 522408	Hentschelius, Adam, M. (10.03.1566–18.09.1629)	110	50–55	„ohne gefehr für acht Wochen / mit einem hitzigen Feber Väterlichen heimgesucht / und in die Vierzehen Tage gantz Lagerhafftig gemachet. Ob es sich nun wol damahln ansehen lassen / als wenn Er durch Göttliche Gnade / und des **Herrn Medici**, deßen billich ehrenthalben gedacht wird / trewfleissige Sorgfeltigkeit / etwas reconvalesciren würde / gestalt Er dann die öffentliche Kirchen versamlung besuchet / [...] So hat es doch keinen bestand gehabt / sondern Er bald folgenden Morgen nach gepflogener Communion / eine hartte Recidiv empfangen / dieselbste auch nachmalß biß an sein seliges Ende continuiret / darbey auch ein schwerer Husten / und andere Symptomata mit zugeschlagen."
522410	Wider, Johannes (1583–28.05.1630)	39	16–20	„da ihn das Zipperlein / wie vermuhtlich / am gantzen Leib / unnd sogar auch im Hals angegriffen / daß ihm die Lufftröhren unnd alle natürliche gäng gesperret worden: unnd er also den letzten Tag unnd Nacht nichts mehr geniesen / nichts deutliches reden / sondern nur ach und und

Signatur	Name	U. [S.]	SB [S.]	Schilderung des Krankheitsverlaufs und der medizinischen Maßnahmen
522410 (Forts.)				wehe / mein GOtt / mein GOtt / hilff mir! ängstiglich seufftzen können. Zwar mitleidende Christen haben sich gefunden / die [...] ihm möglichsten Beystand geleistet: sonderlichen aber hat sein liebe Hauß Ehr ihm solche trew erwiesen / daß sie wegen stettigen wachens / und unabläßlicher vorsorg fast ihre gesundheit dabey eingebüßt: Wiewoln auch der wolerfahrne **Medicus** allen fleiß anwedete; wollte doch keine **medicamenta** mehr operirn und anschlagen." „grösten Schmertzen"
522423 **522424**	Rothkirch von Panthen, Wenceslaus (12.11.1623–24.12.1627)	122	35+ [71, 74–75] = 106, 109–110	„schmertzlichen Kranckheit" „ohn gefehr ein viertelstunde vor seinem seligen ende der Herr Vater ihm einen **löffel vol Zitterwasser** einflösen wollen" „Insonderheit hat es der gerechte Gott für etlichen Wochen / mit der itzund unter den Kinderlein gewöhnlich regierenden seuchen angegriffen / das es grosse hitze bekommen und überall am leibe rote masen unnd flecken gewonnen; biß endlich auch ein fluß in halß gefallen / davon derselbe auff beiden seiten also zerschwollen / das sich das arme würmlich auff keine seiten wenden und umbsehen können. Was für schmertzen es hierbey außgestanden / ist daher leicht abzunehmen / das sich auß unmässiger hitze die haut an seinem gantzen leibe gesolviret / und gleich wie eine rinde von allen gliedern abgelöset und geschelet hat. [das Kind] daher umb Gottes willen gebeten / das sie [die Magd] nur leise und linde gehen wolte." „todeskampff"
522877	Prockendorff und Schossnitz, Matthias von (23.02.1560–31.01.1603)	40 (ei. Zä.: 39)	35–38	„Und ob schon bißweilen die Schmertzen so gar gros kamen / das er aus Menschlicher schwachheit ein wenig strauchelte / war es ihm doch bald hernach leidt / unnd klagte / das solches geschehe wegen grosser Marter / Angst und Schmertzen." „haben sich seine Leibes schwachheiten / von Tag zu Tag gemehret / welches er doch alles gar inn grosser gedult getragen / „im aus-

Signatur	Name	U. [S.]	SB [S.]	Schilderung des Krankheitsverlaufs und der medizinischen Maßnahmen
522877 (Forts.)				noch Trincken / weniger wegen Leibesschmertzen und Wehtagen hat schlaffen können."
522967	Kobenhaupt, Maria, geb. Schrorer (beerd. 16.08.1598)	28	26	
523022	Pfuel, Heine von (20.06.1583–02.07.1603)	74	58–59	gang des Monats Junij / am gewesen Sontag 14. tage / in kranckheit eingefallen / da man vermeinet es sey etwa ein dreytägliches Fieber / wie denn auch die acceßiones und paroxysmi sich febrisch erzeigten / die **Medici** sich auch immer vorlauten liessen / es würde mich jm keine not haben / Ehe man aber vermeinet / das ihm sein ende so nahe / ist er den 7. Tag hernacher / war der Sonnabend / zu früemorgens umb 3. uhr von hinnen sanfft und still / und wie wir gar nicht zu zweiffeln / selig abgeschieden und eingeschlaffen."
523023	Eicholz, Martinus (1526–08.01.1603)	48	41–43	„hat er uber den Schwindel und Hauptweh geklaget. […] es werde nu der liebe Gott ein ende mit ihm machen / und zwar so sey er auch gar wol zu frieden / er habe lange genug das elende gebauet / und sich matt und müde gezogen / und beger einmal auffgelöst und ausgespannet zu sein / und zu ruhe zu kommen." „Und weil man sich auch des Schlags besorget / ist ihm allerley von **Praeservativem und Labsal aus der Apotecken** geholet und eingegeben worden." „Und ihn weiter angeruffen / Er wolle ihn beydes für eim schnellen tode / und doch auch für einer langwierigen niederlage behütten"
523530	Lehrbach, Reinhard Heinrich von (14.09.1577–26.02.1617)	40	33–38	„Brustschwachheit / mit welcher er nach Gottes willen umb den 10. tag Feb. angegriffen / u[nd] hernach zu Franckfurt am Mayn dahin er sich im anfang der Unpäßlichkeit beyds wegen der Badischen Commissions Sach / unnd dann auch völliger Leibs Cur halben begeben hatte / gar zu Bett geleget würde."

Signatur	Name	U. [S.]	SB [S.]	Schilderung des Krankheitsverlaufs und der medizinischen Maßnahmen
523530 (Forts.)				„[nach dem Abendmahl] er seye nun erquicket / unnd sein Seel die sey genesen / die **Medici wölten nun bey der Leibs Cur das jhre / wie bißher schon geschehen** / ferner thun / GOTT werde sein Segen darzu verleyhen unnd geben / was nach seinem heiligen willen ihm nütz und gut sey. Desselbigen gnediger unnd guter will aber war / bey dem groß angewenden [sic!] Fleiß der Herrn Medicorum, Diß: [das er stirbt …]“. „jedoch alle zeit darbey besserung unnd restitution zu seiner Gesundheit hoffend und von Hertzen wüntschend“
523531	Jasmund, Hans Ernst von (1575–26.10.1616)	35	–	
524370, 524371 (1. Ex.) / 523536 (2. Ex.)	Reibnitz auf Arnsdorf, Georg von (gest. 26.09.1611)	71	51–56	„ohne gefehr für 20. Wochen mit besonderer Leibesbeschwer angegrieffen / welche den seinigen / wie auch vielen andern wol wissentlich / und allhie weitleufftig davon zureden sich ubel geziemen will / […] In solcher seiner Leibsbeschwer aber / hat man […] [grosse] geduld an ihm gespüret. Denn er so geduldig gewesen / daß er seine grosse Leibsschmertzen / davon der augenschein und nunmehr erfolgter trauriger ausgang sehr klar zeuget / nicht den zehenden theil geklaget / Auch niemanden gerne bey der Nacht im Schlaff gestöret oder verunruhiget / sondern solches zuverhütten lieber an stat einer zwo oder drey Thüren geöffnet. Ob er nun wol zu **minderung / als auch abwendung Solcher seiner grossen Leibsschmertzen ordentliche Mittel und Ertzney** anfenglich zur Schweidnitz / Nachmals auch allhie daheime auf des Hirschbergischen **Doctoris** rath gebraucht / so ist doch **schlechte linderung** und besserung darauff erfolget / Und ob sichs zu zeiten dazu angelassen / doch bald wieder umbgeschlagen. Ob auch zwar seine Leibsbeschwer und schmertzen eine gutte geraume zeit oder etliche viel Wochen

Signatur	Name	U. [S.]	SB [S.]	Schilderung des Krankheitsverlaufs und der medizinischen Maßnahmen
524370, 524371 (1. Ex.) / 523536 (2. Ex.) (Forts.)				gewehret: so ist es doch mit seinem seligen Abschiede fast plötzlich zugegangen" „Dieselbe [Kommunion] aber durch ankunfft des H. Doctoris von Hirschberg / nach welchem er auch / als er den Wagen hörete rumpeln / […] interrumpiret" „fing er an uber den lincken Schenckel zuklagen / zeigte uns an wesenden denselbten / darüber wir / weil er an farbe und gestalt dem andern nicht gleich noch ehrlich war / nicht wenig erschracken / denselben **mit warmen Tüchern** rieben / bis er etlichermassen dem andern wieder begunte ehnlich zu werden"
523537	Außm Winckel, Hans (24.08.1539–05.01.1612)	39	36–37	„Seine Schwachheit belangende / hat er zum öffternmal an der Kranckheit / die Rose genant / sich schwach befunden / und bey zeit sich zu dem Sterbstündlein bereitet / und die rechte Sterbkunst wol und selig practiciret." „Und ist S. G. hiedurch [seinen Tod] gar wol geschehen / denn dieselbe Lebens und Alters satt gewesen"
523539	Steinsdörfer von Steinsdorf, Margaretha, geb. Stoltz von Simbsdorff (1567/1568–24.08.1616)	56	–	
523540	Bernstein, Elisabeth von, geb. von Spiegel (1529–16.03.1617)	55	53–54	„sie gantz gnädig entbunden / und ihr ein seligen sanfftes Ende a[u]ß Gnaden verliehen"
523541	Mißler, Martha, geb. Milda von Leuckersdorff, verw. von Lanckisch (1576–08.01.1617)	87	61–62 (Lp: 59–60)	„daß er ihr zweyerley an ihrem letzten Ende bescheren wolle: Erstlich daß Gott sie wolle nicht lange Bettrieß und kranck auff ihrem Lager darnieder liegen lassen. Fürs Ander daß Er ihr ein vernünfftiges / seliges und frölisches Sterbstündlein bescheren wolle."

Signatur	Name	U. [S.]	SB [S.]	Schilderung des Krankheitsverlaufs und der medizinischen Maßnahmen
523543	Schlaher, Johan Christophorus (1612–11.05.1616)	175	89 (Lp: 87)	„manchen harten Kampff und Scharmützel außstehen müssen / wegen des beschwerlichen keuchens / und anderer kranckheiten / wie denn auch wegen des biß daher wehrenden Hustens / und darauf erfolgten freseln."
523543	Schlaher, Anna (1614–27.04.1616)	175	43 (Lp: 41)	„nach außgestandenen grossen schmertzen / so von den beschwerlich[en] husten / und hieraus erweckten Fresel / entstanden / durch ein sanfftes und seliges Einschlaffen / von dieser Welt und Erden abgefordert worden"
523547	Müller, Susanna, geb. Bieger (1581–08.02.1617)	28	25–26	„[Gottes Wort] ist es jr liebst u[nd] Apotheck geworden / in jrer schwachheit mit welcher sie vor etlich[en] Wochen nach Gottes willen ist angegriffen worden / umb so viel desto mehr / dieweil die verstopffungen in jrer Schwachheit so beschaffen waren / daß sie irdische medicament u[nd] Artzneyen nit wol hat brauchet oder bey sich behalten kö[nn]en."
523566	Puroner, Jacobina, geb. Oesterreicher (gest. 15.01.1614)	31	30–31 (Lp: 23–24)	„hat sie sich doch ein Tag 14. nach der Gepurt inn ihrer Kindbett nit aller dings wol befunden / Dabey man sich aber / auff versüchte güte mittel unnd artznei einiger lebens gefar nit besorgt / verschienen [...]Montag zu nacht ein un[v]ersehener zustand und grosse leibs schmertzen auff sie gefallen / die Ihr dermassen zugesetzt und so geschwächt / daß sie gleich volgenden Mittwoch sich angefangen zu Gott richten"
523570	Hanau-Münzenberg, Wilhelm Reinhard Graf von (20.10.1607–05.10.1630)	32	29–31	„In dem verlittenen Monat Martio jetztschwebenden Jahrs / ist abermal ein sehr scharpffer Wind über Sie gangen / da haben sich solche grose und vast unnatürliche Schmertzen befunden / daß der Tod erträglicher gewesen were. Es hat sich aber dieser starcke Wind / damals durch Gottes wincken und bedräwen / widrumb legen und still sein müssen / biß auff den 23. Sept. Da sich die vorige schmertzen / als eben I. Gn. beym **Sawerbru[nn]en zu Spaa** gewesen / widrumb und zwar so hefftig herfür gethan / daß I. Gn. am 12. Tag Ihrer Kranckheit zu Aachen / (dahin

Signatur	Name	U. [S.]	SB [S.]	Schilderung des Krankheitsverlaufs und der medizinischen Maßnahmen
523570 (Forts.)				sie deß warmen Baads halben verruckt) als eine zarte Blum verwelckt / und selig in Gott entschlaffen" „daß eben in diese letzten Schwachheit / an den frembden Orten / zugegen gewest sind etlich nechstangewandte Hochfürnehme Freunde / welche ihre fürtreffliche Theologos und **Medicos** bey sich gehabt / die allen möglichen fleiß und trew zu Ihrer Gn. Leibs und der Seelen Wolfahrt angewendet haben. Und beschreiben die damals anwesende Theologi den letzten Todeskampff und seliges Ende so hertzbewegend"
523581	Holten, Arnhold von (13.06.1561–26.10.1629)	40	35–37	„Er ist auch balde in grosse Leibesschwachheit gefallen / welche der böse geruch und stanck der Todten Cörper / die an der Peste / Blutgange / und andern Kranckheiten gestorben / und zerstrewet unbegraben gelegen / nebenst anderer ungelegenheit ver[ur]rsachet. Ist darauff gantz Matt unnd schwach wieder anhero nach Dantzig gebracht. Ob man nun woll **alle mügliche mittel gebrauchet** ihn wieder zu stärcke und zu kröffen zubringen / hats doch nicht verschlagen wollen. Dann unnd wann hat es das ansehen gehabt / als wolts sich zur besserung schicken / Baldt aber bewiese sich grösser schwachheit."
523586	Morgenbesser, Michael (09.06.1573–06.04.1631)	136	117–121	„merckliche Abnehmung seiner vorigen Gemüths- und Leibes-Kräfften / mit allerhandt Beschwerden / und sonderlich einem Catarrho etzliche Zeit uber gespüret / und sich dannenhero bald nach seiner eltesten Tochter vollnbrachten Hochzeit in die ordentlich **curam deß Herrn Doctoris Medici** allhiero begeben / welcher es dann bey Tag und Nacht an seinem vermöglichsten Fleiß und trewem Rath nicht ermangeln lassen: Haben ihm fast alle Kräfften / je lenger je mehr / Ja wie seine eigene Wort gewesen / von einer zur andern Viertelstund / mercklich entsincken wollen / also / daß er hieruber einige andere empfindliche Beschwerd und Schmertzen gerathen"

Signatur	Name	U. [S.]	SB [S.]	Schilderung des Krankheitsverlaufs und der medizinischen Maßnahmen
523587	Wieger, Thomas (gest. 03.12.1629)	32	30–31 (Lp: 28–29)	„ist er den 27. Novembris des abgewichenen 1629. Jahrs / mit der Hitzkranckheit plötzlich beleget / die ihm denn hefftig zugesetzet. Zwar es hat sein Herr an **Ärtzten und Apothekern** nichts erwinden lassen / aber es hat auch an ihm müssen erfüllet werden / was die Kirch GOttes singet"
523588	Restorff, Günter von (20.11.1625–08.03.1632)	39	37	„gantz erbarmlich und unvermuthlich geschossen. [...] weil die Wunde tödlich / zum Tode bereitet / und nach 12. Stunden / weil alle **Menschliche Mittel** zu helffen / vergebens gewesen / aus diesem Leben / als ein zartes Blümlein verwelcket"
523592	Neuffer, Johann Valentin, Doctor beeder Rechten (10.11.1572–05.04.1610)	77	76–77 (Lp: 74–75)	„Marterwochen"
523595	Artomius, Petrus (26.07.1552–02.08.1609)	63	21	„ist Er für seiner Thür plötzlich kranck worden / Darumb Er wider umbgekehret / und zu hause gebracht / da Er bald gemerckt / was es were / [...] Es hette ihm die lincke seite getroffen"
523602	Hawenreuter, Johannes Ludovicus, Doctor Philosophiae et Medicinae (gest. 01.10.1618)	70	19 (Lp: 17), 22 (Lp: 24)	„also da der Allmächtige Gott vor vier Wochen diesen unseren lieben Herren Doctor und Praepositum mit einer schweren Kranckheit und Leibwehe angegriffen / ist er gantz Geduldig gewesen"
523604	Mencelius, Nicolaus (1534–22.10.1617)	54	50–52	„am 23. Septemb. umb 5. und 6. der halben uhr des Morgens / auff der lincken seiten gantz herab vom Schlage getroffen / [und[nach Gottes willen Anheim gesucht worden / von welcher zeit an / er auch gar liegen blieben / und wohin er irgend gewolt / hat getragen werden müssen. Bey solchem schweren zustande / hat er sich dem gnädigen willem Gottes in grosser geduld ergeben"

Signatur	Name	U. [S.]	SB [S.]	Schilderung des Krankheitsverlaufs und der medizinischen Maßnahmen
523606	Wanserus, Johannes, M. (1569–08.09.1618)	40	40	„da er drey Wochen am hitzigen Fieber darnieder gelegen"
523607	Stöggel, Helisaeus (14.06.1548–25.07.1618)	79	48–49	„Seine gemeine Kranckheit ist gewesen daß schmertzliche Podagra, und biß daher [...] in die zwey Monat lang / so hat er mehrem theils zu bett gelegen / unnd ist mit grosser Hitz / unnd mattigkeit umbgeben gewesen / und als daß Podagra uber zuversicht in einen so abgematten Cörper wieder und zimlich starck ihn befallen / und gutte letzte gegeben / darüber man der besserung verhoffet / ists geschehen / daß nur ein par Tage hernach [...] sanfft und seliglich verschieden"
523612	Berlepsch, Magdalena von, geb. von Wersebe (06.04.1572–14.04.1618)	43	29–34	„Dann als vor sechs Wochen [...] hat sie sich fast übel befunden / und doch nichts desto weniger von hierauß andere Adeliche krancke Freunde besucht. Und als sie der liebe Gott daselbst[en] etwas hart angegriffen / hat sie sich wider an diesen Orth nach Schlitz gesehnet und gewünschet." „grossen Leibsschmertzen"
523615	Schnabel, Dorothea, geb. Reinhard, verw. Eckhart, verw. Thomas (gest. 05.08.1617)	23	20–21	„und dieser Welt satt und müde gewesen / hat sie unser lieber Gott abermals mit Leibes Schwachheit angegriffen"
523616	Pogwisch, Wolffgangus von (gest. 08.09.1617)	52	44–46	„ein hitzige Kranckheit / als nemlich die Blattern zu / welche Kranckheit denn dermassen gewachsen und zu genomen / daß alle **medicamenta und Artzney / so zur Kühlung unnd wegtreibung der grossen Hitze sind gebraucht** worden / nichts wircken wöllen / also / daß er auch selbsten an seinn Kräfften gefühlet / daß es ein End mit ihm nehmen [...] müsse." „seine grosse Noth und schwere Kranckheit mir zuverstehen geben"

Signatur	Name	U. [S.]	SB [S.]	Schilderung des Krankheitsverlaufs und der medizinischen Maßnahmen
523619	Gellhorn, Carl Christoph von (28.01.1605–22.11.1618)	87	77–81	„und ob ihn zwar anderthalb Jahr das viertägliche Fieber geplagt hat / (doch auch dasselbe bißweilen etliche Zeit aussen geblieben) hat er allezeit grosse Gedult gehabt" „sampt seinem hertzliebsten Bruder und lieben Vettern zugleich an Morsern [sic!] kranck worden: Und weil ein schwerer Fluß ihm auff die Brust gefallen / hat er bald seinen Todt vermeldet"
523629	Czignan von Slupska, Christoff (09.05.1594–11.10.1606)	72	–	
523641	Schlanhovius, Hector, D. Medicein (1576–20.02.1616)	24	19	„naher Hauß kommen / ihn mit einem Schlagfluß belegt. welcher ihm dermassen von Tag zu Tag zugesezt / daß er gestriges Tages / welcher wahr der 20. Februarii unter unserm Gebeth und Seufzen / seinen Geist ufgegeben"
523650	Cheswright, Thomas (gest. 14.08.1616)	55	36–49	„an jüngst verschienen Pfingsten / ist Er etwas schwach und unbaß anhero kommen / da er sich auch beyn itzo Regierenden Herren Bürgermeister Georg Bartzschen / im Gasthofe eingeleget / u[nd] anfenglichs seiner Leibes cura gepfleget. Weil er sich aber fast schwach u[nd] matt befund[en] / also / das er gar lagerhafftig worden / u[nd] besorget / Gott würde ihn eher aus dieser Welt abfodern: Hat er sich zuvor aus Gottes Wort wollen trösten lassen." „weil er da gelege / gantzer **Eylff Wochen** lang, (welches man im anfang nicht vermeinet / das sichs so lange verziehen solte.)" „Darauff ich mich wegen seiner Christlichen affection gegen unser Kirchen / und **Hospital** bedancket." „Sagte er: Das [Gott, Anm. d.A.] ist der beste Artzt / **ich habe allerley Artzney gebrauchet / aber es wil mich nichtes helffen. Ich will es nu gar bleiben lassen** / u[nd] mich an den rechten Artzt halten / der wird mir ob Gott wol helffen."

Signatur	Name	U. [S.]	SB [S.]	Schilderung des Krankheitsverlaufs und der medizinischen Maßnahmen
523650 (Forts.)				„Auch weil sichs mit Ihme in die lenge verzog / hoffete ich der besserung." „Und weil sie vermercket / Das ihme die expectoration etwas schwehr würde: Haben sie gerathen / Er solte doch versuchen / ob es nicht durch **Medicamenta** zufödern. Darauff Er den **H. Doct. Med.** wieder zu sich fordern lassen / seines rahtes gepfleget / und gebrauchet / was ihm derselbe geordenet: Auch etwas **linderung** befunden / wie Er Sontages früe / vor der Predigt / selbst vernünfftiglich gegen dem H. Doct. zuverstehen gegeben. Bald darauff [...] wird er Sterbenßkranck [...] Und scheidet darauff seuberlich und sanffte von hinnen / als ob er entschlieffe." „Sein leiblicher morbus ist gewesen (wie der Hochgelahrte Herr **Michaël Crusius Philos. & Med. Doctor, Ordinarius Physicus** allhier berichtet:) palpitatio cordis, cum phthisi, & exulceratione pulmonũ, das Hertz zittern / sampt der rechten natürlich[en] Lungen-und Schwindsucht / so ihm etliche Jahr zugehangen: Wie er denn auch gar abkommen / und verzehret / das er als ein σκελετόν da gelegen / nur Haut und Bein an ihm gewesen / das er wol nicht viel Fleisch mit sich in die Erde genommen."
523652	Nicolai, David (1597–14.12.1616)	24	13–14 (Lp: 11–12)	„von einem verwegnen Studenten / genant / Joachim Dattenhorst / von Hildeßhaim auß Braunschweig / Nachtszeit jämmerlich unnd unverschuldet erschossen"
523661	Artzadt, Magdalena, geb. Hessen vom Stein, verw. Musel (1573–27.08.1611)	43	37–42	„ist sie zwar etliche Jahr daher offte bawfellig / unnd ubel auff gewesen: Sich aber gleichwol immer also fort geschleppet / biß auff nechst vorschienen Tag der Himmelfahrt Christi / da sie nach Gottes gnedigem willen eingefallen / und lagerhafft worden. Auch folgende Woche [...] sich in **der Medici] Chur** begeben. Dieweil aber die selige Fraw gar wol verstanden / das Gottliebenden Christen zustendig / der Seelen Heil und Wolfahrt zu forderst zu suchen"

Signatur	Name	U. [S.]	SB [S.]	Schilderung des Krankheitsverlaufs und der medizinischen Maßnahmen
523661 (Forts.)				„Ob es aber wol ahn **Menschlicher Hülff und ordentlichen Mitteln** nicht gemangelt / hat sichs doch mit ihrer Kranckheit zu keiner Besserung angelassen. Derwegen sie endlich nach dem **warmen Bade gehertzelt** / welches die **Herren Medici**, in anmerckung / das die Fraw **grosse Lust darzu gehabt / die Kranckheit auch inn die lenge wehren möchte / nicht aller dinges widerrahten.“ „Dieweil dann die Herren Medici [...] **befunden / das ihr das Bad gar nicht bekomme** / ihre Kranckheit mit aller macht zunehme / sie auch täglich schwächer würde: Als haben sie einhelliglich vor gut angesehen und gerahten / das sie sich wieder zu Hause begeben solte / welches dann auch geschehen. Ob nu aber wol an **Menschlicher Hülff** unnd an Trewem Raht ferner nichts gesparet worden / hat doch die Kranckheit je lenger je schwerer sich angelassen / unnd sich gemehret.“ „da werde ich wol ruhen: und alle meine Schmertzen und angst werden alsdenn ein Ende haben.“ „Als nu der Abend herzu kommen / lies sichs ansehen / als wollte es sich mit ihr bessern / nam Speise zu sich / fieng an zu schlaffen sitzende / und zwar so sanffte / als in etlichen Wochen zuvor nie geschehen.“
523683	Fischer, Loth (30.04.1565–02.09.1614)	76	58–67	„vor eim Jahr im Augusto ihn mit einer plötzlichen und gar gefährlichen Kranckheit dem Schlag nicht ungleich / anheim gesuchet / dadurch seine Zung und Gedechtnis dermassen gelähmet und geschwächt worden / daß er eine geraume Zeit seines Beruffs und Ampts nicht mehr abwarten können / welchen Unfall doch der fromme getrewe Gott [...] damals väterlich hinwieder gewendet [...] daß er nun fast ein gantzes Jahr sein Ampts hinwieder verhegen können.“ „daß da nun fast die JahresFrist des jähriges Paroxysmi umb gewesen / sich das vorige Unheil / gerade umb den Tag Batholomaei wieder funden / da denn das Ubel nicht etwa die Zung oder Gedechtnis allein troffen / sondern es hat alle Sinne dermassen zerrüttet und eingenom-

Signatur	Name	U. [S.]	SB [S.]	Schilderung des Krankheitsverlaufs und der medizinischen Maßnahmen
523683 (Forts.)				men, daß er viel starcker Paroxysmos in acht Tagen außgestanden / unnd per intervalla der Vernunfft nicht wol gebrauchen können." „gute Hoffnung geschöpffet / es würde sich die grosse Hitz / Melancholia und Kranckheit legen / und der Patient sich hinwieder etwas an Kräfften erholen. Es hat sich aber die vorige Tage uber / weil der Patient fast nichts weder an Speis und Tranck zu sich nehmen wollen / und **zu aller Artzney und Sterckung einen Widerwillen** getragen / die Natur also abgearbeitet gehabt / daß man mit keiner **Sterckung** die Kräffte wiederbringen können"
523692	Weiss, Paulus, Doctor der heiligen Schrifft (24.08.1543–05.01.1612)	36	35–36	„ein zeitlang mit einem schweren fluß angegriffen / daß er drüber von allen krefften kommen"
523696	Butelius, Christophorus, Doctor der H. Schrifft (1571–24.12.1611)	47	41–47	„Ist aber nach dem Willen Gottes den Mitwoch in der Marter Woche / mit einer beschwerlichen und hitzigen Kranckheit uberfallen / damit er leider drey gantzer viertel Jahr behafftet gewesen / In welcher langwirigen Kranckheit er dem lieben Gott gedültig außgehalten […] und immer gehofft / das er ihn aus solchem schweren Lager dennoch endlich und gnädiglich erretten würde." „wie dan auch zwar die Schwachheit per intervalla sich zimblich zur besserung angelassen" „dann zu der vorigen Häupt Kranckheit sich andere beschwerligkeiten / als das alltägliche Fieber / und der Stein / haben finden lassen / So der gestalt die uberhandt genommen / das der **Artzen raht unnd zuthat** / mit was getrewen möglichen unnd embsigen fleiß sie auch gemeinet / unnd sich angelegen sein lassen / […] gar umbsonst / auch **keiner ferner mittel gebrauchen wollen** / sondern sein Hertz zu GOtt gewendet"

Signatur	Name	U. [S.]	SB [S.]	Schilderung des Krankheitsverlaufs und der medizinischen Maßnahmen
523698 523698a	Amlingus, Wolfgangus, M. (08.03.1542–18.05.1606)	91	61–68	„Er hat fast ein jar über mattigkeit und abnemen der leibskreften geklaget (und in einem solchen abgearbeiteten manne / war es kein wunder) doch stehts seinem beruf obgelegen" „Sieder der zeit / als die schwachheit zugeno[mm]en / und er gar lagerhafftig worden" „allerley **sterck und labsal** ihm gnedig wiederfahren / und auch die Herrn **Medici alhier jren fleiß** gethan / also hat er solche gnad auch mehrmals / so wol ein Erbarn weisen Raths / und vieler vornemer leuth in der Burgerschaft geneigten willen / unnd auch in werender kranckheit jhm erzeigte vielfeltige wolthaten gerümet."
523706	Säbisch, Fridrich, Doctor der Artzney (1544–07.11.1613)	43	33–36; 40	„welcher gewißlich auch am Joch deß Elendes zimlich hart und lang hat ziehen mussen" „weil er als ein erfahrner Medicus wol merckte / daß seine Kranckheit noch ihn etwas auffhalten würde / es wehren noch keine signa lethalia, oder Todeszeichen verhanden / er möchte noch wol eine zimliche zeit sich schlepp[en] können: da sagte jch ihm […] Ob er denn nicht gerne von diesem zeitlichen Elend und seiner langwierigen kranckheit wolte auffgelöset werden? Darauff sagte er: Ich bin bereit allezeit" „Da er nun uber den schmertzen klagte / und begehrete gar offt / man solte jhn umbdrehen / das sich doch nirgend mit ihm schicken wolte"
523741	Sauber, Michael (gest. 15.05.1632)	20	20	„Vor 10. Tagen hat ihn Gott mit einem hitzigen Fieber angegriffen / […] auch / da er gesehen / daß (ungeacht es an **guten Mitteln** und fleissiger Warth bey Tag und Nacht nicht gemangelt) die Schwachheit je mehr und mehr uberhand nehme" „von seiner Qual erlöset"

Signatur	Name	U. [S.]	SB [S.]	Schilderung des Krankheitsverlaufs und der medizinischen Maßnahmen
523762	Erlach, Burckard von (beerd. 06.02.1633)	47	42–43	„Dann als er vor wenig tagen / seinen Vetteren zubesuchen / naher Pfirdt kommen war / ist er / leyder! ja freylich gantz unschuldige weise / ob-bemeldten Unfals auch theilhafftig worden / ohnangesehen er dem Kriegswesen sich nicht ergeben hatte. Es haben ihne die barbarischen Bawren von einem Fenster hoch in Schloß-hoff hinunter gestürtzet; von welchem fall er sich noch auff beyde knye auffgerichtet / mit gefalteten händ[en] und weynenden augen umb gnade und Lebens fristung gebät-ten. Umbsonst! dann wie grausam und erschröcklich er darüber seye tractiert und mißhandlet worden"
523762	Erlach, Hartmann von (beerd. 06.02.1633)	47	41	„und die unsinnigen Bawren daselbsten eine Auffruhr erwecketen; ha-ben sie ihne [...] gantz mörderischer und über-barbarischer weise / mit etlich u[nd] viertzig Axt- und Schwerdtstreichen hingerichtet / entblös-set / und hernaher neben anderen erschlagenen in eine Lettgrüben ohn-fern von dem Schloß geworffen"
523764	Polsnitz und Liebenthal, Margaretha von (08.11.1624–04.01.1632)	112	49–58 (Lp: 47–56)	„ob sie auch / als sie noch kaum recht eines Jahres alt gewes[en] / ob sie gleich ein beschwerliches QuartanFeber damals inständiglich[en] ange-griff[en] und ihre Kräfften geschwächet" „ist der periodus fatalis, und das ziel / so ihr Gott gesetzet / und sie nicht zuoberschreiten vermocht / ver[h]anden gewe-sen. Denn den 22 Decembris jüngst abgerückten 1631 Jahres / war der Montag für dem heiligen Christtage / hat sie über Armen und Beine zu-klagen angefangen / folgendes tages aber wegen grossen reissens unnd schmertzens in dem Leibe / Achseln unnd Schenckeln / sonderlich auff der rechten seiten / sich gantz zu bette legen mussen; da man denn we-gen der augen / weil sie dieselben bald verwandelt / in furcht unnd sor-ge / gefährlicher Kranckheit / zu stehen angefangen. Hierauff haben alle anzeigungen / daß es die Blattern seyn würden (wie sie auch hernach rauß gefahren gleichwol aber in etwas stecken blieben) genungsam auß-gewiesen. Derowegen beydes der **Hirschbergische Medicus** [...] so wol"

Signatur	Name	U. [S.]	SB [S.]	Schilderung des Krankheitsverlaufs und der medizinischen Maßnahmen
523764 (Forts.)				der gewesene **Jawrische Medicus** […] schrifftlichen darüber vernommen / und umb Rath / guttachten / und verordnung und überschickung dienlicher **Artzneyen** / welche sie auch un[-]terschiedlichen mitgetheilet / ersuchet worden / wiewol sie wenig von Artzneyen zu sich nehmen können. Dieweil aber die Blattern nicht wol herauß gewolt / und sich ein besondere malignitet dabey befunden / hat es anderwerts furcht und sorge verursachet: Jedoch hat sichs auch zur zeiten widerumb zur besserung ansehen lassen" „Den 2 Januarij als Freytages nachm Newen Jahr hat es umb 1 Uhr nach mittage sich mit ihr so geschwind / und sehr geendert / daß alle hoffnung zu wider erlangung der Gesundheit gantz entfallen; da denn die beschwer im halse / wegen der übermaß grossen menge der blattern gantz über hand genommen / die Kräfften unnd Sprache je mehr und mehr entfallen" „Kläglichen / unnd beweglichen ist es wol gewesen / wann sie zu letzt / da sie nicht mehr wol vernemlich reden / und ihr Schmertzen klagen können / ihr Zünglein so gantz angelauffen / und mit Blattern uberschüttet gewesen" „hat etlicher massen linderung der beschwer und schmertzen empfunden"
523764	[ungetauftes männliches Kind] Polsnitz und Liebenthal (beerd. 10.06.1632)	112	–	Totgeburt, ungetauft
523825	Kageneck, Joachimus von (1572–24.01.1616)	38	35–36	„sich noch zur zeit nichts sonderlichs einer schweren oder gefehrlichen Kranckheit halben geklagt / viel weniger zu Beth gelegen war / außgenommen / das er bißweilen ein Trucken umb den Magen gefühlet / darüber Er doch in verschiner Weihnacht Meß zu Straßburg den Ehren-

Signatur	Name	U. [S.]	SB [S.]	Schilderung des Krankheitsverlaufs und der medizinischen Maßnahmen
523825 (Forts.)				vesten und Hochgelärten Herren **Doctorem** [...] Rahts ersucht hat / welcher jhme auch etliche **Artzneyen** geordnet / welcher Er gebaucht / auch noch den Abend zuvor / als er Morgens verscheyden: Sich doch nichts sonderlichs geklagt" „Ist also darüber eingeschlaffen / [...] fühlet sie / das ihr Juncker an ihrer Seiten seine Lincke Hand auff das deckbett gelegt / welche etwas kalt gewesen / sie meinet Er schlieff / will denselbigen auß seinem sanften Schlaff nicht auffwecken / Als sie aber keinen Athem oder Bewegung an jhm spüret / will jhr nichts guts einfallen" „Er ist gleichsam Lebendig / und wie alle anzeigungen zuerkennen geben / **ohne Empfindnuß einiges Schmertzens** wie Elias der Prophet von Gott abgefordert"
523832	Zetzner, Lazarus (gest. 10.02.1616)	20	17	„In dem er in nechstverschiedenen HerbstMeß vor zwey Jahren / zu Franckfort in der Statt / mit einem schweren und gefährlichen Fluß / auff der rechten Seyten / von Gott dem HErren angegriffen [...] davon er diese gantze zeit uber nit wenig gelämet / fast blöd / schwach unnd ubel auffgewesen" „seiner gewartet unnd gepfleget / ihme Hilff und Handtreichung gethan"
523834	Clausbruch gen. Cramer, Heinrich von (05.03.1575–31.08.1615)	47	45–47	„Ohne gefehr vor 14 Tagen hat ihn ein Fieber angestossen / welches er anfenglich gar wenig geachtet / biß endlich sich dasselbe außgeweiset / das es Febris maligna gewesen / als es ihm auff den vierdten Paroxismum gantz lagerhafftig gemacht / das Häupt sehr eingenommen / alle Kräffte erschöpffet / und grosse Mattigkeit verursachet hat."
523843	Rechburg, Catharina von, geb. von Rödern (11.04.1551–16.05.1614)	42	33–40	„viel und langwirige schmertzen" „Ihre Kranckheit belangent / hat zwar dieselbige lang gewehret / das sie gar nah anderthalb Jahr / gantz betrüssig gewesen"

Signatur	Name	U. [S.]	SB [S.]	Schilderung des Krankheitsverlaufs und der medizinischen Maßnahmen
523843 (Forts.)				„neben der gewonlichen leibs schwachheit / auch andere schwere und gefehrliche zuständ sich funden / mit denen sie offtermahl also gekempffet / daß die umbstände sich ihres lebens verwegen hatten: Aber doch / ob ihr schon offtermal solche an daß hertz gestossen / daß der kalte schweiß außgangen / hat sie doch Ritterlich gekempffet"
523844	Kitscher, Magdalena von und zu, geb. Ziegler (gest. 05.09.1615)	38	35–38	„Nach dem sie aber unser lieber Gott vor 8 Wochen mit einem hitzigen Fieber angegriffen / als hat ihr dasselbige dermassen zugesetzt / daß sie an ihren Leibeskräfften mercklich abgenommen / und ob wol die Hitze etlicher massen gestillet worden / so sind doch andere Symptomata mit zugeschlagen / welche die Kranckheit desto gefehrlicher gemacht haben" „Aber nicht lange nach gehaltener Malzeit finden sich ihre Beschwerungen auffs newe / und zwar so hefftig / daß sie selber spüret und mercket / es wolle sich mit ihr zum Ende nahen"
523847	Backstro, Elisabeth, geb. Schmalkalden (27.05.1571–15.03.1613)	32	31–32	„Ihre Leibes Schwachheit / so ihr in die sechs Jahr angehangen / und je lenger / je herter (Ob gleich alle menschliche / mügliche **Hülffe und Artzney Mittel** seynd gebrauchet worden) zugesetzet / auch also / daß sie die nechsten achtzehen Wochen hero / wenig auskommen können"
523849	Schinler, Anna, geb. Gadamer (1575–10.11.1614)	35	30–31	„vor kurtzer zeit über versehen mit einem halben Schläglein auff der rechten Seiten hart angegriffen hat / daß sie nicht reden / auch nicht allzeit wol hat hören können" „An **guten mitteln** / dadurch man verhofft dieser unserer seligen Mitschwester widerumb zu helffen / hat es zwar nicht gemangelt: Allein GOTT hat ihre Seele zu diesem mal in das Bündlein der Lebendigen wöllen abholen"
523883	Breslerus, Georgius (gest. 24.07.1626)	36	35–36	„Denn da er etwa für 8. oder 9. Tagen mit einer Kranckheit befallen / welche sich zwar anfenglich zimlich angelassen / also das auch der **Medicus** selber gute hoffnung gehabt / ist sie doch entlich in ein stetiges Fieber

Signatur	Name	U. [S.]	SB [S.]	Schilderung des Krankheitsverlaufs und der medizinischen Maßnahmen
523883 (Forts.)				außgelauffen / und ihm so hefftig zugesetzet / auch dermassen an krefften abgemergelt / das er 6. Tage hernach daran gestorben."
523884	Seebach, Sybilla von, geb. von Burckersrose (05.02.1578–23.02.1626)	60	56–58	„so hat sie sich den 17. Februarij nechst hin etwas unpaß befunden / und sich nieder geleget / hat aber nicht lenger als 6. Tage gantz und gar darnieder gelegen / do sie denn uber die grosse Hitze / und flüsse so ihr auffs Hertz gefallen / geklaget hat." „Ob nun wol ihr hinderlassener Juncker **allen müglichen fleiß** angewendet / und keine unkosten gesparet / damit sie noch lenger bey ihm und seinen Kindern leben möchte / so hat es doch nicht seyn sollen"
523885	Haidorn, Elisabeth, geb. Keßler (vrntl. 23.06.1593–03.07.1627)	32	27–29	„hat sie der liebe Got nicht lange auff gehalten aufm kranckebetlein / Sie hat sich am Freitag 8. tage wes zu klagen angefangen / und sich zu bett begeben / aber man hat sich keiner gefehrlichen Kranckheit versehen [...] Aber es hat der außgang was anders erweist / die beschwerung hat immer zugenommen."
523898	Zehmen, Barbara von, geb. von Haubitz (gest. 12.03.1613)	55	51–53	
523907	Heilbrunner, Philipp, Doctor der H. Schrifft (29.06.1546–17.04.1616)	38	34–35	„Man hat aber an ihme nichts tödtlichs / sonder nur sein vorigs Podagram gespüret / welches auch nicht hefftig / sonder kaum ein umbra deß Podagrams gewesen / weil Er / wie Er mir und andern angezeigt / **fast keine Schmertzen** empfunden / allein daß er nicht fort kommen können / sondern deß Beths sich behelffen müssen." „Aber da fällt eine Schwachheit / die GOtt bewußt / gleich plötzlich auff ihn / [...] Weil er aber grosse Schwachheit befunden / hat er seinem Beth zubegehret / und befohlen / man solle ihn fein auff die Seiten legen / damit ihme das Hertzblat nicht fürfalle / welches dann in GOttes Namen geschehen / unnd stracks darauff **inn beysein Herrn Bartholomaei Mercklin / unnd Herrn Johann Widemann / der Artzney Doctorum,**

Signatur	Name	U. [S.]	SB [S.]	Schilderung des Krankheitsverlaufs und der medizinischen Maßnahmen
523907				wie auch anderer Benachbarten / [...] in ihme sanfft unnd seeliglich entschlaffen: Da ihme widerfahren / was er lang vorher schon GOtt gebetten / Er wölle ihn nach seinem gnädiglichen Willen nur nicht langwiriger schmertzlicher Kranckheit heimbsüchen"
523920	Bobert, Henrich von (1591–21.06.1615)	51	26–27	„Als er den 3. Junij bey sich eine plötzliche hitze gefühlet / und das dieselbige je mehr und mehr zugenommen / und hefftiger worden vermercket / hat er mit seinem Gebett erstlichen GOtt seinen Herren ersuchet / und darnach den vortrefflichen **Medicum unnd Professorem Herren** [...] zu sich bitlich erfodert / und die vorgeschriebene **Artzney und curam** fleissig gebraucht"
523923	Reinhard(t), Lucas (29.11.1602–30.10.1615)	68	47–48	„Den 17. Augusti ist er von GOtt dem Allmechtigen mit kranckheit anheim gesucht worden / darauff den betrübte Fraw Mutter / nechst Gott auch alsbald **erfahrne Doctores, u[nd] ordentliche mittel der Artzney** gebrauchet / die denn unbeschweret sich erzeiget / den Knaben also bald besucht / u[nd] nachmals bey ihme allen möglichen fleis angewendet / und es an nichts erwinden lassen / wie denn durch vorleihung Göttlicher gnaden / [und] des **Herrn Doctoris fleis** sichs mit dem Knaben etlicher massen gebessert / **das er wiederumb angefangen in der Schul sich einzustellen** / aber es wehret nit lange / er kompt kranck wiederumb aus der Schulen anheim / dieweil ihn ein Fieber angestossen / und darneben ein gewaltiges stechen im heupte / darüber wiederumb die Fraw Mutter sehr erschrocken / und es Gott geklaget / und gebetet / darneben abermals eines geübten / und hochgelahrten **Medici** Rahts gepflogen / der dann in gleichem auch an seinem fleis nichts erwinden lassen. Nach dem aber es anders nit hat sein können [...] hat die kranckheit sich mercklich vormehret."

Signatur	Name	U. [S.]	SB [S.]	Schilderung des Krankheitsverlaufs und der medizinischen Maßnahmen
523924	Dehn gen. Rotfelser, Anna von, geb. von Kertzsch (21.10.1577–22.07.1615)	51	42–46	„uber ihrem harten und sawren Kreisten / sanfft und selig entschlaffen" „sondern es sind auch sonsten alle **Menschliche Mittel versuchet und gebrauchet worden.** So sind auch **Edele unnd Unedele vorstendige Weibspersonen bey ihr gewesen / ja es haben auch Fürstliche Personen durch ihre Frawen Hoffmeisterinnen allen möglichen fleiß anwenden lassen.**" „Darauff kam sie ein Frost und Schawer an / da auch bald grosse Hitz folgete: Und da sie in das Bette begerte / und es ihr zugelassen worden / begerte sie / man wolle sie doch ein wenig schlaffen lassen / darnach wolte sie gern weiter reden / und mittel brauchen lassen" „ohn alle ungeberde und schmertzen"
523927	Appeller, Agnes, geb. Scholl (07.05.1581–16.12.1614)	38	25–26	„schwanger worden / und in die zwantzig Wochen / zween junge Söhne getragen. Ist also ante partum onerosa, in partu dolorosa gewesen. [...] hat sich die Schwachheit bey ihr vermehret / unnd immer gefährlich mit jr worden / biß daß es kommen auff den neundten Tag jrer Schwachheit / ist sie in rechten Erkändtnuß [...] von dieser Welt abgeholet worden"
523929	Sonnenschmidt, Künigunda, geb. Buschingk (1590–21.11.1615)	19	17	„vor ungefehr fünff wochen / als sich die Schwachheit bey ihr hefftig mehren wöllen"
523939	Reideburg und Krayn, Elisabeth von, geb. von Eckwricht und Starrwitz, verw. von Gurckwitz und Kuschdorff (06.12.1587–12.12.1619)	56	54–55	„im Monat Novembri erstlich mit einem bösen hitzigen Feber und hefftigen Husten angegriffen / aus welchem hernach / wie der außgang bezeuget / die Masern entsprossen / an welchen sie sehr gefehrlich etliche Tage laborirt und kranck gelegen. Weil aber die Natur so starck nicht gewesen / daß sie selbige gar ejicirn und außtreiben können / unnd sich also gleichwol maligna materia umb die Brust und Hertz verhalten / ists endlich so weit kommen / daß eine gefehrliche plevritis und entzündung

Signatur	Name	U. [S.]	SB [S.]	Schilderung des Krankheitsverlaufs und der medizinischen Maßnahmen
523939 (Forts.)				in Seiten bey steten schweren husten zugeschlagen / dadurch sie allerseits dermassen abgemargelt / biß sie / weil auch die adhibirte **medicamenta**, an den[en] kein fleiß gesparet worden / nicht fruchten wollen / endlich gantz und gar succumbiren müssen"
523942	Pezold, Dorothea, geb. Baudis (30.03.1600–28.02.1621)	55	27–29	„In deme ihre schmertzen je mehr und mehr zugenommen / sie wenig schlafen können / übermeßige grosse hitze empfunden / auch andere Symptomata mite zugeschlagen / biß den 20. Februarii zu nachte ihr ein harter fluß gefallen / die rechte seiten biß an die Hertzgruben / die lincke aber / von derselbsten den gantzen Leib herunter getroffen"
523943	Schrötter, Augusta Eugenia (14.10.1619–04.01.1620)	46	29	
523945	Leutthärdt, Eva, geb. Gnise, verw. Klepper verw. Reiff (1562–07.12.1619)	86	74–76	„bey gehendem Leibe immerzu was übel auffgewesen / also hat sich das Ubel von Tag zu Tag geheuffet / biß sie den 24. Novembris eingefallen / und lagerhafft blieben ist / da denn also balde ein hitzige fluß und Catarrhus os& fauces, den Halß und das Zahnfleisch eingenommen / und **nicht geringe Schmertzen** verursachet hat. Unnd obwol neben andechtigem Kirchen und Haußgebet / die **Mittel der Artzney[en]** / auch **vernünfftiger Rath des Herrn Doctoris Medici, neben dem Balbier** / gebrauchet worden / so haben doch die **Schmertzen unnd Kranckheit** von Tage zu Tage uberhand genommen."
523947	Kratz, Maria, geb. Döring, verw. Gottwald (20.01.1583–25.10.1620)	54	50–53	„ein jahr vergangen / damit wir zu ihrem seligen abschiede kommen / ist sie den meistentheils baufellig gewesen / und durch eine innerliche hitze almehlich dermassen angegriffen worden / daß sie entlich selbst bey sich befühlet / es möchte mit ihrem leben zum ende gehen. Derwegen sie neben dem gebrauch **ordentlicher mittel** sich zu Gott dem HErrn gewendet"

Signatur	Name	U. [S.]	SB [S.]	Schilderung des Krankheitsverlaufs und der medizinischen Maßnahmen
523947 (Forts.)				„Am vergangenen Freytag des morgens gegen 8. uhr ist sie plötzlich und unvorsehens in tödliche leibes schwachheit gefallen / bey der ihr auch anfangs die sprache in etwas entfallen"
523949	Wätzmann, Christina, geb. Röseler (25.06.1547–1618)	52	49–51	„auch mit leibes schwachheit angegrieffen / also das sie fast inner halbe jares frist nit wol fort ko[mm]en und außgehen können: Hat sie solches für ein responsum mortis auffgeno[mm]en"
523954	Langenau und Wandritsch, Hans von (1572–13.11.1619)	44	42–43	„und ihn mit leibes beschwerung tödlich angegriffen. Denn alß er den 4. Novemb. von Troppaw aufgebrochen / und den 5. Nov. inn die Commenda Gröbnig angelanget / hat er sich daselbst angefangen zu klagen / auch die kranckheit so geschwinde zugenommen / das er den 10. Novemb. Rhats worden / von Krappitz auß anhero / nach dem Brieg sich führen zu lassen / damit er nechst Gott / den er in seinem gebet hertzlich ersucht / **auch vernünftiger Medicorum Rhat / alß der ordentlichen mittel** gebrauchen möchte. Wie denn bald zu seiner ankunft / I.F.G. Leib Medicus zu ihm ist erfodert worden / dem er seine kranckheit zuerkennen gegeben. Es ist aber die malignitas morbi allreit so tief eingewurtzelt gewesen / das des Herrn Medici gutter Raht / und der wolzubereiteten **Artney** kraft / an ihm gar nichts hat schaffen können. Derowegen er auch gar geduldig sich ihm genädigen und Väterlichen willen Gottes unterworffen"
524107	Gottfart, Johann-Christoph von (04.07.1580–22.10.1616)	30	25	„am verflossenen Montag nach Mittag / mit Leibsschwachheit hart zugesetzet / welche Leibsschmertzen sich deß Dienstages etwas gelindert / also daß er sich auß seinem Bettlein auffgestanden / und sich auff ein Stul begeben / da er also sitzend mit diesen Worten sein Leben seelig und Christlich geendet"
524109	Vloth, Martin (gest. 08.02.1617)	38	32–33	„Dann nach dem er nicht so gar fern so 70. Jahren gewest / unnd also ein hochgesegnetes und ehrliches Alter erreichet / hat ihn der liebe GOtt [...] mit Leibsschwachheit (war ein beschwerliche Brustkranck-

Signatur	Name	U. [S.]	SB [S.]	Schilderung des Krankheitsverlaufs und der medizinischen Maßnahmen
524109 (Forts.)				heit) angegriffen und zu Beth gelegt. Ob aber sein lieb Haußfraw wie ein sorgfeltige Mutter ihn mit **Artzney unnd kräfftigen Säfften und Wassern (dessen er dann in seine HaußApotecken ein vorrath hat-te)** auffwartete / jedoch weil er bey sich bald befand / der barmhertzige Gott werde ihm in dieser Welt sein Feyrabend geben / ließ er alle solche natürliche Hülff und Mittel fahren"
524151	Rüber Freiherr zu Puxendorff und Gravenwörth, Hans (1529–1584)	45	36–43 (Lp: 34–41)	„sonder ist auch auß vilen schweren unnd tödtlichen Kranckheiten / die er sein tag außgestanden / gleich als von den thoren des todts / herauß gezogen worden. Biß das entlich im vergangnem Winter / der Schlag in etwas berürt / und die Zungen ein wenig beschweret / und den lincken Backen zusamen gezogen. Zu wölches abwendung er zwar sich nach nach rath der ansehlichen **Artzeten** zu Wien / und Krackaw / in ein **holtz Chur** begeben / nach deren follendung / als er sich etwas besser befunden / ist er [...] zum theil / **bessern luffts halben / zum theil daß er ein wenig ruhe / von Stätten der Ungerischen unnd Teutscher Ritterschafft uberlauffen / unnd seine exercitia des leibs / böse feuchtigkeiten zuverzeren / unnd die natürliche hitz zu excitieren, haben möch-te / gereiset.**" „Sihe da greifft in den 8. Martij / nach dem alten Kalender / ein hitziges fieber an / das ihme bald die glider dermassen gelämet / daß er sich nicht mehr im Bett verwenden kont / und weret die hitz 24. stund aneinander darauß nicht allein er / sonder alle so bey im waren / leuchtlich abnemen köndten / er wurdte diß legers schwärlich auffkommen / wie er dann sel-ber sagte / wir müsten jetzt nicht auff **die Doctor unnd ihre Chur (weil deren nichts vorhanden) sonder allein auff GOTtes Allmacht sehen**" „Nachmals aber den 12. Martij, nach dem er vermerckt / daß die kranck-heit zunam / und der Cathar) / so ihme vom Haupt herab / auff die Brust / unnd nachmals in die rechte seiten / gefallen / darauß ein stechen

Signatur	Name	U. [S.]	SB [S.]	Schilderung des Krankheitsverlaufs und der medizinischen Maßnahmen
524151 (Forts.)				erfolgt / im hefftig zusetzet / hat er sich gentzlich zum sterben gerüst" „Ob er aber wol an seinem leib sehr grossen schmertzen gefühlet"
524249	Vogler, Marie, geb. Ans, verw. Orth (gest. 29.05.1613)	16	12–16	„etlich Jahr allerley Schwachheiten / die zweiffeln ohne vielerley Anfechtung verursacht / an ihrem Leib befunden" „hat sie gähling ein starcker Hauptfluß dermassen ubereylet / daß sie nicht mehr reden mögen [...] darauff gleich aller verstand verfallen / und derhalben keine empfindligkeit einiges schmertzens mehr gewesen / darauff sie dann Gott in wenig Stunden auffgelöset"
524261	Ruth, Chrysogonus (1557–06.06.1615)	48	45–47	„zuvor die H. Weyhnachtfeyertage sich zimlich mit der Kyrchen arbeit abgemattet / wird er mitten in der Predigt kranck / und wie sprachloß / und also von dieser Cantzel kranck herunter getragen / do man denn befunden / daß er etwas dem schlage berühret worden / und den rechten schenckel / so wol den rechten Arm troffen." „Unnd ob man zwar bald und die wehrende zeit seiner kranckheit immer zu mit **Artzneyen** fleissig an-angehalten [sic!] / und es sich anfanges etwas zur besserung wolte anlassen / **daß er auch schon etwas konnte aus / und in die Kyrchen gehen** / wolte es doch nicht bestandt haben / und fellet auffs newe wiederumb ein / vierzehentage nach Ostern / da er denn gar liegen blieben / und sich immerzu die Kranckheit geheuffet und gemehret / biß endtlich am H. Pfingstabende deß Morgen umb 8. uhr [...]"
524263	Loth, Elisabeth, geb. Schick (vmtl. 23.04.1579–22.08.1613)	75	69	„ihrer langwürigen Kranckheit entlediget"

Signatur	Name	U. [S.]	SB [S.]	Schilderung des Krankheitsverlaufs und der medizinischen Maßnahmen
524265	Passauerus, Chilianus, M. (gest. 25.01.1614)	32	22–24	„ob er gleichwol ein frischer kernhafter Mann war / ist er dennoch mit dem schmertzlichen unheylsamen Podagra / zu vielen mahlen so hart behaft gewesen / daß er vor der zeit alt / graw / und unvermöglich worden."
524271	Schade, Jost, Licentiatus beyder Rechten (gest. 26.04.1594)	39	17	„Bey ohngefehr 14. Tagen hat ihn ein Hauptweh überfallen / dabey er doch noch stehts seinen studijs als ein sehr arbeitsamer Herr abgewartet. Nechstverchienen Mittwoch gegen Abend / hat der Schmertz also zugenommen / daß er folgende Nacht etlich mal eines Predigers begert"
524271	Schade, Margaretha, geb. Mengershäuser, verw. Rücker (1543–23.01.1615)	39	38–39	„Als sie nun über das Jahrlang / von Gott dem HERRen mit sonderer Bawfelligkeit und Leibsschwachheit ist heimgesucht / unnd sonderlich bey einem viertel Jar her / mit sehr beschwerlichen schmertzlichen zuständen belegt gewesen / ist sie in der Warheit gantz willig und gedultzig gewesen"
524279	Wagner, Ambrosius (gest. 29.11.1585)	94	87–89	„da ihn viertzehen Tage lang gros Seytten stechen gemartert / und grosse Hitze hat geplagt" „Denn nach dem er den 16. Novembris grosse Schwachheit befand / die jn auch umbwarff / und niderlegt / hat Er mich den 21. dieses Monats schrifftlich bitten lassen"
524291	Opitius, Josua. (gest. 11.11.1585)	70	64	„auch das Hauss dermassen gereumet hat / das vom 3. Octobris an / biss zum 11. Novembris / Er / sein Weib / und fünf Kindlein / das sind 7. Personen daraus gestorben sind." „geschwinden / tödtlichen Abgang"
524292	Schaderitz, Sibilla von, geb. Spiegel von Badrina (gest. 09.08.1584)	38	35–37	„Mitler weile ist sie in jhrer Schwachheit gedültig gewesen / also / das kein zeichen der ungedult an ihr zu spüren"

Signatur	Name	U. [S.]	SB [S.]	Schilderung des Krankheitsverlaufs und der medizinischen Maßnahmen
524295	Mansfeld, Hans Hoier Graf von (1525–26.03.1585)	79	53–55; 57–64	„Folgende tage uber / weil die Kranckheit sich immer gemehret / und dem Heubt hart zugesetzet / haben seine Gnaden angefangen bissweilen von allerley zu reden / wie dieser Kranckheit art ist / sich aber doch bald zu rechte weisen lassen" „den viertzehenden Martij [...] wie auch folgendes Montages und Dinstages hat sein Gnaden sich mat und schwach befunden / und am folgenden Mitwoch gar zu Bette begeben." „Am Mitwochen den 24. Martij, hat S. G. schwerlich angefangen zu reden / und weil S. G. wenig schlafen hat können / ist das Delirium, und verrückung der Sinne und Vernünfft / darauff erfolget."
524311	Wehr, Agatha von, geb. von Wichsenstein (gest. 29.01.1589)	79	76–77	„bey newlichen Tagen / in tödliche Kranckheit gerahten / darin sie dann uns Kirchendiener auß Gottes Wort angehört"
524393	Walpurger, Wilhelm (19.02.1545–26.10.1612)	24	20–21	„mancherley Widerwertigkeiten außgestanden / welche ihn auch so mürbe gemacht / dz er jetzo für fünffthalben Jaren / ausser dem Hause / an einem andern Ort (Anno 1608 Acht Tage für Faßnacht) von dem Schlage gerühret / unnd so unvermüglich geworden / daß man ihn auff einem Wäglein heimführen müssen. Von der zeit an / hat er etliche unterschiedliche Paroxismos apoplecticos unnd Epilepticos außgestanden / darbey er doch sich / so viel Menschlich / gedüldig erzeiget" „Wie er denn solches auch an verschienenem Mitwochen vor acht Tagen begeret [die Kommunion] [...] Nach diesem hat man ihn mit guter Wartung / wie auch die gantze zeit seiner Schwachheit / mit **kräfftigen Medicamenten, biß auff verschienenen Montag bedienet / u[nd] fast auff die Natur auffgehalten.** Weil sich aber die Schwachheit je mehr und mehr vermehret / hat man den Prediger wider zu ihm erfodern lassen"

Signatur	Name	U. [S.]	SB [S.]	Schilderung des Krankheitsverlaufs und der medizinischen Maßnahmen
524394	Bauhin, Johann, Doctor der Artznei (1541–26.10.1612)	55	53–55 (Lp: 45–47)	„in außgestandener letzten Kranckheit / die doch nicht lang geweret" „mit ein[em] kleinen Frost angegriffen / u[nd] Lägerhafft werden lassen" „setzteten folgend[en] Tag die Schwachheiten etwas stercker an / also das es umb den Mittag das ansehen gewo[nn]en, Er würde bald den Weg alles Fleisches gehen"
524470	Gircke, Johann (gest. 23.09.1594)	30	29–30 (Lp: 23–24)	„Denn ohne gefehr vor 14. tagen ihn ein Fiber angestossen / **daran er sich curiren lassen** / also daß es die hoffnung mit ihme gewonnen / er solte nun seiner Gesundheit gestituiret sein / am vergangenen Sontage aber hat sich unversehens die Recidiva funden / die ihn mit hefftig anhaltender Hitze im ersten Paroxysmo auffgerieben."
524472	Lagus, Fridericus, Doctor der Artzney (1514–13.10.1593)	30	–	
524558	Schilling, Adelheyd, geb. Castens (gest. 11.03.1596)	23	20–21	„Ihre Kranckheit belangend / ist die Schwindsucht gewesen / Sie hat im ablauffenden 95. Jahre fast ein halb-Jahr in Lübeck kranck gelegen / ist auch seidhero allezeit mit Christlichen sterbens Gedancken umbgangen"
524559	Colrepius, Anna, geb. Zitzewitz von Zitzewitz (gest. 23.03.1614)	39	38–39	
524569	Hacke, Conradus, M. (18.01.1557–30.09.1613)	24	24	„Je bißweilen ist er seiner matten Natur nach schwach uimd lagerhafftig worden" „Da wird nun seine durch viel Creutz / Sorge und Kranckheit geengstigte Seele unaußsprechlicher massen erquicket"

Signatur	Name	U. [S.]	SB [S.]	Schilderung des Krankheitsverlaufs und der medizinischen Maßnahmen
524575	Rackel, Barbara von, geb. von Gersdorff (1596–26.03.1616)	71	57–60	„mit stetwerender Kranckheit / und harter Leibes Schwachheit **uber 2. Jahr lang** / nach dem sie mit jrem lieben Junckern vorsaget worden / Väterlich daheim gesucht und angegrieffen: Wie denn dererhalen hierüber bekümmert jhre geliebte Eltern / mit anstellung ihrer Hochzeitlichen Ehren Frewden / langen auffschub nehmen müssen / und von einer Zeit zur andern der besserung gehoffet / auch mit auffwendung grosser Unkosten nichts gesparet: Weil es aber uber angestelte Menschliche **mögliche Mittel vieler Ertzte und Medicorum** gar nichts helffen wollen / hat sie also nach Göttlichem Willen ihr Creutz von Gott zugeschicket" „alle Schmertzen mit Gedult erlitten"
524584	Nostitz, Anna Maria von, geb. von Schkopp (gest. 18.09.1614)	59	–	
524584	Seidlitz und Fürstenau, Sebastianus von (1601–1601)	59	–	
524586	Falckenrede, Hippolyta von, geb. von Erichsleben (1543–08.11.1614)	28	25–28	„Solches [der Tod ihres Sohnes, Anm.d.A.] ist zumal den Eltern sehr schmertzlich fürkommen / daß auch die Mutter seithero in kümmerliche Gedancken gerahte / und sich nicht leichtlich hat können zufrieden geben: Was hertzt / das schmertzt: Was liebes / das betrübet" „wegen langwiriger Leibsschwachheit durch unversehenen Fall / in dem sie bey vierdhalb Jahren schwerlich habe hören und reden / noch sich selbst speisen noch trencken können / hat sich müssen von andern heben / legen / tragen und warten lassen: Ist 71. Jahr alt worden: In Sorgen ist sie gestecket und gleichsam zum Kinde worden / aus Kummer und Harm wegen tödliches abgangs und verlust ihres einigen liebsten Kindes"

Signatur	Name	U. [S.]	SB [S.]	Schilderung des Krankheitsverlaufs und der medizinischen Maßnahmen
524794	Heseler, Godtfried von (gest. 15.09.1617)	31	29–31	„Er hat seine stette Todes gedancken gehabt / wie er dann offte / weil er einen Schaden am Leibe gehabt / wider mich gesagt / Herr Pfarr / dieser wird mich einmal auffreiben"
524801	Hentznerus, Paulus (29.01.1558–01.01.1623)	32	25–28	„die Häuffung der grossen Schmertzen" „ist ihme fast ein Acht tage vor seinem seligen Abschiede ein hartter Fluß gefallen / und darauff auch am vergangenen Donnertage Acht tage bey ihm sich ein hefftiges Schlucken ereiget / welches ihme dann vollends seine Leibeskräfften und Appetit zum essen / welches ohne diß bey ihm schlechte gewesen / gäntzlich benommen. Biß endlich gestern vergangen Acht tage umb Mitternacht / Er vom Schlag auff der rechten Seitten berühret worden / damals ihme denn etwas die Sprache entfallen"
524823	Kirsten, Barbara, geb. Schröter (06.01.1585–05.03.1631)	52	26	„nach 14. tägiger kranckheit / abgefodert"
524824	Schröter, Barbara, geb. Vogel (25.03.1568–09.02.1631)	20	19–20	„Cujus rei vel potissimum morbus ipsius, qui ex vulnere periculoso, quod ante biennium ex lapsu in altero crure accepit, originem traxit, esse testimonio lucul[en]tissimo potest. Nam etsi quidem hoc vulnus aliquatenus curatum, ut domo exire & visitare templum rursus potuerit, nunquam tamen verè c[on]solidari potuit, sed recrudescens majores indies dolores ac molestias procreavit, tand[emque?]; ante hebdomadas XIV lecto planè e[am] affixit. Toto ergò hoc decubitûs & morbi t[em]pore precibus sese Deo c[omm]endavit"
524965	Sebaldus, Johannes (1566–30.03.1617)	44	41–44	„Bey trewer gleissiger / und mühsamer verwaltung seiner unterschiedenen Kyrchendienste / haben seine leibeskreffte / nicht wenig abgenommen / das er biß dahero etlich Jahr zimliche beschwerung auff der Brust / unnd schweren Athem befunden / auch dessenthalben etlichmal niedergelegen / Ob ihme aber wol von Gott / durch trewlicher Medi-"

Signatur	Name	U. [S.]	SB [S.]	Schilderung des Krankheitsverlaufs und der medizinischen Maßnahmen
524965 (Forts.)				**corum Cur ohnd Rath** zimlich wieder auffgeholfen worden: Haben doch seine uberheuffte Amptsverrichtungen ihne allezeit wiederumb geschwecht."
524988 524988a	Schwanengel, Johannes (1556–14.05.1617)	56	46–49	„Seine Kranckheit belanget / wissen ewer Lieb selber / daß es das liebe Alter gewesen / davon wir im Eingang gemeldet / dasselbe Beschwerung er fast in die zwey Jahr gefühlet / Safft / Marck unnd Krafft ist bey ihm vertrocknet / biß er die Osterfewrtag nach gehaltener Früpredigt gar lagerhafftig worden / und endlich ausgegangen wie ein Liecht."
524989	Ludovicus, Nicolaus, M. (06.04.1550–27.06.1617)	71	65–69	„Betreffend endlich seine Schwachheit und Sehligen Abschied / ist jderman wissend / das Er von etzlichen Jahren anhero sich ubel befunden / von Jahr zu Jahr schwächer worden / das er auch offte / wie denn vorm Jahre / des Lebens sich vorziehen [...] biß er vergangen 17. Februarii dieses Jahres / von einem Dreytäglichem Feber des Nachts angestossen" „Und ob wol der Edle / Ehrenfeste und Hochgelarte Herr **Johannes Mylius, Philosophiae & Medicinae Doctor** [...] allen möglichen fleis angewendet / hat doch endlich / weil die Leibes Krefften wegen Alters gar erschöpfft / die Kranckheit sich in Marasmum senilem, oder schleichende Verzehrung geendet / und den mediis obgelegen"
524994	Scultetus, Anna, geb. Sehliger (21.11.1575–16.02.1616)	55	47–53	„Den 1. Septembris verschienen 1615. Jahrs / ist sie mit einem hitzigen Feber eingefallen / und an ihren krefften empfindlich abgenommen / biß sie endlich mit dem anfang dieses 1616. Jahres gantz lägerhafftig worden / da sie dann auch geget: dieses würde ihre letzte Niederlage sein. Hat sich also Gottes willen gentzlich ergeben / und das gemeine Gebet für sich in beiden Kirchen zuthun begehret / wie auch geschehen / daneben die von Gott verordneten mittel der **Ertzneien stets gebrauchet / doran der Edle Herr D. Johannes Mylius**, ihr hochgeehrter Herr Gevatter allen fleiß und trewe zu Tag und Nacht erweiset." „als die schmertzen sich innerlich geheuffet"

Signatur	Name	U. [S.]	SB [S.]	Schilderung des Krankheitsverlaufs und der medizinischen Maßnahmen
525066	Lange, Ernst von (17.10.1575–21.02.1621)	56	52–54	„Solche seine Leibes Schwachheit Krankheit und unvermöglichkeit hat sich fast in die **neun Jahr** erstrecket / Da denn seine vielgeliebte Hauß-fraw / als einem trewen Ehegaten gebühret und sehr wol anstehet / Tag unnd Nacht mit fleissigem **pflegen unnd warten** bey ihrem lieben Schatz unnd Ehe-Junckern gar nichts hat mangeln lassen." „Es hat zwar seine grosse unterschiedene beschwer unnd Bettlage-rung / durch GOTTes verhengnis sich hefftig vormehret / also das eine Kranckheit unnd Symptoma dem andern nicht recht hat können wei-chen" „Seinen Abschied betreffende / ist er den 19: Februarij umb 10 Uhr deß morgendes ziemlichen matt worden / unnd uber kurtzen Othem gekla-get" „felt er in eine harte Ohnmacht / und da er wegen grossen **fleisses** so bey ihm angewendet / wieder zu sich selber kommen / hat er also balde begeret / sich mit GOTt zu versöhnen" „Doch ist der löblichen **Artzeney** auch nicht vorgessen worden / wie Sirach am 38. nach der lenge hievon instruiret und lehret / inn dem die itzige hochbetrübte Wittwe zu dem Hochgelarten Ehrenvesten und **weitberühmbten Herren Doctorem** [...] geschicket und sind gnugsa-me **mittel und Artzeney** vorhanden / aber keine nicht hat sollen oder können helffen / weil sein sterbstündlein war herbey kommen / unnd der Todtenseiger uber ihn außgelauffen"
525077	Schneider, Nicolaus (1560–18.12.1621)	51	47–49	„Hat sich seine Schwachheit gleich furm Jahre / an den Heiligen Weih-nacht Feyertagen angefangen / Da er [...] lagerhafftig blieben: (welches wie es der außgang beweiset / bedeutet / das er uber ein Jahr denselben / als heut erfolgt / in die Kirche und von dannen in sein Ruhkä[mm]erlein folgte getragen werden.) Denn ob ihm zwar GOtt wiederumb hernach **genädig auffgeholffen / das er seine verrichten können** / haben sich doch i[mm]erzu allerhand beschwerung bey gehen-"

Signatur	Name	U. [S.]	SB [S.]	Schilderung des Krankheitsverlaufs und der medizinischen Maßnahmen
525077 (Forts.)				dem Leibe geheuffet / biß ihn der liebe Gott / nach seinem Väterlichen willen [und] wolgefallen / abgewichenen Laurenti, instehendes 1621 Jahres / gäntzlich auff das Sichbette geleget und behalten."
525080	Waltherus, Zacharias (1597–6.08.1619)	46	33	„vor acht Tagen ohn gefehr ein Hitziges Fieber also abgemattet / daß er gespüret / sein ende würde verhanden seyn"
525853	Friderich, Margaretha, geb. Betz (gest. 17.09.1606)	35	24–26	„Da nun ihre Leibsschwacheit / welche lang zuvor an ihr vermerckt worden / uberhand genommen / Also / daß sie sich gäntzlichen auff jr Kreistbettlein legen müssen"
526001	Starhemberg, Reichard von (gest. 08.02.1613)	55	43–45	„ohngeacht sie sich allbereyt im Haupt ubel befunden / sonderlich aber die Augen sehr geklagt" „haben sie deren einen mit Namen geruffen / ihn bey der Handt ergriffen / und begert / ihme den Fluß von der rechten seiten deß Haupts / herunter zu streichen / und dasselbig etlich mal widerholet / mit vermelden / wo der schmertz am grössesten." „ich hab mich lang darfür geförcht / dann die Starhemberger und Rogendorffer haben alle diese Kranckheit gehabt"
526006	Stetten zu Kocherstetten und Buchenbach, Johann-Joachim von (22.03.1606–23.03.1613)	31	20–21	„seine Augen ihm auch von den Urschiechten vast zugeschworen gewesen / hat er doch mich unnd andere / bey der Sprache / wol erkennet"
526011	Drandorff, Magdalena Armgard von, geb. von Kanne (23.03.1613–02.04.1613)	44	42–43	„Endlich ist sie auffs newe im Monat Martio in diesem Jahr mit beschwerung des Häupts und andere Schwachheit befallen / und da sie wie die liebe Rahel von Gott widerumb auffs newe mit Leibes frucht gesegnet"

Signatur	Name	U. [S.]	SB [S.]	Schilderung des Krankheitsverlaufs und der medizinischen Maßnahmen
526022	Schmid, Eva Regina (19.04.1602–30.06.1613)	40	20	„Hat demnach Gott der Herr (uber die nechste auch gefehrliche kranckheit / vor ungefehr zweyen jahren/) am negst verschienen Freytag / mit einer gefehrlichen und beschwerlichen kranckheit / mit einem Seitenstechen u[nd] Fluß / es Vätterlich heimgesucht und angegriffen: Darzu dann auch grosse hitz / und endtlich die gemeine Kinder Kranckheit / die genandte Wüste Barblen geschlagen / daß es endtlich gestrigen Tags / Mittwochens den 30. Julij [...] seeligen eingeschlaffen"
526037	Berlepsch, Margreta von, geb. von Döringenberg (17.01.1577–14.11.1613)	32	23–30	„mit langwiriger Leibsschwachheit Väterlich heymgesucht" „Unnd ob wol ihr lieber Juncker / auß hertzlichem mitleiden und betrübnuß allerley mügliche und Menschliche mittel der **Artzney** bey ihr angewendet / hat sie doch bald vernommen / was der liebe GOtt mit ihr im Sinn habe / und hat nach dem Rath Syr. 38. sich nach dem rechten Hi[mm]lischen Artzt umbgesehen" „Ich hab wol Kranckheit unnd Schmertzen / aber kein Trawrigkeit / sondern tröste mich mit dem gnedigen Willen Gottes"
526976	Schmid, Margaretha, geb. Buhler (gest. 20.09.1602)	28	21–22 (Lp: 19–20)	„Nach dem sie nun das sibenzigst Jar ihres Alters erreicht / vierzig acht Jar mit ihrem Haußwürth im Ehestand gelebet / und manch Creutz / sonderlich ein leidige und schädliche Brust / vor zweinzig Jaren / wie dann auch sonsten in ihrem Alter / tägliche Leibsschmertzen / außgestanden / ist sie vor fünff Wochen niderfällig / und nach Gottes Willen / immer kränker worden. Darauß sie bald vermerckt / daß die Zeit ihres Abschieds auß dieser Welt / für der hand seye"
527001	Frisius, Abrahamus (20.08.1570–13.05.1627)	91	45–46	„Am Beth-Sontag / Anno 1627 / nach verrichteter Ampts-Predigt / hat er sich übel befunden / [...] und zu bette begeben müssen / erstlich hat er Stein und Colica geklaget / hernach aber ist ein Steckfluß gefolget. Und ob zwar auch alsbald rath gepfleget worden / unnd der Herr **Medicus** an

Signatur	Name	U. [S.]	SB [S.]	Schilderung des Krankheitsverlaufs und der medizinischen Maßnahmen
				ihme nichts erwinden lassen / jedoch weil das von Gott ihme bestimpte Stündlein kommen war / hat er nicht lange gelegen"
527017	Lucka, Adam von (gest. 20.10.1611)	43	39–42 (Lp: 37–40)	„des Todes stachel at müssen fühlen / und hat dessen vorbot schwachheit und Leibes unvermögligkeit / das alle kreffte bey ihm mit gewalt abgenommen / ein gantzes Jahr hero gespürt und empfunden / darwieder er **allerley ordentliche mittel unnd praeservation** unterschiedlich gebraucht / sich auch in die **Cur nach Grosglogaw** begeben / aber das Stündlein ist nur da / [...] er leget sich gantz und gar in seiner wiederkunfft vor fünf wochen ohn gefehr ein / es schicket sich mit ihm alles zum Ende." „unnd fodert ihn sanfft unnd linde / ohne alle wehe unnd todes schmertzen den 20. Octobris"
527026	Preuss von Preussendorff, Daniel (1529–28.05.1611)	55	51–55	„daß Er Naturâ incliniret gewesen ad Catarrhos suffocativos, und sind dieselben nicht wenig durch die schweren Expeditiones und Elucubrationes, davon vorhin außführlich meldung gescheh[en] / geursacht / ja auch letztlich durch das hohe Alter von tage zu tage noch beschwerlicher vermehret word[en] / also / dz er nun bey vier oder fünff jahren vielfaltige lebens gefehrliche Paroxysmos außge[standen]. Bey diesen beschwerlichen Kranckheiten / die in Warheit vorboten deß Todes gewesen / hat Er als ein Christ gnugsam seine Sterbligkeit verstehen / unnd aus GOttes Wort abnemen können / das Er eines mals den Weg aller Welt würde gehen müssen. Und ob er wol die letzten Jahre über etwas ansehnliches auff die **Medicos und die Medicamenta** gewendet / und **das Ansehen gehabt / als wenn er sich etwa für dem Tode entsetzte** / so waren doch diese seine Formalia: Weil der Mensch eine edle Creatur Gottes / und zu dessen Bilde erschaffen / **So wolt Er auch nicht gerne an seiner Gesundheit was verseumen** / und wieder das fünffte Gebot sündigen / sonst sey Er bereit zu sterben / wenn es GOttes wille."

Signatur	Name	U. [S.]	SB [S.]	Schilderung des Krankheitsverlaufs und der medizinischen Maßnahmen
527026 (Forts.)				„ist Ihn / wieder jemandes verhoffen / eine grosse Mattigkeit angestossen / darüber Er denn in eine Ohnmacht gefallen / Also / das man ihn durch **erwerung und abhibirung starcker Wasser und krefftiger Artzneyen** / GOttlob / wieder zu sich selber bracht. Man hat aber alßbaldt gesehen / Er hat es auch selber zuverstehen geben / daß Er von diesem Paroxysmo nicht in die lenge würde genesen / es ist auch darauff der Catarrhus immer hefftiger auff die Brust gefallen / denn **wie fehrlichen Er sonst zu ander Zeit deß Medici begeret / hat Er doch zu diesem mahle solche niemals erwehnet** / sondern aus Mattigkeit folgenden Dinstag / Mitwoch unnd Donnerstag viel geschlaffen"
527028	Marwitz, Peter von der (22.11.1557–24.07.1612)	64	53–61	„Es hat sich aber seine Kranckheit angefangen den 23. Febr, so ihm ein harter Catharrus auff die Brust gefallen / jedoch hat er noch reisen können [...]. Dieweil aber der Catharrus nicht allein angehalten / sondern sich auch ein gewaltiger Husten / so ihme seinen gantzen Leib erschüttert / gefunden / hat er alsbaldt zu abwendung desselben / als er heimkommen / [...] **Medicum &c.** seinen Rath hierin mit zu theilen erbeten / Welcher zwar durch Göttliche hülffe den Catharrum und Husten **etlicher massen abgefüret und gestillet** / Aber es seind bald nach dem abreissen **andere symptomata** mehr darzu geschlagen / als der Schwulst an Schenckeln / unnd andern Gliedmassen / Darumb dann auch **wolermelter Doctor folgig darauff den 16. Martij wieder bittlich** anhero zu ko[mm]en / und ferner deßfalls auch Rath mit zu theilen angelanget worden / der auch baldt kommen / **aber nicht allzu wol gegen mir getröstet** / mit bericht / daß die Häuptglieder der viscerum sehr verletzet / und deßweg[en] **gefahr deß Lebens** dabey wer / hat aber **an guter verordnung / was zu auffhaltung u[nd] sterckung derselben nötig / nichts mangeln lassen**. [... Anderer Medicus,] der auch müglichen fleiß zu abwendung deß Hustens und ander Beschwerung angewendet. Aber es heißt: [...] Es ist kein Kraut im Garten / Das wider den

Signatur	Name	U. [S.]	SB [S.]	Schilderung des Krankheitsverlaufs und der medizinischen Maßnahmen
527028 (Forts.)				Todt will arten. Denn die Kranckheiten und Mattigkeiten haben sich immer gemehret." „Es wolte aber der Husten u[nd] Schwulst / ob man wol **allerley mittel** adhibiret, nicht nachlassen" „Den 20. Julij ward der Herr Doctor Pannonius wieder erfodert" „Auff den 24. Julij ward nun der Juncker immer schwächer / kunte nichts zu sich nehmen / allein daß man ihm zur **Sterckung** von **Zimmet und Cappaunenwasser** einflössete. Gegen Abendt nahete es sich immer zu seinem seligen Ende" „Das haben mit angehöret und gesehen [….] der Herr **Doctor Wenceslaus Pannonius**"
527038	Hohberg, Margaretha von, geb. von Bock (1591–04.03.1612)	86	33–37	„mit einem jungen Erben gesegnet / [….] dann widerumb also gestercket / das sie in kräfften teglichen zugenommen / also / das sie [...] nicht vermeinet / daß sie so balde mit tödlicher Kranckheit hette sollen uberfallen werden" „geschehen / Da denn Diarrhaea sich mit zimlichem grossen schmertzen und reissen funden / welches continuè nach einander gewehret und angehalten / also / das sie keinen natürlichen Schlaff oder Ruhe hat haben können. Und Ob zwar vom **Herren Medico Doctore** aller möglicher fleis fürgewendet worden / auch **allerley ordentliche mittel** versucht / so viele solche Patienten möglichen zu gebrauchen / haben doch die Kräfften wegen steter anhaltender Schmertzen dermassen abgenommen / und ist die Natur also hefftig debilitiret worden / das sie fast selbsten an ihrem Leben angefangen hat zu zweifeln: Jedoch noch verhoffet der linderung ihrer schmertzen [….]"
527796	Liebenstein, Hans von (beerd. 07.09.1563)	59	55–58 (Lp: 25–27)	„Als er nun kurtz verschiener tagen in dise seine letzte beschwerliche Kranckheit gefallen & unnd jm dieselbige hefftig züsetzen wöllen / hatt er sich hertzlich nach mir gesenet und verlanget."

Signatur	Name	U. [S.]	SB [S.]	Schilderung des Krankheitsverlaufs und der medizinischen Maßnahmen
527796 (Forts.)				„Unnd ob er wol ein **unsäglichen schmertzen** an seinem Leib erlitten / hat jm doch Gott neben dem verstandt / den er schier biß in sein letzten seüfftzen behalten / ein besondere grosse u[nd] Christliche gedult verliehen"
527798	Starhemberg, Erasmus von (beerd. 10.09.1560)	77	–	
528095	Stange und Stohnsdorf, Rebecca von, geb. von Schindel (gest. 1593)	78	39–44; 66–73	„bey gehenden leibe ein gantzes Jar übel aufgewesen / Und folgendt vor jrem Abschiedt gantzer Sechzehen wochen aneinander / gar liegen blieben. Hat sie als bald den ersten tag / kein ander Medicament oder Ertzney / ausser der allein heilsamen / fur jre Seele / das sie sich mit Gott versühnet [...] begehret." „Auch diesem nach Gott nicht versuchen wollen / sondern derer von Gott verordneten Natürlichen Artzeney sich gebrauchet. Als aber dieselbigen nicht zulangen wollen / und sie sich immer schwecher befunden / hat sie ohn einige Menschen anregen / jr irdisches Testament gemacht"
537788	Lange von Krugberg, Johan (12.11.1595–30.11.1647)	68	61; 64–65	„gehoffet / und vielleicht Er selbst vermeinet (weil Ihm GOTT der HErr eine gute starcke und gesunde Natur verliehen) das die anfangs gering scheinende Niederlage Ihn nicht wegraffen würde." „in die vierde Woche mit gedult ausgestandener niederlage / sanfft und selig seine sprache und Leben beschlossen"
537789 537790	Hyllerus, Martinus (28.09.1575–14.08.1651)	80	47–48	„Vergangenen dritten Julii in diesem 1651. Jahr / hat ihn die Hand des Höchsten berühret auff der rechten Seiten / [...] daß er den rechten Arm und Schenckel nicht stille hat halten können / auch mit der Rede allerdings nicht fort kommen konnte / da denn alßbald zu dem **berühmten Medico und Practico** [...] allhier ist geschicket / und er consuliret

Signatur	Name	U. [S.]	SB [S.]	Schilderung des Krankheitsverlaufs und der medizinischen Maßnahmen
537789 537790 (Forts.)				worden / welcher auch willig ist gewesen alsobald zuerscheinen / und ihm köstliche **medicamenta** zum brauchen verordnet / die auch ihren **effect erreicht haben / das nechst Göttlicher Hülffe unser Herr Hyllerus nach wenig Wochen zimliche Besserung vermercket [...] hat er sein Ampt aufm Lande und in der Stadt abermals verrichtet** „er habe vergangene Nacht nicht wol geruhet / und ihm sey gar ubel / hat sich auch ein Schlucken und grosser Angst- und Todes-Schweiß am Gesichte funden / und ohn allen zweifel der vorige Schlagfluß gewesen" „Darauff bald zum **Herrn Medico** und auch Herrn Archidiacono geschicket worden / welche bald in eyl erschienen / und wol gesehen / das es **sein letztes Stündlein sey.** Ist derowegen ihm zugeschryen worden kurtze Stoßgebetlein [...] Darauff der Seel. Herr Probst gantz stille biß umb 8. Uhr gelegen / und also sanffte und seelig eingeschlaffen ohn alle Ungeberde"
539213	Bucher, Anna (10.03.1580–01.01.1598)	52	44–47	„Den da diese Jungfraw Anna der Allmächtige Gott nach seinem Raht und willen / am verschienen Christabend mit Leibes Kranckheit angegriffen / hat sie sich bald in Gottes willen zum sterb[en] ergeben / ihr Kranckheit mit grosser gedult ertragen" „und die Kranckheit sampt der Hitze mit gewalt hat zugeno[mm]en"
539478	Halen, Gerhart von (12.12.1584–07.02.1638)	106	61–63	„auch in seinem langwirigen Lager und Kranckheit / welche 15. Wochen continuè gewehret"
539562 539563	Keseler, Caspar (09.08.1626–05.10.1678)	88	43–48	„vor etlichen Wochen ein Febrilischer Affect angesossen / welcher zwar damalen durch Gebrauch ordentlicher Medicamenten gehoben worden / indessen aber ein Bothe des traurigen Erfolgs gewesen. Denn verwichenen 26. Septembris, war Montags vor Michaelis / hat den seeligen Herrn ein Schauer / und darauf folgende Hitze / nebenst hefftigen

Signatur	Name	U. [S.]	SB [S.]	Schilderung des Krankheitsverlaufs und der medizinischen Maßnahmen
539562 539563 (Forts.)				Schmertzen in den dicken Schenckeln / Reissen in dem Genicke / und Stechen in der lincken Seiten angefallen; Da dann [**zwei Ärzte**] gefordert worden. Es schiene zwar als wenn Dienstags eine ἀπυρεξία und Nachlassung der Hitze und andere Zufälle erfolgen wolte / darauff auch Mittwochs wiederumb ein Schauer und Hitze / welche in die 28. Stunden wehrete / von neuem antrat / das man urtheilen konnte / es würde ein Febris tertiana obhanden seyn. Weil aber gleichwol einige bedenckliche Sachen mit unterlieffen / ist nicht getrauet / sondern eine malignitas besorget und deßwegen alsobald mit **Bezoarticis** angehalten worden. Am Tage Michaelis besänfftigten sich alle Symptomata, und war die Nacht darauff ziemlich ruhig." „Weil aber die Signa über alle massen böse waren / welche die **Medicum** schreckten / und verursachten / daß Er bey diesem stillen Wetter sich eines hefftigen Sturms versahe / wolte Er mit **Artzneyen** demselbigen vorbauen." „Deß Sonntags spürete man **schon petechialische Flecken.** Ob nun zwar mit Artzneyen niemals gefeyret worden; so hat man **doch numehr desto eyferiger mit denselben** angehalten: Welche auch alle geschienen ihre Würckungen zu haben / sintemals darauf der **Schweiß häuffig gegangen / die Flecken je mehr und mehr herauß getreten** / die Signa sich einiger massen gebessert / und die Ruhe also beschaffen gewesen / daß man darmit hätte können vergnüget seyn."
539564 539565	Keseler, Caspar (02.06.1593–14.12.1662)	72	49–55	„ein ziemlich harter Frost und darauf folgende anhaltende Febrilische hitze sambt einem schweren Athem und mit unterlauffender Husten ohne eintzige anzeigung der vorhin gemeniglich sich hierauff eieigneten Gichtflüsse befallen. [...] dieser Krancklheits Anfang Tertianae intermittenti ähnlichen. Nachdem aber [...] **Medicus und berühmbter Practicus** / der alsobalden consuliret worden / theils Solstitium hybernum instans, theils / wie offte in vorigen Jahren / die / hohen Alters halben /

Signatur	Name	U. [S.]	SB [S.]	Schilderung des Krankheitsverlaufs und der medizinischen Maßnahmen
539564 539565 (Forts.)				geschwächte Natur / sich kaum / per humorum abundantium ad articulos expulsionem, liberiret, wohl beobachtet / hat Er diesen Rigorem, sine consuetâ excretione factum, als ein Zeichen Succumbentis Naturae, welche die Viscera **nicht mehr / durch gewüntschte Abführung der widernatürlichen Feuchtigk. zu Salviren vermochte** / höher / alß die mit drunter steckende Tertianam schätzen müssen / gestalt diese / **nach adhibirung tauglicher Mittel sich** / vermittelst Göttl. Segens **unschwer curiren lassen.** Ubrigens hat Er / wie vor ehrmahls / durch Gottes Gnade / glücklich geschehen / der schwachen Natur die Hand fleißig gebothen / und Sie per varias revulsiones (so viel nur die Schwachheiten zulassen wollen) ad Exteriora zu leiten gewüntschet / hat aber / nach GOttes Willen / dießmahl nur vergeblich gearbeitet und seinen Zweck nicht erreichen können. Denn obgleich die gesuchte Gicht / auff gewonnene **Medicamenta**, die rechte Hand zu berühren angefangen / so ist doch der vorhin geschwächten / und itzt / durch das serum transmissum / noch mehr bekränckten Lunge / nicht allein kein erleichterung zukommen / sondern es hat der voriger Zeit schon befürchtliche Steckfluß vor dieses mahl so über hand genommen / daß der Seel. Mann solchen vor einen Todes-Bothen erkennet"
542013	Opizius, Tobias (09.12.1648–03.04.1678)	63	60–62	„Wiewohl nun der Seel. Herr Diaconus, eine zeitlang mit einem ziemlichen Husten beleget gewesen / so hat Er doch die meiste Ursach seiner zunehmenden Kranckheit dem großen Schrecken / so Ihnen der wüttende Frantzose (mit erstürmung ihres Städleins und Vestung) eingejaget" „hat sich ehe Er nach Leipzig kommen / der Hust vermehret und einige Schwindsucht bey ihm ereignet; ob Er nun gleich in Leipzig von seinen Herrn Schwager und Frau Schwester wohl in acht genommen und gepfleget worden / hat sich doch die Unpäßligkeit nach und nach vermehret

Signatur	Name	U. [S.]	SB [S.]	Schilderung des Krankheitsverlaufs und der medizinischen Maßnahmen
542013 (Forts.)				[…]. Ob Sie nun bald den **Herrn [Arzt] zu Rathe genommen / gutte Artzney-Mittel** anwenden lassen / und seiner Gesundheit / […] gerne rathen wollen / so hat doch der Husten und die Mattigkeit (worbey Er auch einen bösen Hals bekommen) mercklich zugenommen" „und erwartete des HErrn gnädigen Willen geduldig. Unterdessen ward mit möglichsten Artzney-Mitteln / wie nichts weniger mit sorgfältigster Wartung fortgefahren / aber leider! alles vergebens und ümbsonst / sondern die Kräffte nahmen ab / daß Er seiner 3. Tage vor seinem Ende / nicht mehr mächtig war / und als Er vergangenen Sontag nach Mittage fast mit dem Tode umbging / auch Ihm der Fluß so hefftig auf die Brust fiel / der ihm große Quaal verursachte / und Er merckte / daß der gefallne Fluß nicht wieder nachlassen möchte / warff Er die rechte Hand von sich aufs Bette / […] Er alsobald auch darauff von der gegenwärtigen Jungfer Schwester und **Herrn Medico Abschied genommen**"
542123	Rtzimßke, Elisabeth (21.06.1598–28.07.1616)	68	54–55	
542451 542452	Böttner, Christiana Theodora (23.05.1715–18.04.1733)	110	18–22	„so überfiel Sie doch bey der Mittags-Mahlzeit eine grosse Mattigkeit in Gliedern, welche Sie schon den Tag vorher einiger massen verspühret hatte, weßwegen Sie, nachdem Sie wenig oder nichts gegessen, vom Tische weggehen mußte. Unter der Vesper-Predigt ward Sie gantz bettlägerich, empfand kurtz darauf einen Schauer und abwechselnde Hitze. In der folgenden Nacht nahm die Hitze sehr zu, und dabey fand sich ein Brechen. Den Montag drauf hielt die brennende Hitze den gantzen Tag an, woraus gegen Abend ein Nasen-Bluten entstand, welches die Nacht hindurch continuirte. Diese Zufälle zeigten nichts anders als febrem continuam acutam an, worauf die 14 hujus als Dienstags die Blatters sich anzeigten. Man hatte alsbald einen berühmten **MEDICUM** zu Rathe gezogen, welcher möglichst dahin trachtete, wie man der sonst gütigen

Signatur	Name	U. [S.]	SB [S.]	Schilderung des Krankheitsverlaufs und der medizinischen Maßnahmen
542451 542452 (Forts.)				Natur durch **kräfftige Medicamenta** zu Hülffe kommen möchte. Es gab auch der barmhertzige GOTT hierzu in so weit sein Gedeyen, daß **die Symptomata urgentiora nachliessen**, und hingegen die Efflorescenz, der Blattern, sonderlich am 4ten Tage [...] sich wohl anließ, woraus man Hoffnung schöpffte" „Nichts destoweniger fanden sich kurtz darauf [...] neue Zufälle, als brennende Hitze, Stecken auf der Brust und grosse Unruhe, nebst einigen Phantasien, woraus eine ziemliche Malignitaet der Maladie zu schlüssen war. Die Blattern fingen auch am siebenden Tage [...] an zurück zuschlagen, die merckliche Mattigkeit nahm zu, es fand sich Zittern in Gliedern ein, und mehreten sich also die schweren Zufälle bey aller angewandten Mühe und Fleiß; hingegen nahmen die Kräffte mehr und mehr ab."
542550	Zernickow, Henning von (16.05.1563–07.03.1603)	64	57–60	„Sonderlich wenn es jährlich gegen den Frühling gangen / sind seine paroxismi auch heraus gelühet unnd heraus gebrochen / do er neben dem Gebet zu Gott gebrauchet die **Artzney** / so da kömpt von dem Höchsten [...] Dannen er noch allezeit wider genesen / [...] bis auff diß jtzige gegenwertige / nach Christi Geburt 1603. Jar / do er sein gewönliche plagen am Schenckeln / zeitiger weder sonst bekommen: Dazu auch diß wehe geschlagen / das er für der Brust sich nicht gar wol befunden." „Weil aber die Schwachheit von Tag zu Tag zugenommen / hat er abermals den **Artzt** lassen zu sich fodern / Auch do derselbe ankommen / sein Diener [...] alsbald zu mir geschickt / mit bitt / weil er sich jetzo in des **Artztes Cur** ergeben müst das seiner im gemeinen Christlichen Gebet auff der Cantzel auffs fleissigste möchte gedacht werden" „war des Artzts kunst umbsonst" „beteten mit heissen trenen / und starckem seufftzen einmütiglichen zu Gott / das er des **Patienten schmertzen lindern / und jn aus der angst reissen wolle**"

Signatur	Name	U. [S.]	SB [S.]	Schilderung des Krankheitsverlaufs und der medizinischen Maßnahmen
366527 **366528** 366529	Haugwitz, Barbara Eleonora von, geb. von Kottwitz (07.08.1675–18.04.1719)	100	64–69 (44+ (20–25))	„Denn obgleich der Höchste den 25. Febr. Sie nach schwerer Geburth glücklich entbunden / auch Ihr das Leben [...] gleichsam aufs neue geschenckt; so fanden sich doch bald viele üble Zufälle. Den Anfang machte ein gefährliches Apostema, welches doch nach vierdtehalb Wochen sich nach euserst ausgestandenen Schmertzen eröffnete / und dadurch zugleich Hoffnung zu einer neuen Genesung entstand. [...] war der 9. April / fand sich nach Mittage ein plötzlicher Frost / den Morgen darauf aber höchst-empfindliches Stechen in der lincken Seiten und Brust. [...] Nun ward wol nach hertzlichem Gebethe zu GOtt / auch bald die Wissenschafft des **Artztes** zu Rathe gezogen; und zwar Anfangs Herr D. Zacharias Whiel [...]; denn auch Tit. Herr Zenichen / Medicinae Doctor & Practicus in Lüben: darunter auch **beyde** ihr mögliches; sonderlich der letzte **biß ans Ende** gethan. Die Kranckheit / wie beyde einstimmen / war Febris pleuritica &c. Nun schien es auch dann und wann / sonderlich da das schmertz-volle Stechen sich verlohren / als wäre grosse Hoffnung zu freudiger Genesung. Allein endlich hieß es doch: Deseruisse juvat. GOTT hatte ein anders beschlossen / und so mussten auch die **kräfftigsten Artzneyen** ohne erwünschten Effect bleiben."
366751 **366751a–h**	Hund und Altengrottkau, Ludewig Wentzel von (15.10.1701–07.10.1718)	106	55–57 (Lp: 51–53)	„den sieben und zwantzigsten Tag Monaths Septembr. mit Kopff-Schmertzen, Brechen, Seitenstechen und grosser Hitze wieder alles Vermuthen überfallen worden. Von welcher schmertzhafften Niederlage das ausgehändigte **Zeugniß zweyer allda berühmter Medicorum** uns die sicherste Nachricht in folgenden geben kan: Des Wohlseeligen Herrn von Hunds Kranckheit und unvermutheten Tod anlangend, so dienet jedermann zuwissen, daß Derselbe an vergangenen 27. Sept. 1718. Jahres über grosses Haupt-Weh und Hitze, Schmertzen in Rückgrad und allen Gliedern geklaget und dahero verlanget, Ihm hiervor mit dienlichen **Medicamenten** zu assistiren. Weil nun unter-

Signatur	Name	U. [S.]	SB [S.]	Schilderung des Krankheitsverlaufs und der medizinischen Maßnahmen
366751 **366751a–h** (Forts.)				schiedlicher seiner Herren Commilitonum an Fieber und darauf erfolgten Pocken gelegen und unser seeligst verstorbener confirmiret, daß Er dieselben noch nicht ausgestanden, ist Ihm etliche Tage vor seinen Lager eine **Blut-Reinigung und gelinde Pillen** gereichet worden. Den besagten 27. Septembr. aber, da wir die Blattern aus allen Umständen praesumiret und seine Constitution des Geblüths flüchtig und etwas scharff geschienen, ist alsobald mit **temperirenden und gelinden Medicamenten** tractiret worden. Weil auch die Natur selbst die Blattern eher und häuffiger ausgeworffen, als uns lieb gewesen, so haben wir dergleichen Medicamente bis auff den 5ten Tag continuiret und zwar **in geringer Dosi.** Hierauff aber, da das Fieber noch nicht völlig remittiren wollen und der Leib durch einer Diarrhaea oder Durchbruch sich erleichtern wollen, hat der Herr Hoff-Meister **noch einen Medicum** beruffen. Weil aber die Pocken wohl gestanden und der Durchbruch gleich nachgelassen; so sind dem Herrn Patienten nach gehaltener Conferenz ferner dergleichen Medicamenta, welche die Blattern in ihren Flor zu erhalten, das Fieber zu **mitigiren und andere beschwerliche Symptomata abzuhalten,** verordnet, ordentlich gethan worden, so daß wir conjunctim uns über seinen Zustand erfreuen können, auch am 11ten Tage seines Lagers. Demselben nach allen befindlichen Umständen vor andern glücklich geschätzet und Mittags zwischen 11. und 12. Uhr mit Vergnügen verlassen, weil die Pocken in dem besten Stande befunden worden, die Brust und Halß erträglicher als derer anderer Herren Patienten gewesen. Nachmittags aber um 1. Uhr, da er eine Suppe von Hafer-Grützen genossen, hat Er zu seiner Warte-Frau gesaget, Er wolle ein wenig schlaffen. Im Schlaffe hat die Frau gemercket, daß Ihm die Brust sehr beschwert gewesen, worauff Er bald auffgewacht, und dieser Fluß wieder Vermuthen Denselben erstickt; Also daß Er nicht aus Schuld der Pocken, sondern **wegen über-**

Signatur	Name	U. [S.]	SB [S.]	Schilderung des Krankheitsverlaufs und der medizinischen Maßnahmen
366751 366751a–h (Forts.)				**fallenden Steckflusses** sein Leben verlohren. Wie alles dieses mit Hand und Siegel vergewissern" (LS.) Christian Bierwürth Med. Doct. & Phys. Ordin. (LS.) Christian Johann Scheffler Med. Doct."
366753 **366753a**–b 366754	Abschatz, Johann Caspar Freiherr von (07.10.1681–01.06.1711)	52	25 in 366753a, 36 ges.	„viele harte Zufälle / daß zwar diẽ darauff sich ereignete Schlag-Flüsse / das Haupt matt [...] macheten" „Den Wunsch derer die ihn liebeten zu bestillen brauchte man alle kostbahre und ersinnliche **Artzneyen vortrefflicher Medicorum**, welche aber dieser ihre **Gedancken umb so vielmehr unruhig machten; als sie weniger Erholung der erschöpfften Leibes-Kräffte** gaben. Biß endlich der Diener [...] eine neulich sich weisende Geschwulst etliche Monathe vor des seeligsten Ableben vollends alle Hoffnung dieses Lebens zu benehmen anfieng."
366801	Textor, Benjamin (06.05.1633–16.08.1711)	40	39	„Wie denn bey denen / in seinem hohen- und ruhmwürdigen Alter / täglich abnehmenden Kräfften / sich endlich verwichenen 8. Augusti, ein febrilis Affectus, nebst zugeschlagenem Catarrho suffocativo, ereignet / wobey Er doch aber nicht bettlägrig gehalten worden / biß auff die letzten drey Tage / da Er meistens / doch nicht gäntzlich / niedergelegen / [...] Worauff Er denn / nachdem keine leibliche **Artzney** / ob solche zwar auch fleißig appliciret worden / etwas anschlagen wollen / den 16. Augusti, Abends umb halb 9. Uhr / unter dem Bethen und Seuffzen / [seiner Verwandschaft] bereitet / von der Hand des HErren zu empfangen"
366802	Karras, Martha Elisabeth, geb. Hübner, verw. Gumprecht (09.08.1660–21.06.1712)	28	27–28	„verursachte eine ängstliche Brust-Wassersucht / woran Sie die letzten sechs Wochen ihres Lebens darniedergelegen /]...}. Denn es zwar weder an bewehrten **Artzney-Mitteln von dem Herrn Medico**, noch an fleissiger Pflege so wohl des Herrn Wittibers / [...] nicht gefehlet; es wolte aber alles den erwünschten Erfolg nicht haben / sondern das in-

Signatur	Name	U. [S.]	SB [S.]	Schilderung des Krankheitsverlaufs und der medizinischen Maßnahmen
366802 (Forts.)				nerliche tödtliche Wasser und Feuer solte die letzte Trübsal in dieser Welt vor Sie seyn. Darumb / da die Beklemmung des Hertzens immer grösser / und ihr Athem allmählich schwächer ward …"
366803 **366804**	Strzela und Oberwitz, Maria Helena von, geb. von Rohr und Steine (27.01.1679–15.11.1711)	51	49 (23+<u>26</u>)	„wie auch gantzer Acht Tage an den Hertz-empfindlichsten Geburts-Schmertzen eine fast mehr als Menschliche Marter außgestanden / und bey gäntzlichem Verlust ihrer zugesetzten Leibes-Kräffte / gleich nach Gebährung eines todten Söhnleins: Daß / sag ich / Sie endlich unter den Händen der Umbstehenden / als ein Licht verloschen"
366871 366872	Kloß, Maria, geb. Sandmann, verw. Walther, verw. Geißler (11.03.1666–05.01.1732)	74	28–29 (Lp: 5–6 der P.)	„Diß eben geschahe verwichnen Sonnabend als den 5ten currentis nach Mittage ¾ auf 3. Uhr, da sie ein heftiger Schlag- und Stöck-Fluß bey ihren Häußlichen Verrichtungen unvermuthet überfiel, und obgleich alsbald die bewährtesten **Medicamenta** und möglichste Pflege, auf das sorgfältigste angewendet wurden, war doch kein Mittel übrig, sie länger am Leben zu erhalten." „größten Schmertzen"
543614	Aebelius, Barbara, geb. Gerlach (30.10.1610–02.07.1648)	30	25–28	„die lange / und Fleisch- und Leben-verzehrende Kranckheit" „so hat Sie bey zwey Jahr her über innerliche grosse Hitze / und Abnehmen an allen kräfften geklaget / daher man denn wol gesehen / daß Sie zur Schwindsucht geneigt gewesen sey / und ob wol der **Herren Medicorum** Raths gebraucht / und **allerhand mögliche Mittel** angewandt worden / so hat doch dieser Kranckheit nicht gewehret werden können. Im vergangenen Herbst [….] hat sich ein schwerer Husten bey Ihr ereyget / darauff des Abends / unnd die Nacht etzliche mahl ein starckes Brechen erfolget / und bald lauter Blutt fortgegangen / wodurch Sie denn gar sehr abgemattet worden / und hat der Herr **Medicus** es dafür gehalten / das eine Ader im Leibe zersprungen sey; Item ein fünff oder sechs Tage hernach hat Sie das viertägliche Fieber bekommen / worauß

Signatur	Name	U. [S.]	SB [S.]	Schilderung des Krankheitsverlaufs und der medizinischen Maßnahmen
543614 (Forts.)				aber bald Febris erratica, unnd endlich Hectica geworden: Und ob Sie wol anfänglich des Tages unterweilen noch ein Stunde vier oder fünffe im Hause herumb schleichen können / so ist Sie doch durch den immer zu Tag und Nacht continuirenden Husten / innerliche verzehrende Hitze / und andere Beschwerligkeiten / so mit zugeschlagen seyn / dermassen abgemergelt / und gleichsamb wie eine Scherbe außgetrucknet gewest / daß Sie auch letztlich ein acht Wochen her gantz bethlägrig seyn müssen"
543629	Agricola, Sara, geb. Kleinschmied (29.09.1582–26.09.1637)	24	17	„Sie ist auch ohngefähr vor 14 Tagen mit Leibes Schwachheit / und einem hitzigen Fieber angegriffen worden / mit welchem von Tag zu Tag die Kräffte des Leibes abgemattet worden. [...] das heilige Abendmahl empfangen: Worauff an **Artzney** sie nichts erwinden lassen / allein dieselben haben nichts wider die Kranckheit würcken wollen / sondern solche hat von Tag zu Tag uberhand genommen / daß Sie verspühret / es werde das Ende Ihres Lebens sich herbey nahen"
543634	Aichhäuser von Leonhardwitz, Daniel (gest. 14.05.1638)	24	22–24	„Den 9. May dieses 1638. Jahrs / hat ihn GOtt der HErr auff das Krancken Bette geworffen / und mit einem hitzigen Fieber heimbgesuchet / welches ihm dermassen zugesetzet / daß kein Fleiß und Trew der **Medicorum**; die das ihrige bey ihm gethan / dawieder ichtwas vermögt. Der Herr Aichhäuser da er vermercket / daß der Medicorum Fleiß an ihm nichts verfangen wollte / hat sich von diesem zeitlichen abgewendet / und umb ein seeliges Sterbstündlein / und ein ander besser Leben bekümmert."
543718	Albinus, Dr. Adrianus (21.10.1513–04.07.1590)	64	56–59	„er für 5 Jahren anfenglich einen flüssigen paroxismum (wie dis hoher Leute kranckheit zu sein pfleget) erlitten / darumb er an der sprach anfenglich was mangeln befunden / von dannen der flus folgends zum gesicht getreten / unnd sich daselbst hart hingesatzt / davon dasselbige von tag zu tage mehr und mehr geschwechet / bis er die lenge gantz und gar

Signatur	Name	U. [S.]	SB [S.]	Schilderung des Krankheitsverlaufs und der medizinischen Maßnahmen
543718 (Forts.)				nichts mehr hat erkiesen oder sehen können. [...] Sintemal auch dieselbige blödigkeit des Gesichtes / neben den zunemenden Jaren / den gantzen Leib per Sympathiam hart geschwechet. Darzu etwa offters newe paroxysmi geschlagen / die er aber mit Gott / durch krafft seiner sonst ursprünglich sehr guten Natur (wie er die auch noch in seiner letzt[en] schwachheit selbst offters rühmete) und vermittelst ordentlicher **Artzney** / mit sehr schöner gedult [...] auch getrewer wartung der seinigen / sampt guter Leute trosz / sein uberwunden / biß das etwa drey wochen für seinem seligen ende / der flus mit einem fieber zur Brust gesuncken und jm hart zugesatzt. Ob er aber wol durchs liebe Gebet zu Gott / auch trewen fleis der **Ertzte** unnd seiner verwanten / desselben fiebers los worden / also das wir gute hoffnung zur besserung geschöpffet / so ist doch die Natur in die lenge nicht allein des fiebers / sondern auch des hohen alters und derselbigen zeit trefflicher hitz halben / so [...] ubermannet / das er unter unsern heuden von tage zu tage schwecher worden / und die lenge auch sich zum abschied zurüsten angefangen. De[nn] er den nechsten tag für seinem seligen tod das gehör / die sprach / und den verstand allgemach verloren / darauff die folgende nacht gegen den 5.Julij / morgends zwisch[en] 1 und 2 uhr / in Gott seliglichen entschlaffen."
543722	Albinus, Anna, geb. Wigand (20.11.1547–14.05.1591)	47	43–46	„Wie sie denn uber den Todt ihres lieben Herren sich so hart bekümmert / das sie so baldt nach seinem abschied in diese schwachheit / darinnen sie jhren Geist auff gegeben hat / gefallen ist." „Denn sie im kummer uber ihres Seeligen Herrn Todt / anfänglich in treffliche mattigkeit und ohnmacht gefallen / zu welchen nachmals ihre alte kranckheiten des grimmigen Steines / beschwerung des miltzen / sampt allen gefährlichen Catarren, zugeschlagen / darauff ein hitziges Quartan Fieber erfolget / welchs die trawrige Bottschafft / von ihrer einigen lieben Schwester Todt / also gestercket / das sie bey drey viertel Jahren / damit

Signatur	Name	U. [S.]	SB [S.]	Schilderung des Krankheitsverlaufs und der medizinischen Maßnahmen
543722 (Forts.)				gantz und gar ausgemattet / unnd die lenge von allen kräfften kommen ist. Unnd ob sie wol **allerley mittel** neben dem liebe Gebet / und embsigen gebrauch des heiligen Abendmals / zu ihrer Rettung versucht / dargen gebrauch des heiligen Abendmals / zu ihrer Rettung versucht / darzu auch es die **Ertzte** / derer sie viel gebrauchet / an ihrem fleis nicht haben erwinden lassen / so seind doch die Paroxismi, besonders der vielfeltigen Flüsse / und des trefflichen Hustens in die länge so starck worden / das sie darüber endlich diese Welt gesegnet. Was sie für andacht / Trost unnd gedult die gantze Sieben unnd viertzig Wochen ihres Lagers uber erzeiget" „Nach diesem hat sich die sterbens Angst allgemach angefangen zu stercken / unnd als ihr offters sehr wehe ward"
543732	Albinus, Daniel (11.02.1624–11.02.1662)	44	(19–21)	„durch schleunigen und sanfften Todt und zu gutter Ruhe kommen"
543836	Anthonius, Maria Elisabeth (beerd. 11.01.1673)	48	–	
543896 (1)	Aßmann, Blandina Christiana (02.05.1684–10.12.1699)	28 (von 52)	25 (k. r. SB)	„In so jungen Jahren trug sie schon das Creutz-Joch. Die Schlag-Flüsse überfielen Sie in der Kindheit; mit den zunehmenden Jahren nahmen sie zu / nicht ohne Lähmung und mercklichen Abgange der Leibes-Kräffte."
543896 (2)	Aßmann, George Friedrich (07.10.1691–13.12.1699)	24 (von 52)	21	„Weil er aber schwacher Natur war / hat er gute Zeit her gekrancket / biß er endlich gleich andern sündigen Menschen-Kindern sterben müssen"
543986	Becht, Georg (gest. 19.12.1606)	27	12–13	

Signatur	Name	U. [S.]	SB [S.]	Schilderung des Krankheitsverlaufs und der medizinischen Maßnahmen
544008	Beess von Cölln und Kätzendorf, Carl Christoph Freiherr (17.04.1605–21.04.1621)	76	67–68	„da denn Ihr Gnaden Herr Carl des morgends am heiligen Ostertag sich übel befunden / also das er auch die liebe Kirche [...] nicht hat besuchen können / sondern lagerhafft zu hause blieben / da denn der Herr Hoffmeister [...] vermeinet / als ob es nur des reisen / dessen er nicht gewohnet / Schuldwehre. Weil aber die Kranckheit künfftigen Oster Montag zugenommen / und sich vermehret / als hat gemelter Herr Hoffmeister / umb einen fürnemen **Medicum und Artzt** sich befraget und bemühet / dessen **rath und Cur** er bey Ihr Gnaden Herren Carlen brauchen könnte / da Er dann von fürnehmen leuten zum Herren Doctor [...] gewiesen / der auch seinen fleiß und mühe an nichtes erwinden lassen / sondern **alle auxilia humana alle Menschliche mittel** fürgenommen und gebraucht. Da de[nn] gemeltem Herren Carlen / seiner Gnaden eine **seine vernünfftige Matron und Weibesperson** zu geignet worden / so seiner gepfleget und gewartet. Weil aber am heiligen Osterdinstag die blattern hauffen weisen vom Haupt / biß auff die Fußsolen außgeschlagen / weil der inwendigen Blattern so viel als außwendig vermercket worden / darumb de[nn] auch ein erfarner **wundartzt unnd Balbir** zu ihm erfordert worden / und wie der Herr Hoffemeister berichtet hat / es an fleissiger Cur und pflege / auch trewer wartung nicht gemangelt / **alle mittel** sind adhibiret und gebraucht / unnd nichts unterlassen worden / was nur zu erhaltung des lebens und retterirung der gesundheit dinstlich sein möge.

[...] aber heißt Contra vim mortis non est medicamen in hortis, als hat die grosse hitze der Blattern / mattigkeit unnd schwachheit zu genommen / biß er endlich den 21. tag des Monats Aprilis zwischen 8 und 9 der halben uhr gegen Abend sein leben in hertzlichem seuffen unnd gebet zu Gott [...] selig geendet" |

Signatur	Name	U. [S.]	SB [S.]	Schilderung des Krankheitsverlaufs und der medizinischen Maßnahmen
544008	Beess von Cölln und Kätzendorf, Caspar Heinrich Freiherr (26.12.1620–10.05.1621)	76	72	„Denn als dasselbige den 14. Aprilis mit grosser hitz und mattigkeit uberfallen / bey neben auch einer grossen geschwulst das ihm auch das gesichtlein und äuglein gantz verschwollen / das Es biß in den andern tag wenig oder nichts sehen können / hat es solches alles mit grosser gedult ertragen [...]."
544058	Bieselstein, Maria Magdalena, geb. Jänisch (22.07.1680–22.04.1715)	20	18–19	„auch vielmahls verunglücket worden. Wie Sie dann jüngst von Breßlau bereits kranck und schwach zu Hause kommen / und sich bald eingeleget / darzu die anitzo grassirende Kranckheit geschlagen. Wiewohl nun darwider **alle bewährte Hülff-Mittel** nicht gesparet worden / so haben doch solche nicht anschlagen wollen / massen die Maladie so hefftig überhand genommen / daß Sie auch sich dem Willen GOttes ergeben"
544141	Braun von Wartenberg und Brälin, Barbara Freifrau, geb. von Schkopp, verw. von Hubrig im Buchwalde (07.09.1568–18.12.1592)	64 (e. Z.: 63)	55–59 (Lp: 47–51)	„auch ihre alte Kranckheit von der sie noch nie recht gesundt worden / auffs new erreget / [und] sich also auff dem Hause Falckenberg bey ihren Gefreunden kranck eingeleget / welches Lagers sie denn auch endlich gestorben ist. [...] Sie hat auch als bald ihre noth dem lieben GOtt durch das gemeine Gebet der Kirchen fürtragen lassen / und darneben **allerley gebürliche Mittel unnd Artzneyen** / so nach rath / der **Ertzte** zu ihrer Kranckheit dienstlichen / gebrauchet. [...] nam die Kranckheit uber Hand / und wurden I.G. je lenger je schwecher: Derwegen ich auch für allen dingen der Seelen Ertzney [...] verursacht" „Auff den 18. Decembris / befand sich I.G. sehr schwach. Denn sie umb die Brust mehr als zuvor beschweret / u[nd] also gestecket ward / das sie fast nichts außwerffen / unnd derwegen auch beschwerlich reden konte." „Es weret aber nicht wol ein viertel Stunde / da ruffet I.G. man solte zu hülffe kommen / sie würde abermal schwach / In dem nu jederman bemühet war / und eins mit **warmen Tüchern** / das ander mit **Labsal** / ihr zu springen wolte"

Signatur	Name	U. [S.]	SB [S.]	Schilderung des Krankheitsverlaufs und der medizinischen Maßnahmen
544178	Breitenacker, Maria, geb. Ochsenbach (gest. 13.04.1607)	24	22	„Denn etliche Wochen / vor ihrer Geburts und Todtsnöhten / hat sie sich sehr kranck und schwach befunden: als sie sich nur etwas wieder erholet / unnd ihre Stunde zugebären kommen / hatt die Leibsfrucht sich gar ungeschickt erzeiget / und ist der geliebten Frawen seelig ergangen [...] unnd seynd also Mutter und Kindt erbärmlich beysammen geblieben und tödlichen dahin gangen."
544212	Brösicke, Wolff von (1565–25.12.1594)	87	67–78	„In dem er anfenglich so bald nicht einige sondere Klage noch anzeigung seiner Schwacheit gegen jemand von sich hören / noch vermercken lassen / auch folgends nicht zugeben noch verstatten wollen / Dem abwesenden Vater und Blutsverwanten von seiner Kranckheit etwas zuvermelden / Aus trewhertziger vorsorge und bedencken / das sie seinet halber sich nicht etwa betrüben / und ungelegenheit zuziehen möchten [...] bis er Mitwochs für dem heiligen Christtage / war der 18. December / gar niderfällig und lagerhafft geworden." „Weil aber [...] sein Todes stündlein je mehr und mehr herzu geeilet / Ist gemelter Pfarrer widerumb in der Nacht erfodert / und dieselbe noch ubrige zeit bis umb 5. uhr auff den morgen mit lesen / beten / und anruffung Gottes hingebracht worden / da denn auch unser nu in Gott ruhender / viel schöner Trostsprüche sich erinnert / unnd damit in seiner angehender Todes angst und schmertzen sich hertzlich getröstet / und trösten lassen."
544445	Cleselius, Paulus (03.04.1589–10.03.1657)	64	59–62	„Und weil er / wie leichte zuerachten / bey seiner letzten Flucht / schwerer Gemüthes-Kranckheiten nicht bereitet sein können / [...] Haben endlich auch Leibes-Kranckheiten bey ihm über Hand genommen / biß er endlich den 15. Februarii sich feste eingeleget / und von einem starcken Flusse / der mit gelindem Schlage verbunden gewesen / grosse Beschwerde der Brust und Hauptes empfunden." „Ob nu wohl / so viel Menschlich und möglichen / seinem Ubel vorzubauen / man nichtes unterlassen; so hat doch keines von denen **Mitteln** /"

Signatur	Name	U. [S.]	SB [S.]	Schilderung des Krankheitsverlaufs und der medizinischen Maßnahmen
544445 (Forts.)				weil wider GOtt kein Rath / seine wirckung erreichen mögen: sondern die Schwachheit von Tag zu Tage zu / die Kräffte aber zusehens abgenommen."
544538 **544539**	Czettritz, Anna Magdalena von, geb. von Zedlitz (11.07.1668–18.08.1687)	48	42–45 (24+(18–21))	„Es liessen auch anfänglich die dem Ansehen nach ziemlich sich erholende Kräffte gantz gutte Hoffnung zu einem gesunden Kindel-Bette von sich spüren [...] Den 6ten Tag nach Ihrer Niederkunfft war der 17te bemeldten Monats Augusti / ereignete sich bey ihr unvermuttet ein hefftiger / mit vielen gefährlichen Anzeigungen begleiteter Zufall / welcher auch selbsten Tages / wie auch den folgenden / mit gleichmässiger Vehementz continuirte, ohnerachtet / so wol Ihr hertzgeliebtester Eherr / als auch dessen hochgeehrteste Eltern es im mindesten an nichts erwinden liessen / was zu dessen Wiederwendung gereichen könnte / euserster Möglichkeit nach getreulichst vorzu kehren; gestalten denn Selbe nach vorhero zu dem Allerhöchsten gerichtetem hertzeyfrigen Gebete / den hocherfahrnen **Medicum** [...] zu der Frau Patientin erfordern liessen / welcher auch alle von seiner Experientz Ihm nur **subministrirte Artzney-Mittel** mit getreuer Vorsichtigkeit versuchte / in hoffnung, Sie wiederumb auffzurichten"
544563 544564 544565	Deutschmann, Dorothea, geb. Eckhardt, verw. Bloß, verw. Schneider (23.01.1648–23.06.1716)	52	30–31	„mit grossem Glieder-Reissen / und einer erfolgten Schwulst / beleget / wozu sich nachgehends ein dreytägiges Fieber fand / welches endlich in ein alltägiges ausschlug. Der Herr **Medicus** [...] unterließ zwar alle mögliche und gute Vorkehrung im geringsten nicht / der HERR aber sahe der Frau Patientin vor seeliger an / sein Gedeyen in die **Artzney-Mittel** / welche wohlbedächtig verordnet wurden / dieses mahl nicht zu legen. Da Sie sich nun gantz entkräftet befand / war Ihr dieses Irrdische / alle Augenblicke / je länger je mehr / zu wider"

Signatur	Name	U. [S.]	SB [S.]	Schilderung des Krankheitsverlaufs und der medizinischen Maßnahmen
544611 **544612**	Dobschütz von Plauen und Corule, Adam von (18.10.1558–06.12.1624)	68	54–55 (35+ (19–20))	„deß 17. Novembris, Ist Er seit selbiger: ob Er sich gleich hielt messig / In seinem alter hoch / immer gewest auffstössig. Den 27. November / alß Er damals gewesen: Auff dem Rathhauß zu letzt / und sein stell hett verwesen / Kam Er anheim nach Hauß / beklagt sich mit beschwerden / Daß uber zuvorsicht / plötzlich ohn all gefehrden / Dolor podogricus / bey Ihme sich befinde / Und es am Leben sein / gar mißlichen zustünde. Dieweil Diarrhaea, gleichßfalls mit zugeschlagen / Die ihn gewaltiglich / sehr hefftig thete plagen. Sampt einem Catarrho, wordurch sein Kräffte in summen / Von Tag zu Tag je mehr / sind allgemach weg-kummen. Dannher der gutte Herr / bey Ihm diß thet verspüren / Daß Ihn würd todß gewalt / auff dem Lager berühren […] ließ Er zu sich beruffen / Die **Herren Medicos**, als sie nach seim verhoffen / Zur stelle kamen dar / **ermahnt Er sie in trewen / Bey ihrem Doctorat, daß sie ihm ohne schewen / Gerad zu sagten frey / und zuvorstehen geben / Ob diese Kranckheit sey / zum Todt oder zum Leben.** Mit der andeutung klar / ob Er ein Mensch und sterblich / So wüst Er auch doch daß / lebt sein Erlöser erblich. […] Dannher die Medici / gar mit nicht ihm ein grauen Erwecken würden schwer / sondern vielmehr erfreuten / Wenn sie ohn umbschweiff ihm / nur Gottes willn andeuten. Und als die Medici / die gfahr [sic!] etwas entdecket / Höchlich sie ihm hiermit / gleichsamb ein freud erwecket. **Er ihn gedanckt dafür / und nicht darumb getobet** / Sondern vielmehr hierinn / **ihren Candor** gelobet."
544907	Falkenhayn und Gloschkau, Maria von (gest. 26.12.1631)	56	–	
544907	Falkenhayn und Gloschkau, Barbara (gest. 15.12.1631)	56	–	

Signatur	Name	U. [S.]	SB [S.]	Schilderung des Krankheitsverlaufs und der medizinischen Maßnahmen
544911	Falkenha(h)n und Buchwäldichen, Dietrich von (08.04.1555–11.02.1621)	72 (e.Z.: 71)	56–58	„[bei einem Krankenbesuch] entsetzet / und ihn mit einem Frost ankommen. Drauff er folgendes Donnerstages etzlicher massen sich geklaget. […] er wolte sich in die Cura begeben / und **ordentliche Mittel gebrauchen** / wie denn geschehen. […] unnd als die Kranckheit je lenger je mehr uberhand genommen …" „ohne ungeberde / Ach und Wehe sein sanfft und stille die Seele außgefahren"
544949	Feige, Helena Catharina (29.09.1714–30.01.1717)	32	32	„biß endlich ein hitziges Fluß-Fieber / welchem alle Wissenschaft berühmter und fleißiger **Medicorum** nachgeben muste / Ihren sonst herrlichen Glantz verdunckelte"
544994	Festenberg gen. Packisch, Heinrich von (21.06.1609–19.05.1681)	48	47–48	„Denn seine zwar ziemlich tauerhaffte und durch die Travaillen der Jugend ausgehärtete / auch durch gute diaet bey höhern Jahren formentirte Natur doch von so vielen und fast un unterbrochenen Leibes und Gemüts-Arbeiten mit ansteigenden Jahren allerhand Beschwerligkeiten und Zufälle empfinden müssen […] biß abgewichenes 1680ste Jahr um Himmelfahrt den nunmehr seligen Herren ein hartes Fieber / und unerachtet dasselbe durch fleissig **adhibirte kräfftige Mittel und Medicamenta** des berühmten seiner Natur wohlkündigen **Chymici, Casparis Thymii**, mehrmahls erliminirt und unterbrochen worden / mit abwechselnden Gesundheits Zustande biß in die 12te oder 13te recidiva zu höchster schwächung der natürlichen Kräffte und verzehrung des Caloris nativi überfallen / welchen endlich eine Geschwulst und wider alle Medicin contumax Ascites, biß zu gäntzlicher depascirung der Spirituum vitalium gefolget. […] da er nicht allein an seinen eigenen sondern auch seiner treuen Wärterin und Eheliebsten Leibe zweyfach- und Schmertzhaft leyden / sie neben sich sehende / und doch in der Vorsorgen vor ihn und in fast über alles Vermögen emsiger Handreichung unermüdet"

Signatur	Name	U. [S.]	SB [S.]	Schilderung des Krankheitsverlaufs und der medizinischen Maßnahmen
545013	Filtz und Pudritsch, Elisabeth von, geb. von Dombnig und Nippern (30.03.1614–01.08.1640)	39	34–36	„so ist sie anfangs An. 1638. im Monat Septembri von dem liebe Gotte mit einem 4 täglichen Fieber anheim gesuchet / dardurch Sie gantzer 24. Wochen sehr abgemattet und debiliret worden / nach dessen erledigung Sie nachmals wegen eines Flusses / welche Sich unter der lincken Achsel befunden / nachmals aber garin selbige Seite eingesencket / beleget gewesen / daran Sie dann **grosse schmertzen** erdulden und außstehen müssen / biß solche Fluß auff angewendete **fleissige Chur** und mühe waltung sich nachmals eröffnet / und **dardurch ihr die grossen schmertzen gelindert worden** / und wiewol man gäntzlichen verhoffet / sie würde hirauff wiederumb gäntzlichen genesen und zu rechte kommen / so hat dennoch immer eine Kranckheit der andern die hand geboten / in deme auch zugleich die Lungensucht mitte zugeschlagen / deßwegen Sie sonderlichen biß an ihr seliges Ende etliche 20. Wochen gantz darnieder liegen müssen / und ob zwar der hochbetrübte Herr Wittwer an nothwendigen **Artzney** mitteln nichtes ermangeln lassen / haben doch solche bey ihr nichts verfangen oder außrichten wollen / also daß Sie von tag zu tag je länger je mehr abgezehret und an ihrem Leibe geschwechet worden"
545106	Förster, Philippina, geb. Schiller (19.11.1683–03.07.1723)	60	58–60	„Anno 1717. den 20. Martij ereignete sich in Ihrem empfindlichen Cörper / eine grosse Lähmung der Glieder und Nerven / daß auch die köstlichste **Artzney** / und kein Rath des **Medici** dieselbe zu zu [sic!] **lindern und zu heben im geringsten nicht** vermögend war. So waren dazumahl Ihre Glieder gelähmet. […] Jedoch die rechte Hand des Höchsten […] machte / über Ihr eigen und aller Menschen Vermuthen / einen veseegneten Anfang zu einiger Genesung / so / daß Sie Anno 1719. den 29. April wiederum auf Ihre schwachen Schenckel treten und gehen konte. Als aber von der Zeit an / Sie ein schwerer Husten und schleichendes Fieber nach und nach abmatteten / daß Sie **ohngeachtet aller angewandten Mittel / Krafftloser wurde; So kam Sie dem Tage Ihrer völligen Erlösung**

Signatur	Name	U. [S.]	SB [S.]	Schilderung des Krankheitsverlaufs und der medizinischen Maßnahmen
545106 (Forts.)				immer näher. Der Sonnabend / als der 3. Julii des 1723ten Jahres / war der seelige Ruhe-Tag und Feyer-Abend / an welchem Sie Ihre erlößte Seele [...] Ihrem Erlöser und Heylande übergab"
545450	Hohenlohe-Langenburg, Dorothea Sophia Gräfin von (gest. 29.07.1597)	64	32–35; 57–59 (Lp: 30–33, 55–57)	„dero auch Wolgebornes vilgeliebtes Töchterlein [...] seligen gedächtnis entzogen / und weder veränderung des Luffts allhero / als noch kein Kranckheit eigentlich zumercken / ein Mittel zu beständiger Gesundheit sein lassen / noch zu vilfältiger guter bewerhter [sic!] **Artzney** / darmit nichts durchauß versaumpt worden / sein Segen unnd Gedeyen geben" „Des andern tags / als der Schmertzen was hefftiger anhielte / unnd sich alle bißher gehabte gute hoffnung allmächlich verlieren wollt / und zu einem kläglichen end ansehen liesse / hielten Sie doch am Gebet unnd Gedult starck an"
545484	Growert, Gottfried (19.01.1661–19.01.1732)	40	39 (Lp: 49)	„Seine letzte Kranckheit war ein krafftloses Alter, welches mit Nieren-Schmertzen und andern Zufällen begleitet war, daran er fast ein viertel Jahr zu Bette gelegen; Endlich aber, welches mercklich ist, an seinem Geburts-Tage, zur Ewigkeit durch den Todt ist wiedergebohren worden."
545544	Hadamer, Ambrosius, Doctor J. U. (23.11.1567–11.11.1646)	40	39–40, (22)	„haben bey Ihme vor vieler langer Zeit / die Kräffte allmählich angefangen abzunehmen / wobey der Appetit zum ersten sich verlohren gehabt / daß Er an seinem Leibe sehr abgenommen gewesen / worzu etwan vor acht Wochen ein Catharrus suffocativus sich befunden / bey welchem Er doch niemahls Lagerhafftig gewesen / also daß Er auch noch den Abend vor seinem seel. Abschiede mit seinen beyden Söhnen etzliche Stunden zu Tische gesessen / [...] biß zu Nachts umb zwölff Uhr / der Catharrus wiederumb bey Ihme angeklopffet / da Er dann hertzlich (so schwach alß Er auch reden können) geseufftzet / und ge-

Signatur	Name	U. [S.]	SB [S.]	Schilderung des Krankheitsverlaufs und der medizinischen Maßnahmen
545544 (Forts.)				bethen / der liebe GOtt wolte Ihn doch der Angst und Schmertzen so Er befinde / benehmen / [...] worauff Er wie ein Licht / gantz sanfft und säuberlich unter währendem Gebethe und zuruffen der Umbstände / bey gutem Verstande und bey geführter Sprache biß zum Moment deß letzten Athems [...] seelig verschieden"
545671	Haugwitz, Ernst Wilhelm von (24.07.1667–24.01.1691)	64	54, 55–56	„Ach! grausames Verhängnüß! eine unglükseelige Kugel / so demselben die Frucht seines Sieges und zugleich des Verstandes und Lebens-Geister über die acht Stunden beraubet. [...] daß der Seelige Herr Lieutenant wieder zu sich selbsten kam / und nach möglichster Wartung und Pflege in Franckfurth / wohin Er sich von dem Lager aus bringen lassen / wiederumb so viel Kräffte erlanget / seinem Regiment in die Winter-Quartiere zu folgen" „überfället Ihn noch selbigen Tages [19. Januar …] / ein hefftiger und gefährlicher Paroxysmus, mit abwechselnder Hitz und Frost / auch grosser Mattigkeit begleitet. So aber doch / nach einigen applicirten **Medicamenten**, ziemlich verschwunden / [...] Nach Mittage aber gedachten Tages / überfiel Ihn eine höchst-gefährliche Recidiva, allwo andere gefährliche Symptomata zuschlugen / auch viele Flecken so wohl an seinem Gesichte als Leibe sich finden liessen. Bey solcher Bewandniß wurde an gewährten **Artzney-Mitteln** / so wohl berühmter **Herren Medicorum**, als auch erfahrner **Feld-Scherer** / wohl nichts ersparet. Die auch / als Sie der Seelige mit freudigem Gemüthe fragte: **Sie solten Ihm sagen: Wenn Lebens-Gefahr da wäre / damit Er sich desto besser zu seinem GOtt schicken könnte** [...] **einmüthig glükliche Genesung versprachen.** In solchem Zustande blieb der Leidende bis Dienstags. Da Er sich denn selbst der beste Prophet war / und / ohnerachtet der Herren Medicorum annoch beständigen Versicherung / den vor der Thür stehenden Tod mit gesetztem und recht Christ-Ritterlichen Gemüthe erwartete"

Signatur	Name	U. [S.]	SB [S.]	Schilderung des Krankheitsverlaufs und der medizinischen Maßnahmen
545671 (Forts.)				„Der Sterbende allein lag zu aller Verwunderung auff den herben To-des-Nässeln / als wären es die lieblichsten Rosen. Bis Mittags nach 4. Uhr bey wieder erfolgtem ungewöhnlich-hefftigem Paroxysmo diese edle Seele Ihre irrdische Wohnung verließ"
545728	Heer, Elisaeus (1593–26.09.1632)	67	63–65	„die geschwinde Pestseuche [...] er auch selbst / sampt seinem Weibe / und 3. lieben Kindern [...] hingeraffet worden" „Gantz zu Bette hat er gelegen etliche Tage / mit grossen LeibesSchmertzen (wie leicht zu gedencken) beladen."
545864	Helmig, Johann (08.08.1637–24.02.1690)	36	36	Personalia teilweise autobiographisch; „eine schmertzliche langwürige Kranckheit außgestanden"
545873	Heltzel, Johannes (23.03.1625–22.04.1625)	16	9	„ist es mit grossem Schmertzen / jedoch frisch und gesund / auff diese Welt geboren / Dinstags hernach getaufft und Johannes genant / bald herach den Dinstag nach Jubilate war der Tag vor Georgii / früh umb 6. Uhr / ist es sanfft in Christo JEsu [...] da es gleich inn dieser Welt gelebet 4. Wochen 1. Tag und 13. Stunden / wiederumb eingeschlaffen"
546041	Hermann, Balthasar (07.10.1607–21.11.1670)	38	33–36	„mit grossen Kranckheiten beleget / dieß alles aber mit grosser geduld überstanden / und seinem Herren Jesu in allen vertrauet und stille gehalten. Wie Er sich denn bey einem Jahre hero allezeit geklaget / und durch einen Zufall und zusammengesetzte geschwulst oder Beulen am Halse / einige folgende Kranckheit sich prognosticiret, maassen sich dann bey Ihme eine abnehmung des Leibes und der Kräfte über ein halbes Jahr hero mercken lassen / Er auch nebst einem schleichenden und unordentlichen / nachmals auch abwechselnden Fieber / worbey aber eine stetswehrende innerliche hitze / mit stetem Haubt-und Rückenweh / sambt anderen zufällen / beleget worden; Ob nun zwar **alle mögliche mittel** gebraucht / und die **fleißige Cur der Herren Medici** vorgenohmmen / daß man nechst Göttlicher hülffe dessen revalescirung hoffen sollen / so seynd doch nachgehends allerhand zufälle zugeschla-

Signatur	Name	U. [S.]	SB [S.]	Schilderung des Krankheitsverlaufs und der medizinischen Maßnahmen
546041 (Forts.)				gen / daß das schleichende Fieber in einer fäulniß des gantzen geblütes bestanden; daß Er sein herzunahendes Ende mercklichen verspüret; wannenhero Er sich zu dem Himmlischen Artzt gewendet" „die Leibliche Speise hat Er weder riechen noch zu sich nehmen können / wie Er denn die gantze Kranckheit bey 20. Wochen / wenig oder nichts genossen / sondern sich mit blossem Wasser gantzer 9. Wochen gesättiget / und als ihn verflossenen 13. hujus ein steckfluß überfallen / wordurch Er der Zungen macht zugleich beraubet / und man die Spraache nicht recht vernehmen können"
546150	Hertelius, Matthias, M. (gest. 27.02.1608)	38	30–31 (Lp: 28–29)	
546180	Heugel und Polokowitz, Conrad von (1586–17.09.1629)	44	40–43	„daß Er den 20. Augusti dieses 1629. Jahres / mit einem Fieber Kranck worden / darbey sich grosses Magenwehe u[nd] Mattigkeit gefunden / und Er Lagerhafftig liegen blieben. Ob nun wol nichts verseumet worden / sondern die nunmehr Hochbetrübte Fraw Wittib sehr bemühet gewesen / fleissig seiner gepfleget / es an nichts mangeln lassen / und Geistliche und **Leibliche mittel** gebraucht worden / daß liebe Gebet [und] die **Artzte** / auch mit Gottes hülffe / und der Herren **Medicorum** rath / dem Fieber gewehret worden / und man gutt hoffen der besserung gehabet: Demnach weil dieses seine letzte Kranckheit sein / und Er damit seines Lebenslauff beschliessen sollen / ist Er widerumb eingefallen / und sehr Kranck worden / daß Er sich selber und die auffwartenden seines Lebens vermessen / allein zum sterben gefast gemacht / und sich umb das zeitliche nicht eines hellers werth beküi[mm]ert" „Weil nun da[nn] die Kranckheit angehalten / und keine beständige besserung folgen wollen / ungeacht allerley herrliche **Medicame[n]ta** adhibuiret worden / auch der Herr Doctor etliche mal zu ihm herauß ko[mm]en /"

Signatur	Name	U. [S.]	SB [S.]	Schilderung des Krankheitsverlaufs und der medizinischen Maßnahmen
546180 (Forts.)				„habe ich ihn nicht allein wegen meines erheischenden Ambts desto öffter besuchet" „Sonnabents umb den mittag begunte es sich mit ihme zu endern / sagte es thet ihm nichts mehr wehe / Tranck in der Angst / und wolte ihm das gedächtnüß etwas entfallen / welches ein böses Zeichen war: Drauff Sontags frühe Er sehr schwach worden / das man fast kein leben an ihm gesehen / und nach mit ein Reitender bote kommen"
546220	Hohberg und Fuchsmühl, Johann Caspar von (07.05.1638–16.07.1675)	60	57	„Denn als Er eine geraume Zeit mit vielen Flüssen beladen ward / und solche in dem verstrichenen Monat Aprilis dieses Jahres nebenst andern beschwerungen zugenommen / hat Er sich von GroßKrichen [sic!] nach Liegnitz begeben / umb allda seiner Gesundheit bey gelehrten und verständigen Medicis Rath und Hülffe zu suchen; daselbst ward Er den 8. Julii zu Nachte mit einem starcken Steck-Flusse plötzlich angegriffen / welcher Ihme den nachfolgenden 16. Julii, unter inbrünstiger Andacht / [...] das Lebens-Licht ausgelöschet"
546226	Hock und Thomaswaldau, Anna-Elisabeth von, geb. von Lestwitz (07.01.1617–25.07.1649)	68	59–66	„nichts als lauter Ungesundheit mit ihr gewesen / ob wohl ein bekandter **Medicus,** zu deme sie sich zur Lissa / bey etlichen Wochen in die **Cur** begeben / selbsten für schwanger sie gehalten" „Sie zum öftern einen hefftigen Schweiß gehabt / und hernach grosse Mattigkeit / Mutterangst und Hauptweh bey ihr sich ereignet / wie dann auch die Speise und TRanck / ob sie zwar Schöps gehabt / den sie sonst gerne getruncken / auch iederzeit ihr wol bekommen / nicht schmäcken wollen. Worüber dann ihrem Hertzliebsten bange worden / welcher gerne **hülfmittel** gesucht / selbige aber zu solcher zeit / bey einer Sechswöchnerin / nicht füglich ergreiffen können." „Alldieweil aber vorige Beschwerungen an der Mutter / Hauptweh / überflüßigem Schweiß und beschwerlicher Mattigkeit / nicht allein nicht nachlassen / sondern sich auch ein Brustweh / und zuweilen Blutaußwerffen / auch schwerer Athem / ereignen wollen; als hat Ihr

Signatur	Name	U. [S.]	SB [S.]	Schilderung des Krankheitsverlaufs und der medizinischen Maßnahmen
546226 (Forts.)				hertzliebster Ehschatz den [**Medicus**] consuliret: Welcher / ob er zwar diese Kranckheit für sehr gefährlich befunden / und zur **Cur** / nebenst entwehnung des lieben Kindes / treulichen gerathen: dennoch aber / war die S. Frau / weil insonderheit unterweilen es geschienen / als es besser mit ihr werden wolte / hierzu furchtsam und übel zu bereden / meinende immer / das durch vermittelung der **Haußartzneyen** / dem malo wohl remediret werden würde. Als es aber entlich (leider!) dahin kam / das es nicht alleine nicht besser / sondern fast ärger / auch sie über dieß sehr zerschwollen war / ward wolgemeldter Herr **Doctor** [...] ferner consuliret, der auch / durch treuen Rath alle mögliche hülffe erwiesen. Weiln aber die **sonst kostbahren Mittel** nicht fruchten wollen / und die Schmertzen an den Seiten / Rücken und Schenckeln sehr groß worden / massen dann die Schenckel auffgesprungen / und dessentwegen der Wolberümbte Herr **Chirurgus** [...] adhibiret worden / die gebrauchten Mittel aber auch schlecht und fast keine gedeiliche wirckung schaffen wollen; Hat ihr die S. Frau selbsten gleichsam die Nativität gestellet und gesaget: Ich sehe wol / der liebe Gott wird Feyerabend mit mir machen wollen: Denn / dieses / was andere Leute geholffen / will bey mir ohne hülffe abgehen: massen sie dann in dem Lincken Schenckel so heftige schmertzen gehabt / daß sie gesagt / alle ihre Kinderschmertzen hette sie nicht so harte empfunden / und wahren doch nicht zu **dämpffen.** „Darauff die Nacht herbey kommen / da der HErr unser Gott / in solcher Nacht / die Schmertzen also erleuchtert / das man / gegen vorigen Nächten / diese für gar ruhig gehalten"
546294	Hoffmannus, Caspar (07.04.1550–13.04.1615)	35	33–34	„Bey einem viertel Jahr hat er sich fast immer zu hause gehalten / und abgenommen an seines Leibes kräfften. Wie er am nechsten Sontag mit plötzlicher todes schwachheit übereilet wird / werde ich zu ihm erfodert"

Signatur	Name	U. [S.]	SB [S.]	Schilderung des Krankheitsverlaufs und der medizinischen Maßnahmen
546294 (Forts.)				„plotz und unversehende wird er übereilet mit Todesängsten / begehret aus dem Bette / fället seiner Hausfrawen in die arme / und [...] nimmet er seinen Abschied von dieser weld ohn alles zücken"
546307	Hoffeman, Georgius, M. (23.04.1587–17.12.1622)	36	32	„dz er an der Schwindsucht lange Zeit darnieder gelegen / und sich gar abgezehret / dz nichts alß Haut und Knochen von ihm übrig geblieben / hat er doch solches mit grosser Gedult außgestanden"
546357 546358	Holfeld, Samuel (27.08.1660–05.03.1662)	56	30–31	„Denn am verwichenen 19. Februar. zu Abend / [...] funde sich die erste Unpäßligkeit bey dem lieben Söhnlein mit einer grossen Hitze / daß man gemeinet es würde die gewöhnliche Kranckheit der Kinderpocken seyn / und dahero das **güldene Hertzpülverlin** eingegeben / worauff sich auch die Hitze widerumb verlohren / und folgende Tage das liebe Söhnlein wider frisch auff gewesen; Biß den folgenden 25. Februar [...] ließ sich die Hitze abermal mercken / werete aber nur die Nacht durch / daß man den Sontag dem lieben Kinde nichts anmerckte. [...] zu Nacht funde sich bey Ihm ein dürrer Hust / wobey eine Heischerkeit sich ereignete / also daß man sich befürchtet / es möchte entlich ein Steckflüßlein darauß ko[mm]en / weil es dem lieben Söhnlein den Athem schwer gemacht / dannenhero man **ordentliche Artzney Mitteln** für die Hand genommen / so aber ihre Wirckung nicht erreichen wollen"
				„[am 4.03.] überfiel das liebe Söhnlein eine solche Angst / daß es nirgend ruhestädt haben kunte / [...] Wie denn auch umb 5. Uhr des Morgens der Fluß immer grösser unnd hefftiger worden / und zu einem harten Steckfluß worden"
546443	Huhnius, Christianus Guilielmus (geb. 21.05.1659)	40	39 (k. r. SB)	

Signatur	Name	U. [S.]	SB [S.]	Schilderung des Krankheitsverlaufs und der medizinischen Maßnahmen
546515	Jerin, Constantinus Magnus von (24.08.1600–08.02.1668)	36	11–12 (k. r. SB)	„Geduldt erzeiget in den Kranckheiten/ fürnehmlich in der letzteren/ welche ob schon sie ziemlich lang gewehret/ dennoch keinen Verdruß […] jemahlen hat spüren lassen" „bey Ihm im geringsten kein eintziges Zeichen einer forcht/ eines schröcken/ oder eines verdrusses zu sehen war."
546536 546537 546538	John, George (27.09.1613–07.12.1660)		35–36	„von der vor ander halb Jahren/ entstandenen grossen Feuers-Brunst her/ an seinem Leibe eine Beschwehr nach der andern/ auch Abgang am Gedächtnüß empfunden: Und dann/ daß Er vor drei virtel Jahren mit einem gefährlichen Schlag-Flusse/ auff der rechten Seiten getroffen worden. Und ob er zwar nach der Zeit in einem/ und dem andern tröstliche Besserung verspühret/ so ist dennoch eine merckliche Schwachheit übrig blieben/ derenthalben Er sich dann/ als ein gutter Christ seiner Sterbligkeit täglich erinnert/ und sich zu einem seligen Hintrit stets fertig gehalten. Und als er endlich den Ersten dieses Monats abermahl mit einem Schlagfluß/ auff die lincke Seite/ hart berühret/ hat er die **leibliche Mittel** zwar fleissig gebrauchet/ jedoch aber sich alsbald dem Willen GOttes ergeben"
546587	Kaltenborn und Stachau, Anna Catharina von, geb. von Nowag und Hermsdorff (31.08.1609–21.04.1655)	48	45–46	„so dehroselbigen durch Ihrer abbemelt lieber Kinder frühezeitig tödlichen Hintritt und erlitene vieljährige grosse Kranckheiten" „wegen deß gefallenen Stöckflusses/ wie jetzt gemelt/ die Zunge nicht gebrauchen können"
546716	Kottulinski Freifrau von der Jeltsch, Anna, geb. von Frankenberg-Proschlitz, verw. Kottulinski von der Jeltsch (01.05.1622–29.04.1668)	54	53–54	„und sich ins Bette begeben müssen/ da Sie dann zwar wol mit treuen **Doctoribus und Medicamentis** zur gnüge versehen worden; Weil Sie aber GOtt zu sich beruffen wollen/ ist Sie immer Schwächer worden"

Signatur	Name	U. [S.]	SB [S.]	Schilderung des Krankheitsverlaufs und der medizinischen Maßnahmen
546726	Kracht, Anna Maria von, geb. Rindtorff (gest. 30.06.1630)	55	13	„wenn Er sie mit Kranckheit angegriffen / und mit grosser Mattigkeit und vielen Leibesschmertzen beleget hat / daß auch alle **Menschliche Mittel** nichts verfangen wollen"
546761	Kreischelwitz und Stephansdorf, Heinrich von (08.06.1619–14.08.1638)	44	39	„in dem Er Ihn in seiner schönen blühenden Jugend / seither vergangenem Monat Februario, mit einer langwierigen fast beschwerlichen Niederlage Väterlich anheimgesuchet / Ihm dadurch dieser Welt eitelkeit / menschliches Lebens kürtze / Elend / und dörfftigkeit für die augen gestellet / und wol zu erkennen gegeben / auch endlich / ungeachtet aller / hierbey für die hand genommenen **menschlichen mittel** / und angewandter bemühung / alhier jüngst verstrichenen 14. tag Monats Augusti, abends [… gestorben]"
546833	Kromayer und Sägewitz, Heinrich George von (15.04.1659–02.10.1662)	23	12	„biß verwichenen 6. September die Ritteln und Maasern dasselbe hefftig überfallen / nach derer vermeinten Uberstehung eine Geschwolst im Gesichte und so viel übrig blieben / daß folgenden andern Octobris, es plötzlich und uvermutet tödliche Kranckheit angestossen / und ohne vielen Verzug auß dieser Eitelkeit in die Schoß Abrahams versetzet hat."
546838	Krüger, Paulus (21.10.1600–15.01.1605)	31	26–27	„Seine Kranckheit betreffende / ist dieselbe Natürlicher weise auß ubriger feuchtigkeit des Gehirns und Hauptes entstanden / dannen hero jme zum öffters Flüsse auß dem Häupt auff die Brust gefallen / welche jme auch endlich seines Lebens ziel alzu rasch herzu bracht und zur Leiche gemacht haben."
546860	Kunheim, Friedrich Erhardt von (03.12.1620–02.12.1627)	64	51–60	„Als es gegen Morgen ko[mm]en / hat Er angefangen / Sich sehr zu Klagen / sagende: Liebe Fraw Mutter / es reisset mich häfftig im Leibe / drauff sich eine starcker Durchlauff gefunden / nebenst auch einem starcken Brechen / Bald hat die Fraw Mutter in abwesen Ihres lieben Herren gen Breßlaw nach einem **Doctore** geschickt / und H. Doctorem Titium herauß holen lassen / Der seinen trewen rath williglichen ertheilet."

Signatur	Name	U. [S.]	SB [S.]	Schilderung des Krankheitsverlaufs und der medizinischen Maßnahmen
546860 (Forts.)				„Dieweil man aber morbi incrementum & periculum vor Augen gesehen / ist auch ad **Dn. D. Cunitium**, nach der Schweidnitz geschickt worden / Weil Er zumahl des Jungen Herrn Complexionem und Natur wol wüste / bey demselben Sich Rathes zuerholen. Unter des ist der Herr zu Hause ko[mm]en / und Sein liebes Kind / in äusserster gefahr seines Lebens / mit grossem Schmertz und Hertzleid / gefunden. Als man aber den Herrn Doctorem von der Schweidnitz / alldieweil Er selber Kranck darnieder geleg[en] / zur stelle nicht gehaben mögen / Sondern Er verordnete **Medicamenta** ubersendet. Ist der Herr **Doctor von Wolaw** bittlichen ersuchet und abgeholet worden / welcher auch seinen trewen fleiß nicht gesparet / sondern nach denen Ihme von Gott ertheileten Gaben / alle Menschliche möglichkeit an Ihm erwiesen. Da sich nun die Kranckheit in die dritte Woche ersträcket / hat es sich ein wenig zur besserung angelassen / und man in gutte Hoffnung kommen / es wurde mit dem lieben Kinde zu gewünschter besserung und völliger gesundtheit / gerathen. [...] bald wider verhofften / änderung bey Ihme verspüret [...] Denn ihme plötzlich sehr ubel worden / das man nicht anders gemeinet / denn das der Todt schon verhanden were / In empfindung aber derselben grossen Mattigkeit / hat er Sich zu seiner Fraw Mutter gewendet [...] Auff dieses bald / ist Er in eine häfftige Ohnmacht gerathen" „Donnerstages frühe / war der 2 Decembris, ist der numehr selige Junge [...] immer schwächer worden / Daß Er es selbst wol gemercket an sich / Gott würde bald ein Ende seines Zeitlichen lebens machen / und darauff zum Herrn Vater gesaget: [...] Er ihme noch einmahl den Doctorem wolte holen lassen / hierauff dem H. Praeceptori bald angedeutet worden / Er sich auff den Weg machen und den Herrn Doctorem erbitten solte. Aber das recht wolgezogene Adeliche Kind [...] mochte seinem liebe Praeceptori nicht so viel zumutten / begehrete Ihn zu rücke"

Signatur	Name	U. [S.]	SB [S.]	Schilderung des Krankheitsverlaufs und der medizinischen Maßnahmen
546875	Kurtzmann, Joh. Gottlieb (30.07.1723–26.08.1738)	24	22–23	„des Morgens gegen 8. Uhr eine böse und mörderische Hand mit einer mehr als unmenschlichen That oben auf dem Boden des Hauses Ihm unvermutheter und unschuldiger Weise unterschiedene Schnitte mit einem Messer in den Hals versetzet, und durch Verletzung und gäntzliche Zerschneidung aller da zusammen lauffenden Blut-Gefässe und Lufftröhre boßhaffter Weise sein zeitlich Leben genommen"
546972	Lautterbach, Anna (24.10.1606–06.09.1626)	24	23–24	„ist Sie am nehren Montage acht tage / war der 31. Augusti, an einem Fluxu Dysenterico ziemlich hart angegrieffen / darvon sehr krafftloß gemacht / auch folgenden Mitwoch / gleich heute Achttage / gantz legerhafftig worden. Ob auch zwar alßbald alle **ordentliche mittel / auff rath und gutachten der Herren Medicorum** / gesucht und gebraucht / hat es doch wenig fruchten wollen / also gar / daß man nicht anders hat spüren können / Got habe ein besser und seliger werck mit ihr für."
547030	Liebe, Barbara, geb. Walter, verw. Steinichen (23.07.1572–10.03.1615)	42	28–30	„den 1 Martii, als Heute 14 Tage zu Nacht / mit häfftiger u[nd] gefährlicher Leibesschwachheit Väterlichen Heimgesucht / hat sie baldt folgenden Tages gebeten / das sie ihr lieber Herr und Eheman / Nach meiner wenigen geringen Person / als ihrem Beichtvater schicken wolte" „unsere Gnedige Fürstin unnd Fraw / sie mit allerley **fürnehmer Artzney und Labsal** Gnedig versehen / und Täglich / ja fast Stündlich besuchen lassen"
547243	Longolius, Maria Helena, geb. Petermann (17.08.1652–15.04.1701)	80	51–57	„biß Anno. 1696. GOtt die **Sauer-Brunnen-Cur** segnete / daß sie wieder genesen können / wiewohl sie von da an niemahls recht vollko[mm]en gesund gewesen / und stets über ihres sichen elenden Leib geklaget / [...] biß endlich vor 3. Wochen / [...] war der 5te Aprilis, Abends / nach dem sie ein wenig Suppe genossen / [...] es Ihr mit hefftigen Frost und grosser

Signatur	Name	U. [S.]	SB [S.]	Schilderung des Krankheitsverlaufs und der medizinischen Maßnahmen
547243 (Forts.)				Hitze ankommen / die Sie alsbald / in dem sie sonst wenige Kräffte zuzusetzen gehabt / sehr schwach und matt gemacht / darauff zu Bette sich begeben / selbige Nacht aber / wegen anhaltender Hitze und Frost / keine Ruhe haben können. […] wurde noch selbigen Morgen / **Tit. Herr D. Schmeltz** in Dreßden consuliret / welcher auch mit köstlichen **Medicamenten** diese und andere besorgende Zufälle zu heben und zu hintertreiben suchte / wolte aber zur Zeit noch wenig anschlagen / und nahm die Kranckheit je mehr und mehr zu. Freytags gegen Abend ließ sichs in etwas zur Besserung an / maßen Frost und Hitze mercklich remittiret / hätte auch / wenn es der verdrießliche Husten zugelassen / wieder ein wenig geruhet […] so fand sich doch gedachten Sonntag Nachmittage gegen 5 Uhr der abwechselnde Frost / und am allermeisten Hitze mit grosser Mattigkeit / wieder ein / benahm Ihr vollends alle Kräffte / allen Appetit zur Speise und Tranck / allen Schlaff und Ruhe" „Vorhergehende Nacht hatte sie wohl geruhet; kurtz nach 4. Uhr aber / nachdem sie etwas von **Artzney** eingenommen / entfiel ihr / weiß selbst nicht durch was vor einen gejlingen Zufall / die Sprache / blieb indessen bey gutem Verstande […] und weil sie sich im Bette bald aufgerichtet / bald niedergeleget / mag sie vermuthlich i[nn]erliche grosse Angst empfunden haben"
547244	Loos und Simbsen, Hans von (09.06.1566–17.08.1631)	72	58–71	„Seine Kranckheit / so allbereit angefangen 1618. ist gewesen Morbus Hypochondriacus / denn männiglichen bewust / […] also wann Er gleich schon einen Tag gesund / doch den andern Tag immer mit Schwachheit und Kranckheit gemischet" „Unnd ob es wol Ihr Gestr: an **ordentlichen Mitteln** nicht fählen lassen / massen Sie **alle vornehme und unterschidliche Medicos** / beydes zu vor und auch in dieser Niederlage / gebrauchet / so hat doch GOtt darzu / daß die **Ertzney** zu seiner zeitlichen Gesundheit dienen möchte /

Signatur	Name	U. [S.]	SB [S.]	Schilderung des Krankheitsverlaufs und der medizinischen Maßnahmen
547244 (Forts.)				nicht Gnade geben wollen: Will geschweigen / daß diesen Seligen Herrn / neben dem Malo Hypochondriaco auch Lenta tabes also abgemattet / auch gantz und gar der kräffte entnommen / daß Er bey einem Jahre wenig auß seinem Adelichen Hause kommen können / darumben die **Medici** auch / **Ihme ferner mit Ertzneyen beyzuwohnen / nicht unbillich ein vernünfftiges Bedencken trugen / denn sie sich so balde bedüncken liessen / weil die Kranckheit von Tag zu Tage stärcker würde / auch viel Jahr gewähret / darzu die Schwachheit groß / und keine Kräfften in der Natur verhanden / daß es zu solchem Außgange kommen würde. So viel aber Menschlich und möglich gewesen / ist Ihr Gestr: von Ihnen den Medicis mit eusserlich: und innerlichen vornehmen Labsalen wol versehen worden.**" Der Sterbende: „Weil sich meine Kranckheit von Tage zu Tage vermehret / und keine Hoffnung ist / dem Leibe mehr zur Gesundheit zu helffen / denn die Zufälle meiner langgehabten Kranckheit die natürlichen Kräfften ausgetrucknet" „Den 11. Augusti [...] fället Ihr Gestr: selber in die bißanhero gemeine Feber-Kranckheit / und mächtige grosse Hitzen / die Ihn vollends gar abzehreten / und gantz lagerhafftig machten / und ob zwar **D. Mylius / Hoffman / und Walter hiezu ersuchet worden** / ob man Ihm mit **Ertzneyen** beywohnen könne / ist doch solches vergeblich gewesen." „Auff den 16. frühe umb 2. Uhr / war der Tag für Ihr Gestr: Absterben / fält Ihm ein schwerer Fluß auff die Brust / dadurch die Lufftröhren verstopffet / und das Hertz sehr bedränget / daß Er auch mit grossem Beschwer Athem holen konte"
547251	Lose, Johann (gest. 27.07.1684.)	40	36	„Welcher auff der Elben bey seiner schweren Schiffer-Arbeit / plötzlich aus dem Schiffe gefallen / und frühe den 27. Julii Anno 1684. ertruncken / dessen Leichnam den dritten Tag hernach bey Neudorff auffgefangen"

Signatur	Name	U. [S.]	SB [S.]	Schilderung des Krankheitsverlaufs und der medizinischen Maßnahmen
547254	Looss und Wilckau, David von (1576–09.06.1609)	76 (e.Z. 75)	68–70	„in dem er sich aus unvorsichtigkeit eine Finger / Nemlich den Golt-finger / [...] mit einem geladenen Rohr weggeschossen / an welchem er auch grosse Schmertzen erduldet [...] Aber doch hat ihm GOtt auch aus demselben gnädigst geholffen / daß er an seiner Faust gleichwol nicht mangel sonsten befunden / welches wol zuverwundern were / Aber durch GOttes Hülff / und der Medicorum Rath sein zu rechte gebracht worden." (P 31–32) „spatzieren / weil ihm allerdings nicht wol / [...] ich weiß nicht wie mir ist / werde auch gewiß nicht lange leben [...] Ich werde gewiß der **Medicorum** Rath pflegen müssen / ob es besser werden wolte. [...] Ist auch den gantzen Tag **gantz trawrig gewesen** / und nach meiner Person zum offten und unterschiedlichen mahlen gefraget" „Wie er dann eben dieselbige zeit / umb 9. Uhr ohn gefehr [als ein Zeichen am Himmel erscheint] / auff den Abendt / **durch zweene tödtliche Stich** / die ihm daselbest sind zugefüget worden / sein Leben geendet / ohn alle ungeberde"
547276	Ludecus, Johann Christoff, M. (29.11.1604–09.05.1683)	68	67–68	„Dannenhero Ihm auch nicht wenig die Schmertzen vermehret worden" „wegen zunehmender Leibes-Schwachheit die Cantzel nicht mehr beschreiten können / weil sie sich gleichsam in alle seine Glieder außgebreitet / und über diß noch ein anderer Zufall / welcher selbige nicht wenig vermehret / darzu kommen / daß Er darauff gäntzlich Bettlägerig worden. [...] und an Gebrauch **heilsamer Mittel** nichts ermangeln lassen / so haben doch solche den erwündschten Zweck / welchen so wol die Herren **Medici,** als auch die Seinigen gehoffet / nicht erreichen können." „In wärender Kranckheit hat Er wenig oder nichts von Speiß und Tranck geniessen können / welches da[nn] auch die Ursach gewesen / daß die Schwachheit von Tage zu Tage je mehr und mehr zugenommen"

Signatur	Name	U. [S.]	SB [S.]	Schilderung des Krankheitsverlaufs und der medizinischen Maßnahmen
547290	Ludwig, Martha, geb. Pohl (1642–20.05.1691)	16	13–14	„verstrichenen Freytags 8. Tag / mit Frost / hernach mit abwechselnder Hitze anheimgesucht / auch also hart / daß Sie sich Bettlägrig hat bege-ben müssen / da denn Mattigkeit vollends zu geschlagen [...] Wiewolen der höchst- und schmertz-betrübte Wittiber / allerhand kostbahre **Medicamenta** vor die Hand alsobald genommen / so hat es doch geheissen; Contra vim mortis, non crescit gramen in hortis.
547414	Malaschke und Reudischen, Georg von (24.04.1591–04.07.1613)	32	27–30	„ist er den 26 Junij / war der Donnerstag nach Johannis Baptistae auff der Reyse vom Brieg her Kranck worden / und hat die Kranckheit plötzlich uberhand genommen / Ist also mit grosser schwachheit u[nd] ängstiger Hertzens Mattigkeit uberfallen worden. Und ob er wol biß weilen in we-render Kranckheit u[nd] Hertzens angst / wie in der gleichen hitzig[en] Kranckheiten zu geschehen pfleget / auch weß ungereimbtes geredet"
547454	Maukisch, Maria-Elisabeth, geb. Weber (29.09.1632–02.01.1670)	54	50–56 (Lp 48–54)	„Betrübniß / bey der Fraw Wittwen eitel schlafflose Nächte seithero nach sich gezogen / und Sie gantz auß der Ruhe kommen / ist es ge-schehen / daß Sie in eine schwere Haupt-Kranckheit eingeallen / dabey bald Anfangs grosse Hertzens-Beängstigungen und Ohnmachten ent-standen / worauff es allmehlich auff eine Melancholiam außgeschla-gen / die sich verwichenen Montag 4. Wochen / mercklichen an Tag gegeben / so / daß Sie bald darauff Bettlägerig geworden. Weil man dem-nach allerdings gemuthmasset / daß diese Melancholische Imaginationes und Einbildungen ex causis Naturalibus, auß dem durch die vorgängige Betrübniß verderbtem Geblüte / wobey die Venae Mesaraicae verstopf-fet / und also die Spiritus Vitales, sambt dem Hertz und Gehirn als Sedes Vitae, verletzet worden / worauß denn nichts anders / als ungesunde Hu-mores sich erregen und allerley seltzame / betrübte / und offt ungeheure Gedancken in dem Gemüthe formiret werden / hat man bald die Herren **Medicos** adhibiret / derer vernünfftige Consilia dahin gegangen / daß man der Patientin eine **Ader möchte springen** lassen / und ferner solche

Signatur	Name	U. [S.]	SB [S.]	Schilderung des Krankheitsverlaufs und der medizinischen Maßnahmen
547454 (Forts.)				bequeme **Artzeney Mittel** und **Cordialia** verordnen / dadurch das Geblüte möchte gereiniget / der Melancholey gesteuret / und das **Hertze erquicket** werden. Es hat aber der Kummer und die Traurigkeit das Geblüte schon dermassen beschweret und verseeret / daß die Impressio Melancholica von Tage zu Tage hefftiger / und die Phantasia gantz zerstreuet worden."
547463 **547463a**	Mecklenburg, Loysa Herzogin von (20.05.1635–06.01.1648)	96	63–76	„Den 11. Novemb. abgewichenen 1647. Jahres befiehl I. F. Gn. ein starcker hitziger Catharrus, und domahl dieses orthes nicht ungewöhnlicher huste / und / wiewohl alsbald guter rath und alle zuerlangen gewesene **mittel** dagegen ergrieffen und adhibiret worden / so hat doch die hefftigkeit des hustens mehr zugenommen / und sonst keine annehmung oder verdawung der speise zulassen wollen / dadurch eine solche abmattung gefolget / das I.F. Gn. das Bette endlich continuirlich halten müssen / worzu Symptomatisch hitziges Fieber geschlagen / welches so wohl bey tagen als bey nacht zum öftern abgewechselt / heftige hitze und ungewöhnlichen durst verursachet hat." „Und als sie domahls gleich hefftigen schmertzen in der Brust fühleten / und zur gedult vermahnet wurden. [...] Den 3. Januarii des lauffenden Jahres hat sich über alles besser verhoffen bey diesem Fürstl. Freulein abermahl eine hefftige hitze und unerlöschlicher durst erenget / dabey sich auch andere gefehrliche Indicia herfür gethan: Zwar seind alle **Menschmöglichen mittel** und fleiß getreulich versuchet / Es haben aber ohngezweiffelt [...] die gefehrliche beschwerligkeiten nicht können gehoben werden / dahero ihr dann Ihr F. Gn. diß Prognisticon selbst gestellet / es würde nunmehr nicht lange mit ihr wehren." „Hierauff ist mit gebeth und lesen fortgefahren / auch zu zeiten I.F. Gn. auff begehren / **durtsstillende Wasser und säffte** / (**weil sie über unaufhörlichen durst stets geklagt**) **und andere Hertzsterckungen** gereichet worden."

Signatur	Name	U. [S.]	SB [S.]	Schilderung des Krankheitsverlaufs und der medizinischen Maßnahmen
547463 547463a (Forts.)				Und haben I. F. Gn. in bemelter hertzlicher Andacht und seufftzen nach ihrem Heilande also gelegen biß umb 2. Uhr nach Mittage / da sich der Puls / das Gesicht / Gehör / und die Sprache allmählig verlohren / biß sie endlich unter dem öffentlichen Gebeth der anwesenden forth nach drey Uhr sanfft und Selig im HERREN entschlaffen."
547466	Mecklenburg, Margaretha Elisabetha Herzogin von, geb. Herzogin von Mecklenburg (11.07.1584–16.11.1616)	31	28–29	„Schwindsucht und Febris hectica [...] Ob man wol nebenst dem embsigen Kirchen- und Haußgebet / alle Menschliche Hülff unnd Mittel versuchet: Es gleichwol von Tage zu Tage mißlicher worden"
547517	Metzrad, Maria von, geb. (von) Lauterbach, verw. von Lottitz (10.03.1568–17.06.1605)	58	41	„hat auch dieselbe noch in ihrer beschwerlichen kranckheit / in dem S. E. Gest. gleichgestalt zehen Tage für ihrem seligen absterben Lagerhafftig worden"
547587 547587a	Mohl und Mühlrädlitz, Catharina von, geb. von Nimptsch und Röversdorf (02.03.1593–31.03.1677)	52	35–37	„Sie den 18. Martii instehenden Jahres / sich wegen einiger Unpäßligkeit zuklagen angefangen; haben die hertzlich betrüben Jungfrauen Töchter [...] nach einem **Medico** zuschicken / in ihrer gegenwart sich resolviret; worauff die Seelige Frau Mutter Sie beyderseits [...] mit diesen Worten getröstet: Was hilfft es / lieben Kinder! Gebt euch nur zu frieden, es muß doch einmahl gestorben seyn." „Als der **Medicus** angelanget / und die verschriebene **Artzneyen** appliciret worden / hat sich zwar die Seel. bey etlichen Tagen / auff selbige etwas besser befunden / und zimlich geruhet und geschlaffen; und schienen / besonders den 30. Martii, die bißher geklagten Beschwerungen auff der Brust / und rechten Seiten / mit gutter Hoffnung zu gewieriger Reconvalescenz, ein wenig nachzulassen; weilen sich aber umb selbigen Abend / gantz ohnversehens / ein starcker Brust-Fluß eingefunden; und

Signatur	Name	U. [S.]	SB [S.]	Schilderung des Krankheitsverlaufs und der medizinischen Maßnahmen
547587 547587a (Forts.)				den 31. darauff […] je mehr und mehr zugenommen […] auch deß Abends umb 7. Uhr / ein weinig Speise zu sich genommen; hat Sie hierauf grosse Schwachheit (welche gleichsam eine Ohnmacht mit sich geführet) empfunden; und nachdem Sie wiederumb durch **kräfftige Erqickungen** davon auffgerichtet worden / gebethen: **Man solte Ihr doch den Schlaff vergönnen**; Sie freuete sich auff die bevorstehende Nacht […] und thäte Ihr auch nichts wehe."
547599	Mollerus, Georgius (20.02.1554–03.05.1615)	44	31–34	„Im Jahr 1614. den 28 Octobris [ist] ihm ein harter Fluß auff der rechten Seiten gefallen / Also / das ihm auch die Sprache davon eine Zeitlang gehemmet / da er gar gefährlichen darnieder gelegen 8 Wochen / Aber durch Barmhertzigkeit […] GOttes / und durch Mittel der **Artzney** / […] die Sprache eticher massen wider bekommen / das man ihn zimlich / bey nahe verstanden / [...] doch an Leibeskräfften solches nicht verwunden / sondern vielmehr von Tag zu Tage abgenommen" „wenn er auch von seinem lieben Weibe oder den seinigen ist gefraget worden / ob er auch irgendt Schmertzen [oder] Angst empfinde? hat er gar deutlichen gesagt: O Nein fürwar."
547766	Neander, Christina Sophia, geb. Rühl (22.11.1641–08.06.1676)	68	65–68	„nachdem Sie von GOtt zum achten mal mit Leibes-Frucht gesegnet worden / schon vor der Geburth ziemlich Krafftloß war / [...] abermahl sehr schwere Geburth hatte / so daß Sie […] fast weder Hand noch Fuß regen kunte." „da überfiel Sie plötzlich ob nimium sanguinis fluxum eine solche Ohnmacht / daß Ihr Herr genöthiget ward den Herrn **Medicum** [...] fordern zu lassen. Ehe der zu Ihr kommen kunte / blieb Sie den Anwesenden unter den Händen weg / und wolte eine gute weile weile **kein zuruffen / rütteln nach schütteln etwas helffen**. Jedoch vernam Sie sich endlich ein wenig / ehe der Herr Medicus noch zu Ihr kam / dem Sie den bey seiner Ankunfft Ihre schwache Hand / so weit es Ihre Schwachheit zulassen wolte / hinreichete / und was Er Ihr an **StercKung** eingab / willig zu sich

Signatur	Name	U. [S.]	SB [S.]	Schilderung des Krankheitsverlaufs und der medizinischen Maßnahmen
547766 (Forts.)				nam. Hierauff zeigete sich ein Anblick zur Besserung / so daß Sie […] redete / auch ein weinig Suppe genoß. Nach diesem würde Ihr gegen Abend etwas von **Perlen- und Corallen-Pulver** / auf Rath des Herrn Medici, in einem paar **Löffel voll Suppe zur Stärckung** / und damit der vorhin gedachte Weibliche Zufall nicht allzusehr überhand nehmen möchte / eingegeben / welches Sie / gleich der vorigen **Artzney** / auch willig einnahm. Es hät aber bald ein starckes erbrechen den fluxum sanguinis, hefftig erreget. […] wiedrumb in eine / und zwar noch stärckere / als die deß Tages vorher Ihr zustieß / Ohnmacht gefallen / also daß Sie gantz kalt worden / und der gantze Leib gezittert hat / daß auch das Bette sich davon beweget. […] alsofort abermal den Herrn Medicum nebst dessen Eheliebsten zu sich bitten lassen / unterdessen / der mit den Hn. Medico gehaltenen Abrede nach / Ihr alsbald einen Läffel voll von der Stärckung / welche der Herr Medicus des vorigen Tages mit gebracht und zu solchem Ende dar gelassen / eingeflösset / und **Sie dadurch etwa noch eine halbe Stunde auffgehalten** / daß Er sich mit Ihr letzen [sic?] können"

„Als der Herr Medicus kam / war alle Hoffnung aus und vernam die selige Frau sich gar nicht mehr, **Jedoch ward kein Artzney und kein Fleiß gesparet Sie zu erhalten.** Aber da war alle Einflössung der **Stärckungen** / alles **reiben mit stärckenden Wassern** / alle Arbeit des Herrn Medici und dessen Eheliebsten / welche Ihm bald folgete / umbsonst und vergebens. Als nun Ihr Eheherr sahe / **auch von dem Herrn Medico verstand daß da kein retten wäre** / […] sprach Er noch den Seegen über Sie / und Sie entschlieff" |
| 547860 | Nimptsch und Röversdorf, Christoph von (11.05.1604–02.09.1649) | 48 | 40–45 | „mit einem Febrilischen Paroxysmo angegriffen worden / also / daß er sich auß des Session vom Rahthause in sein Logiament begeben müssen. Wiewol man nun verhoffet / es würde nur sonst ein Zufall seyn / der sich bald wieder verlieren würde / so hat sich doch vierdten Tags der paroxys- |

Signatur	Name	U. [S.]	SB [S.]	Schilderung des Krankheitsverlaufs und der medizinischen Maßnahmen
547860 (Forts.)				mus immer hefftiger als vorhin gefunden. Derhalben nach dem auch die gebrauchte **Artzneyen** / so neben de fürnehmsten Hülffsuchung bey GOTT / als dem rechten Seelen- und Leibes-Artzt / **von erfahrnen Medicis adhibiret worden** / nichts verschlagen wollen / hat er seine hochgeehrte Fraw Schwiegermutter und hertzliebsten Eheschatz zu sich nacher Breßlaw ersuchet und erbeten / welche auch allda etliche Zeit seiner treulich gepfleget und gewartet" „Welche harte Paroxysmos und wie viel Schmertzen er nun die Zeit über / jedoch mit grosser Wundergeduld [...] außgestanden" „auch darbey die ordentlichen Artzney-Mittel nicht auß den Augen gesetzt worden: hat es endlich das Ansehen gewonnen / als wann zimliche Besserung verspüret würde / indem allmählich die Paroxysmi remittiret; der Appetit zum Essen sich wiederu[m] zimlich gefunden [...] die Farbe sich wiederumb gefunden" „Den 27. Augusti aber findet sich ein neuer Zufall / indem er ein gewaltiges Magen-drücken empfinden / [...] und über nichts so sehr als den Magen geklaget" „war der 2. Septemb. hat er das Haupt sehr geklagt; weil er aber von seiner hochgeehrten Fraw Schwiegermutter ermahnt worden / er möchte nur nicht so lange nüchtern bleiben / sondern ein **Süplein zu ihm nehmen / vielleicht würde ihm im Häupt ein wenig besser**" „seine Hertzliebste verspüret / daß sich eine Veränderung und Abwechslung der Farb erwiese" „worauff er stille ligt / verwandelt das Gesicht / u[nd] fällt etwa ein Catarrhus suffocativus oder Schlagfluß mit zu / daß sich gleich Sprache und Verstand meistes verleuret."
547889	Nostitz, Anna-Helena von (03.07.1597–23.02.1615)	58	51–57	„ungefehr vor einem Viertel Jahr sie sampt ihren lieben Eltern außm **Warmenbade** anheim gelanget / ist sie bald darauff mit Leibes schwachheit und mit einem hitzigem Fieber befallen und angegriffen / und also

Signatur	Name	U. [S.]	SB [S.]	Schilderung des Krankheitsverlaufs und der medizinischen Maßnahmen
547889 (Forts.)				gantz lagerhafft worden. Ob nu wol zu dessen abwendung alle mögliche / **ordentliche Mittel** vor die Hand genommen / in dem man nicht allein zu förderst den lieben Gott als den rechten Artzt durch das liebe Kirchen und Privat Gebet umb rath und hülffe ersucht / sondern auch [...] **Medicum** [...] zu unterschiedlichen mahlen haben abholen lassen / und desselben trewen raths hierinn gepflogen / wie denn Gott gnade verliehen / daß sie durch desselben **fleissige Cur** dermassen wider umb restituiret" „weil der Terminus fatalis vorhanden [...] hat sichs bald widerumb mit ihr geendert / daß sie sich wieder niederlegen und Lagerhafft werden müssen / und weil allerley Vicissitudines in ihrer wehrender schwachheit sich ereignet / daß sie itzo fast wol auff / und bald aber wider Lagerhafft worden / hat man sich nicht wol in ihre Kranckheit richten können / unangesehen das man **an ordentlichen und natürlichen Mitteln** nichts hat erwinden lassen." „sie einen Paroxismum nach dem andern außstehen müssen / und endlich wegen grosser mattigkeit und schwachheit der rede nicht mechtig gewesen." „Und weil denn die Prodromi und vorboten des Todes sich mercklichen an ihr ereigneten / das Gehör und die Sprache sich auch allbereit geleget / vermahnete ich die umbstehenden zum lieben Gebet [...] und den trewen barmhertzigen GOtt unterschiedlich mit Zeeren und Flehen umb gnedige linderung und erlösung von aller qual / angst und schmertzen angerufen"
547901	Nostitz, Hans von (gest. 29.07.1619)	55	53 (k. r. SB)	
548056	Pelargus, Judith, geb. Klose (1562–06.02.1617)	46	36–39	„Hat auch allen / so für ihres Lebens lengerung zubitten sich erboten / gewehret. [...] umb lengers Leben anhalten / das sol nicht geschehen."

Signatur	Name	U. [S.]	SB [S.]	Schilderung des Krankheitsverlaufs und der medizinischen Maßnahmen
548056 (Forts.)				„für langwiriger Niederlage gnedigst behütet / und nur biß zum achten Tage in ihrem Sichbette liegen lassen. Denn heute vergangen 14. tage / [...] ist sie mit grossem Schaur und zittern zu Bette gegangen / und sich ein starck brechen / mit reissen an Beinen / bey ihr erhaben: welches sie zwar nicht lange gewehret / aber sich wieder bald in Leib zu rück gewendet / welches sie verborgen / damit sie nicht **Artzney** / welche ihr immer zu wieder / brauchen dürffte. Hat sich also die Kranckheit dem Hertzen zu / und folgends auff die Brust / hart angeleget / welche man mit **allerley Mitteln** nicht erweichen können: davon sie erstlich Blutt außgeworffen / und endlich also bedrenget worden / das sie wenig lufft gehabet, und solch bedrengnis immer gedüldig erlitten: derowegen auch gar wenig essen / und speise hinunter bringen können / **allein von Krafftwasser und tranck** mit grosser mühe etwas eingenommen.“
548(3)86 **548(3)87** 548(3)88 548(3)89	Reichenbach, Anna Hedwig Freifrau von, geb. von Niebelschütz (24.09.1636–20.09.1665)	128 (e. Z.: 127)	73–83 (23+(50–60))	„durch solche schmertzliche Wehmuth in ein gefährliches Fieber gerathen / hat sich von solchem an ihre Gesundheit allmählich zuneigen angefangen / auch ungeachtet Sie nachgehender Zeit der **Warmen-Bades Chur** sich gebrauchet / (die auch niemahls fruchtloß abgegangen) so hat doch die einmahl durch dergleichen sorgliche Fälle debilirte Natur sich nicht mehr recht wieder erholen können / sondern zum überfluß auch bey Ihr ein enger Athem und unterweiliges starckes Hertzklopfen mercken lassen / worbey die dann ohne daß von Jugend auff bey Ihr gewöhnliche Miltz beschwerde nicht gefeyret / sondern deutlich dargethan / daß die indispositiones Viscerum semel primis nostri constitutivis maritatae“ „beharrliche Hauptschmertzen beweglichst geklaget / auch umb solchen zu remediren bey Titul Herren [...] und ihrem gewöhnlichem **Medico** alles fleißig rath gesuchet / so auch hierzu **dienliche Mittel** verschiedene mahl vorgeschlagen; Darbey aber nicht mit weniger verwunderung

Signatur	Name	U. [S.]	SB [S.]	Schilderung des Krankheitsverlaufs und der medizinischen Maßnahmen
548(3)86				befunden / daß **Ihre Natur so gar von allen Medicamentis abhorriret** / daß auch fast kein einiges simplex, ob es auch manchmahl so gar ohne Geruch und Geschmack gewesen / hafften wollen [...] Welche insignem in medicamenta nauseam Sie mehrentheils / und zwar nicht ohne ursache Schuld gegeben / daß Sie in ihrer zartesten Kindheit fast ohne rast oder nachsehen darmit angestrenget worden; **Solche abhorrescentia Naturae leyder / auch ursache gewesen / daß bey sothaner febri acuta maligna, als Sie nur eintzige geringe alteration verspüret / weiter kein einiges Medicament Ihr beyzubringen** / sondern Sie lieber zulassen wollen / daß durch damahls geschehene **doppele eröfnung der Adern der Morbus sufflaminiret / als radicitus exstirpiret würde** / wordurch diesem fomiti malitioso zeit und raum gelassen worden / dehnen ohne daß bey Ihr baufälligen Visceribus eine Cachexiam zu imprimiren"
548(3)87				„nach ein 3. Wochen zuvor gebrauchter Aderlaß / die Hauptschmertzen sich gelindert / aber statt derer ein Anlaufen beeder Schenckel / doch des lincken am meisten angemeldet / und weil zu Zeiten auch ein Asthma Periodicum sich darbey gewittert / dannenhero keine Zeit verabsäumen wollen / sondern alsobalden rath deßwegen gesuchet / auch so viel Gebrauch der **Artzeney Mittel** / in acht geno[mm]en / dz gleichwol der in etwas geschwächeter appetit, sich nicht alleine wieder ereignet / sondern auch der Athemb ein klein wenig wieder besser worden. Die Geschwulst aber hat nichts desto wenig schleunig / mit einer grossen härte und röthe begleitet"
548(3)88				„Es hat aber mehr besagter Herr Doctor Köhler so schon anwesend gewesen / und eben diesen 17. Tag Sept. des morgends erfordert worden bey der sich angemeldeten Semitertiana, welche wie Sie ex Sententia Hyppocratis nicht alleine gefährlich / sondern auch nach der Lehre des Adriani Spigelij in seinem eigenen hiervon außgegangenen Tractätlein /
548(3)89 (Forts.)				

Signatur	Name	U. [S.]	SB [S.]	Schilderung des Krankheitsverlaufs und der medizinischen Maßnahmen
548(3)86 **548(3)87** 548(3)88 548(3)89 (Forts.)				plerum[que] pravitatem aliquam conjunctam und vereiniget führet / keine Zeit mehr verabsäumen wollen" „wegen grossen Hustens / nicht der wenigste Schlaff sich finden wollen […] weilen die Sache von hoher importantz allereylfertigst neben bey [… Arzt] erfordern zulassen" „Gegen Abend [19.09., Anm.d.A.] stellete sich Herr Libavius ein / und ließ an seinem Fleiß und Vorsichtigkeit nichts erwinden / wurden Ihr auch unterschiedene **innerliche und euserliche Medicamenta** verordnet / von dehnen man stets guten Effect verhoffete / und weiln man vermeynete / Sie würde ein wenig schlaffen können […] daß das Röcheln immer stärcker sich fand / wurden die Herren Medici auffgewecket / welche re accuratissimè pro & contra deliberatam weiln der Athem sehr kurtz / das röcheln mit Gewalt zugenommen / daß Sie auch fast sitzende erstücken wollen / und also magno morbo magnum & citatum remedium zu opponiren man genothdränget war / conjunctis consiliis die revolsionem in cruribus, exigente isthae medendi methodo, […] vor die Hand nahmen / in meynung Sie **zum wenigsten / so lange auffzuhalten / biß dehro hochgeehrte Fraw Mutter […] Sie noch lebendig antreffen möchte"**
548236	Radtmann, Benigna, geb. Hübner (24.09.1567–15.08.1618)	40	40	
548400	Reichenbach und Rudelsdorf, Lucretia von, geb. Gräfin von Schlick, verw. von Hohberg und Guttmanßdorff (1576–14.03.1613)	92	63–70	„denn I. G. **schmertzen** nicht nur etliche Stunden lang / sondern biß an den achten Tag geweret" „angeruffen / daß er i. Gn. Todesqual verkürtzen / sie sanffte aufflösen […] lassen"

Signatur	Name	U. [S.]	SB [S.]	Schilderung des Krankheitsverlaufs und der medizinischen Maßnahmen
548409	Reiman, Catharina, geb. Seifert (08.12.1579–10.10.1631)	32	21–22	„mit Pestilentz / doch gnädig heimgesucht." „hat sie über Frost geklaget / sich eingeleget / **ordentliche Mittel** gebraucht / doch ohne Frucht"
548648	Römer, Johann-Georg von (25.03.1621–03.08.1665)	87	67–69	„hat derselbe bey anderthalb Jahren über kurtzen Athem und Engbrüstigkeit ziemlich geklaget / und deßwegen öffters **Artzneyen** gebrauchen müssen / darzu auch GOtt sein gedeyen geben / **daß Er nicht lagerhafft worden / sondern seines Ampts-Pflicht ein gnügen thun können.** Im Monat Julio instehenden Jahres / ist Er uff der Reise wieder etwas unpaß worden / derohalben Er der **Medicorum unterschiedliche Consilia** eingeholet / do Ihme dann zum **Sauerbrunnen** gerathen worden / wohin Er sich auch gewendet / und denselben nach des Medici Anordnung neben andern Ihme geordneten **medicamenten** gebrauchet / und sich in etwas besser hierauff befunden / **also daß Er wieder nach Halla und andere Orte [...] reisen können** / als Er aber wiederumb nach Hause gelanget / [...] hat Ihn daselbst ein starcker Frost angestossen / daß Er darauff wieder anhero nach Neumarck kehren müssen / und sich alsobald lagerhafft gemacht / da Ihme dann die Kranckheit mit hefftigem reissen in Armen / und Brustweh sehr zugesetzet. Und wiewohl man an erfarnen **Medicis und allen Menschlichen Mitteln und kostbaren Artzneyen nichts erwinden lassen** / hat doch die Kranckheit mit grosser Mattigkeit überhand genommen"
548678	Rohr und Steine, Carolus Leonhardus von (07.10.1635–15.03.1657)	32	29–30	„und fahren die Schrött und Dunst allernächst dem rechten Arm underwerts in seinen Leib / davon die Venae arteriosae getroffen / und abgestossen worden / dahero / obwohlen an **ordentlicher Cur und Mitteln** am wenigsten nichts underlassen worden / der sanguis arteriosus, und Lebens Geblütt häuffig sich ergossen / und von ihme geschossen / das er entlich gantz exsanguis, und Blutloß worden."

Signatur	Name	U. [S.]	SB [S.]	Schilderung des Krankheitsverlaufs und der medizinischen Maßnahmen
548767	Rotenburg, Eva von, geb. von Unruh (14.07.1623–30.09.1642)	68	52–59	„balde bey Ihr erreignet eine sondere Mattigkeit / und uberlauffene innerliche grosse Hitze / also daß man sie auch zuweilen **reiben und kühlen** müssen / unangesehen / es die Adeliche Fraw Mutter an **Confrorantien und andern Refrigeriis**, bey Ihr gar nicht mangeln lassen."
548826	Rudolph, Christian (10.12.1608–27.04.1676)	56	50–51	„Vor ein 14. Tagen hat sich bey Ihm angegeben ein schwerer Husten und Engigkeit auf der Brust / auch drücken zum Hertzen / als etwan ein Stücklein von der Colica; Ob man nun hierwieder allerhand ordentliche **Medicamenta** gebrauchet / hat doch solches nicht viel anschlagen und fruchten wollen / welches vielleicht das liebe Alter / alß eine Kranckheit an sich selbst / verursachet / biß am nechstverwichenen Montage Er da- von gantz bettlägerig gemachet worden."
548851	Ruel, Catharina (29.11.1639–21.12.1659)	44	41–44	„als sie den 11. Decembris, war der dritte Sontag des Advents / von der Leichpredigt aus der Kirchen zu Hause gekommen / hat sie sich unpäßlich befunden / in dem ihr grosser Frost angetreten / welcher sich endlich in grosse Hitze verändert hat / das sie sich alsfort zu Bette legen müssen. Und ob man schon nebst empsigen Kirchen und Hauptgebett der Herr **Medicus** seinen müglichsten Fleiß an ihr nicht ermangeln lassen / daß man zur Besserung sich gute Hoffnung gemacht / hat doch die Kranckheit so wechslungs weise wider zugenommen / also daß sie grosse übermässige Hitze / Häuptwehe und Halsbeschwer empfunden / berhalben sie verspüret der allwaltende Gott sie aus diesem Leben abfodern würde"
548852	Ruelius, Daniel (21.10.1595–03.06.1659)	70	67–69	„den selben vor drithalb Jahr / mit einer grossen Ohnmacht und leybes Schwachheit heimgesuchet / welche ihm dermassen zugesetzt / daß er darüber von allen Kräfften kommen / und ob er sich wol der **Cuhr des Herrn Medici** fleissig gebrauchet / der Herr Medicus auch an seinem fleisse und guter sorgfalt / daß geringste nicht ermangeln lassen / besondern vielmehr **alle ordentliche / dienliche Mittel** adhibiret, ob es

Signatur	Name	U. [S.]	SB [S.]	Schilderung des Krankheitsverlaufs und der medizinischen Maßnahmen
548852 (Forts.)				müglich gewesen dem Malo zusteuren und den Patienten negst Gott zu voriger Gesundheit zu verhelffen [...] **also das er unterschiedliche mahl sein Ampt wider verrichten können** / die innerliche Schwachheit aber sich nicht gantz dämpffen lassen wollen"
548924	Sachsen-Lauenburg, Philipp Herzog von (18.08.1578–18.04.1605)	46	35–37	
548944	Sack, Sigmund von (1536–23.09.1611)	47	37–43	„PostBoten seines Todes [...]: [...] sein hohes Alter [...] grosse Hertzbekümmerniß wegen den früezeitigen unnd trawrigmachenden Abgang seiner beyden hertzlieben Söhnen [...] zwey Jahr hero immer mit Schwachheit behafftet gewesen / biß er nechst vorrückter zeit den Montag in den heiligen Ostern [...] sich Bettfest machen müssen / und mit einem grossen Geschwulst / darzu ein gefährliches Fieber geschlagen / ist angegriffen worden." **Medicum quaerendo,** In dem er die Natürliche unnd von GOtt zugelassene **Mittel** nicht vorachtet / sondern den Ehrntvesten und Achtbarn Herrn [...] gebrauchet / welcher auch allen müglichen fleiß angewandt / in hoffnung / ihn zu erretten." „wegen deß Geschwulsts an Händen und Füssen nicht weiter hat ko[mm]en können / als wohin er sich hat heben und tragen lassen / sich auch sehr wund gelegen / und von dem Fieber hefftig abgemattet gewesen"
548998	Sanitz, Elisabeth von, geb. von der Marwitz (1540–26.03.1591)	86	80–85	„allen bewust das sie nu etlich jahr her gesiechet. Vor dreyen jahren lag sie sehr hart / Aber durch Gottes hülffe überstund sie es / und kam wieder auff. Weil aber unter des allerhand sorge unnd bekümmernis mit zugeschlagen / das ihr die natürliche ruhe vergangen / unnd weder essen noch trincken schmecken wollen / ist sie wieder eingefallen / behafftet mit der Schwind und Wassersucht. Dis ihr lager ist nu sehr langwirig

Signatur	Name	U. [S.]	SB [S.]	Schilderung des Krankheitsverlaufs und der medizinischen Maßnahmen
548998 (Forts.)				worden / inn die 22. woch[en] / Wegen der Schwulst hat sie gros ungemach gehabt. Auff guter Leute rath hat sie sich höchstes vermügens der **Artzney** gebraucht / das ich auch mit verwunderung angesehen wie **manchen herben bittern Syrup** unnd anders sie zu sich genommen. Aber es solte nicht alleine heisen Hydrops Quartana Medicorum scandala plana: Sondern unser HErr Gott wolt auff dismal / durch dieses lager allein ihren zeitlichen jammer unnd hertzleid / so sich zu mehren begunte / abhelffen." „Die **schmertzen und wehe waren / gros** und wehrete eben lange." „wolte sich uber diese liebe Dienerin in gnaden erbarmen / ihre angst und pein / schmertzen unnd wehe verkürtzen / und mit genade ein geruhiges und seliges ende geben."
549025	Sartorius, Rosina, geb. Röber (11.09.1593–23.11.1616)	40	34–40	„ist sie 33. Wochen Bettlegerig gewesen / und sich in solcher ihrer langwirigen schwachheit gedultig und Christlich erzeiget. [...] Und endlichen / weil sie gesehen / und an ihren gantz abgematteten Krefften befunden / das sie aus diesem Lager nicht kommen und gelangen köndte / hat sie sich zu dem allerbesten und bewertesten Medico ihrer unnd unser aller Seelen Jhesu Christo gewendet"
549261	Schiller, Anna, geb. von Pallandt (15.05.1651–18.07.1718)	44	44	„nachdem unsere wohlselige Frau Mitt-Schwester letztlich eine 13. tägige harte Niederlage mit Schwindel / Brechen und andern Zufällen / (worden Sie von Tage zu Tage in mercklichere Mattigkeit versetzet worden /) ausgestanden"
549344	Schlezer, Johann, Doctor der Medicin (1544–01.02.1596)	56 (e. Z.: 55)	45, 49–52	„ihn anfenglich durch ein geringes unglück unnd ein unversehenen kleinen Leibes schaden ins Sichbett nidergeleget / der uber verhoffen zugenommen / groß worden / ubel gerathen"
549592	Sperling, Hartwich von (03.07.1633–05.03.1691)	84	83–84	„am 1. Martii / [...] mitten unter der Predigt unpäßlich befunden / in dem ihn ein hefftiger Frost angesossen / welcher auch nach verrichtetem Gottesdienst / da er wieder nach Hause kommen / noch starck angehal-

Signatur	Name	U. [S.]	SB [S.]	Schilderung des Krankheitsverlaufs und der medizinischen Maßnahmen
549592 (Forts.)				ten / so / daß er sich lange nicht gewärmen können. Worauf aber / als der Frost nachließ / Er eine starcke / continuirliche Hitze bekam / wodurch er in solche Mattigkeit gerahten / daß er nicht allein gehen können. Da dann so fort nach dem berühmten **Medico** in Wißmar […] gesant worden / welcher ihn denn auch in Person besuchet und allerhand dienlich haltende **Medicamenta** verordnet hat."
549738	Stosch und Groß-Tschirne, Adam Gottfried von (23.12.1661–26.11.1662)	62	58–61	„als es numehr etwas über das halbe Jahr kommen / so hat es unversehens eine gefährliche Convulsion, und morbus epilepticus überfallen / welcher / ob er gleich hernach remittiret und nachgelassen / doch zu unterschiedenen mahlen sich wieder eingestellet / und dadurch dieses tenerum corpusculum dermassen enerviret, daß seine meisten Kräffte / wie von Motten verzehret / dahin gefall[en]" „adhibirten **ordentlichen medicamenta** also gesegnet / daß eine erwünschte Besserung erfolget" „[S]o ist es in einem Augenblick von einer starcken Syncope Cardiacà getroffen / und dadurch der Spiritus Vitalis gantz und gar suffociret werden [sic]. Man vermeinte zwar anfänglich / es würde nur eine Ohnmacht seyn / und hilt derwegen mit **reiben und bestreichen** fleißig an: aber der Außgang bewehrete es / daß es […] warhafftig todt wäre"
549745	Stosch, Balthasar von (1577–07.02.1626)	112	94–100	„war der 7. Februar. erwachet / […] Mein GOtt / welch ein Stechen kam mir ins Genicke / da Ich auffstehen wolte / darvon mir der Kopff so wehe thut / als zuvor meine Lebtage nie." „In dem aber hebt Er sechsmal an hefftig auffeinander zu niesen / mit welchem gleich Ihm ein Nasenblutten / […] gefolget. Setzt sich hiermit nider / und sagte: Mein Gott / welchen ängstlichen Schweiß schwitze Ich heut! Lest Ihm hiermit das HandtBecken unterhalten / ein weiß Schnuptuch geben / durch seinen Diener das Häupt wegen zunehmen der Schwachheit halten / und endlich zubinden / In Hoffnung / es solte besser werden. Wie denn das Nasenblutten auch nachgelassen / unnd ver-

Signatur	Name	U. [S.]	SB [S.]	Schilderung des Krankheitsverlaufs und der medizinischen Maßnahmen
549745 (Forts.)				standen. [...] Da auch sein Diener sagte: Die Farbe were gar schlecht an Ihm. Antwortet Er: Ja / mir ist gar sehr ubel / Ich weiß nicht / ob Ich heute werde heimfahren. Sagte der Diener / Er wolt es der Frawen anzeigen / [und] was von **kräfftigen Wassern** holen [...] **Schlagwasser / Zitwerwasser**" „ist Er nicht allein **mit kräfftigem Schlagwasser bestriechen / Sondern Ihme auch etwas eingeflösset** worden." „alle Menschliche Mittel / mit **Anstreichung kräfftiger Wasser / Mit Reibung der Gliedmassen** / durch **warme Tücher** / und so fort an zwar versucht" „Worauff der **Medicus** allen möglichen Fleiß vorgewendet / dem Ubel abzuhelffen / und den Seligen Herrn zu retten. Wie Ihm dann baldt **eine Ader geschlagen** worden / die auch gar wol gesprungen / Darauff der Athem sich geleichtert / und also abermal eine Hoffnung der Besserung worden."
549915 549916	Tischerus, Johannes (13.10.1610–01.07.1634)	55 (e.Z.: 56)	29–30	„das allgemeine Unglück allhier mit troffen / davon er auch seine Krankheit mehrentheils bekommen. Er ist aber noch allzeit / wiewol uber vermögen / heru[m] gangen / biß am vergangenen Sontage / da er gantz Lagerhafftig worden."
550679	Schiller, Pilgram (24.02.1670–05.01.1737)	60	56–58	„Des abgewichnen Jahres aber den 23. December überfiel Ihn des Nachts im Schlaff ein abermahliger schwerer Paroxysmus Asthmaticus, so daß Er wegen Engbrüstigkeit nicht im Bette liegen können, und mehrentheils sitzen müssen, Er recolligirte sich mit dem Anbruch des folgenden Tages zwar in etwas, consulirte seinen **Herrn Medicum**, brauchte alle **Artzney und Remedia**, welche derselbe ihm successive verordnet, allzeit mit Erbittung göttlichen Seegens, diese würckten auch einen ziemlich und beständigen doch beschwerlichen Auswurff, welches nach einigen Tagen zur Besserung Hoffnung gab, da aber anderseits Ruhe und erquicken- der Schlaff gäntzlich ausblieb, der Appetit zu Speise sich verlohr, und in

Signatur	Name	U. [S.]	SB [S.]	Schilderung des Krankheitsverlaufs und der medizinischen Maßnahmen
550679 (Forts.)				Eckel veränderte, und mich nichts zu remediren war, Hitze und Mattigkeit abwechselten, die Schenckel von stetem Sitzen angelauffen, der Tonus der Glieder, besonders des Rückgrades, nachließ, wurde diß von GOTT ihm zugeschickte Creutz schwer" „Auf Verordnung des **Herrn Medici wurde ihm einige kräfftige Medicin gegeben**, welche Er auch in Gegenwart desselben zwar gebrauchte, aber contra vim mortis non est medicamen in hortis. Er bedanckte sich gegen seinen Herrn Medicum für alle vor seine Gesundheit zu restituiren angewendten Fleiß und Mühe, auch gegen alle diejenigen, so Ihm in seiner Kranckheit und Schwachheit gedienet hatten"
561449	Adelsdorf, Maria von, geb. von Rogosoffski (26.12.1604–28.12.1682)	46	44–46	„Geraume Zeit / und viel Jahre an einander wie bewust / haben sie allerhand Weibliche Beschwerligkeiten und Zufälle troffen / welche alltäglich zugenommen / und die Kräffte benommen. [...] **zu GOtt geseufftzet / daß Er Sie nicht lange auf dem Siech-und Sterbe-Bette liegen lassen wolle / damit die Menschen nicht eine Abscheu von ihr haben möchten; Und wolle GOtt ihr auch Sprache und Verstand / bey einem seligen Ende verleihen:** Welches ihr beydes gewehret worden. Der wehteste Ehe-Herr hat an ehlicher Liebe und Treue / an **Artzney-Mitteln** und unermüdeter Handreichung / nicht das mindeste ermangeln lassen" „hat Sie unvermuthet eine Schwachheit befallen / worüber Sie außgeruffen / ach mein GOtt / wie wird mir! Ach **Schlag-Wasser**; führet mich zu Bette. Ehe Sie aber mit Schlag-Wasser bestrichen werden können / hat sich die Sprache verlohren [...] Es fand sich bey Nachte ein Brechen"

Signatur	Name	U. [S.]	SB [S.]	Schilderung des Krankheitsverlaufs und der medizinischen Maßnahmen
561633 561634 561635 561636 561637	Aßig, Barbara Sophia, geb. Crusius (06.08.1707–09.10.1731)	52	35–36	„bey ihrer letzteren Schwangerschafft spürte sie anfänglich eine brennende Hitze nebst abwechselnder Brustbeklemmung und Schwachheit er Glieder, hernach wenig Wochen vor ihrer Entbindung einen starcken Husten; und diese ungewöhnlichen Zufälle hielt sie vor Vorbothen ihres Todes [...] so daß sie den 28ten Augusti, welches der Sterbe-Tag ihrer seligen Mutter gewesen, früh ein Viertel auf Sieben Uhr mit einer gesunden Tochter gantz glücklich und geschwinde entbunden wurde. Da schiene es nun zwar, als wenn die größte Gefahr überstanden wäre, massen sie sich in einem ziemlich leidlichen Zustande befunde, und auch nach Vefließung neun Tage einige Stunden ausser dem Bette bleiben kunte; gleichwohl aber hielt der Husten beständig an, so daß sie wenig davor ruhen kunte, und über dieses fand sich ein hefftig Lungen-Fieber, wie auch zu etlichen malen ein starcker Blut-Auswurff, wodurch sie aller Kräffte gäntzlich beraubet wurde, bey solcher grossen Entkräfftung des Leibes stärckte sie ihre Seele durch die kräfftigste Artzney den Leib und das Blut ihres Erlösers JESU CHristi"
561869	Baumgart, Anna Barbara, geb. Kretschmer (06.11.1660–10.03.1731)	86	83–84	„Ob Sie wohl von einer gesunden und dauerhafften Constitution war; so lidte doch Dieselbe vor 10. Jahren einen gar harten Anstoß. Denn eben umb diese Zeit geschahe es, daß auf einer näthigen Reise, bey kalter Nacht, Ihr Wagen in einem Walde zerbrach, und Sie selbte Nacht darinnen bleiben muste, da Sie denn durch die Erkältung sich debrem pleuriticam und nachgehends ein hieraus entstandenes schweres hitziges Fieber, cum Pleu-Peri-Pnevmonia zugezogen. Zwar gefiel es wohl GOTT, die Bemühung eines Hochgelahrten **Herrn Doctoris** also zu seegnen, daß Sie wieder reconvalescirte; Allein der vorige Vigeur wolte sich doch nicht vollkommen wieder darstellen. Bey einigen Jahren her hat sich offtmahls ein febris catarrhalis eingefunden, welches sich jedoch durch **diensame Mittel** glücklich wiederumb verwunden worden; biß sich mit dem Anfange dieses Jahres unvermuthet einige Lähmung der Zunge und

Signatur	Name	U. [S.]	SB [S.]	Schilderung des Krankheitsverlaufs und der medizinischen Maßnahmen
561869				schwehre Sprache, nebst einem bald folgenden Fieber einfand. Nach gebrauchte **köstlichen Artzneyen** schien es zwar sich zu bessern; die Lähmung aber recifivirte ein und andere mahle stärcker, und hierzu kam febris purpurata maligna, Brust-Beklemmung und andere vielfältige schwehre Zufälle, welche die Wohlselige Frau mehr und mehr dergestalt abmattete, daß Sie Sich billig Ihres Endes täglich versahe."
561884	Becker, Johann Caspar (08.02.1692–21.03.1711)	23	13	„Durch einen unglücklichen Fall in die Oder verlohren"
561970	Bentheim, Johann Conrad von (24.07.1685–16.11.1738)	44	28	„hat Ihn eine mit Fieber und mancherley Zufällen verknüpffte und auf ein gantzes Viertelljahr daurende Kranckheit, dergestalt seine Leibes-Kräffte und Lebens-Geister erschöpfft, daß Er endlich den 16. Nov. [...] seelig im HErrn entschlaffen"
562056 **562057**	Beuchell, Hanß Gottfried von (30.11.1696–26.08.1727)	90	47–46 (5–6 von P.)	„so war doch bey Ihm bereits seits mehr als einem Jahre, eine höchst-schädliche Cachexie entstanden, welche zuletzt in einer uncurable Art des Icteri ausgeschlagen, wodurch nicht nur die Sanguifica-tion, sondern auch besonders, die Bereits-und Vertheilung des Liquidi nervei verhindert, und höchst turbiret worden. Ob Er nun wohl durch Gebrauch des **Sauer-Brunnen**, und anderer **Mittel** sich zu retten gesucht, auch, da sich letztens einige Tage vor seinem Tode, Prodromi des Schlages geäussert, sich des getreuen Rathes [**Arztname**] bedienet, so fand Er nicht nur Ursache auff die Versorgung seiner Seelen, auff das ernstlichste und redlichste bedacht zu seyn [...] sondern es folgte auch bald drauf in der Nacht, zwischen den 25. und 26. Aug. jetztlauffenden 1727igsten Jahres, die hefftigste Apoplexie selbst, die den unvermeidlichen Tod mit sich brachte"

Signatur	Name	U. [S.]	SB [S.]	Schilderung des Krankheitsverlaufs und der medizinischen Maßnahmen
562092	Binder, Friedrich von (15.10.1646–17.06.1709)	55	52–54	„des 1707. Jahrs […] mit einer Haemiplexie und Spasmo linguae solchergestalt überfallen worden / daß derselbe / ungeachtet aller angewandten ersinnlichen **Medicamenten und Lebens-Mitteln** / vor deren Gebrauch aber der seelige Mann gleichsam einen natürlichen Wiederwillen stets geheget / nicht mehr zurechte gebracht / oder in den Stand gesetzet werden können / den hochpreißlichen Reichs-Hof-Rath / wie ers wohl öffters gewünschet und vorgehabt / fernerweit zu frequentiren; sondern es ist derselbe von Tage zu Tage am Leibe in schlechtern Zustand gerathen / und zwar dergestalt / daß die **allerexquisiteste und hocherfahrenste Medici**, ohngeachtet weder der natürliche Appetit zu Essen / Trincken und Schlaffen / am allerwenigsten aber dessen Verstand gewichen / allgemach an längerer Fristung des Lebens zu zweiffeln angefangen. Inmassen derselbe auch über Jahr und Tag gegen alle nur immer ersinnliche und höchstdienliche gute **Artzeney-Mittel** zu seiner vorigen Beredsamkeit und Sprache nicht wieder gelanget / und **so gar keine Linderung** / noch die geringste Hoffnung seiner aufkommenden Besserung in sich gespüret / daß er leyder vielmehr den 15. Junii, Anno 1709. als Samstags / einen andern Anstoß zufälliger weise empfunden / indem er aus Verstopffung der Wasser-Blase / die so hart angesetzet / daß er keinen Tropffen mehr von sich geben konte / Montags den 17. ejusdem […] eingeschlaffen"
562301	Braun, Anna Catharina, geb. von Bünau, verw. von Hagenest (17.05.1640–18.01.1680)	40	33–35	„Und da der Höchste Sie nochmahls mit Leibes Frucht gesegnet / auch an dem war / daß man eine fröliche Entbindung erwartete / hat sich bey Bestellung Ihres Haußwesens / als dem angezogenen neuen Hoffmeister das Vieh zugezehlet wurde / war der 12. Januarii / ein ungewöhnlicher Zufall / ein Prosluvium Sangvinis oder eine gewalige Blutstürzung aus Ihr ereignet / worauff Sie sich in Ihr Gemach begeben / vermeinende / es werde die Stunde Ihrer Entbindung vorhanden seyn; Und ob wohln solches wieder Ihre Rechnung ergangen / hat Sie doch / ausser Verantwortung

Signatur	Name	U. [S.]	SB [S.]	Schilderung des Krankheitsverlaufs und der medizinischen Maßnahmen
562301 (Forts.)				zu seyn / nach Ihren Liebsten / und nach der bestelleten Wehfrau geschicket"

"da denn binnen der Zeit sich der gefährliche Zufall wiederumb verstellet / deme ungeachtet wurde doch aus Vorsorge nacher Zeitz geschicket / umb zur Sachen dienliche **Medicamenta** zuerlangen / inzwischen brachte Sie den andern und folgenden Tag zu in guter Gesundheit"

"der vorige Zufall ist mir auffs neue begegnet […] wurden die aus Zeitz erlangten Mittel appliciret […] bat Sie Ihm / Er möchte doch aus ihrem Schrancke **Schlag-und Carfunckel-Wasser** langen / Ihr würde übel / welches als es geschahe / und Sie was genossen / ward ihrem Zufall gesteuret / daß er bestunde"

"Nach einer Stunde ereignete sich ein Recidiv voriges Zufalls / […] sich umb einen wohlerfahrnen **Medicum** bekümmerte"

"wurden aus der Luccauischen Apothecke Hülffe und **blutstillende Pulver** erhalten / aber ohne Effect gebraucht / und folgete immer eine Ohnmacht der andern"

"Gegen Abend kam der **Herr Medicus** / dessen Rath und **köstliche Medicamenta** wurden appliciret / alleine es wollten auch diese nicht bey der Natur anschlagen / indem sie dieselben durch einen hefftigen Vomitum wieder von sich stieß / und verstärcketen sich die offt auff einander folgende Ohnmachten je mehr und mehr / und weil ein tödtlicher Außgang vermuthet ward / […]"

"Darauff den numehr schmertzlich-betrübten Wittber von dem Herren **Medico / der alle ersinnliche und kostbare Mittel vergebens appliciret / gerathen wurde / einen Abtritt zubelieben / als der wohl mercketе / daß sie beyde einander kränckten / welches auch geschahe.**"

"Weil denn nun keine Mügligkeit war / solchen hefftigen Blut-Fluß zu stillen / als wieder dem alle blutstillende Artzneyen zu wenig / die Ohn-

Signatur	Name	U. [S.]	SB [S.]	Schilderung des Krankheitsverlaufs und der medizinischen Maßnahmen
562301 (Forts.)				machten zu continuirlich anhielten / als entgiengen Ihr endlich alle Kräffte / und die Natürliche Wärme / also / daß auch die **köstlichsten Hertzstärckungen** nicht mehr anschlagen wollten / und schickte sich also aller Dinge zu einem seeligen Abschiede!"
562456	Bröstedt, Anna Rosina, geb. Gottschalck (24.08.1685–11.09.1721)	20	20	„über grosse Müdigkeit an den Schenckeln zu klagen angefangen, und da Kopff- und Zahn-Schmertzen dazu geschlagen, ist Sie endlich den 3. Septembris durch Frost und Mattigkeit das Lager zu suchen genöthiget worden. Ob man nun zwar anfänglich nur ein Catharral-Fieber vermuthet, brach doch nach wenig Tagen eine hitzige Kranckheit mit unterschiedenen gefährlichen Zufällen aus, daß ungeachtet alles Fleisses der **erfahrensten Herren Medicorum**, wenig Hoffnung zur Genesung übrig blieb. Da also die **köstlichen Artzneyen** dem Leibe wenig zu statten kamen, wurde die Seele destomehr durch die rechte Artzney der Unsterbligkeit in dem heiligen Abendmahl erquicket."
562471	Bröstedt, Johann Sigismund (08.02.1675–12.08.1725)	20	20	„schon vor langen Jahren her mit höchstemfindlichen Gicht Schmertzen heimzusuchen, welche mit zunehmenden Jahren sich vermehret, und nach deren Aussenbleibung sich ein höchstbeschwerlicher Husten, Beklemmung der Brust, und endlich völlige Abzehrung gefunden."
562475 562476 562477	Bröstedt, Susanna Dorothea, geb. Schmied, verw. Preuß (11.07.1693–11.02.1733)	46	30–33	„am 19. Novembris Sie von neuem mit schmertzlichen Brust-Beklemmungen, und darauf erfolgten fast unerträglichen Haupt-Schmertzen überfallenden Niederlage" „gegen alle dawider mit unermüdeter Sorgfalt des Herrn **Medici angewendete bewährte Mittel,** nach einer etliche Tage zugenommenen Verschlimmerung, durch die den 7. Februarii Mittags nach 12. Uhr mit tödlicher Entkräftung Sie überfallende Angst volle Beklemmung des Athems offenbar, die Vollendung Ihres Kampfes sey vorhanden."

Signatur	Name	U. [S.]	SB [S.]	Schilderung des Krankheitsverlaufs und der medizinischen Maßnahmen
562535 562536 562537	Buchholtzer, Johann Christlieb (24.12.1696–01.04.1717)	28	19–20	„an eben diesem Oster-Abende / [...] hefftige Febrilische Zufälle und Schwachheiten / mit grossen Leibes Schmertzen und starcken Erbrechen überfielen / welche gegen alles Wüntschen und Hoffen / ihn eine andere Reise antreten hiessen. Zwar schiene es / ob wolte GOtt zu dem alsobald von dem Herren **Medico Ordinario angewendeten Fleiß und Mitteln** den Segen geben / den man sehnlich wüntschete / [...] Allein der 31 Mertz machte zu Mittage umb 12 Uhr durch die noch hefftiger erfolgeten Leibes-Schmertzen / beständiganhaltende Erbrechungen / nebst eusserst erkräfftendem Schweiß / und also offenbahr nunmehro gezeigte Malignität sothanen hitzigen Fiebers / eine solche Veränderung / daß ohnerachtet des an selbigem Tage / mit anderen wohl erfahrnen Hrn. **Medicis erhaltenen Consilii und verordneten kräfftigen Atzneyen** / doch fast alle Hoffnung des Lebens dahin war."
562833	Castens, Mauritius, M. (13.03.1692–15.11.1742)	22	22	„vor numehro 7. Wochen, seit dem 27. Septembr. desto näher empfindlich, als Er Ihn mit einer hefftigen Geschwulst heimsuchte, deren tödliche Gefahr, alle treulich angewendeten Sorgfalt der erfahrensten **Aertzte** ungeachtet, durch ein endlich erfolgtes hitziges Fieber vollends verstärckt wurde."
562882	Corswant, Christoph von (22.01.1644–21.12.1706)	48	47–48	„biß etwa vor einem Jahre / nachdem Er von seinem Lehn-Guthe Cuntzow herein gekommen / Ihn ein schwerer Husten angetreten / wobey sich andere beschwerliche und zugleich gefährlich-scheinende Symptomata gezeiget; doch ist damahls annoch das malum durch die Güte und Kräffte der Natur / und **suppeditirte Mittel** des Hoch-Edlen und Hochgelahrten / Herrn **Doctoris** [...] überwunden / oder **vielmehr nur etwas untergedrucket und assopiret** / weil er nachdem doch stets einige maladie empfunden / welche endlich vor fast drey vierthel Jahren zu einem Blutspeyen ausgebrochen / welches doch anfänglich nicht so starck / daß Er dabey nicht gleichwol annoch hätte gehen / und seinen Geschäfften obliegen können / wie er denn auch denenselben wenige

Signatur	Name	U. [S.]	SB [S.]	Schilderung des Krankheitsverlaufs und der medizinischen Maßnahmen
562882 (Forts.)				oder vielmehr keine Zeit zu seiner Ruhe und Ergetzlichkeit abgebrochen." „mehr und mehr geschwächet [...] Man hat zwar nichts an sorgfältiger Pflege und Cur ermangeln lassen / allein die **medicamenta**, welche vorhin gemeldter Herr **Doct.** [...] nebst welchem man auch zuletzt [anderen Arzt] zu gebrauchen dienlich und nöthig gefunden / haben weiter nicht anschlagen / noch den gewünschten effect thun wollen; hingegen hat das mit Blut vermengte Auswerffen vieler materie beständig angehalten / und grosse Mattigkeit verursachet"
562921	Czettritz und Neuhaus, Abraham Freiherr von (05.10.1662–19.07.1734)	88	63–65	„Allein bey einem Jahre her, fand sich auf einmahl eine merckliche Dispnoa oder Kürtze des Athems bey dem seel. Herrn. Baron ein, nebst einem beschwerlich spannenden Schmertz unter den kurtzen Rippen und gegen den Rücken. Durch fleißige Bewegung mit Reisen und täglichem Reuten, wurde dieses noch ziemlich gelindert, biß endlich bey Verminderung der Kräffte und zunehmenden Schmertzen und kurtzen Athemung, solche zuträgliche Ubungen des Leibes nach bleiben musten. Die Natur suchte sich durch Husten und dadurch zuwege gebrachte Auswurff zu retten. Man gieng ihr auch durch alle ersinnliche **Hülffs-Mitteln von Seiten zweyer berühmten und erfahrnen Aertzte** [...]; Gleichwohl ist es nicht möglich gewesen, die bedrängte Lunge von der sonder Zweiffel ad Scirrhescentiam gediehenen Materie zu befreyen. Dabey haben sich, unter der beständig fortdaurenden Arbeit des schweren Athemhohlens und unaufhörlich-anhaltenden Schmertzen, bey mehr und mehr verlohrnen Appetit zu essen und schlaffen, die besten Lebens-Säffte nach und nach verzehret; so, daß endlich das Hertz den Umlauff des Geblüts zu unterhalten nicht mehr im Stande gewesen, sondern von seiner lange genung, mit äussersten Kräfften angestrengten Bewegung, ablassen, und der Tod erfolgen müssen. So viel Hoffnung dem seel. Herrn Baron von Zeit zu Zeit gemacht wurde, seine Gesundheit

Signatur	Name	U. [S.]	SB [S.]	Schilderung des Krankheitsverlaufs und der medizinischen Maßnahmen
562921 (Forts.)				werde […] noch einiger massen hergestellet werden: So mercklich empfand er gleichwohl, daß die Beschwehrung von Tage zu Tage grösser, und die Kräffte immer geringer wurden." „Seine Bitte war, GOtt wolle Ihm **nur alles erträglich machen.** „Der Angst-Schweiß stund Ihm in den letzten Tagen fast beständig an seiner Stirne, und die schmertzhaffte Beklemmung seiner Brust konte niemand ohne Mitleiden ansehen." „Bey Seiner schmertzlichen Kranckheit durffte Er nicht einen eintzigen Tag gantz bettlägerig seyn."
562922 **562922a**	Czettritz und Neuhaus, Adam Gotthard Freiherr von (18.04.1712–09.12.1753)	80	53–55	„Der verwichene 29. Novembr. grief Ihn mit heftiger innerlicher Hitze an, daß Er genöthiget wurde sein Lager zu suchen. Die zärtliche Vorsorge und Pflege seiner, damahls äusserst bekümmerten und nun bis in den Tod betrübten Gemahlin machte unverzüglich alle nu ersinnliche Anstalten dem Uebel zu begegnen, und einen für Sie und Dero Unmündigung so höchstkläglichen Riß abzuwenden. Zwey der geschicktesten und wackersten **Aerzte** thaten alles was Ihnen Kunst und Erfahrung nur immermehr an die Hand gab; und niemand dachte wohl anfangs, daß der Hochselige Herr mit starcken Schritten dem Grabe zu eilete." „Seine Mattigkeit und Entkräftung nahm immer zu. Es fand sich ein beschwerlicher Schlucken, und böser Halß; endlich suchte sich die Natur durch einen Ausschlag zu retten. Dis machte nicht nur den vornehmen Seinigen, sondern den Aertzten selbst die beste Hoffnung, Ihn noch einmahl hergestellt zu sehen. Allein, sie wurde durch eine dazu getretene heftige Brust-Beschwerung den 8. Decemb. wieder vernichtet."
562933	Tschischwitz, Gustav von (19.03.1660–04.01.1729)	34	33 (5 der P.)	„und da Er niemahls müssig / diente dis zu seiner Gesundheit. Es fanden sich aber mit den zunehmenden Jahren allerley bekümmerte Leibes Zufälle ein / die zwar durch **Consilia und [Mittel] berühmter Aertze gelindert** wurden / doch wolte letztlich [die] sonst gute Natur denen **Medicamenten** nicht mehr [succumbiren] / und Er fieng allmählich an /

Signatur	Name	U. [S.]	SB [S.]	Schilderung des Krankheitsverlaufs und der medizinischen Maßnahmen
562933 (Forts.)				täglich zu sterben. […] Der 4te Januarius dieses jetztlauffenden Jahres war es / […] umb etwas Holtz auszuzeichnen / indem Er aber wieder zurücke kehrete / […] überfiel Ihn ein unvermutheter Steckfluß / der auff einmahl […] seinem Tugend-vollen Wandel ein Ende machte"
562950	Elsnerus, Joachimus Georgius, D. Phil. und Med. (17.07.1642–03.05.1676)	22	20–21	„Anno 1676. den 23. Aprilis, hat Er sich anfangen zu klagen / deßwegen Er einige **Medicamenta** gebrauchet / nichts desto minder aber Seinen Patienten […] mit Handansetzung Seiner eignen Gesundheit / mit Rath und That / so wol bey Tag als der Nacht / beygesprungen / biß daß Er sich den 28. Aprilis, wegen allzu hefftiger Schwachheit / zu Bette legen müssen. Und ob wol Seine selbst eigne **köstliche Medicamenta, wie nicht minder / die von [Arzt] und [Arzt] hertzlich verordnete Artzneyen** / möglichst adhibiret worden / so haben selbte doch ihren erwüntschten Zweck nicht erreichen mögen" „Den 30. April / wie auch den 1. und 2. May / hat die überauß hefftige Hitze / je mehr und mehr zugenommen / biß Er den 3. May / deß Morgens […] seelig verschieden"
563084	Exner, Carl (12.11.1675–23.12.1731)	36	30–32	„gleich mitten unter seinen Geschäfften erfolgte fast tödliche Entkräfftung, die schon da schien, als wolte sie es noch vor Abend ein Ende mit Ihm machen […] Indessen wurde die bis dahin in einem hartnäckigen Catarrh bey gehendem täglich zugenommene und da auf einmal alle Lufft gleichsam benehmende Beklemmung des Atems, nebst der dabey sich äussernden und häuffenden Geschwulst, ob Er gleich dabey die drey Wochen seiner Niederlage hindurch aller Ruhe und Schlaffens völlig beraubet war"
563131 563132	Faust, George Friedrich, M. (08.09.1659–25.06.1718)	58	26–27	„Es bahnete aber sonderlich zu letzterer schmertzhafften Niederlage schon vor 6. viertel Jahren ein sich ereigneter unvermeutheter vomitus […] den traurigen Weg. Ob sich nun wohl zur selben Zeit die Natur

Signatur	Name	U. [S.]	SB [S.]	Schilderung des Krankheitsverlaufs und der medizinischen Maßnahmen
563131 563132 (Forts.)				wiederumb erholete und die Viscera in Ihrem Vigore erhielt; so war doch billig zu besorgen / daß wenn dieses Ubel recidiviren solte / andere gefährliche Symptomata daraus entstehen dürfften. Und dieses erfolgete auch leider verflossenen 7. May, da sich gedachter vomitus cruentus wieder anstellete / und dadurch zugleich die im Leibe befindlichen Lebens-Säfte exhauriret: daß durch diese Evacuationes nimias Sanguinis, die Viscera völlig destruiret / und durch die Ihnen sonsten assistirenden / itzund aber gäntzlich aussen bleibenden Spiritus, der motus tonicus gäntzlich benommen; und also zu neuer Verfertigung des nöthigen Thesuri vitae untüchtig gemacht wurden. Und dieses erwieß sich auch durch den bald darauf erfolgten / denen Hn. Hn. Medicis [sic!], absonderlich in aetate senili fatalem Morbum die Cachexie genennet. Ob nun zwar von **Tit: pl: Hn. D. Maevio** wie in denen obigen Zufällen / als auch in diesem alle reiffe Uberlegungen / und daraus entstehende geschickte **Cur**-Vortheile vorgenommen wurden; so war doch bey seinen zunehmenden Jahren alles ohne Effect, und die producta und consequentien der Cachexie gaben sich auch hier immer mehr zu erkennen; indem der Unter-Leib mit einer hefftigen Geschwulst / das Obertheil aber und Haupt mit einer mercklich zunehmenden tabe beleget wurde; wiewohl der schmertzhaffte [Herr] Patient während dieser Zeit zuweilen in etwas Linderung spührete / so war doch alles von schlechter Daur und verfiel gar bald wieder in die vorigen Schmertzen und Mattigkeit" „Verflossenen 24. Ejusdem äuserte sich endlich eine völlige Resolutio viscerum durch eine grosse Diarrhoe [sic!] und der darbey befindliche innere Brandt eylete nunmehr gar bald mit Ihm zu einem sanfften Ende"

Signatur	Name	U. [S.]	SB [S.]	Schilderung des Krankheitsverlaufs und der medizinischen Maßnahmen
563179 563179a	Fiebiger, Christina Eleonora, geb. Hancke (28.08.1706–15.05.1729)	68	32	„Das Weib wird seelig durch Kinder-zeugen. Der Höchste erfreute [...] die Wohlseelige am 3ten May mit einem angenehmen Kinde, und es schien anfänglich, als wenn dieselbe gesunde Sechs-Wochen halten würde, wie denn auch alle Umstände nichts sicherers hoffen liessen. [...] Es fand sich auch endlich acht Tage nach solcher Niederkunfft ein gewaltiger Ausschlag, und als solcher am 14. hujus anfing zurücke zu treten, erfolgte am 15. ejusdem ein starcker Stöck-und Schlag-Fluß, welcher auch eher nicht nachließ, bis die Wohlseelige Frau Fiebigerin Ihre weise Seele [...] übergab"
563636 563637	Geißler, Gottfried (16.02.1649–17.05.1715)	44 (e. Z.: 43)	31–32	„...kam endlich sein graues Alter heran und mit diesem die gewöhnliche Beschwerung / insonderheit fieng mit dem 63. Jahre ein sonderlicher Zufall an / Ihn zu entkräfften / nemlich ein hefftiger Haupt-Schwindel / den ein stetswährendes Sausen und Brausen in Ohren begleitete / das Gehör nach und nach schwächte / und auf den Brauch allerhand versuchten **Artzney-Mittel** wenig geben wolte. Diese anhaltende Schwächung der Kräffte hörete auch nicht eher auf / bis Er wenig Tage vor seinem seeligen Ende / nach verrichteter letzten Kirchen-Arbeit / [...] sich zu Bette legen [...] muste. [...] Freytags darauf / war der 17. Maji, nahm die Schwachheit dermassen zu ..." „Zeugnisse seiner kindlichen Pflicht gegen seinen sterbenden Herrn Vater / Ihm zuvortrefflichem Troste abgeleget hat / unter andern auch durch Einholung eines doppelten **Consilii Medici zu Breßlau / welches aber keine Hoffnung zur Genesung gab**"
563751	Gesau, Anton von (28.08.1695–19.11.1749)	32 (e. Z.: 34)	17–22 (Lp: 15–20)	„Schon seit einiger Zeit hatte er eine merckliche Abnahme der Kräffte und Mangel des Appetits verspühret, daher er, um den **Medicorum** zu consuliren, nach Gera fuhr, bey seiner Zuhausekunfft aber mit einem empfindlichen Schmertz im Unterleibe befallen ward, dem man alsbald durch **dienliche Mittel** zu begegnen suchte; Allein, es fand sich bald ein hefftiges Brechen ein, welches ihn sowohl, als die stete Schlaflosigkeit

Signatur	Name	U. [S.]	SB [S.]	Schilderung des Krankheitsverlaufs und der medizinischen Maßnahmen
563751 (Forts.)				über die Maße abmattete, und verfiel er mit einem mahle dergestalt, daß eine Cachexie daher nicht undeutlich zu schließen, mithin billig zu vermuthen war, daß, weil der Natur es an nachaltender Krafft gefehlet, die Unreinigkeit des Cörpers, wie vorher, durch das Friesel auszuwerffen, selbige die innern Theile angegriffen, und alles destruiret, welches denn auch der Ausgang nachher bestätiget." "des **Medici** davon gefälltes Urtheil" "alles aufs möglichste zu verhindern suchte, was andern einige Beschwerung verursachen könnte, und aus eben dem Grunde auch nicht viel klagte, sondern seine Schmertzen und Unruhe mit stiller Gelassenheit ertrug." "Weil der Brand im Unter-Leibe schon überhand genommen hatte, so lag er in großer Hitze, wurde aber auch zuweilen wieder kalt, und der Umlauff des Geblütes war sehr unordentlich. Er genoß nichts, als einige Feuchtigkeiten, die ihm beständig eingeflößet wurden. Unter beständigen Aechzen brachte er den gantzen Dienstag zu, und, allem Ansehen nach, verstunde er gegen Abend nicht mehr, was mit ihm geredet wurde." "Die kleinen Convulsionen, welche sich den gantzen Tag über zum öfftern bey ihm geäussert hatten, wurden am Mittwochen des Nachts, als den 19. Novembr. gegen 1. Uhr ziemlich hefftig, hielten jedoch nicht lange an, sondern er ward hernach stille, und das Athemholen offt einige Secunden lang unterbrochen, biß es nach und nach gar aufhörte"
564000 **564000a**	Gräber, Gottfried (07.07.1648–16.12.1721)	48	48	"schon A. 1717, das erste mahl (den 12. Jan.) vom Schlage getroffen worden. Und ob auch Derselbe sich darauf wieder etwas erholet / so haben doch im letzten Jahre / sich mancherley Leibes-Zufälle dann und wann mercken lassen. [während Kirche] empfindlich vom Schlage gerührt / wodurch die lincke Seite und Arm so gleich mercklich gelähmet worden." "sonderlich fand sich ein Steckfluß / nebenst einem anhaltenden Brechen"

Signatur	Name	U. [S.]	SB [S.]	Schilderung des Krankheitsverlaufs und der medizinischen Maßnahmen
564062	Graß, Rosina, geb. Albrecht (24.01.1661–08.05.1724)	26	25–26	„Doch diese Geschwulst [seit 30 Jahren] war eben dasjenige Mittel, wodurch der Höchste Sie aus dieser Sterbligkeit zu leiten [...] beschlossen hatte: Denn „bey ohngefähr vier Jahren nahm selbige immer mehr und mehr überhand, und setzte Sie offters ausser dem Stande auszugehen [...] zu Anfang des Augusti des 1723sten Jahres verfiel Sie unvermuthet auf das Krancken-Bette / und ward von allerhand Zufällen betroffen, aus denen man das fatale Abnehmen Ihrer Natürlichen Kräffte allzusehr vermercken konte. Ob es nun gleich bey sothanem Zustande an nöthiger Vorsorge nicht ermangelte, und [sie] sich je zuweilen in so weit erholete, daß Sie von ihrem Siechbette auffstehen [...] konte; so folgete doch immer eine Niederlage nach der andern, und die Geschwulst häuffte zusehens die klägliche Last Ihres Leibes an. Daher Sie dann den 14. Februar zum letztenmahl das Krancken-Bette suchen muste, welches Sie auch binnen zwölff Wochen, nemlich bis zu Ihrem tödtlichen Hintritt, niemahlen zu verlassen vermochte" „Wind- und Wassersüchtige Erbarmungs-würdige Bürde ihres Leibes"
564118	Gregersdorff, Johanna Elisabeth von, geb. von Seidlitz (10.12.1685–29.07.1711)	55	38–40	„zu dem Ende wurde nebst eiffrigem und Hertzdringendem Gebet zu GOtt / auch aller möglicher menschlicher Rath / so wohl der **Herren Medicorum, als klügerer und verständiger Wehmütter** gebrauchet / Herr [und] Herr [...] thaten alle beyde ihr mögliches / und liessen allen ersinnlichen **Medicamenten und andern hierzu dienlichen Mitteln nichts ermangeln**"
564188	Grünrodt, Wolffgang Dieterich von (13.09.1651–24.04.1669)	50	36–38	„bey einem Jahr her stets solche Todes Gedancken geführet / [...] hat sich aber seine Kranckheit blicken lassen / verwichen am 12. Aprilis [...] da der Seelig-verstorbene mit einiger Hitze und Mattigkeit befället / auch alsobald Bettlägerig worden / Und weil man nicht allein gemuthmasset / sondern auch aus gewissen Merckmahlen geschlossen / daß es zum Blattern aufschlagen würde / haben die Hoch-Adeliche Eltern alsbald dienliche **Artzney-Mittel** an die Hand zu verschaffen / **Herrn Doct.**

Signatur	Name	U. [S.]	SB [S.]	Schilderung des Krankheitsverlaufs und der medizinischen Maßnahmen
564188 (Forts.)				[...] consuliret / welcher auch zeit wehrender Kranckheit ungesparten Fleiß bey dem Patienten angewendet / und haben die **vielfältig angewendeten und kostbaren Artzneyen** / auch allzeit guten Effect spüren lassen / also und dergestalt / daß man sich nie versehen / daß die Kranckheit zum Ubel gedeyhen würde / zumahlen da die Blattern zum höchsten kommen waren / und allbereit auffzubrechen begunten / Allein man hat gesehen / daß / da sonst die Kranckheit / nach der Medicorum Canone, in Abnehmen nicht mehr gefährlich seyn / hier das Wiederspiel sich ereignen wollen." „gegen Mitternacht aus dem Schlaf auffgewachet / hat man über alles Verhoffen gesehen / daß ein Schlag- und Steck-Fluß bey Ihm mit zugeschlagen / welcher auch so geschwind überhand genommen / ungeachtet alsbald der **Herr Medicus herzu geholet / und die besten Artzneyen** gebrauchet worden / dieselben doch nichts verfangen wollen"
564265	Gsellhöfer, Sigismund (21.03.1653–26.05.1674)	23	20–21	„hat er etliche Tage her einen appetitum ventriculi prostratum bey sich verspüret / darzu sich am vergangenen Donnerstage eine Cardialgia und vomitus crebriores gefunden / daraus eine warhaffte und acutissima cholera worden / welche die Nacht und folgenden Freytags biß Sonnabends gegen Morgen mit grosser Hefftigkeit angehalten / grosse Mattigkeit und öfftere Ohnmachten verursachet / ja die Kräffte mit gantzer Gewalt hinweg gerissen. Und obschon **unterschiedliche Mittel** von seinem Herrn Tischwirth applicirt, auch an aller dienlichen Wartung nichts gesparet worden: so hat doch derselben keines fruchtbarlich verfangen / oder diese atrocissimam invasionem abhalten mögen. Also ungeachtet sich Sonnabends gegen Morgen gedachte evacuationes symptomaticae in etwas gelegt / und dannenhero einzige Hoffnung zur Besserung geschienen / ist dennoch die prostratio virium so groß gewesen / und hat fast zusehens zugenommen / daß sich bald ein pulsus inaequalis und intermittens, auch endlich extremorum refrigeratio spüren lassen."

Signatur	Name	U. [S.]	SB [S.]	Schilderung des Krankheitsverlaufs und der medizinischen Maßnahmen
564331 564332 564333	Guldner, Regina, geb. Eltner (19.04.1665–20.03.1704)	28	19–20	„etwan eine Stunde nach ihrer Genesung fand sich eine starcke Ohnmacht / nebst einem Steck-Fluße / welche beyden Zufälle ihre Prophezeihung vollends wolte scheinen wahr zu machen. Und ob wohl alsobald / nebst anderer guten Wartung / von dem **Herrn Medico alle nur ersinnliche Mittel** angewendet worden / so hat doch keines derselben gewüntscht anschlagen wollen / sondern es ist vielmehr Ihr Zustand von Stunde zu Stunde schlimmer worden / und also die Hoffnung zur Gesundheit / [...] fast gäntzlich mit verschwunden."
564963	Klämbt, Daniel (05.05.1677–03.09.1746)	64	39–40	„Gantz unvermuthet legte Ihn das beschwerliche Asthma, das der weiseste Rath und die besten **Artzney-Mittel** nicht hatten heben können, auf das Sterbe-Bette"
565022	Klesel, Abraham (07.11.1635–13.04.1702)	48 (e.Z.: 47)	32–34	„Nach itzt erwehntem schweren Zufall / erholte sich zwar der Seelige und verrichtete sein H. Ambt unausgesetzet noch eine geraume Zeith; weil die Gütte der Natur **durch eigne Eröffnung im lincken Schenckel viel scharffes Wesen abgeführet:** hingegen muste der liebe Mann unter vielen Schmertzen beständig arbeiten. [...] Er folgenden Dienstag drauff mit hefftigem Frost und Hitze befallen ward / worzu starcke und lang anhaltende Ohnmachten kamen. Hierauß konte der **reqvirirte Herr Medicus** [...] nicht anders als einen künfftigen Schlag vermuthen; deswegen Er auch lauter **Nervina, Cephalica, antispasmodica und Bezoartica** fleißig verordnet / so geraume Zeith gut gethan. Denn da trath der allbereit ziemlich entkräfftete Herr Primarius [...] wiederumb auff die Cantzel" „fand sich vollends vor einem halben Jahre Relaxatio vel Paralysis Musculorum Cervicis, propter Defectum Spirituum, daß er sein Haupt nicht mehr empor halten können / sondern müssen vor sich schüssen lassen." „Angustiis Praecordiorum, Schmertzen auf der Brust / Zittern in Gliedern / und dem kalten wäßrigen Tumore an Händen und Schenckeln /"

Signatur	Name	U. [S.]	SB [S.]	Schilderung des Krankheitsverlaufs und der medizinischen Maßnahmen
565022 (Forts.)				ein totaler Schlag zu vermuthen gewesen; so machte doch; die **Hefftig-keit derer Symptomatum**, die allzu grosse langwierige Kranckheit und darauß kommende Entkräfftung / den seligen Herrn Primarium gleich unempfindlich. Solches geschahe Dinstags nach Mittage durch einen Lethargum, welche mit mercklichen Angustiis Praecordiorum biß zu völligem Einschlaffen anhielt"
565108	Kluge, Christian von (18.05.1679–18.11.1732)	64	36–37	„Biß es dem HErrn über Leben und Tod gefallen, Ihn vor ohngefehr 3. Wochen auf das Krancken-Bette zu legen. Und ward Er zwar anfänglich von dem jetzt epidemisch grassierenden febre catarrhali, jedoch bald sehr hefftig mit ungemeiner Mattigkeit, Entkräfftung, und alles zermalmenden Schmertzen in allen Gliedern angefallen; und ob sich gleich den 4ten Tag einige Crisis mit Nachlaß und Linderung aller Zufälle zeigete, so fand sich doch gantz plötzlich darauf noch selbigen Abend ein gantz unerträglicher Schmertz im Unter-Leibe als ein Colic ein, wozu sich nach einigen Tagen die Gelbesucht gesellete. Bey solchen Umständen versäumete man zwar nichts durch den treuen und klugen Rath **unterschiedener erfahrner und bewehrter Medicorum** allen ersinnlichen Fleiß und Mühe anzuwenden […] ohngeachtet aller ersinnlichen angewendeten **Hülffs-Mitteln** des Ubel nicht gehoben werden konte, sondern unter einem schleichenden Fieber mit unerträglich hefftigen Durst immerfort daurete, ja endlich sich eine Diarrhoea colliquatiua nebst Geschwolst der Schenckel dazu fand"
565142	Knöpffer, Johann (06.01.1616–23.11.1690)	40	34–36	„hat sich solche vor etlichen Jahren bey ihn angesponnen / und ist anfänglich levis apoplexia, unverhoffte jehlinge Schlagflüsse gewesen / […] wie dann auch seines Leibes-Kräffte / in seinem hohen Alterthum dermassen bey ihn abgenommen / daß er sich nicht getrauet sein Ampt länger zu verrichten" „Dieses letzte Jahr hat er immer über kurtzen Athem / und Engbrüstigkeit geklagt / dabey sich einige Geschwulst an Schenckeln

Signatur	Name	U. [S.]	SB [S.]	Schilderung des Krankheitsverlaufs und der medizinischen Maßnahmen
565142 (Forts.)				mercken lassen / davon Er oft gantz Contract, schwer und unvermögen worden"
565342 565343	Kottwitz, David Heinrich Freiherr von (12.08.1679–12.12.1735)	108	54–55	„empfand Er den 28ten Octob. einen Catharr, welcher Ihn den 19. Nov. auf das Siech-Bette legte. [...] Deswegen der Wohlselige Herr BARON zu Wiederherstellung Seiner Gesundheit nichts ermangeln ließ, und sich des **Raths berühmter Medicorum**, als des [Name und Name] fleißig bediente. Da aber zu vorigen Zufällen ein Febris Catharrhalis und inflammatoria mit vielen complicirten Umständen sich gesellete, dadurch die viscera entzündet, und letzlich Gagngraena Sphaeolosa verursachet worden, waren dieses Vorbothen eines nahen Todes"
565346	Kottwitz, Ernst Heinrich von (06.03.1639–28.04.1718)	40	40	„sich umb die letztere Zeiten eine und andere Zufälle / als Prodromi mortis sonderlich insultus Apoplectici einzufinden begunten / welche aber etliche mahl durch **Anwendung herrlicher Medicamentorum von [Arzt]** abgewendet wurden; daß Selbter sich wiederumb recolligiren können. Allein den 28. Aprilis dieses 1718. Jahres als am Tage Vitalis, ward dem Herrn Landes-Eltesten ein rechter Dies fatalis, allermaßen ihn ein Lethargus oder Schlaffsucht überfallen / von welchen ferner abzuhelffen alle Menschen Hülffe viel zu schwach war / daß Er vielmehr des Abends gedachten Tages umb halb 9. Uhr [...] sanffte verschieden"
565675	Kuschmann, Andreas (03.01.1653–03.06.1716)	20	20	„In seiner letzteren Kranckheit ber wurde Er [...] unter den härtesten Gicht-Schmertzen ..." „Ein hefftiger Husten benahm Ihm vollends alle Kräffte [...] Es wurden zwar **alle menschliche Hülffs-Mittel** bey seiner Kranckheit angewendet / und die ängstliche Treu seiner Frau Liebsten ermangelte niemahlen die **kräfftigsten Stärckungen** herbey zu bringen / jedoch vermochte dieses alles nicht auch die geringste Heylung zu schaffen [...] Hiebey euserte sich ein hefftiger Steck- und Brust-Fluß / welcher denen Lebens-Geistern den ordentlichen Lauff verhinderte"

Signatur	Name	U. [S.]	SB [S.]	Schilderung des Krankheitsverlaufs und der medizinischen Maßnahmen
565696 565697	Lamprecht, Gottfried (14.07.1656–21.02.1705)	52	28	„Und vor eine dergleichen Todes-Post hielt Er auch denjenigen Brust-Fluß / mit welchem Er bey 8. Tagen vorhero sich schleppen müssen / ehe er sich gäntzlich einzulegen recessiret worden / welche Catharrhus folgends in eine gefährliche Pleuritidem degeneriret / wozu sich über dieses eine harte Peripnevmonia combiniret: Also / daß Er an so hefftigen Zufällen den verwichenen 6. Febr. sich kranck darnieder legen / und sich gäntzlich in die Hände der **Aertzte** ergeben müssen. [Arztname] welcher schon eine geraume Zeit sein Medicus gewesen / und also seine Natur ziemlich kennen lernen / war der erste / der bey ihme requiriret worden / welcher mit Anschaffung **dienlicher Artzney Mittel** / weder Mühe noch Fleiß gesparet: Allein / das übel war so tieff eingewurtzelt / daß sich die gehoffte und gewünschte Besserung keineswegs zeigen wolte. Dahero der Herr Patient seine Sorge dahin richtete / wie sein Hauß und Seele möchte bestellet und beschicket werden [...] hierauf wurde auch weiter mit leiblichen **Artzneyen** continuiret / sonderlich / nachdem nun vormeldtem Hn Doct. auch [anderer Arzt] adjungiret worden: Allein / es war das Ziel verhanden / [...] dahero musten auch die **kostbarsten und kräfftigsten Medicamenta ihre Krafft verliehren** / und die Herren Medici ihre Bemühung nur vergeblich und umbsonst anwenden und gebrauchen."
565698 565699	Lamprecht, Rosina, geb. Winckler (13.03.1657–05.02.1699)	73	40–43	„Abends vor dem grossen Neu-Jahr / befiel Sie erstlichen eine starcke Ohnmacht / [...] als halb tod den Ihrigen in die Armen fiel. Doch als man Sie wieder **mit Schlag-Wasser bestrichen** / gelabet und erfrischet / erholte Sie sich in der Gnaden GOttes wieder gar wohl" „daß vielmehr das alte Ubel wiederkam / sich mit schweren und gefährlichen Symptomatibus Febris continuae acutae, auch noch wohl vermehrte / und Ihr so hefftig zusetzete / daß Sie abermahls gantz darnieder geworffen / und sehr entkräfftet / matt und schwach worden."

Signatur	Name	U. [S.]	SB [S.]	Schilderung des Krankheitsverlaufs und der medizinischen Maßnahmen
565698 565699 (Forts.)				„macht sich zu einem seeligen Sterbstündlein gar bereit und fertig. Bey solchem Zustande flohe man nun wol zu GOTT im Himmel / und befahl die Frau Patientin in andächtigem Hauß- und Kirchen-Gebete demselben treulich: Doch suchte man darneben auch **bey zweyen Edlen Herren Medicis Rath und Hülffe / und brauchte dieselben darzu biß ans Ende beständig.** Ob nun wohl diese allen äußersten Fleiß Tag und Nacht anwendeten / wolte doch **bey aller Ihrer Cur / adhibirten Mitteln und grosser Dexterität, die beschwerlichen Zufälle nicht weichen nachgeben** / daß sich auch die Kranckheit / Hitze und Mattigkeit unter diesem allem mehrete"

„Absonderlich aber / wurde Ihr bald darauff der dritte Tage des Februarii, ein sehr unruhiger schlimmer und böser Tag / als wo der Paroxysmus am hefftigsten / die Hitze am grössessten / und Sie darüber in den schlimmesten Zustand versetzet wurde. Doch gab auch GOtt (der alles zu ändern weiß) wieder seine Gnade / **daß Sie auf applicirte Artzney / der Herren Medicorum folgende Nacht gar wohl ruhete / folgenden Tages drauff als am 4. Februar. sich gar fein erholete / gantz stille lag / Essen begehrte** / und jederman gute Hoffnung zu Ihrer Reconvalescenz und Genesung machete. […] so fiele mit dem Abend diese Hoffnung wieder gäntzlich ein / als wo Sie wieder vorige Schwachheit befiele / Sie wieder gantz unruhig machte / und sehr entkräfftete / so de[nn] die gantze Nacht hiedurch / ungeachtet aller angewendeten Artzney / gewehret und continuiret bis an den andern Tag / da Sie immer schwächer" |
| **565802** 565803 565803a | Latofsky, Anna Eleonora von, geb. von Dyherrn (27.11.1694–21.10.1717) | 72 | 46–47 | „biß in den 8ten Monath in erwünschten Stande: Allein eine höhere Hand suchte diese geseegnete Perlen-Mutter aus den Angst-Wellen dieser Welt zu holen […] allein den 20. Octobr. früh umb 9. Uhr überfiehl Sie ein harter / und ungewöhnlicher Sturm / wozu allen Vermuthen nach / gefährl. Geburths-Schmertzen sich einstelleten / dabey man sich |

Signatur	Name	U. [S.]	SB [S.]	Schilderung des Krankheitsverlaufs und der medizinischen Maßnahmen
565802 565803 565803a (Forts.)				Gefahr des Lebens einbilden kunte. Ob nun wohl alle Anstalt / dero Seel und Leib zuversorgen / geschahe: so wolte doch kein Anblick zu einer beglückten Geburth sich äusern / daher Sie zu einen seeligen Ende disponirt wurde"
565853 **565854** 565855	Lemberg, Joh. Friedrich (27.09.1669–19.09.1729)	66	37–38	„In itztgedachtem Jahre aber hatte Er eine hefftige und lang-anhaltende Kranckheit des Haupts mit **fast unsäglichen Schmertzen**. Es stund darauf um seine Viscera nicht wohl, sonderlich machten die Pulmones allerhand congestiones Lymphae und Sangvinis; Catarrhi, cum tussi convulsiva waren gemein, die einige Haemoptosin öffters zuwegen brachten. Letzthin, verwichenen letztern Oster-Feyertage suchte sich die Natur durch ein Tertian-Fieber zu helffen, wobey viele vomitus biliosi sich ereigneten, welche aber ohne alle Medicin sich zurücke stellen ließ. Leber und Mesenterium aber konten ihre Functiones nicht mehr verrichten, man merckte auch, daß der Tonus ventriculi und intestinorum relaxiret war, darauf fand sich eine starcke Schwulst des Unterleibes und Schenckel, welche mit einer tympanitide verbunden war. Der Appetit zum Essen war völlig destruiret, und so ja etwas genossen wurde, gieng es per vomitus bald wieder fort. Ruhe blieb aussen, und der Convulsivische Husten incommodirte Ihn Tag und Nacht. Man brachte es durch **Medicin** zwar so weit, daß die allzugroße Schwulst und Windsucht in etwas abnahm; und in solchem Zustande befand sich der Wohlselige bey 9. Wochen. […] Weil aber endlich ein Catarrhus suffocativus darzu kam, so gieng Er diesen Berg am 19. Sept."
565887	Letsch, Johann Christian, M. (27.01.1664–19.03.1730)	40	38	„durch einen unversehenen Zufall seine Kräffte gäntzlich geschwächet worden, als Er Anno 1726. den 4. Decembr noch verrichtetem heiligen Ambte bey der Kirchthüre […] einen schweren Fall gethan, und Anno 1727. mit einer zehenwochentlichen Niederlage von GOTT heimgesuchet worden, wodurch Er an seinem Leibe, besonders am lincken Schenckel dermassen entkräfftet, daß Er von derselben Zeit an sein Amt müh-

Signatur	Name	U. [S.]	SB [S.]	Schilderung des Krankheitsverlaufs und der medizinischen Maßnahmen
565887	Letsch, Johann Christian, M. (27.01.1664–19.03.1730)	40	38	sam und kümmerlich besorgen müssen, und endlich sich genöthiget gesehen, dasselbe An. 1729. den 14. Septembris niederzulegen [...] Worauf Ihn vor einem halben Jahre ein Schlag-Fluß betroffen, darauf sich hernach unterweilen Stein-Schmertzen gefunden, bis sich vor wenig Wochen das Recidiv vom Schlage wieder geäussert, wodurch Er noch mehr von Kräfften kommen, und endlich 5. Tage vor seinem seligen Ende auf das Krancken-Bette geleget worden."
566180	Lostanges, Carl Graf von (28.01.1701–21.04.1744)	14	13	„wurde der wohlseelige Herr Graf unvermuthet mit einem hitzigen Fieber befallen, und als die deßhalb angewendeten **Artzney-Mittel** Dessen Genesung nicht wieder bewürcken mögen, hat Er den 21. April diß Zeitliche mit dem Ewigen verwechselt"
566196 566197	Lucius, Samuel, M. (08.06.1678–20.11.1728)	50	32	„Ein Febris exanthematica machte Ihn bettlägerig / welches zwar durch angewendeten Fleiß eines sorgfältigen **Herrn Medici** glücklich gehoben wurde / gleichwohl ereignete sich darnach viele andere Zufälle / welche Ihm die Gefahr des Todes androheten / sonderlich appetitus abolitus, die beständigen vigiliae und andere Symptomata mehr / wodurch der Leib abgezehret / und mehr und mehr geschwächet wurde / biß endlichen den 20. Novembris Abends um 7. Uhr ein Catharrus suffocativus das Ende beschleunigte und dieser fromme und getreue Knecht GOttes / [...] seeligst eingegangen."
566225	Lüttichau, Christian von (16.10.1628–05.08.1681)	47	42–45	„Kurtz nach Pfingsten ietziges Jahrs hat Er sich in etwas unpäßlich befunden / bey kleiner [griechische Buchstaben] und indisposition des Magens / [...] da er denn heftige Beschwerung am Steine / unsäglichen Durst und Mattigkeit der Glieder gefühlet / und zwar in die 3. bis 4. Wochen lang: welches alles doch endlich durch Göttlicher Gnaden-Verleihung und **heilsame Medicamente** abermahls ist abgewendet / und er wiederumb restituiret worden"

Signatur	Name	U. [S.]	SB [S.]	Schilderung des Krankheitsverlaufs und der medizinischen Maßnahmen
566225 (Forts.)				„Es gab sich an ein continuirliches Erbrechen des Magens / so daß we-der Medicamente noch Speise und Tranck bey Ihn bleiben wolte. Bey solchen Zustande er sehr abgemattet wurde und von allen Kräfften kam. Da aber Hoffnung hervor blickte / daß die **Artzneyen** / nach einiger Besänfftigung des Magens / bleiben und anschlagen würden hat man dieselbigen von Hayn und Meissen ohne Ansehung einiger Kosten wil-ligst angeschafft / allein GOtt entzohe ihn die Krafft / sie dorften nichts würcken" „da denn der Athem immer schwerer und ängstlicher / der Leib unbe-hülfflicher und die Sprache leiser wurde"
566232	Lust, Johann Friedrich (17.12.1682–05.07.1736)	28	28	„so zog ihm die hectische Kranckheit alle Kräfte aus, und ließ Ihm auch die folgenden Wochen über nicht zu, durch einige Speise oder andere Nahrungs-Mittel dieselben wieder erholen zu können. Man konte sich erstlich wol noch nicht einbilden, daß diese aufziehende Wolcken das Todes-Wetter hinter sich hätten, daher die schmertzlich-betrübte Frau Wittib nichts ermangeln ließ, diesem androhenden Ungewitter vorzu-beugen, darum Sie die Person Ihres seligen Ehe-Herrns der **Cur eines berühmten Breßlauis. Medici** [...] anvertrauete, derselbe auch theils in eigener Person der wahren Umstände dieser Kranckheit zu erkundi-gen gesucht, theils mit **Consiliis und Medicamentis** Ihm zu assistiren, und wann es möglich gewesen, Ihm zu helffen, allen Fleiß angewendet. Aber [...] kann auch niemand dem Ungewitter des Todes sich wider-setzen. Am vergangenen 5ten Julii, da Er des Morgens aus seinem Bette verlangte, [...] vergieng den Werthen Seinigen unter den Händen"
566267	Maltzan, Magdalena Charlotta Freiin von (14.02.1679–26.07.1709)	28	27	„Die höchstschmertzliche Kranckheit / welche der Hochseeligen Glie-der ermattete / konte doch keine Ungedult zuwege bringen"

Signatur	Name	U. [S.]	SB [S.]	Schilderung des Krankheitsverlaufs und der medizinischen Maßnahmen
566435 566436 566437 566438	Mentil, George Samuel (14.04.1684–04.04.1729)	38	25–26	„bey der letzten Kranckheit, welche sich den 29sten Martii dieses 1729sten Jahres mit Gicht-Schmertzen angefangen" „ob gleich kein Fleiß der **Herren Medicorum** gesparet worden, noach einem darzu gekommenen Rothenfriesel und Schlagfluß"
566503	Milde, Gottfried, Doctor Philosophiae und Medicinae (23.05.1678–07.12.1746)	28	27–28	„In diesem zu Ende gehenden Jahre 1746. überfiel Ihn den 24. Febr. ein Schwindel und Anfall von einem hitzigen Fieber, welches Ihn etliche Wochen bettlägerig hielt, [...] Aber der 16. May [unleserlich, Anm. d. A.] der andere Schlagfluß an der lincken Seite, wobey sich auch die schon bey 30. Jahren ausgebliebene Gicht einfand, wovon der lincke Schenckel und Arm eine Schwachheit behielt, daß auch dadurch der Gang etwas beschwerlich wurde. Nach diesem hat Er dennoch seine Beruffs-Geschäffte, so viel seine Krä[ffte] zugelassen, ferner fortgesetzet, und eine ziemliche Munterkeit bis an sein seliges Ende von sich spüren lassen. Diese wurde endlich gählings und über alles Vermuthen gehemmet als Ihn abgewichnen 6. Decembr. nach der Abend-Andacht, der dritte Schlagfluß an der rechten Seite berührete, und Ihm alle Sinnligkeit benahm"
566517	Milich, Chistian von (02.10.1666–28.09.1722)	20	18–19	„Es ereignete sich, im vergangenen Monat, bey demselben ein gewaltiges Brausen der Pancreatischen Säffte, welche Bewegung Er zuerst vor den Ihn gar offt beschwerenden Zufall der Colica hielt: es brach aber dieselbe endlich aus in eine, seine Kräffte nach und nach sehr schwächende, Diarrhoea, dabey Er so bald seine Ende sich vorstellende [...] Die leibliche Entkräfftung nahm darauf immer mehr und mehr in Liegnitz, dahin Er nach eigenem Begehren gebracht worden, zu: und da auch wohl bey den anderweitigen Zufällen eine Stein-Witterung sich ereignete: muste es zu völligen succumbiren kommen."

Signatur	Name	U. [S.]	SB [S.]	Schilderung des Krankheitsverlaufs und der medizinischen Maßnahmen
566760	Neitschitz, Johanna Louysa von, geb. von Miltitz (25.11.1677–22.07.1702)	75	73–74	„insonderheit aber hat Sie seither der Geburth und Genesung Ihres itzo schmertzlich mit betrübten Fräuleins sich meist unpäßlich befunden / und stets über die lincke Seite geklaget / auch öffters darüber zu Bette liegen müssen; worzu das letzte Jahr zu Zeiten unterschiedliche Symptomata gekommen / die Ihr am Mich. 1701. dermaßen starck zugesetzet / daß man damahls schon deren Wieder-Genesung nicht gesichert seyn können. Kurtz vor Ostern aber itzthin haben Sie viele Recidive wieder überfallen / die mit Abwechselungen / und andern Zufällen biß an Ihr Ende continuiret / worwieder man zwar **alle möglichste Mittel** hierfür gesucht; auch ohne Unterlaß deren **Herren Medicorum**, sonderlich [Name] Rath und verschriebene **Medicamenta** adhibiret / alleme alles ohne Frucht und effect; dahero und weil solcher gestalt keine Hoffnung eines längern Lebens sich ereignen wollen / so hat die Sel. Verstorbene bey diesem Zufalle Ihren Herrn Beicht-Vater … "
566832	Neugebauer, George (03.03.1660–29.09.1726)	32	27–28	„unserm seligen Herrn Neugebauer an seinem Leibes durch Stein-Schmertzen eine Trübsal zugeschickt, vor deren Andencken sich fast das menschliche Gemüthe muß erschüttern. Nachdem Er davon im October 1703. einen gewaltigen Anfall zuerst empfunden, nahm derselbe durch die von einer Zeit zur andern hefftig wiederkommenden Schmertzen so gewaltig zu / daß schon zu Ende des Jahres 1707. der Schluß von Ihm gefasset war, durch einen **schmertzhafften Schnitt Hülffe** zu suchen, welcher aber damals, da er allem Anschein nach nicht würde glücklich geschehen seyn, durch GOttes gnädige Vorsorge verhindert wurde. Doch nöthigten die **unabläßig zunehmenden Schmertzen** unsern SELIGEN, daß Er einen durch werther Handlungs-Freunde Correspondenz Ihm bekandt wordenen sehr erfahrnen und verständigen **Operateur**, Herrn Jacob Stöcklin, zu seiner Noth Linderung von Hamburg hieher verschreiben, und da keine Mögligkeit war auf andere Weise

Signatur	Name	U. [S.]	SB [S.]	Schilderung des Krankheitsverlaufs und der medizinischen Maßnahmen
566832 (Forts.)				Ihm zu helffen, der Hand desselben zu einem höchst-bedencklichen und empfindlichen Schnitte eben am Char-Freytage den 6. April. des 1708. Jahres sich unterwerffen muste. [...] Massen die Gnade GOttes der gefährlichen Operation so beystand, **daß aus seinem Leibe gebracht wurde, der eilff Loth schwer ist**, und den niemand gewiß kann ansehen, der dabey höret, daß noch nach demselben der SELIGE 18. Jahre in erträglicher Gesundheit gelebet" (S. 20–21) „allbereit bey Anfang dieses letzten Jahres eine tödtliche Schwachheit" „daß seine letzte mehrere Wochen an einander gedauerte allmähliche Abzehrung, da mancherley alte Uberbleibungen seiner Stein-Schmertzen nebst einem Auswurff / an welchem recht offenbar war, wie fähig die Natur seines Leibes sey gewesen, allerley zehe Säffte endlich zu einer harten Versteinerung zu bringen, den Leib gantz abmatteten, seinem Gemüthe nichts unerwartetes war"
566898	Neumann, Rosina, geb. Spiegel (06.01.1676–25.07.1735)	24	16	„Sie hat oft nicht einzele Wochen und Monden, sondern gantze Viertel Jahr und mehr in ausserster Entkräftung und Erduldung grosser Leibes-Schmertzen darnieder gelegen, dabey [...]: HERR, ich leide Noth, lindre mirs. [...] Wie viel Kräfte hat Sie zugesetzet bey öfterm Überfall beschwerlicher Ohnmachten und durchdringender Leibes-Schmertzen?"
566925 566926	Niebelschütz, Maria Elisabeth von (27.03.1681–16.01.1700)	35	25–27	„Ihre gewöhnlicher beschwer war Magen und Brustdrücken / darüber Sie etliche Wochen geklaget. Nun wurde zwar **Herr D. Hoberg / Physicus** der Königlichen Stadt Liegnitz consuliret / der auch **Medicamenta** verordnet / so aber nicht wollen anschlagen; die doch vorhin / indeme Sie ihn offt gebrauchet / vielmahl gutten Effect gehabt. Den 13. Januarij fand sich ein Brechen / welches Tag und Nacht angehalten. Ob Sie wohl anfangs nicht bald Bettlägerig worden / so muste Sie doch den 15. dieses beständig das Bette halten."

Signatur	Name	U. [S.]	SB [S.]	Schilderung des Krankheitsverlaufs und der medizinischen Maßnahmen
566987	Nimptsch, Martha, geb. Tambke (19.11.1636–08.03.1693)	20	19 (Lp: 17)	„Endlich folgte das letzte Creutze / welches allen andern die Endschafft geben solte / als Sie der Höchste nach vielfältigem vorhero aufgestandenem Magen-Weh / Steck-Flüssen / und andern beschwerlichen Zufällen nach verflossenen Heil. Weihnacht-Ferien auf ihr letztes Siech-Bette ward / da ihr hefftiges Magen-Drücken / Hertz-Bedrängnüß / und andere Symptomata nach und nach zunahmen. Hier ist nun weder an **ordentlichen Artzney-Mitteln** / noch eifrigem Gebet anruffen GOttes etwas verabsäumet worden" „**umb Linderung der Schmertzen seiner lieben Fr. Groß-Mutter andächtig gebethet** / allein es hat weder durch Gebet noch durch getreuen Rath und **fleissig angewendete Medicamenta der Herrn Medicorum** der Tod sich hintertreiben lassen / weil es dem Höchsten gefallen / nach 8. wochentlicher harter / wiewol in Christlicher Geduld außgestandener Niederlage [...] Sie von allem Ihrem Elende zu erlösen."
567037 **567037a**	Nostitz, George Otto von (11.07.1660–29.04.1695)	44	43–44	„ohngefähr 6. Wochen vor seinem Seeligen Abschiede / Er mit einer **sehr schmertzhafften Kranckheit** heimgesuchet wurde / welcher zwar von denen hirüber consulirten **Medicis, durch alle ersinnliche Mittel** entgegen gegangen ward / aber leider! sonder Frucht / **weil die Schmertzen sich eher vergrössert als vermindert.** [...] **De[nn] wo continuirlicher Schmertz / Tag und Nacht die Ruhe verstöret / kann freylich nicht weniges Leyden seyn.**"
567180	Opitz, Johann (21.06.1661–20.08.1726)	16	16	„von einer abzehrenden Kranckheit ermüdet, worzu sich, wiewol unter steters Beobachtung seiner Amts-Geschäfte, Schwindel, Rücken-Schmertzen, und allerhand andere Zufälle, sonderlich Schwachheit des Magens, der seine Dauungs-Kraft nach und nach verlohren, eingefunden, bis Er endlich nach 10. Tägiger Niederlage bey ungemeiner Gelassenheit und Gedult [...] seine theur erlößte Seele in die gnädigen Hände Seines Schöpffers übergeben"

Signatur	Name	U. [S.]	SB [S.]	Schilderung des Krankheitsverlaufs und der medizinischen Maßnahmen
567208	Osterhausen, Johann Georg von (19.09.1607–12.06.1670)	80	55–58	„Wiewohln nun gedachte Beschwerung sich zum öfftern an denen eusersten Gliedern wiedergefunden / so hat es sich nach und nach wieder verlohren / bis verwichenen 18. Maii, als [...] er einige Schmertzen in der rechten Hand und am rechten Schenckel empfunden / welche / dann in der Hand von Tage zu Tage zugenommen / daß er endlich genöthiget worden / [...] ins Bette zu begeben. Ob nun zwar solcher Leibes-Beschwerung bald Anfangs durch den Chur-Fürstl. **Leib-Medicum [...] mit kräfftigen Artzneyen** begegnet wurden / **die Schmertzen auch sich ziemlich stilleten** / dahero man zur Gesundheit gute Hoffnung hatte / so hat sich doch hingegen der Appetit zum Essen und Trincken mehr und mehr verlohren / und grosse Magen Beschwerung gefunden / wodurch dann ein hefftiges Ubel seyn verursachet worden / **und die Kräffte von Tage zu Tage abgenommen / welches zu steuren der [...] Medicus [...] ausberuffen / und an den aller köstlichsten Medicamenten im minsten nichts gesparet** worden / welches alles auch der seeligst Verschiedene vorgeschriebener massen ohne Wieder-Willen gebrauchet / gleichwohl aber hat es den erwündschten Zweck nicht erreichen mögen" weil er sonderlich mit **Anstreich- und Aufflabung** des Herrn Patienten bemühet gewesen"
567232	Pachaly, Johann Friedrich (23.09.1655–18.02.1722)	28	26	„spührete Er bey einem Viertel Jahre her einen mercklichen Abgang seiner Kräffte. Ohngefehr vor drey Wochen wurde Er das Bette zu halten genöthiget. Ob man nun zwar aus allerhand Ursachen / eine gar langwierige Kranckheit vermuthete / so bereitete Er sich doch gar bald zu einem seligen Abschiede"
567264 567265	Pannwitz und Alten-Lomnitz, Rosina von, geb. von Schweinitz (02.06.1610–14.04.1689)	72	54–55	„daß Er Sie mit hochschmertzlichen Zufällen / besonders aber durch einen hitzigen Fluß ..."

Signatur	Name	U. [S.]	SB [S.]	Schilderung des Krankheitsverlaufs und der medizinischen Maßnahmen
567271	Pantke, Adam M. (01.06.1676–28.02.1732)	56	47–49	„Es hatte derselbe vor zwey Jahren eine harte Niederlage ausgestanden, welche vielleicht noch einigen Saamen der Krankheit zurück gelassen hatte. Eine große Schwachheit der Schenckel, die er noch niemahls empfunden, und andere Veränderungen, welche die erwehnte Krankheit nach sich gezogen, waren die traurigen Vorbothen von seinem Abschiede, den man sich aber noch nicht so gar nahe vorstellete. Seine Natur war beständig zu Haupt- und Brust-Flüssen geneigt; und man vermuthete auch diesmahl nichts anders, als daß die vielen Arbeiten und bey der so üblen Witterung auf einige Meilen abgelegte Krancken-Reisen den scharfen Husten verursacht hätten, und denselben vielleicht in ein bey Ihm nicht ungewöhnliches Fluß-Fieber verwandeln würden; welches meistentheils bey sorgfältiger Wartung mehr schmertzlich als gefährlich gewesen war. Man suchte nichts desto weniger bey Zeiten, so wohl durch allerhand **Haußtmittel**, als auch durch bewährte **Artzneyen** vorzubeugen, mit denen Ihn **zwey erfahrne und weltberühmte Herren Medici** versorgten. Die Erfahrenheit und gar sonderbare Sorgfalt derselben verursachte, daß man desto getroster auf eine angenehme Besserung hoffete; je **kräftiger sich die Wirckung der angewendeten Artzney durch einen starcken Auswurf und heftige Schweisse, die sie eben zuweuge bringen solte, entdeckte.** Nachdem in solchen Umstände vierzehn Tage verstrichen waren, [...] ward es nach und nach schlimmer. [...] Beyde Herren Medici riethen Ihm in demselben [dem Bett, Anm. d. A.] beständig zu bleiben, und Er folgte auch diesem Rathe, ohngeachtet Er über nichts, als eine Mattigkeit klagte, bey der Ihm das verdrieslichste wäre, daß sie Ihn an ordentlicher Verrichtung seines täglichen Gebets verhinderte. [...] da so wohl der Schweiß, als auch der Auswurf durch ein unvermuthetes Aussenbleiben nicht undeutlich zu verstehen gaben, daß die sonst so starcke Natur das ihrige weiter beyzutragen nicht mehr im Stande sey. **Man fuhr unterdessen mit fleißigem Gebrauch der be-**

Signatur	Name	U. [S.]	SB [S.]	Schilderung des Krankheitsverlaufs und der medizinischen Maßnahmen
567271 (Forts.)				**währtesten Artzneyen unermüdet fort**, und damit der Leib nicht allein abgewartet, sondern auch die Seele gestärckt würde […] ohnerachtet der kräftigsten Artzneyen keine Besserung zu hoffen"
567278	Pannwitz und Alten-Lomnitz, Balthasar Wilhelm von (26.05.1679–20.07.1699)	40	38–39	„und jüngstverwichenen 1. Julius mit grossem Frost und Hitze unverhofft überfallen wurde / bemühte Er sich wohl auff alle weise mit Zuziehung der erfahrensten **Aertzte / Eröffnung der Ader** / und vielem **Gebrauch der bewehrtesten Mittel** diesem Ubel so viel möglichst zu wiederstehen. Dessen aber ohnerachtet nahm die anhaltende hefftige Hitze dermassen über hand / daß Er den 6. Julius gäntzlich bettlägrig bleiben / und der besten Kräffte beraubet seyn muste. Worüber man nur leider den 9. und 12. dieses bekümmert wahrgenommen / daß auf der Brust ein Außschlag unterschiedlicher Flecken sich gezeuget / wodurch bey zugenommener empfindlich grosser Hertzens Angst und steter Beunruhigung des Hauptes die Entkräfftung aller Glieder sich stündlich vermehrete. Und weil den bald darauff folgenden 15. Julius eine gehlinge Steckung der Brust und schweres Athem holen gefunden / der [Herr] auch eine geraume Zeit her öfters Beschwerungen der Lunge angeklaget / so hat man ohnangesehen der **grösten Bemühungen Vornehmer Medicorum und vieler angewendeter kostbahrer Artzneyen** nichts anders als eine fruchtlose Cur und erfolgten traurigen Außgang befürchten können."
567294 567295 567296	Pannwitz, Heinrich Wilhelm von (06.11.1651–27.10.1697)	94 (e. Z.: 96)	47–49 (Lp: 43–45)	„bey einem Jahre her anfangs über heftige Blödigkeit der Augen / ungemeine Verhaltung des Athems und Engebrüstigkeit / dabey aber über zu weilen wechselnde Haupt Schmertzen und Schwachheiten geklaget / darauf ereignete sich bald in einem Schenckel und de[nn] in der rechten Hand ein heftiges Wüten und Geschwulst / welches eine lauffende Gicht zuseyn vermeinet worden / bis endlich die Geschwulst in Schenckeln und Leibe dermassen zugenommen / daß seit Pfingsten her solches

Signatur	Name	U. [S.]	SB [S.]	Schilderung des Krankheitsverlaufs und der medizinischen Maßnahmen
567294 567295 567296 (Forts.)				vor eine vollkommene Wassersucht geachtet worden. An **Menschlicher Hülffe und Medicinischen Consiliis** hat es hier nicht gefehlet / [...] besonders des letztern **Herrn Medici** [Name] **kräftige Artzneyen auch bis auf den letzten Athem noch die erwüntschten effecte thaten** / [...]..." "So betrübt und schmertzhaft diese langwierige Kranckheit war / so erwüntschte und herrlich muste das Ende derselben seyn" "Und bey dem allen war das das [sic!] aller Ungemeinste / daß er von denen sonst bey derley kümerlichen Kranckheit **beschwerlichen Zufällen einer schmertzhaften Erstickung / starcker phantasie, und dergleichen / gäntzlich befreyet blieb"**
567298 567299	Pannwitz, Maria Elisabeth (von), geb. Freiin von Strytzky, verw. Kundmann (08.03.1699–10.01.1738)	110	102–103	"Zwar die ersten Tage Ihrer Wochen waren nicht nur leidlich / sondern auch nach Beschaffenheit einer Kindbetterin gut. Allein der bald darauf sich wiederfindende Husten / der verschwindende Appetit, die Beklemmung auf der Brust / der Mangel des Schlafes und ein entkräfftender Schweiß / welches alles Sie fast auf einmahl anfiel / mochten ein vielleicht schon einige Zeit bey Ihr verborgenes hectisches Ubel rege machen / und zogen nach und nach eine Verstöhrung der gehabten Freude nach sich. Wenn alle ersinnliche Hülffe, die Ihr mit Freude geleistet worden / ihr Absehen erreicht hätte; wenn die **besten Artzney-Mittel** / an den [unleserlich, Anm. d.A.] kein Mangel gewesen / ihre Würckung gethan; [...] so würde man sich ihrer Gesundheit und Ihres Lebens [...] erfreuen können."
567433	Pflug, Otto Heinrich (von) (15.04.1640–20.05.1676)	32	22–26 (Lp: 18–22)	"durch verwarlosung einer Büchßen in dem lincken Auge ziemlich ist verletzet worden. Und ob man wol **viel daran gebrauchet** / hat doch solches seinen Effect nicht erreichen können / biß sich endlich eine Blase in das Auge gesetzet / welche Ihm das Sehen gäntzlich benommen" "bey seiner langwierigen Kranckheit gewesen recht gedultig / massen notorium und bekandt / daß Er Anno 1576. den 21. Januarii, bettlägrig

Signatur	Name	U. [S.]	SB [S.]	Schilderung des Krankheitsverlaufs und der medizinischen Maßnahmen
567433 (Forts.)				worden / denn wie Er mit dem Malo scorbutico schon 1666. inficiret / [...] hat solch Malum sich von neuen eingefunden / daß es anfänglich in den lincken Schenckel geschlagen / daß Er solchen nicht wohl brauchen können / auch das Haupt und den Leib eingenommen / dahero er grossen Schwindel im Haupt und Reissen im Leibe verspüret. Wiewohl nun sein Herr Vater Ihm unterschiedene **Medicos** verschaffet [...] so haben sie doch das Malum **nur gelindert** / nicht aber heben können. Und ob es wohl sich zur Besserung mit Ihm angelassen / daß Er wiederumb herumb und in die Kirche gehen können / so hat sich doch vergangene Fastnachten erstlich ein ungewöhnlich Eckel zum Essen eingefunden darauff Ihm der Magen häfftig geschwollen / den 9. Martii drauff hat sich eine Dunst in dem Unter-Leib gesetzet / so sich hernach in den Ober-Leib gezogen / worauff [ein Arzt] consuliret worden / welcher an seinem Fleiß und Verordnung **köstlicher Medicamenten** nichts erwinden lassen; allein [...] ist alles vergeblich gewesen."
567479	Plackwitz, Tobias (24.06.1657–16.11.1727)	27	25	„indem Er Ao. 1726. mit Geschwulst an Schenckeln und andern beschwerlichen Zufällen angefochten wurde. Den 31. Martii Annp 1727. überfiel Ihn gar eine Ohnmacht / davon Er in grosser Schwachheit zur Erden sanck / und von der Zeit an nicht wieder zu Kräften kommen können / obwol alle dienliche **Hülffs-Mittel der Herren Medicorum** angewendet worden. Die Geschwulst nahm zu / und verursachte eine höchst-beschwerliche Engbrüstigkeit / daß Er weder liegen noch ruhen können; Stein-Schmertzen fiehlen Ihm empfindlich / davon Er der elenden Nächte viel hatte / und endlich kam gäntzliche Entkräftung und ein Riß dazu / daß das Kleinod des zeitlichen Lebens nunmehro solte verlohren gehen"

Signatur	Name	U. [S.]	SB [S.]	Schilderung des Krankheitsverlaufs und der medizinischen Maßnahmen
567514	Pogrell und Kutzschborwitz, Christoph Siegmund von (27.01.1664–1686)	34	33	„von einem Steinwurff / sich übel befunden / sind Sie zu Pest gelassen worden; Weil aber die Unpäßlichkeit nicht absondern / absonderlich bey dem älteren Herrn / zugenommen / indem zu der Blesseur noch eine andere Leibes-Schwachheit der Rothen Ruhr geschlagen; Alß ist Er nach außgestandener harten vierwochigen Niederlage endlich sanfft und Seelig verschieden"
567514	Pogrell und Kutzschborwitz, Ernst Friedrich von (11.05.1665–1686)	34	33	„weil es vermuthlich mit Ihm besser worden / auffgebrochen / und auf dem Rück-March gegen Komorren / an vorgedachter höchsten Leibes-Schwachheit seinem Herrn Bruder in der Sterbligkeit sanfft und Seelig nachgefolget"
567562 567563 567564 567565 567566 567567 567568	Pohl, Gottfried (21.03.1659–16.05.1738)	52	28	„bey seinem Marasmo Senili bliebe Er ohngefehr nur 13. Tage bettlägerig […] entschlief Er im HErrn, ohne Zeichen einiger Todes-Angst oder schmertzlicher Empfindung"
567769	Prittwitz und Gaffron, Anna Elisabeth von, geb. von Seidlitz (16.01.1690–08.09.1710)	39	38	„Man meinte und hoffete / es würde numehro alles gehoben seyn / da man Sie in Ihr Wochen-Bette zu bringen suchte / allein starcke Ohnmachten / und der sich damit verknüpffende Schlagfluß / hielten bey 2. Stunden so hefftig an / biß sie endlich gegen 11. Uhr Ihrem irrdischen Leben ein Ende machten."
567770 567770a 567771	Prittwitz und Gaffron, Anna Catharina von, geb. von Abschatz (03.10.1643–18.12.1672)	80	50–53	„gerieth Sie / 8. Tage nach der Einsegnung in die höchste Gefahr der Blattern. […] Von dieser Zeit an kunte Sie sich wenig gesunder Tage rühmen. In dem abgewichenen 1672. Jahre den 3. May überfiel Sie […] ein harter Zufall. […] Sie gebrauchte sich **ordentlicher Cur des Herrn Medici.** GOTT segnete die Mittel. Es erfolgte eine weniger Besserung. […] Doch schöpffte man wieder einige Hoffnung zur Gesundheit. Die

Signatur	Name	U. [S.]	SB [S.]	Schilderung des Krankheitsverlaufs und der medizinischen Maßnahmen
567770 567770a 567771 (Forts.)				fleißig gebrauchte **Medicamenta** gingen ohne GOttes Seegen nicht abe. Sie befand sich zwar allezeit schwach und baufällig / [...] Auff Einrathen des Herrn Medici begab Sie sich / ein wenig freye Lufft zu schöpfen / auff Ihre Gütter. Sie empfand schlechte Ergötzung. [...] Sie erholte sich wieder. Nach weniger Zeit kam Recidiva wieder. [...] Sie gelangte mit grosser Schwachheit hier an / und in ihr Sichbette. Die Schmertzen vermehrten sich von Tage zu Tage. Es ereignete sich ein unauffhörliches Reissen im Gedärme. Die Glieder befiel vaga Arthritis. Das Gesichte ward zerdonsen / Leib und Schenckel geschwollen. Der Magen wolte keine natürliche Speise genüssen; Eine Ubelkeit und Brechen folgte auff das ander. **Es geschahe mit Applicirung der allerkostbarsten Medicamenten** / allhier die fleißigste Darreichung. Nichts oder wenig wolte sie mehr verfangen." „Doch klopfte der Todt je mehr und mehr bey Ihr an. Die Geistliche Seelen- und Irrdische-Leibes-Cur ward niemahls unterlassen. Man hielt an mit Artzneyen und Bethen. Sie sahe offters den Herrn Medicum mit Wehmuth an."
567794	Prittwitz, Rosina Catharina von, geb. von Prittwitz und Gaffron (08.12.1711–23.10.1733)	40	26–27	„Doch waren kaum drey Tage vorbey, so verhieng der liebe GOtt, daß nunmehro viel bedencklichere Umstände bey dieser schmertzhafften Kindbetterin sich mehr als iemalen, zeigeten, und Ihres Leibes Schwachheit nicht ab, sondern zunahm. Es fehlete zwar wohl weder vor, und nach der Niederkunfft an der Ihr zu leistenden Hülfe, indem sowol der **Medicus selbst als Medicamenta** und alles aufs bestmöglichste und geschwindeste iederzeit herbey geschaffet wurden. [...] nach zugestossenem Brand und Schlagfluß Abends um 10. Uhr [...] Ihre Seele gantz sanfft abforderte"
567877	Quasius, Adam, M. (02.10.1673–12.03.1736)	34 (e. Z.: 33)	33 (Lp: 32)	„und die Vorboten des Todes fingen sich endlich an zu melden. Sein tauerhaftes Naturel [...] übergiengen manche Schwachheiten [...] und den 6. Martii dieses 1736sten Jahres wurde Er gegen Abend mit einem heftigen

Signatur	Name	U. [S.]	SB [S.]	Schilderung des Krankheitsverlaufs und der medizinischen Maßnahmen
567877				Schauer, und folglich anhaltenden Hitze, Kopfweh, grosser Mattigkeit, Zittern in Gliedern, Hertzens-Angst und grossem Schweisse angefallen. Den 4ten Tag darauf zeigte sich ein sogenannter Purpura maligna, Friesel oder Ausschlag, der bis zum siebenden Tage verblieben; alsdenn aber ereignete sich eine gefährliche Crisis Naturae & Morbi; Denn es fand sich eine abwechselnde Zerstreuung der Sinnen, eine darauf folgenden Schlafsucht, und den 12. Martii Abends drey Viertel auf 11. Uhr endlich ein würcklicher Schlagfluß, der [… ihm] ein Ende gemacht."
567886	Quasius, Johann Adam, M. (16.03.1708–22.07.1746)	26	22	„Ein zu mancher Zeit empfindlicher Leibes-Schmertz, welcher Ihn da besonders überfallen, als Er den 17. Julii dieses 1746. Jahres, [...] brachten endlich eine völlige Niederlage zuwege, ohngeachtet aller möglichen Obsicht und Sorgfalt der bewährtesten **Aertzte**, den 22. gedachten Monaths [...] bey zugeschlagenem Steckflusse, seinen Geist dem getreuen Schöpffer seelig übergeben"
567898	Questel, Maria (23.01.1646–18.05.1708)	26	26	„unsere Seelige verfiel abermahl in eine so tödliche Kranckheit [...] wenn nicht / nächst Göttlicher Hülffe / die unabläßliche gute Pflege Ihrer lieben Frau Mutter / und kluge Einrathung des Herrn **Medici**, das beste gethan hätten" „gefährliches Fieber / welches 13. Wochen lang gewähret" „ist Sie mit einem starcken Hauptfluße befallen gewesen / und letzlich / [...] einen starcken Frost verspüret / der fünff Stunden gewähret / nach welchem grosse Hitze gefolget; und ob schon der Herr **Medicus** seinen Fleiß nicht gesparet / auch Ihr an guter Wartung nichts abgegangen / so wolte dennoch nichts anschlagen / bis Sie den zehenden Tag / [...] mit einem Steck-und Schlag-Fluß befallen"

Signatur	Name	U. [S.]	SB [S.]	Schilderung des Krankheitsverlaufs und der medizinischen Maßnahmen
567975	Rechenberg, Josepha Freifrau von, geb. Freiin von Falkenhayn (01.06.1696–11.11.1721)	28	25–27	„von einer aus Schlesien übersendeten Grütze einen Eckel gessen, davon sie sich brechen müssen, und daher Ihr eine Maladie zu gestossen. Die Güte der Natur secundirte die **Artzneyen**, daher geschahe es, daß Sie sich einiger massen erholete, und sich nach Schlesien sehnete" „wiederumb Vorbothen einer schweren hitzigen Kranckheit funden, deßwegen Sie sich einlegen muste, und sagte selbst, daß diß Ihr Ende seyn würde. Dero Herr Gemahl [...] war bemühet, auf allerley Mittel und Wege zu sinnen, wie Ihrem krancken Leibe möchte geholffen werden, darzu man denn die Hülffe von [**Arzt**], desgleich der unverdroßnen Treue [**eines Barbiers**] **u. Wundarztes** in Gurau sich bediente: Aber hier war der vehementen Hitze wegen [...] alles verlohren"
568304 568305 568306 568307 568308	Riemer von Riemberg, Maria Rosina, geb. Gebauer (25.01.1672–12.11.1737)	40	18, 21	
568323	Rintorf, Wulff Friederich von (15.02.1595–13.09.1677)	57	42–45	„so ist Ihm im abgewichenen Jahre den 5. Sontag nach Epiphan. so fort nach der Mahlzeit ein starcker Frost angestossen / darauff ziemliche Hitze erfolget / welches zu einen Fieber ausgeschlagen / auch etliche Wochen angehalten / ob zwar dawieder **allerhand dienliche Mittel** / auch wieder seinen Willen an die Hand geschaffet (immassen Er sonsten niemals Artzney gebrauchet / sonder von GOtt mit einer starcken Natur und beständiger Gesundheit begabet gewesen) haben doch solche den Zufällen nicht wiederstehen mögen / sondern die Mattigkeit je mehr und mehr zugenommen / auch aller sonsten in seinem hohen Alter annoch verspürter Apetit zur Speise sich mercklich verlohren / in solcher anhaltenden grossen Schwachheit / ist Ihme von seiner Eheliebsten / der jetzo höchstbetrübten Frau Witben / bey Tag und Nacht fleißige Auffwartung geschehen / [...] auch alle ersinnende **Mittel Ihme zu erquicken**

Signatur	Name	U. [S.]	SB [S.]	Schilderung des Krankheitsverlaufs und der medizinischen Maßnahmen
56323 (Forts.)				mögligstermassen gereichet / wie ich Ihr dann das Zeugnüß geben muß / [...] also nicht allein vielmahl des **Medici**, sondern auch des Predigers Stelle / [...] vertreten / jedennoch hat ihr geängstetes Hertze sie dahin angetrieben / umb ihr Gewissen desto besser zur Ruhe zu stellen / daß Sie selber nach Stendel gefahren / umb mit dem **Medico** [Name] wegen ihres Liebsten Schwachheit selber ausführlich zu reden / weil Er / auff Ihr vielfältiges Anhalten / **niemals verwilligen wollen / den Medicum holen zu lassen** / sondern jederzeit gesaget / ich habe meine Zeit gelebet [...] gedachter Licent: aber **hat jedennoch allerhand dienliche Medicamenta überschickt** / womit auff ferner offterwehnte Fr. Witben inständiges Anhalten / hat Er solche zu gebrauchen den Anfang gemacht / jedennoch bald wieder nachgelassen / weil Er dafür gehalten / seine Natur könnte sie nicht annehmen. Es sind Ihm aber die Kräffte von Tage zu Tage mehr entgangen" „daß Er ohne alle Leibes-Schmertzen / ohne Hertzen-und Seelen-Angst / ohne alle Anfechtung / und Murren wieder GOtt in seinem langwierigen Lager erhalten" „sanfft und stille ohne einige Ungeberde seelig verschieden / nachdem Er 33. Wochen Bettlägerig gewesen"
568526 568526a	Rothkirch, Johanna Elisabeth von, geb. von Falkenhayn und Gloßken (27.05.1682–29.11.1711)	38	23–24	„Denn ob Sie zwar unlängst einer anmuthigen Fräulein Tochter glücklich genesen / und einige Tage sich in leidlichen Zustande befunden / überfiel Sie doch den 20. Novembr. eine grosse und anhaltende Hertzens-Angst / welche lauter schlaaf-lose Nächte / und daher eine ausserordentliche Mattigkeit verursachte / daß Sie mit lauter süssen Todes-Gedanken schwanger gieng [...] noch immer mehreren Zufällen unterworffen / welche die noch übrigen wenige Kräffte Ihres abgematteten Leibes vollends verzehrten: Ja die eigentliche Arth der Kranckheit war so versteckt und verborgen / daß man nicht gewiß versichern konte ob es ein innerliches Fieber / oder ein Schlag-Fluß / welches letztere doch

Signatur	Name	U. [S.]	SB [S.]	Schilderung des Krankheitsverlaufs und der medizinischen Maßnahmen
568526 568526a (Forts.)				vermuthet wurde / die weil die eine Helffte der Armen warm / die andere kalt war. Es wurde zwar an **kräfftigen Artzneyen** / welche der aus Liegnitz mit Fleiß herzu **geholte** [**Medicus**] an die Hand gab / verabsäumet; allein die hochselige Frau bediente sich nur derselbigen den Ihrigen zu gefallen / aber nicht in der Hoffnung und Verlangen ihre Gesundheit dadurch wieder zu erhalten. Indessen nahm die Hitze täglich mehr und mehr zu"
568834	Scharff, Gottfr. Balthasar (19.03.1676–09.08.1744)	40	40	„Seine Leibes-Kräffte nahmen ab / hingegen die Gemüths-Kräffte verblieben biß ans Ende / in ihrer Lebhafftigkeit. Ein abwechselnder Steck-Fluß und andre entkräfftende Zufälle / verzehrten endlich die wenigen Tropffen von dem Oele seines Lebens / daß [...] in das Krancken-Bette geleget / und davon eher nicht / biß an seinen Tod / auffgestanden"
568965	Schiller, Christian Friedrich von (05.04.1657–19.07.1687)	43	39 (Lp: 37)	„bey unglücklicher Action mit einer Türckischen Parthey / in Ober-Ungarn / zwischen Zattmar und Groß-Waradein / mit 11. als 9. am Haupte / und 2. am Arme empfangenen Wunden / hefftig verletzet / nach Groß-Waradein gefänglich geführet / daselbst nach ausgestandener Gefangenschafft in die 6. Wochen und 5. Tage bey zugeschlagener und aufgebrochener Geschwulst am rechten Schenckel / den 19. Julii [...] verschieden"
569038 569039 569040	Schleswig-Holstein, Carolina Herzogin von, geb. Herzogin in Schlesien, zu Liegnitz, Brieg und Wohlau (02.12.1652–24.12.1707)	38	25–26	
569271	Schoenberg, Heinrich Christian von (18.01.1623–13.06.1668)	67	50–55	„13. Tage für seinem sel. Ende / hat ihn ein kaltes Fieber überfallen / welches ihn über Tische ankommen / und 9. Tage denselben gequälet. Wie nun alsobald Tit. Herr D. Muschovius, wohlbestalter Stadt-Medicus zu

Signatur	Name	U. [S.]	SB [S.]	Schilderung des Krankheitsverlaufs und der medizinischen Maßnahmen
569271 (Forts.)				Camentz / umb Rath gefraget worden / hat er gar treulich den Herrn Patienten mit gebührenden **Medicamenten** versorget / daß sich auch das kalte Fieber zwar balde verlohren / so ist ein gewaltiges hitziges Fieber [...] darauff erfolget / welches den Herrn Patienten also darnieder geleget / daß er sich selbst seines Lebens verziehen. [...] Wohlgedachter **Herr Medicus** ist gantzer drey Tage erstmahls / hernach / als sich die Kranckheit vergrössert / wieder **biß ans Ende des Lebens bey dem sel. Herrn Patienten gewesen** / und **alle dienliche Mittel** verordnet / umb den sel. Juncker zu restituiren. [...] aber es hat nichts fruchten wollen / was man an ihm appliciret." „sondern die grosse Hitze hat überhand genommen / daß der sel. Juncker endlich umb nichts mehr gebethen / als seinen erhitzeten Leib **abzukühlen.**" „Er wuste daß das hitzige Fieber ihn so hart eingenommen / daß er bißweilen anders redete / als sichs schickte"
569765 569765a 569765b	Tschammer, George Caspar von (16.04.1669–16.12.1719)	80	44–45 (Lp: 12–13 der P.)	„Allein gantz unvermuthet wurde Er des Nachts von einem hefftigen Steck-und Schlag-Fluß überfallen / der Ihn auch so gar der Sprache beraubte. Man schickte bald nach [...] **Chyrurgo** [...] als auch [**Medicus**] in Bojanowa. **Der Herr Chyrurgus öffnete Ihm die Median-Ader:** Der Herr Doctor aber nahm **allerhand Medicamenta** vor die Hand / und flößete sie Ihm ein / und war auffs euserste bemühet Ihn zu restituiren. Es blickete auch wohl manchmahl einige Hoffnung der Besserung hervor [...] Allein es hatte keinen Bestand: Der anhaltende Steckfluß machtebald alle Hoffnung zu nichte." „Er grosse Schmertzen ausstehen muste"
569843 569844	Tschirnhauss, Hans George von (01.07.1623–17.10.1692)	44	31	„ob gleich seine letzte Unpäßlichkeit tödtlich / klagte er doch vom 9 October an / über nichts / als daß er kurtzen Athem / keinen Appetit zum Essen / und wenig Nacht-Ruhe hätte. Weil er auch noch den 16 October

Signatur	Name	U. [S.]	SB [S.]	Schilderung des Krankheitsverlaufs und der medizinischen Maßnahmen
569843 569844 (Forts.)				Abends / vor seinem Ende beym Schlaffengehen / sich über nichts / als erwehnten seinen kurtzen Athem / und einige Schwachheit des Haupts / dabey er sich eines Schlagflusses befahrete / beschwerete / [...] zwar lagerhafft / aber ohne Beklagen [...] bis ihm um 11 Uhr zu Mittage der Athem ohne jemandes vermuthen / gleich als in einem sanften Schlaffe / aussen blieb"
569846	Tschirschky und Bögendorff, Ernst Leonhard von (17.12.1657–03.02.1721)	76	54, 56	„durch Zustossung gantz empfindlicher Leibes-Maladie, darunter auch nachdrücklich derjenige Schaden am Schenckel / welche Ihm vor 10. Jahren her / unstreitig / nicht geringer Incommodité, bey Seinen nothwendigen Geschäfften / auch dabey **grosse Schmertzen** verursacht haben muß" „nachdem Er vor einiger Zeit von GOtt abermahls auf das Siech-Bette geleget wurde / und sodann an **immerzunehmenden Leibes-Schmertzen** / nebst Geschwulst und anderer beschwerlichen Zufälle / auch iemehr und mehr mercklicher Exspirirung derer Lebens-Kräffte / wohl gar deutlich abnehmen kunte / daß die **kostbahresten Artzneyen** ihre abgezielte Würckung vor dieses mahl nicht erheben; Sondern vielmehr von Ihm heissen würde: Moriendum est."
570067	Waldau, Arnold Christoph von (15.04.1672–03.04.1743)	16	16	„einer empfangenen harten Wunde am Kopffe sich nicht zu erwehren vermochte. Und eben diese Wunde nicht so wohl, als die vormeldete Schwachheit des nunmehro verewigten Herrn General-Lieutenants ist Ursach gewesen, daß Derselbe, fast in Zeit von neun Monaten, sich nicht aus dem Zimmer zu begeben im Stande befunden" „Nachdem nun Seiner auszehrenden Kranckheit ferner mit keinen **Hülfs-Mitteln** zu begegnen gewesen"

Signatur	Name	U. [S.]	SB [S.]	Schilderung des Krankheitsverlaufs und der medizinischen Maßnahmen
570259 **570260** 570260a–e	Weber, Friedrich (11.05.1658–14.08.1739)	76	41–42 (Lp: 25–26)	„Im Jahr 1732. muste er / wegen eines vor einiger Zeit ihm auf der Cantzel zugestossenen Schlagflusses / wodurch die Sprache je mehr und mehr geschwächet worden / und wegen seiner abnehmenden Kräffte / sich der bißherigen Verwaltung seines Ambtes begeben" „Er fühlete zwar / daß seine Kräffte mehr und mehr abnahmen; jedoch eben dieses sahe er an / als erfreuliche Zeichenen […] Endlich führte ihn GOtt auf das Krancken-Bette / aber so gnädig / daß seine Kranckheit nichts anders war / als ein Marasmus Senilis, oder Erlöschung der Lebens Kräffte / und zunehmende Schwachheit / darbey er nicht über die geringste Schmertzen und Beängstigungen klagen durffte. GOtt erquickte ihn auch auf seinem Siechbette / nicht nur mit reichem Troste seines Geistes / sondern auch mit **leiblichen Labungen** / und vor ihn absonderlich bereiteten **delicaten Speisen** / die ihm aus sonderbarer Gnade von benachbarten Gn. Herrschafften zugeschicket worden […] Es wurde auch einmahl wieder **so weit besser mit ihm / daß er / ob wohl mit schwachen Füssen / etliche mahl in die Kirche gehen konte.** Nun wuste er wohl / daß es nicht lange Bestand haben würde […] Die Schwachheit nahm aber so dann bald von neuem überhand / woraus er merckte / daß sein Ende nahete"
570535 570536 570537 570538 570539 570540	Wiedeburg, Margaretha Sophia, geb. Schröter (19.08.1702–25.02.1748)	44 (e. Z.: 40)	11–14 (Lp: 11–14)	„**Artzeneyen** des nur gedachten in der Ewigkeit triumphirenden grosen Wedels" (Arzt) „Inzwischen nahme der starck anhaltende Husten von Jahren zu Jahren zu, der Athem wurde immer schwerer, und die Kräfte mehr und mehr geschwächet. Insonderheit sind ihr die letztern drey Winter über dermassen beschwerlich worden, da sie viele Wochen lang bey abwechselnden Fiebern, und groser Mattigkeit das Bette hüten und dabey viele Angst und Unruhe ausstehen müssen. Doch half der wunderthätige GOtt durch den kräftigen Beystand [**eines andern Arztes**], daß sie auch diese harten Anfälle glücklich überwunden, und den letztern ganzen Sommer durch sich der Gartenlust bedienen […] können."

Signatur	Name	U. [S.]	SB [S.]	Schilderung des Krankheitsverlaufs und der medizinischen Maßnahmen
570535 570536 570537 570538 570539 570540 (Forts.)				„begunnten auch, je näher der Winter herbeykam, ihre gewöhnlichen Zufälle, ein beständiger Husten, und kurtzer Athem mehr und mehr zuzunehmen, auch verschiedene andere beschwerliche Symptomata ich dabey einzufinden. Bis sie endlich den 19ten des letztern Monaths Januarii des Abends einen neuen Anfall von Fieber mit starcken Frost und darauf erfolgter Hitze und Schweis empfand, der sie auf das letzte Kranken-Lager ward, davon sie sich auch nicht wieder erholet. Denn obwol durch nur wohlgedachten Herrn Hofrath Hambergers höchst rühmlichen Fleis und alle möglichste Sorgfalt dieses Fieber verschiedenemal gedämpfet wurde, so war es doch nicht gäntzlich zu tilgen, sondern ließ ein hektisches Fieber zurück, welches den ohnedem bereits sehr entkräfteten Körper noch mehr abmattete; da sich zumal eine fast **beständig anhaltende grose Hertzens-Angst** dabey einfand, und die häufigen Blehungen mit welchen der Leib beständig angefüllet war, sattsam zeugeten, daß bey dem sonst noch guten Appetit keine rechte Verdauung geschehe, und die Viscera völlig mußten verstopfet und geschwächet seyn."

„Der barmherzige GOtt erfüllete auch das Verlangen ihres Herzens, und verkürzte die Zeit ihres Leidens. Es äuserte sich über 8 Tage vorher eine Geschwulst in den Füssen, welche nachmals auch in denen Händen, dem Unterleibe und so gar im Gesichte gespüret würde; doch gereichte ihr zu grosser Linderung, daß sie wieder auf allen Seiten ordentlich ruhen können, da sie geraume Zeit vorher, nur auf der Rechten, und nachmals einige Zeit, aus Mangel der Luft, und wegen des Hustens gar nicht liegen können, sondern Tag und Nacht aufgericht sitzen müssen. Inzwischen nahm die Mattigkeit überhand, Hände und Füsse waren beständig kalt und nicht zu erwärmen, dabey klagte sie den letzten Tag über Hitze und Brennen im Leibe, und sehnte sich beständig nach einiger Kühlung, daß vermuthlich bereits eine Entzündung vorhanden gewesen." |

Signatur	Name	U. [S.]	SB [S.]	Schilderung des Krankheitsverlaufs und der medizinischen Maßnahmen
570761 570762 570763	Würffel, Christian (01.01.1688–06.05.1741)	38	29–30	„durch einen plötzlichen, aber doch recht leichten, und fast unempfindlichen Tod von aller zeitlichen Mühe und Sorge geschwinden zur seligen und ewigen Ruhe gebracht, als Er gestern acht Tage den 6ten Maji nach Mittags in der ersten Stunde bey völliger Munterkeit [...] durch einen heftigen Schlag-Fluß überfallen, durch welchen Er nicht nur augenblicklich der Sinnen und des Verstandes beraubet, sondern auch nach Verlauff einer Zeit von fünff Stunden, Sein Leben [...] beschlossen."
570904 570905	Württemberg-Oels, Julius Sigismundus Herzog von (18.08.1653–15.10.1684)	80 (e. Z.: 79)	58–62	„sich kranck zu Bette legen müssen. Man vermuthete zwar nicht / daß es Gefahr haben würde / weil [er] eine Zeitlang über Stein- oder Rücken-Schmertzen geklaget / auch Dero von Kindheit an mit geschleppte Brust-Beschwehr / Ihr fast eine beständige Unpäßligkeit abgab / vermeinete also durch den Gebrauch der **Artztneyen** / welche so gleich zur Hand geschaffet wurden / die Kranckheit bald zu heben. [...] da es sich dann zu einer hitzigen Kranckheit anließ / welche wider alle gebrauchete und nacheinander eingenommene Mittel so zunahm / [...] schlug dieses den 22. Septembr. zu einer Verwirrung der Sinnen auß / [...] den 24. Sept. gegen Abend das beste von **Artzneyen** verordnet ward / worauff [Er] die folgende Nacht wol ruheten" „Nach der Zeit hat sichs durch die ferner gebrauchte Mittel dermassen wohl angelassen / daß der Herr **Leib-Medicus** die Kranckheit gehoben vermeinete / und Ihro [...] völlige Genesung gäntzlich versicherte" „Aber es zeigete sich bald / daß die Hitze der Kranckheit durch die gebrauchete häuffige Artzeneyen **nur ein wenig gemäßiget / das rechte Feuer aber im wenigsten gedämpfet wäre.** [...] den 8. Octob. fand sich eine Schwulst in den Schenckeln / so nebst der immer zunehmenden Schwachheit Sie völlig zu Bette hielte. [...] Ungeachtet nun es dabey an fleißiger Vorsorge und **Anwendung nur ersinnlicher Mittel** nicht ermagelte / nahm doch den 12. Octobr. nach Mittage die Schwachheit sehr

Signatur	Name	U. [S.]	SB [S.]	Schilderung des Krankheitsverlaufs und der medizinischen Maßnahmen
570904 570905 (Forts.)				zu / [...] Der Puls war sehr schwach / ja blieb zuweilen gar bestehen [...] / und man meinete / [er] würden an einem Brust-Fluß Dehro Geist auffgeben müssen. **Es linderte zwar wiederumb die gebrauchete Artzneyen die Kranckheit** in etwas / doch war darunter die Zunge gantz dicke angelauffen / und die Schwachheit gewahn zugleich mit / immer mehr die Oberhand." „Es wurden zwar alle ersinnliche Mittel vorgekehret / aber weiln die Todes-Stunde immer mehr herbey rückete / wendete man sich zum Gebeth"
570955	Württeberg-Oels-Bernstadt, Sibylla Maria Herzogin von, geb. Herzogin von Sachsen-Merseburg (28.10.1667–19.10.1693)	83	73–81 (Lp: 71–79)	„fast allezeit mit einem scharff-saltzigen Scorbutischen Flusse und Herabfallen auf die Brust / darauf erfolgten öffteren Stecken und beschwerlichen Husten / beschweret gewesen / wider welche langwierige Beschwerligkeit / ob Sie schon / so wohl hier / als auch anderer Orten / viel gebrauchet / hat es doch niemals recht gehoben werden können" „weil bey gedachter letzteren zwar glücklich überstandenen Geburt / sich zugleich ein böses Fermentum in dem Geblütte gesetzet / so nicht bald remediret worden / daraus [ihr] Augenscheinliches Abnehmen deß Leibes und der Kräffte / nebst einem zehrenden Nächtlichen Schweisse verspüret / öfftere Ubelkeit geklaget / dabey der Appetit zum Essen und Trincken Ihnen sehr entgangen / auch der Husten und Materie auf der Brust sich mercklich vermehret / so zugleich viel Schlaf-lose Nächte verursachet / als haben bey Dero erfreulichen Zurückkunfft / [**zwei Medici**] anders nicht judiciren können / als daß ein ziemlicher Ansatz zu einer Hectica oder Schwindsüchtigem Fieber verhanden; alleine mit einem gutten Prognostico [...] Consilio, nur gnädigst folge / und davor verordnete **heilsame Artzneyen** anzuwenden / und fein ernstlich zu continuiren"

Signatur	Name	U. [S.]	SB [S.]	Schilderung des Krankheitsverlaufs und der medizinischen Maßnahmen
570955 (Forts.)				„folgende Tage mancherley Alterationes verspüret; und weil bey solchem hefftigen Erschröcknüß / bey ohne diß starck grassirenden Epidemischen hitzigen und andern Fiebern / [...] Ihres Zustandes halber / Raths erholen / und vergewissern / auch zugleich wegen obberührten grassirenden hitzigen Kranckheiten / einiger Praeservative Sich bedienen wollen" „da denn Dero verordneter Leib-Medicus Herr D. Heydenreich / Ihnen die Malignität ietziger Fieber zu Gemüte geführet / und wie sonderlich das Ihre nicht das beste wäre / [...] dann folgenden 8. Sept. mit gebührenden **Refrigerantibus,** köstlichen **Cordialibus** und **Bezoardicis fixioribus** wol angefangen worden; worbey man wol wahrnehmen können / daß nicht ein bloß nachlassendes so genandtes kaltes Fieber / sondern ein continuirlich hitziges vorhanden / so seine exacerbationes malignas de tertio in tertium hatte / und weil über dieses immerzu melancholische Einfälle mit unterlieffen / konnten Sie des Nachtes wenig Ruhe und Schlaf dabey genüssen. Und wiewol [Ihr] der Medicus **eine Ader-Schlag bald vorschlug** / wollten Sie doch solches gern verschoben wissen / [...] weil] Sie Hoffnung hatten / ohne diesen wieder zu genesen"
				„der Appetit fiele weg / der Durst hefftig urgirte / ein kleines Delirium immerzu währete / und der sehr veränderte Pulß / und andere Zeichen keine gutte Omina abgaben. Wiewol man nun denen Zufällen und Kranckheit auf alle Weise Widerstand zu thun nichts unterließ"
				„Abführung der Galle / und wiederholte Evacuation des Geblütes / auch andere behörigen / so wol innerlichen / als äuserlichen Mittel gesuchet"
				„neben denen Deliriis, gefährliche Convulsiones ereignen" „immer matter und schwächer worden / biß sich den 17. Octob. die Sinne gemachsam verloren / auch sich die klare Zeichen hervor gethan / daß eine Fäulung im Gehirne vorhanden / und secundumdoctrinam des alten Hippocratis nichts anders zu schlüssen gewesen / als daß binnen 3. Tagen der Tod erfolgen müsse."

Signatur	Name	U. [S.]	SB [S.]	Schilderung des Krankheitsverlaufs und der medizinischen Maßnahmen
571058 571059	Zedlitz, Barbara-Elisabeth von, geb. von Seidlitz (29.07.1657–31.05.1694)	62	25–26	„Acht Tage für dem hochheiligen Pfingst-Feste / itztlauffenden Jahres / Sie auff das Siech-Bette zulegen / und stelleten sich die Vorbothen eines kurtzen erfolgenden Todes / bey der hochseeligen Frauen schmertzlichst ein: Welcher Schmertz sich bey ihr vergrösserte [...] Bey solchem krancken und reculosen Statu wurden keine / weder Leib / noch geistl. Mittel gesparet; Man verordnete und schaffte allerhand **dienliche Medicamenta** herbey. Alle Anwehsende thaten das ihrige [...]"
554845	Prittwitz und Gaffron, Hannß Ernst von (06.08.1684–01.11.1724)	32	27	„denn nachdem Er schon bey etlichen Jahren an Engbrüstigkeit, kurtzen Athem, truckenen Husten und andern abmattenden Umständen laboriret, und so wohl die **Medici** in Brieg, als anderer Orthen [...] **lange genug an Ihm geflicket** hatten, äusserte sich endlich eine bedenckliche Geschwulst an Schenckeln, und durch nichts zu erweichende Härtigkeit des Leibes, daher Er sich nach Breßlau in die Cur [zweier Ärzte], von dar aber wiederum nach Hause in die Pflege des gleich zu der Zeit in Schlesien anwesenden [Medicus] begeben, in allen diesen aber, obgleich bey abwechselnden Umständen sich einige mahl etwas Hoffnung zu einiger Besserung verspühren lassen, aller angewandten Mühe, Fleisses und **kostbaren Medicamenten** ungeachtet, dennoch nicht genesen können, sonder bey mehr und mehr zunehmender Wassersucht endlich nach einer dißmahl 34 wochigen Niederlage, an zufallenden Schlag- und Steck-Flüsse abgewichenen 1ten Novembr. dieses 1724sten Jahres [...] verschieden"
554846	Prittwitz und Gaffron, Joachimus Bernhard von (04.08.1674–24.10.1725)	60	45–46 (Lp: 21–22)	„in der bald von Anfang an sich gefundenen Maladie, und besonders in dem halb-jährigen schmertzlichen Lager" „Die besten **Consilia und Mittel der erfahrensten Medicorum** in- und auser Landes, konten den einmal baufällig-gewordenen Cörper nicht wieder restituiren, und zuletzt fanden sich bey einem Febri lenta so viel schmertzliche Zufälle, daß er vielmal sagten muste: Es ist nichts gesundes

Signatur	Name	U. [S.]	SB [S.]	Schilderung des Krankheitsverlaufs und der medizinischen Maßnahmen
554846 (Forts.)				an mir. […] So erwartete Er mit Freuden, wenn Ihn GOTT von seinen Schmertzen erlösen und in sein Reich versetzen würde."
554849	Besserer von Thalfingen, Marx Christoph (02.06.1678–11.02.1738)	59	28 (Lp: 26)	Obduktionsbericht; „der tödtliche Pistolen-Schuß geschehen, wovon eine Kugel dem Theuresten Regenten durch den lincken Arm in die Brust, von dar durch ein zerschmetterte Rippe, Hertz-Kammer und Arteriam bis in den rechten Lungen-Flügel fuhr, […] darüber Er plötzlich erstarbe, ohne daß Ihme von den Umstehenden die geringste Hülffe und Rettung wiederfahren können." „(*) Ausser dieser Kugel und tödtlichen Verwundung hat man bey der Hoch-Obrigkeitl. verordneten Section nichts gefunden, weilen man sich auch nichts weiters vermuthete, folglich auch nicht ferner nachgesucht; Weilen aber hernach der Thäter in der Inquisition von selbsten angegeben, daß er die Pistole mit zwey Kugeln scharff geladen gehabt, so wird ohne Zweifel die andere in des Wolsel. Herrn Leibe verborgen geblieben, und mit zu Grabe gekommen seyn."
554850	Teubner, George (25.12.1659–12.01.1735)	42	29, 36–37 (Lp: 27, 34–35)	„in den letzten Jahren allerhand Anfälle von Stein, Gicht, Verstopffung und andern Kranckheiten an, die Ihn mit seinem Wiederwillen etliche Wochen auf das Siech-Bette legten, und an seinen Ambts-Verrichtungen hinderte, welche Er doch allezeit wiederum angetreten, so bald nur sein verbesserter Zustand solches verstattete, und die **Consilia derer bewerthesten Herren Medicorum** an Ihm nicht fruchtloß abliefen, oder gewisse neue Symptomata der sich verschlimmerten Gesundheit ereigneten. ER wünschte eine wiederholte Reise in das weit-beruffene **Carls-Bad** zu thun, welches Ihme bey ehmaligem Besuch allezeit sehr vielen genutzet, aber Sein empfindlicher Unterleib konnte das Schüttern der Wagen auf steinigten Wegen nicht mehr ausstehen, und Er muste Sich in der Stadt seit einigen Jahren der Sänfte bedienen"

Signatur	Name	U. [S.]	SB [S.]	Schilderung des Krankheitsverlaufs und der medizinischen Maßnahmen
554850 (Forts.)				„Endlich überfiel Ihn nach dem Eintritt des vorigen Jahres ein starcker Paroxysmus von Stein und Disuria, bey dessen schmertzhaften Anhaltung seine Kräfte sich dergestalt verlohren, daß Er selbst nebst allen Umstehenden sein herannahendes Ende vermuthete, mithin sowohl seine Seele als auch das übrige zeitliche Anliegen bestens besorgte" „Denn bald nach seiner Heimkunft empfunde Er einen Affectum Colicum, und der Ihn eine zeitlang sehr beschwerlich-gefallene Lungensüchtige Husten entkräftete Ihn dergestalt, daß die hierbey erbetene Hocherfahrne Herren **MEDICI sein Ende dismal heran zu nahen urtheilten** [...] und kurtz hernach [...] gnädig aufgelöset wurde"
554853	Jaluffky, Gottfried, M. (21.08.1678–29.04.1737)	30 (e. Z.: 29)	28–29 (Lp: 27–28)	„wobey man allbereit eine Schwachheit des Leibes und der Sprache bemerckete. Als hierauf die zugestossene Hitze und Abmattung überhand nahm, und alle Kräfte darnieder warff; ermunter sich doch sein Geist auf dem Siech-Bette, und gedachte an die von GOTT bestimmte Zeit der Menschen [...] sanftes und seliges Abscheiden"
554864	Liebentantz, Michael Sigismund, M. (03.05.1673–05.05.1730)	30	24–25	„bey vier Wochen schon mit einem Anfall von einem bald ein- bald außfahrendem Außschlage an seinem Leibe sich zwar getragen, doch da derselbe ihm nicht sichtbar seine Kräfte zum Auß- und Eingange im Hause GOttes benahm, sich auch dadurch von den Verrichtungen seines Ambts nicht wollen abhalten. Auch die Ihm noch den Tag vor Philippi Jacobi empfindlich wordene Vermehrung der Kranckheit hatte Er verschwiegen [...] Massen der am folgenden Tage in eine gefährliche Purpuram oder rothen Friesel degenerirenden Kranckheit Gefahr sich heimlicher hielt, alß man dencken können. Biß auff einmahl nach einer nur 4. Tage daureten Niederlage den 5. Maji dieses 1739. Jahres vald frühe eine solche Verschlimmerung sich zeigete, daraus der bevorstehende Tod gäntzlich zu erkennen war. [...] immer mehr zu Kräfften kommender und alle Empfindungen und Sinnen bindender Schlag-Fluß, eilender, als jemand vermuthet, [starb er]"

Signatur	Name	U. [S.]	SB [S.]	Schilderung des Krankheitsverlaufs und der medizinischen Maßnahmen
554865	Nimptsch, Joh. Caspar, M. (02.07.1660–30.01.1717)	20	20 (Lp: 18)	„ein plötzliches Brust- und Seiten-stechen mit so hefftigen Schmertzen und Hertzens-Beängstigung Ihn überfiel, daß Er davon alsobald äusserst entkräfftet, auf sein Siech-und Sterbe-Bette sich legte. Denn ob es wol an den allerbewährtesten **Artzneyen und Consiliis**, auch vielen Seuffzern der Seinigen und anderer nicht fehlete, so war doch der Herr Patiente bald selbst auf gäntzliche Todes-Breitschafft bedacht. [...] unter der Ihn sonst am Leibe schmertzlich pressenden Angst und Beklemmung geduldig und bey stetem Gebete stille hielt."
554871	Krantz, Gottlob (24.02.1660–25.12.1733)	38	35–36 (Lp:33–34)	„Und als Anno 1732. und 1733. sich mehr als einmal Insultus von einem hefftigen Schlage fanden, wurde doch klar, der HERR helffe aus dem allen [...] den 1. Novembr. dieses verlauffenen Jahres, bey dem früh um 6. Uhr mit einer tödlichen Entzündung der Brust und vergehenden Empfindung Ihn befallenden starcken Schlage alle in augenblickliche Todes-Erwartung versetzete [...] und nach Verlauff dreyer Wochen zu allgemeiner Verwunderung [...] wieder im Gymnasio sein Ambt zu verrichten anfieng" „so erwieß die von der Zeit an also bald sich zeigende Geschwulst und Engbrüstigkeit, daßdie Kräfte der Natur nicht mehr zureichen wollten [...] als am 25. Decembr. dieses 1733sten Jahres / gegen halb 4. Uhr Abends, ein wiederholter Schlag-Fluß Ihn sitzend in den Stand des Todes brachte"
554917	Walther, Johann George (beerd. 08.06.1721)	22	5, 20	„Zwischen dem nechst verwichen 30. und 31. May, hat es GOTT [...] gefallen, in die hiesigen Nachbarschafft, durch die Flammen einer unvermuthet aufgehenden Feuers-Brunst eine Licht Nacht zu machen. [...] in dem Weyland Herr Johann George Walther [...] auf freyer Strasse niedergefallen, da Er eben zu seinem Herrn Bruder, der dem aufgegangenen Feuer noch näher wohnete, hineilen wolte." „Da nun der seelige Herr Walther in diesem Jahre mit hefftigen Brust-Beschwerungen von GOTT heimgesuchet worden"

Signatur	Name	U. [S.]	SB [S.]	Schilderung des Krankheitsverlaufs und der medizinischen Maßnahmen
554917 (Forts.)				„Nach dem er seinen wohlgeführten Lebens-wandel nicht höher als auf 29. Jahr und 7. Wochen gebracht hat."
554919	Schneider, Johann (24.06.1650–27.02.1724)	43	42–43	„legte Er bey starcker Geschwulst des Leibes fünf Jahr nacheinander die herrlichste Probe eines wahres Christentumbs ab. Muste Er gleich vielfaltige böse Nächte ausstehen / so war doch Seine unvergleichliche Gedult dasjenige Mittel / wodurch Er alles ertragen konte" „so fieng / bey noch daurender Engbrüstigkeit / die annoch übrigen wenigen Kräffte an Zusehens zu verschwinden [...] den 26. Februar fand sich bey einer starcken Leibes-Verhärtung ein hefftiges Brechen [...] dabey sich zugleich ein starcker Schlag-Fluß spüren ließ"
554929 554929a	Ziegler, Gottlieb (18.08.1690–16.12.1741)	61	*46* (Lp: 44)	„schon vor mehr als 3 virtel Jahren, eine Kranckheit zu, welche mit Engbrüstigkeit, Doloribus Calculi, Schlafflosigkeit, Appetitu prostrato und andern Symptomatibus malignis vereinbaret war. Man spahrete zwar in Consulirung **hocherfahrner Medicorum** und **Anschaffung der besten und kräftigsten Artzeneien** weder Mühe noch Kosten; [...] Denn obgleich die Kranckheit bisweilen so **mitigiret** wurde, daß man an völliger Restitutione sanitatis nicht zweifelte; so war doch die Massa succorum & sanguinis corrumpirt, der in den Visceribus und vornehmloch in thorace generirte zehe Schleim konte nicht gäntzlich aus geworffen und durch keine Medicamenta gehoben werden, deswegen das malum endlich in eine Speciem Hydropis degenerirte und eine Schwulst verursachete, welche aus den Extremitatibus in den Unter Leib drang und den Tod verursachete." „Bey heran nahenden Tode, und je mehr und mehr zunehmenden Schmertzen war Er standhafftig und gedultig"
554931	Scholtze, David Gottfried (23.11.1714–05.08.1719)	31	19–20	„Denn am 20 Julii a. c. fing es an über grosse Hitze und Mattigkeit zu klagen / und nach etlichen Tagen zeigte sich die Kinderblattern / welche nach und nach in der grösten Menge hervor brachen / und das seel. Kind

Signatur	Name	U. [S.]	SB [S.]	Schilderung des Krankheitsverlaufs und der medizinischen Maßnahmen
554931 (Forts.)				in einen recht Erbarmung-würdigen Zustand sezten; Dabey es aber eine recht standhaffte Gedult und Gelassenheit bezeiget [...] Die Christ-Priesterlichen Eltern unterliessen nichts / was zu dessen Genesung dienlich seyn konte. Sie warteten zwar nicht auf ausserordentliche Mittel / bis etwa ein Engel vom Himmel käme / [...] sondern sie nahmen vor allen Dingen Ihre Zuflucht zu dem Liebhaber und Geber des Lebens / [...] und bedienten sich darneben des **Raths derer Medicorum und eines Chirurgi, welche alle Mittel anwandten** / die Maladie zu **dämpffen**; Es thaten sich auch gute Signa hervor / und fand sich sonderlich beym guten Wachsthum derer Blattern ein Auswurff / der weil er ohne Beschwerung war / und das seel. Kind ruhen und schlaffen kunte / zur Restitution grosse Hoffnung machte; allein so bald dieser hinweg / schlug es um / es fand sich neue Hitze / und die Kräffte fingen an zusehends abzunehmen."
554932	Scholtze, David Friedrich (06.07.1722–26.10.1729)	24	15	„den 19. Octobr. [...] sich wegen der zugestossenen Blattern einlegen muste. Jedoch, sie wurde fast auf einmahl wieder starck und aufgerichtet, da Menschlichen Ansehen nach so wohl, ehe die Blattern sich völlig wiesen, als auch mit den Blattern selber, und bey aller best-möglichst angewandten Sorgfalt und Vorsicht des [**Arztes**] die Hoffnung Ihnen von Seiner Wieder-Aufkunft mit Rechte wachsen konte." „ereignete sich am vergangenen Montage eine gehlinge [sic!] Aenderung, da Er den halben Tag und die gantze Nacht hindurch schlief, biß endlich ohne Zweifel ein heftiger Schlag-Fluß den [Jungen] unvermuthet gerühret, und verursachet hat, daß dieser [...] aufgelöset [...] wurde"
554949	Cämmerer, Eleonora Magdalena, geb. Tyrolt (05.11.1682–26.09.1729)	24	19–20	„Im Jahre 1720. überfiel SIE [...] ein plötzlicher Schlag-Fluß, der SIE nahe an die Thore des Todes brachte, doch endlich nach vier-wochentlicher harten Niederlage glücklich gedämpffet, und Ihre Gesundheit wieder hergestellet worden"

Signatur	Name	U. [S.]	SB [S.]	Schilderung des Krankheitsverlaufs und der medizinischen Maßnahmen
554949 (Forts.)				„den 14. Septembris […] von neuem zustossende hefftige Kranckheit zu einem Creutze vor Ihr geliebtes Haus, das nicht weiter abzuwenden war. Die von dem ersten Augenblicke bis ans Ende gegen die **bewährtesten Mittel und unermüdeten Fleiß der Herren Medicorum** nicht nachgebende Hertzens-Beklemmung und Seiten-Stechen nebst allerley anders Zufällen machten, obzwar unter allerley zuweilen anscheinenden Hoffnung einer erwüntschten Aenderung, Ihren Athem verkürtzet, Ihr muntere Krafft mürbe, dich ihre Seele nicht verzagt."
554955	Weinisch, Eva Maria, geb. Hancke (14.10.1711–20.05.1743)	22	13–14	„unter anhaltender Arbeit, obzwar bey sichtbarlich abnehmender Kraft, noch je zuweilen einige Hoffnung der Genesung bis zum Anbruch des 19den […] gegeben hatten: So fiel dieselbe dagegen mit dem Nachmittage desselben vollends gar dahin. […] Mithin, da auch endlich bey völlig aufgegebener Hülffe menschlicher Hände […] die unter Ihrem Hertzen getragene aber schon entseelte Tochter, von selbst mit Gewalt sich aus Mutterleibe rieß: So geschahe diß recht mit einer solchen Zerbrechung Ihrer morschen Hütte"
554964 554965 **554965a**	Tschammer, Maria Marjana von, geb. von Bünau (02.04.1679–07.12.1720)	89	74–75 (32+30+12–13, Lp: 10–11)	„den 14. [September] drauf wurde Sie in Glogau mit harter Kranckheit überfallen / […] Es hat sich einige Jahr / wie [**ein Medicus**] berichtet / eine Cachexia Scorbutica verspüren laßen / welche erst nach dem letzten Kindbette völlig ausgebrochen / da sich denn / bey erster Ausreise / ein starckes Asthma suffocativum, iedoch anfangs nur periodicum gefunden / worauf sich immer mehr und mehr Symtomata geäusert / welche nicht allein auf eine Corruptionem Humorum, sondern auch Laesionem viscerum sich gegründet / und man eine Hydropem Pectoris praesupponiren können. Nachdem das Asthma continuum worden / abscessus in pectore manifestus nebst einer Hydrope Ascite sich geäusert / welcher denn sehr beschwerlichen Pruritu cutis ex efflore scentis Scorbuticis, als denen entkräfftenden Sudoribus frigidis immer mehr und mehr von dem annahenden Ende gezeiget"

Signatur	Name	U. [S.]	SB [S.]	Schilderung des Krankheitsverlaufs und der medizinischen Maßnahmen
554986	Müller, Maria Elisabeth, geb. Held (17.01.1699–20.08.1725)	30	20, 25–26	„zu gar sehr wiederholtenmalen Früchte Ihres Ehestandes […] muste sehen verwelcken […] und bey derselben schmertzhafften Erledigung ihre Kräffte muste lassen verschmeltzen […] wie denn eben der zehnde Augusti dieses Jahres mit eben dergleichen harten Probe den Grud geleget zu dem, was Ihr so muntere Jugend so bald verzehret." „unter allen Schmertzen, die eine hefftige Entzündung ihres Leibes verursachte, […] da Er von ihrer Kranckheit dißmal durch **keine angewendete menschliche Mittel** Ihr wolte aushelffen"
554988 554989 554990 554991	Seydel, Maria Elisabeth, geb. Baumart (06.04.1680–10.06.1722)	34	21–22	„vieles Creutz und Leiden, deren das letzte ein hitziges Gallen-Fieber gewesen, daran Sie sieben Tage tödtlich kranck darnieder gelegen, und dadurch wie das Gold durchs Feuer sattsam geprüfet worden. Ob nun aber schon aller ersinnlicher Fleiß des **Herrn Medici**, durch **Anwendung der kräfftigsten Medicamentorum** nicht gesparet worden, so konte doch der erwünschte Effect zur erfreulichen Genesung nicht erlanget werden"
555001 555002	Walther, Johanna Christina, geb. Walther (11.01.1704–10.04.1730)	34	20	„Nach schmertzhafter Niederkunft und Genesung eines todten Sohnes" „Alle **Hülffe**, die Ihr, wie von vielen andern, also gantz insonderheit von Ihrer […] Frau Mutter mit der allergrößten Sorgfalt geleistet wurde […] umsonst und vergeblich" „alle Kräfte des Lebens mit einem mahle vergiengen, da eine innerliche Entzündung auf das gefährlichste überhand nahm"
555012 **555012a** 555012b	Hochberg, Hannß Heinrich Graf von (06.05.1675–09.06.1743)	100	62–66 (Lp: 58–62)	„Allein ein gewisser bedencklicher Fluß am Haupte ist Ihnen fast die gantze Zeit Ihres Lebens zur Beschwerde worden. Dieser Zufall nahm bisweilen die lincke Seite desselben so starck ein, daß das freye Gehöre dadurch mercklich gehemmet wurde. Alle dagegen gebrauchte **Artzney-Mittel und Pflege** brachte keine völlige Entfernung dieses Leydens zuwege. […] Die gantz ungemeine Pflege, welche Ihro Excellenz von Dero theuresten Lebens-Gefährten unaufhörlich genossen, schaffte Ihnen

Signatur	Name	U. [S.]	SB [S.]	Schilderung des Krankheitsverlaufs und der medizinischen Maßnahmen
555012 **555012a** 555012b (Forts.)				alle mögliche **Linderung**. [...] fanden Sie es vor gutt, einige Bewegung und Reisen vorzunehmen. [...] Sechs Tage nach dem sechsten May wurden Ihro Excellenz von einem Tertian-Fieber überfallen. Die Gütte des Allmächtigen segnete den Rath und die **Artzney der Herren Gesundheits-Verständigen.** Die Kranckheit schien am 22ten dieses Monaths gehoben zu seyn. [...] Man hielt den neuen Anstoß von dem Fieber, der sich den 26ten darauf äuserte, nicht vor so gefährlich [...] daß DERO Hocherfahrner und Gelehrter **Herr Leib-Medicus** [...] nicht ohne Hoffnung einer völligen Genesung war. Der 3te Julius vermehrte dieselbe. Das Fieber blieb aus, und er hatte das Ansehen, als ob das gebrochenen Fieber sich wiederum zu erhohlen anfiengen. Doch die Besürtzung des folgenden Tages, war desto grösser, als man wahrnahm, daß sich das ordentlich dreytägige Fieber in ein hitziges Brust-Fieber verwandelt hatte. Dieses verschlimmerte sich täglich, die Entkräftung nahm zu, und die traurigen Vorbothen der grossen Veränderung wurden immer kenntlicher."
555018 + 2 O 627/10/–	Reibnitz, Gotthard Friderich von (08.03.1668–08.01.1714)		27–28	„aber die vor zwey Jahren durch hefftige Schmertzen geschwächte Augen des Leibes sollten Vorbothen seyn seines bald zu erwartenden Todes. Denn bey der ersinnlichsten Pflege und preißlichen **Dexterität hoch-erfahrner Medicorum** wechselte gleichwohl Furcht und Hoffnung mit einander abe / und viele bekümmerte Zufälle machten endlich / daß die Hoffnung eines langen Lebens fast gar verschwinden wollte. [...] als Unser Wohl-Seliger über Schmertzen an beyden Schultern / und gar merckliches Drücken umb die Brust sich zu klagen anfienge. Weil aber die **Herren Medici** solches vor nichts gefährliches hielten / so konte man auch nicht hieraus ominiren / daß das Ende Ihm so nahe / und der Todt Ihn so plötzlich überfallen würde. Doch der abgewichene 8. Januar. dieses itzt-lauffenden 1714den Jahres bezeugte gantz einanders / [...] über der Tafel aber plötzlich auffstehen

Signatur	Name	U. [S.]	SB [S.]	Schilderung des Krankheitsverlaufs und der medizinischen Maßnahmen
555018 + 2 O 627/10/– (Forts.)				müssen / und nachdem Er über hefftige Stiche in denen Seiten zu zwey mahlen geklaget / [...] nach Verlauff kaum einer halben Viertel-Stunden seinen Geist durch einen plötzlichen Schlagfluß [...] auffgegeben hat"
555040 555041	Rosenberg, Gottlieb (03.10.1665–25.10.1734)	28	19	„Etliche mahl muste Er harte Niederlagen ausstehen, an da das anwachsende Alter schon an sich selbst eine Kranckheit ist, so trug es viel darzu bey, daß Seine Lebens-Kräfte unvermerckt abnahmen [...] von einem gelinden Schlage auf der Cantzel getroffen [...] Und als sich ein starcker Durchfall, der damals-hier in der Stadt gar gemein war, wieder bey Ihm einstellte, so vermehrte sich seine Schwachheit täglich" „Zu seinen vorigen Zufällen fand sich endlich eine gäntzliche Verstopfung des Hauptes, und Geschwulst im Halse, welches Ihm seine sonst sehr deutliche und vornehmliche Sprache benahm [...] Den letzten Abend vor seinem seligen Erblassen fieng Er an in einen festen Schlummer zu fallen [...] Man sahe endlich, daß die bishero treulich angewandte Sorgfalt [**eines Medicus**] der unwiderstreiblichen Macht des Todes nicht mehr widerstehen könte; dahero ermangelten die Seinigen und insbesondere seine getreue Ehefrau nicht, Ihm durch allerley Christliche Vorstellungen das Andencken JESU, und die Herannahung der seligen Ewigkeit vorzubilden, und suchten Ihm seine Todes-Arbeit durch andächtige Gebethe und Lieder zu erleichtern."
555042 555043 555044	Fiebig, Gottfried (19.12.1674–11.08.1734)	32	19	„fleißige Vorsorge derer **Herren Medicorum und Chirurgorum** ist Er um ein gutes restituiret worden, **daß Er sein heilig Amt zur Freude seiner lieben Gemeinde und werthen Angehörigen wieder fortsetzen können**" „Doch im Frühlinge dieses fortlauffenden Jahres haben sich allerhand besorgliche Zufälle wieder bey Ihm ereignet, so daß Er auf Anrathen derer Herren **Medicorum** sich entschlossen, des berühmten **Sauer-Brunnes** [sic!] in Altwasser im Schweidnitzischen, der ehemals gute

Signatur	Name	U. [S.]	SB [S.]	Schilderung des Krankheitsverlaufs und der medizinischen Maßnahmen
555042 555043 555044 (Forts.)				Würckung an Ihm erwiesen, zu bedienen […] Ob es nun schon schiene, daß im Anfang dieses gebrauchten Brunnens allen erwünschten Effect nach sich ziehen würde, auch durch Hülfe eines geschickten **Chirurgi** in Waldenburg ein besorglicher Zufall glücklich gehoben worden, iedennoch vermehrete sich die Schwachheit seines Leibes ie länger ie mehr, also, daß Er gantz entkräftet, unter vieler Beschwerlichkeit zurücke angelanget, welche Schwachheit auch, ohne erachtet alle Vorsorge und Pflege gemacht, auch von denen Herren **Medicis die kräftigste Artzeneyen** gereichet worden, Augenscheinlich zugenommen. […] Den letzteren Tag als Mitwochs acht Tage, hat die Schwachheit nebst einem starcken zuhangenden Schlaf cum insigni debilitate sensuum internorum überhand genommen, und also des Nachts […] selig eingeschlafen."
555045 **555045a** 555046 555047	Pantke, Blandina, geb. Gleinig (12.11.1671–08.01.1743)	48	34–36 (Lp: 10–12 der P.)	„Insonderheit legte Sie der Sommer des abgewichenen 1742. Jahres, vermittelst höchstbeschwerlicher Brust-Krämpfungen, auf ein unvermuthetes Krancken-Bette, welches sehr gefährlich war, wobey aber der Segen des HErrn […] die Bemühungen eines berümten **Artztes** unterstützte. Eben diese Art der Kranckheit, von deren erstem Anfall Sie sich gar nicht recht wieder erholen können, überfiel Sie an dem heiligen Weynacht-Abend von neuem […] Man suchte zwar einem fernern Anfalle der Kranckheit, sowol durch den Gebrauch **bewährter Artzneyen**, als auch durch die von dem berühmten und glücklichen **Artzte, verordneten Aderlaß** vorzubeugen, und schöpfte von dem letzten die Hoffnung eines glücklichen Erfolgs, wegen der baldigen Erleichterung auf der Brust, und durchgängiger Munterkeit […] Nachdem aber in der darauf folgenden Nacht die erwehnten Brust-Krämpfungen ungleich hefftiger als iemahls ansetzten; so schien es, als ob man das Leben der höchst entkräffteten Patientin nicht mehr nach Tagen, sondern kaum nach Stunden würde abmessen können. Man irrete aber doch mit diesem

Signatur	Name	U. [S.]	SB [S.]	Schilderung des Krankheitsverlaufs und der medizinischen Maßnahmen
555045 **555045a** 555046 555047 (Forts.)				Urtheile, indem der abermahlige Nachlaß dieser Krämpfungen eine Verlängerung des Lebens und Leidens nach sich zog [...]. Zu den mehrgedachten Brust-Krämpfungen, mit denen sich Ihre Kranckheit eigentlich angefangen hatte, verband sich in den ersten Tagen Ihrer Niederlage eine höchstschmertzliche Gicht, deren Schmertzen Sie zwar auch sonst, aber nie so hefftig als diesesmahl, empfunden hatte. Sie [die Gicht, Anm. d. A.] verweilete sich auch nicht lange in den äuserlichen Theilen, sondern trat, nachdem sie kaum vier und zwantzig Stunden in den Armen, Händen und Füssen gewütet hatte, in die innerlichen Theile hinein, verursachte die allerempfindlichsten Schmertzen im Rücken, Haupte, und der Schooß, und nachdem sie an dem zuletzsternennten Orte, wie aus unbetrüglichen Kennzeichen zu urtheilen war, einen innerlichen Brand verursacht hatte, so veranlasste dieses alles eine sonst in allen Kranckheiten so geduldig und still gewesene Patientin [...] zu einem ängstlichen Winseln und wehmüthigen Klagen. Der darauf folgenden Montag ward von der Wohlseligen nichts destoweniger noch im Leben & aber unter äuserster Schwachheit / hefftigen Schmertzen / und Erbarmungswürdigen Klagen zurück gelegt [...]. Endlich brach der Morgen des Tages an / dessen Abend allen Leidens-Tagen Ihres Lebens ein Ende machen sollte. [...] Mit dem sorgfältigen Besuche Ihres hochgeschätzten Artztes / dessen sonst gesegneter Fleiß nunmehr vergeblich an der Gesundheit Ihres Leibes arbeitete / ließ sich die Krafft des himmlischen Artztes zu einer wahren und ewigen Genesung der Seele in Ihr Hertze nieder."
560440	Vom Berge, Hannß Christoph (23.06.1647–10.08.1721)	64	43–44	„Denn ausser dem, daß er viele Jahre mit der schmertzlichen Gicht heimgesuchet gewesen, so wurde er sonderlich die letzten 3. Jahre, nebst dieser auch mit vielen Brust-Flüssen, daraus endlich eine vollkommene Cachexia scorbutica entstund, incommodiret, die Ihn wegen sehr geschwollener und fliessender Schenckel zu aller Bewegung unkräfftig ge-

Signatur	Name	U. [S.]	SB [S.]	Schilderung des Krankheitsverlaufs und der medizinischen Maßnahmen
560440 (Forts.)				macht. Worzu auch 12. Tage vor seinem seligen Ende eine Diarrhea oder starcker Durchfall zugeschlagen. Des Tages vorher […] nemlich den 9. Aug. überfiel Ihn auch ein hefftiger Steckfluß, welcher denn vollends verursachte, daß Er nach der schönsten Vorbereitung […] [gestorben]"
560441 560441a 560441b	Vom Berge, Mariana Tugendreich, geb. Freiin von Gersdorf und Schwartzau (31.08.1663–30.03.1727)	80	34–35	„Sie konte kaum mein Hauß erreichen, so rührte Sie die Hand GOttes. Hören, Reden, Sehen und alle Sinnen verliessen Sie. Ohn ein Wort mehr zu sprechen vergieng Sie auf Ihrem Sterbens-Bette, und gieng hin den Weg alles Fleisches" „In solcher Absicht begab Sie sich den 5ten Februar dahin, bey ziemlichen Leibes-u. Gesundheits-Kräfften. Denn obzwar vor einigen Jahren sich einiger Anstoß von einem Schlag-Fluß bey Ihr geäussert hatte; so war Sie von selbtem doch zu Dato ziemlich befreyet, und man hätte Ihr Lebens-Ziel vor menschlichen Augen so kurtz nicht setzen können. Wer hätte vermeynet, daß Sie dem Tode die Schuld-Post so gar plötzlich gestellen solte? […] Den 28ten begab Sie sich auf Ihren Rückweg, und reisete biß Freystadt […] Nach gesprochener öffentlichen Absolution überfiel Sie eine hefftige Ubelkeit, welche Sie nöthigte, aus der Kirchen zu eilen. Sie konte aber kaum die Behausung des [Pfarrers] erreichen, so überfiel Sie ein starcker Paroxysmus von dem Schlage, welcher auf einmahl das Ende dieses Lebens mit Ihr machete. Alle **treue-gemeinte Assistentz und Schmertzens-volle Handreichung vieler herbey eilenden vornehmen Freunde und Freundinnen** war hier vergeblich. Sie muste diese Zeitlichkeit verlassen, und der Augenblick war verhanden, in welchem Sie die Ewigkeit antreten solte."
2 O 621-**21**_22	Jäschke, Abraham, M. (07.07.1675–29.12.1719)	60	39–40	„Denn am 17. Decembris des nechst-abgewichenen Jahres überfiel Ihn ein grosser Frost / welcher bald mit ungewöhnlicher Hitze abwechselte / und endlich in Febrem continuam malignam sich verwandelte. Ob nun wohl hocherfahrne **Medici** zu Rathe gezogen worden / welche an

Signatur	Name	U. [S.]	SB [S.]	Schilderung des Krankheitsverlaufs und der medizinischen Maßnahmen
2 O 621–**21**_22 (Forts.)				**dienlichen Medicamenten** und aller möglichen Vorsicht nichts ermangeln liessen; so wollten doch die Artzneyen nicht nach Wunsch anschlagen / die Mattigkeit nahm vielmehr zu / und die gäntzliche Entkräftung von der zunehmenden Hitze waren Zeichen des bald-folgenden Todes. [...]"
2 O 621–**31**_33	Sommer, Caspar (22.01.1652–03.11.1730)	79	27–28 (Lp: 7–8 der P.)	„Denn es rückte seine letzte Kranckheit herbey, da der seelige Herr SENIOR gegen den 30. Octobris mit einer ungemeinen Schwachheit, Vermehrung des sonst gewöhnlichen Hustens, und einer überlaufenden Hitze überfallen worden; deßwegen auch [**ein Arzt**] zu Ihm geholhet wurde, welcher dieses in solchen Umbständen fand, daß Er die Hitze also überhand nahm, daß Er die gantze Nacht in äusserster Mattigkeit nebst Empfindung einiger matuum convulsivorum darnieder lag. Diese Umbstände deuteten nun ein Febrim catarrhalem non sine malignitate an, und war die Gefahr desto grösser, weil nicht allein der Herr Patiente sich in einem so hohen Alter befand, sondern sich noch zu allen diesen Zufällen ein starckes Schlucken gesellete. Doch gegen Morgen des 31. Octobr. hatte die Hitze dermassen nachgelassen, daß der völlige Gebrauch aller Sinnen sich wieder einstellete [...] Weilen sich aber gegen Abend desselben Tages die Hitze wieder vermehrte, das auch bald anfänglich empfundene Schlucken immer continuirte, und die sonst gewöhnliche Excretio per Tussim nachließ, so konte man sich nicht die geringste Besserung versprechen. [...] biß der Wohlseelige Herr SENIOR immer mehr und mehr entkräftet wurde, und endlich sein Leben bey beständigen Beten und Singen derer lieben Seinigen [...] beschloß"
2 O 621–**40**_41	Scholtze, Friedrich Ernst, M. (04.03.1683–05.01.1738)	44	33–34	„bey gehendem Leibe halbtodt gekräncket, an, dessen noch übrige Lebens-Kräffte so hefftig anzugreiffen, daß Er genöthiget war sich gleichfalls den Montag vor dem Neuen-Jahr auf sein letztes Lager zu begeben,

Signatur	Name	U. [S.]	SB [S.]	Schilderung des Krankheitsverlaufs und der medizinischen Maßnahmen
2 O 621-**40**_41 (Forts.)				und dadurch […] seiner im Leben innigst geliebtesten Ehe-Frauen […] auch im Tode nachzufolgen"
2 O 621-**40**_41	Scholtze, Susanna Elisabeth, geb. Lincke (11.07.1688–01.01.1738)	44	33–34	„nachdem unsre Hochwertheste Frau Seniorin schon bey einigen Jahren, durch unterschiedene schmertzhaffte Zufälle, überaus geschwächet worden, so legte Sie unser GOTT […] auf ihr Sterbe-Bette, und nach ausgestandener hefftiger zwölfftägiger Kranckheit, ging ihr theuer erlöster Geist […] ohnerachtet unser Hochwerthester Herr Senior, und auff dessen Erfordern, unser hocherfahrner **Herr Doctor** […] an nöthiger und überflüßiger Pflege, und Aufwendung der kostbarsten und bewährtesten **Artzneyen** nichts ermangeln liessen, Sie, wo möglich noch länger in diesem Leben zu erhalten."
2 O 621-42	Scholtze, Maria Elisabeth (gest. 04.02.1738)	22	18–20 (k. r. SB)	„nach ausgestandener harten Niederlage / nur einige Wochen nach dem Tode ihrer seligen Eltern"

Legende: beerd. = beerdigt, Ex. = Exemplar, e. Z. = eigene Zählung, geb. = geboren(e), gen. = genannt, gest. = gestorben, J. = Jahre, k. r. SB = kein richtiger Sterbebericht, Lp = Leichenpredigt, P. = Personalia, S. = Seiten, SB = Sterbebericht, U. = Umfang, verw. = verwitwet(e), vmtl. = vermutlich, unb. = unbekannt

Hervorhebungen durch die Autorin. Die **fett** gedruckte Signatur enthält den Sterbebericht, der unterstrichene Autor ist Urheber der Personalia.